Deniz Tafrali, Sinan Barus

MedAT-H Humanmedizin 2020/2021

Band 2

Das Lernskript für kognitive Fähigkeiten und Fertigkeiten, Textverständnis und sozial-emotionale Kompetenzen

1. Auflage

ELSEVIER

Elsevier GmbH, Hackerbrücke 6, 80335 München, Deutschland
Wir freuen uns über Ihr Feedback und Ihre Anregungen an books.cs.muc@elsevier.com

ISBN 978-3-437-44062-5
eISBN 978-3-437-06177-6

1. Auflage 2020

Wichtiger Hinweis für den Benutzer
Ärzte/Praktiker und Forscher müssen sich bei der Bewertung und Anwendung aller hier beschriebenen Informationen, Methoden, Wirkstoffe oder Experimente stets auf ihre eigenen Erfahrungen und Kenntnisse verlassen. Bedingt durch den schnellen Wissenszuwachs insbesondere in den medizinischen Wissenschaften sollte eine unabhängige Überprüfung von Diagnosen und Arzneimitteldosierungen erfolgen. Im größtmöglichen Umfang des Gesetzes wird von Elsevier, den Autoren, Redakteuren oder Beitragenden keinerlei Haftung in Bezug auf jegliche Verletzung und/oder Schäden an Personen oder Eigentum oder das Bestehen bzw. Nichtbestehen von Prüfungen, im Rahmen von Produkthaftung, Fahrlässigkeit oder anderweitig, übernommen. Dies gilt gleichermaßen für jegliche Anwendung oder Bedienung der in diesem Werk aufgeführten Methoden, Produkte, Anweisungen oder Konzepte.

Obwohl alle Werbemittel mit ethischen (medizinischen) Standards übereinstimmen, stellt die Erwähnung in dieser Publikation keine Garantie oder Anerkennung der Qualität oder des Wertes dieses Produkts oder der Aussagen der Herstellerfirmen dar.

Für die Vollständigkeit und Auswahl der aufgeführten Medikamente übernimmt der Verlag keine Gewähr.
Geschützte Warennamen (Warenzeichen) werden in der Regel besonders kenntlich gemacht (®). Aus dem Fehlen eines solchen Hinweises kann jedoch nicht automatisch geschlossen werden, dass es sich um einen freien Warennamen handelt.

Bibliografische Information der Deutschen Nationalbibliothek
Die Deutsche Nationalbibliothek verzeichnet diese Publikation in der Deutschen Nationalbibliografie; detaillierte bibliografische Daten sind im Internet über http://www.d-nb.de/ abrufbar.

20 21 22 23 24 5 4 3 2 1

Um den Textfluss nicht zu stören, wurde bei Patienten und Berufsbezeichnungen die grammatikalisch maskuline Form gewählt. Selbstverständlich sind in diesen Fällen immer alle Geschlechter gemeint.

Planung: Veronika Rojacher
Projektmanagement: Elisabeth Märtz
Redaktion und Herstellung: Hildegard Graf, Germering
Satz: abavo GmbH, Buchloe/Deutschland
Druck und Bindung: Drukarnia Dimograf Sp. z o. o., Bielsko-Biała/Polen
Umschlaggestaltung: Spiesz Design, Neu-Ulm
Covermotive: Wegweiser: © Hildendesign Veronika Wunderer; Hintergrundbild: © photog. raph – stock.adobe.com (Gepatschferner)

Aktuelle Informationen finden Sie im Internet unter **www.elsevier.de**.

Vorwort

Nach dem großen Erfolg von Band 1 (*Lernskript für den BMS*) haben wir uns entschlossen, in derselben Art und Weise ein zweites Buch zu verfassen, das die restlichen MedAT-Testteile, namentlich KFF, SEK und TV, abdeckt. Dabei haben wir besonders darauf geachtet, dass wir mit beiden Büchern gemeinsam eine allumfassende Vorbereitung auf den medizinischen Aufnahmetest in Österreich gewährleisten.
Schreibt man ein Vorbereitungsbuch für eine derart große Prüfung, wird man unweigerlich mit dem Problem konfrontiert, dass es große Unterschiede in den Kenntnissen und Fähigkeiten der Prüflinge gibt. Manche Testteilnehmer nehmen direkt nach der Matura oder dem Abitur am MedAT teil und haben sich kaum näher mit den Inhalten und Schwierigkeiten befasst, während Andere den Test schon zum wiederholten Male an einem Standort mit schwierigem Testniveau absolvieren und sich bestens auskennen. Deshalb erfolgt im Einführungskapitel eine Einteilung in eher erfahrene und eher unerfahrene MedAT-Teilnehmer, die die Lektüre je nach ihrem Wissensstand mit einem anderen Kapitel beginnen sollten.
Außerdem gilt sowohl für das *Lernskript für den BMS* wie auch für dieses Buch: Man braucht im Allgemeinen keinerlei Vorkenntnisse, um das Buch durchzuarbeiten. Wir bringen euch in jedem Kapitel alles bei, was ihr wissen müsst. Dabei bedienen wir uns stets einer einfachen, leicht verständlichen Sprache, die euch langsam, aber stetig an wissenschaftliche Konzepte heranführt. Zu diesem Zweck haben wir die Didaktik des Lernskripts so gestaltet, dass wir euch zunächst fundamentale Grundprinzipien erläutern und näherbringen, bevor wir anhand dieser Prinzipien die Strategien zur Herangehensweise an die Aufgaben lernen. Darüber hinaus sind in den Kapiteln viele Literaturhinweise angegeben, sodass Interessierte sich auch spezifischer in die Themen einarbeiten können.
Auch für dieses Buch gibt es die exklusive Möglichkeit, auf der Lernplattform https://lernskript.get-to-med.com/ Aufgaben zu allen Testteilen und Untertests zu absolvieren. Das Besondere daran – es gibt unendlich viele verschiedene Aufgaben. Unterstützt wird euer Lernprozess noch von einem 20-Tage-Lernplan, der sich auch über das gesamte Buch zieht.
Es bleibt eine Sache zu erwähnen, die uns sehr am Herzen liegt: Dieses Buch soll sich nicht einreihen in die lange Folge von Büchern und Lehrmitteln, die den Leser dazu verleiten, das eigene Gedankengebäude einstürzen zu lassen (oder gar nicht erst aufzubauen) und sich voll und ganz der Bequemlichkeit des Aneignens eines stückweise vorgekauten Inhalts hinzugeben. Nein, im Gegenteil: Es mag zwar ein abstrakter Gedanke sein, aber der Inhalt dieses Buches soll zum Nachdenken anregen und das eigene Denken befördern und inspirieren.
Das 21. Jahrhundert ist ein Jahrhundert der Herausforderungen. Große Herausforderungen, mit denen sich die Menschheit und die Gesellschaften und Kulturen dieser Welt konfrontiert sehen und die einen rasanten und einschneidenden Wandel mit sich bringen werden. Deshalb brauchen wir mehr denn je Menschen, deren Stärke es ist, nachzudenken und kreative Lösungsansätze für komplizierte Probleme in einer immer komplexer werdenden Welt zu entwickeln. Menschen, die wohlüberlegte und durchdachte Chancen in diesen Herausforderungen sehen. Dies erfordert einen offenen, wachen und stets kritischen Geist. Was wir hingegen nicht brauchen, sind Menschen, die einen auf den eigenen Vorteil beschränkten Horizont besitzen, sich nicht mit den Problemen und Chancen unserer Zeit auseinandersetzen oder auseinandersetzen wollen und die nicht die Fähigkeit zum Denken besitzen. Das menschliche Gehirn, seine unvorstellbare Komplexität und die schier unglaublichen Fähigkeiten und Funktionen, die sich daraus ergeben, sind das größte Geschenk der Natur an uns. Dieses gilt es zu ehren und zu bewahren. Und aus der Möglichkeit folgt die Pflicht: Wenn uns Menschen schon die Fähigkeit gegeben wurde, zu denken, zu schöpfen und so wunderbare Dinge wie die Wissenschaften, Kunst, Kultur und Technologie zu schaffen, so sollten wir jeden unserer Schritte mit Bedacht wählen und diese Fähigkeiten so einsetzen, dass sie uns allen zum Vorteil gereichen und eben dieses, unser höchstes Gut bewahren.
Der lange Weg dieser vielen Schritte beginnt mit jedem einzelnen von uns. Jeder von uns hat die Wahl, ob er Gelerntes einfach auswendig lernt und wiedergibt, weil es von ihm erwartet wird, oder ob er dies als Inspiration sieht, das eigene Denken zu entwickeln und zu formen, als Anstoß, als Funke, der in der Lage ist, ein Feuer zu entfachen.
Werdet nicht blinde Sklaven eines Systems, sondern habt immer den Mut, euch eures eigenen Verstandes zu bedienen!
Wir hoffen, dass uns mit dem vorliegenden Buch wenigstens ein Anstoß gelungen ist.

Graz und Tübingen, Juni 2019
Deniz Tafrali und Sinan Barus

Danksagung

Wir möchten an dieser Stelle allen Mitarbeitern bei Elsevier für die herausragende Betreuung danken, die dieses Buch erst möglich gemacht hat. Insbesondere war auch an diesem Projekt Frau Rojacher maßgeblich beteiligt und stets für Fragen und Anliegen offen – vielen Dank!

Des Weiteren möchten wir den Tausenden jungen (und älteren) Menschen danken, die sich mit unseren Lehrmaterialien auf den MedAT vorbereitet haben und vorbereiten.

Ein weiterer großer Dank gilt Herrn Hans-Joachim Rupp, unserem Lehrer aus der Gymnasialzeit. Wir bedanken uns für viele Stunden des Unterrichts in Biologie, Physik und Chemie und damit verbundene, unzählige Lektionen über naturwissenschaftliches Denken, das Hinterfragen, über Vernunft und Verstand, den Forschergeist und über die menschliche Neugier als Triebfeder allen Fortschritts. All das war eine unbezahlbare Erweiterung unseres Horizonts, eine Bereicherung für unser Leben und eine große Inspiration.

Und außerdem: Wie Epikur schon vor über 2000 Jahren erkannt hat, gilt, dass „von allen Geschenken, die uns das Schicksal gewährt, […] es kein größeres Gut als die Freundschaft [gibt] – keinen größeren Reichtum, keine größere Freude“. Deshalb ist dieses Buch unseren besten Freunden Fabio Batz und Mario Doğan gewidmet.

Graz und Tübingen, Juni 2019
Deniz Tafrali und Sinan Barus

Hinweise zur Lektüre

Kapitelstruktur

Ein Merkmal dieses Buches, auf das wir besonders stolz sind, ist die Struktur der Kapitel. Die Kapitel jedes Untertests sind dreigeteilt: Sie beginnen mit einem allgemeinen Teil, in dem viele grundlegende Informationen zu dem Untertest angeführt werden, gehen weiter mit den Lehrkapiteln und schließen mit den Übungsaufgaben ab.

Die Lehrkapitel haben wir besonders strukturiert: Sie orientieren sich nämlich an einem klassischen Arztbrief. Man beginnt mit dem *Status praesens*, bei dem ihr euren derzeitigen Kenntnisstand abcheckt. Danach erhebt ihr eure ganz eigene *Anamnese*, indem ihr anhand des Status praesens eure Stärken und Schwächen feststellt. Als nächstes wird eine umfassende *Diagnostik* des Untertests durchgeführt, in der wir alle Einzelheiten, Eigenheiten und versteckte Fallen des jeweiligen Untertests beleuchten. Danach werden wir euch anhand des *Therapie*-Kapitels zeigen, wie wir die Aufgaben des jeweiligen Untertests mit Lösungsstrategien, Tipps und Lerntechniken lösen können. Das weitere Prozedere, also wie ihr am besten nach Durcharbeiten des jeweiligen Kapitels weitermacht, erfahrt ihr jedes Mal bei den *Empfehlungs*-Abschnitten.

Um das Ganze abzurunden, haben wir am Ende des Buches noch drei Testsimulationen zu den Testteilen KFF, SEK und TV angeschlossen, damit ihr das Gelernte noch einmal abschließend überprüfen könnt.

Warum überhaupt einen Lernplan haben?

Für jede gute Prüfungsvorbereitung ist es essenziell, seine Lernzeit intelligent zu strukturieren. Wer sich nicht vermerkt, was er schon gelernt hat, wo er noch Defizite hat und was er schon im Vorhinein konnte, verliert schnell mal die Übersicht über den Lernstoff – besonders bei sehr lernintensiven Angelegenheiten. Und wer seine Zeit nicht richtig einteilt, verpasst die Gelegenheit auf eine effiziente Vorbereitung und fühlt sich am Testtag nicht so selbstsicher wie jemand, der seine Lernziele erfüllt hat. Wir haben euch den größten Teil der Arbeit abgenommen und einen Lernplan erstellt, den ihr anwenden könnt: den 20-Tage-Lernplan. Ihr findet ihn im Ganzen auf der hinteren, inneren Umschlagseite. Zusätzlich haben wir ihn zu Eurer Unterstützung auch noch in Einzelteilen am Beginn der jeweiligen Abschnitte abgebildet.

Anpassen des Lernplans an sich selbst

Zu diesem Thema zwei Punkte, die durch wissenschaftliche Studien belegte Erfolgsfaktoren von Elitestudenten sind. Zum Einen müsst ihr bei der Anpassung eines Lernplans an euren Alltag zuallererst die wichtigste Sache planen: eure Freizeit. Der Hauptgrund, warum Schüler und Studenten ihren Zeitplan verwerfen, ist nämlich der, dass sie sich einfach mit Arbeit überladen und nach maximal drei bis vier Tagen einfach keine Lust mehr aufs Lernen haben. Top-Studenten planen deshalb immer erst ihre Freizeit, haben Spaß und bauen Stress ab, bevor sie sich wieder an die Arbeit machen. Zum anderen ist der wichtigste Geheimtipp erfolgreicher Studenten der, dass sie sehr, sehr viele Prüfungssimulationen durchführen. Ist ja auch logisch, je öfter man die Prüfungssituation schon erlebt hat, desto einfacher fällt einem der echte Prüfungstag.

Ein weiterer Tipp, den wir uns überlegt haben: Wenn ihr mehrere unterschiedliche Untertests hintereinander lernt, organisiert den zeitlichen Ablauf so, dass er an den Ablauf des MedATs angepasst ist. Wenn ihr zum Beispiel ein Testset *Gedächtnis und Merkfähigkeit* absolviert, bearbeitet zwischen Lern- und Reproduktionphase immer erst je ein Testset *Zahlenfolgen* und *Wortflüssigkeit* – damit gewöhnt ihr euch von vornherein schon kontinuierlich an den Ablauf des Testes und die Prüfungssituation.

Lernplattform für Übungsaufgaben

Um euch die Suche nach Übungsmaterial zu ersparen, haben wir ganz speziell für dieses Buch eine Lernplattform auf dem Link http://lernskript.get-to-med.com/ erstellt. Nach der Bezahlung loggt ihr euch erstmalig mit eurer E-Mail und eurem Zugangscode ein, erstellt ein Passwort und könnt sofort anfangen, eure Übungsaufgaben bzw. -tests nach jedem Kapitel durchzuklicken.

Kann ich mit dem Lernskript alle Punkte im Test erreichen?

Das kann euch kein noch so gutes Lernskript wirklich versprechen (außer vielleicht beim Untertest *Implikationen erkennen*, da sollte es relativ einfach sein, wenn ihr gut lernt, alle Punkte abzusahnen). Jedoch könnt ihr mit einer effizienten und hochkarätigen Vorbereitung auf diese wichtigen Testteile sehr gute Punktwerte erzielen. Damit das gelingt, versucht bitte unbedingt, den Stoff im Lernskript gut zu verstehen und trainiert mit der Lernplattform exzessiv unsere Übungsaufgaben und -tests. Dann dürfte nichts schiefgehen.

Benutzerhinweise

Weil wir euch den Fokus auf besonders wichtige Themen aufzeigen, komplizierte Themen verständlich erklären und darüber hinaus beim Lernen auch unterhalten möchten, haben wir über das gesamte Lernskript verteilt verschiedene Lernkästen eingesetzt.

DEFINITIONEN & INFORMATIONEN Definitionen und wichtige Informationen zu den Rahmenbedingungen des MedAT oder den einzelnen Testteilen, auf die ein besonderes Augenmerk gelegt werden sollte.

EMPFOHLENER ZEITPUNKT Empfohlene Zeitpunkte von Handlungen in Bezug auf den MedAT bzw. die Bewerbung auf das Medizinstudium.

FUN FACT Umfangreiche Informationen zu interessanten Themen, die nicht unbedingt für die Zulassung, jedoch für andere wichtige Sachverhalte wie das Medizinstudium, das spätere Praktizieren als Arzt etc. wichtig sind.

TRICKKISTE Hervorzuhebende, schlaue Tricks und Tipps vor und während des MedAT.

AUFGEPASST! Sehr wichtige Informationen zu Testteilen, Untertests und Lösungsstrategien.

Literatur

zu Kapitel 12

- Affektsystem nach Krause
  - „Allgemeine psychoanalytische Krankheitslehre. Band 1“, Rainer Krause (1997)
  - „Allgemeine psychoanalytische Krankheitslehre. Band 2“, Rainer Krause (1998)
- Emotion/Komponenten der Emotionen
  - „Zum Forschungsstand der Emotionspsychologie – eine Skizze.“, Ulrich Mees in: Rainer Schützeichel (Hrsg.): „Emotionen und Sozialtheorie“ (2006)
- Plutchiks Theorie der Basisemotionen
  - „Emotion: A Psychoevolutionary Synthesis“, Robert Plutchik (1980)
  - „The Emotions“, Robert Plutchik (1991)
- James-Lange-Theorie
  - „What is an Emotion?“, William James (1884)
  - „Ueber Gemüthsbewegungen: Eine psycho-physiologische Studie“, Carl Lange (1887)
- Cannon-Bard-Theorie
  - Cannon, W.B. (1927): The James-Lange theory of emotions: A critical examination and an alternative theory. The American Journal of Psychology 39 (1/4)
  - Cannon, W.B. (1931): Again the James-Lange and the thalamic theories of emotion. Psychological Review 38 (4)
- Zwei-Komponenten-Theorie der Emotion nach Marañón
  - Marañón, Greogorio (1924): Contribution a l'étude de l'action emotive de l'adrenaline. Revue Francaise d'Endocrinologie, Vol. 2
- Zwei-Faktoren-Theorie der Emotion (Schachter)
  - Schachter, Stanley: The interaction of cognitive and physiological determinants of emotional states. In: L. Berkowitz (Hrsg.) Advances in experimental social psychology. Academic Press, New York (1964)

u Kapitel 13

- Variante des SJT zur Zulassung zum Medizinstudium in Belgien
  - Lievens, F, Sackett, P.R. (2006): Video based versus written situational judgement tests: A comparison in terms of Predictive Validity. J. Appl. Psychology 91, 1181–1188
- Piaget: Moralentwicklung, Offenes System Mensch, Stufenmodell der kognitiven Entwicklung, Stufenmodell der moralischen Entwicklung
  - „Die Psychologie des Kindes“, Jean Piaget und Bärbel Inhelder (1966)
  - „Nachahmung, Spiel und Traum: Die Entwicklung der Symbolfunktion beim Kinde“, Jean Piaget (1951)
  - „Das Weltbild des Kindes“, Jean Piaget (1926)
  - „Der Aufbau der Wirklichkeit beim Kinde“, Jean Piaget (1937)
  - „Das moralische Urteil beim Kinde“, Jean Piaget (1932)
- Piaget: „Hans und Heinz“ (wörtl. Zitat)
  - „Das moralische Urteil beim Kinde“, Jean Piaget (1932)
- Stufentheorie der Moralentwicklung nach Kohlberg
  - Kohlbergs Dissertation: „The Development of Modes of Moral Thinking and Choice in the Years 10 to 16“ (1958)
  - „Die Psychologie der Moralentwicklung“, Lawrence Kohlberg (1981, deutsch: 1995)
  - „Moral stages: A current formulation and a response to critics“, Lawrence Kohlberg, Charles G. Levine, Alexandra Hewer (1983)
  - „A Longitudinal Study of Moral Judgement“, Anne Colby, Lawrence Kohlberg, John Gibbs, Marcus Lieberman, Kurt Fischer, Herbert D. Saltzstein in Monographs oft he Society for Research in Child Development Vol. 48 No. 1/2 (1983)
  - „Stages of Moral Development“, Lawrence Kohlberg (1971)
  - „Zur kognitiven Entwicklung des Kindes“, Lawrence Kohlberg (1974)
  - „Die Psychologie der Lebensspanne“, Lawrence Kohlberg (2000)
- Kohlberg: „Heinz-Dilemma“ (wörtl. Zitat)
  - „Die Psychologie der Moralentwicklung“, Lawrence Kohlberg (1981, deutsch: 1995)

Abbildungsnachweis

Der Verweis auf die jeweilige Abbildungsquelle befindet sich im Allgemeinen am Ende des Legendentextes in eckigen Klammern, in den Beispielaufgaben und Testsimulationen jeweils unten auf der Seite.

G839 Plutchik, R.: Emotions and Life: Perspectives From Psychology, Biology, and Evolution. American Psychological Association, 2002
J787 Colourbox.com
L138 Martha Kosthorst, Borken
P604 Sinan Barus, Tübingen
P605 Deniz Tafrali, Graz

Inhaltsverzeichnis

Teil I Einführung

Notizen

KAPITEL

1 Für wen ist diese Einführung?

Deniz Tafrali

If you need inspiring words, don't do it.

Elon Musk

Als Leser dieses Buches werdet ihr euch mit hoher Wahrscheinlichkeit schon – mehr oder weniger – mit dem Thema Medizinstudium beschäftigt haben. Da es jedoch bezüglich des Wissensstandes zwischen euch sicherlich große Unterschiede gibt, wollen wir euch mit dieser Einführung die Möglichkeit geben, euch entweder von Grund auf alles an Informationen anzueignen, die es bezüglich dieses Themas zu wissen gibt, oder aber wichtige und auch neue Fakten an bestehendes Wissen anzuknüpfen.
Zu diesem Zweck teilen wir euch in zwei Gruppen:
(1) Die, die sich noch gar nicht informiert haben und gerne alles zum *Thema Medizinstudium* wissen würden.
(2) Diejenigen, die sich schon Vorwissen angeeignet haben und/oder sich nur zum *Thema MedAT* informieren möchten.
Denjenigen unter euch, die überhaupt keine Ahnung haben, was man alles zum Medizinstudium im deutschsprachigen Raum (mit dem Fokus auf die Universitäten in Österreich) wissen muss, empfehlen wir, die gesamte Einführung, beginnend mit ➢ Kap. 2, von A bis Z durchzuarbeiten. Denn vom groben Aufbau des Medizinstudiums in Österreich und Deutschland bis hin zu den geheimsten Ecken europäischer Hochschullandschaften ist auf den ersten Seiten dieses Buches wirklich alles vertreten.
Diejenigen, die entweder schon genug Wissen zum Thema Medizinstudium haben oder einfach kein Interesse daran haben, sich mit dem Thema *Alternativen zum MedAT* zu befassen, können gleich ab ➢ Kap. 3 weiterlesen.

Notizen

KAPITEL 2 Allgemeine Informationen zum Medizinstudium in Österreich, Deutschland und Europa

Deniz Tafrali

Euch alle eint eine Sache: Ihr möchtet zum Medizinstudium zugelassen werden. Damit dieser Wunsch in Erfüllung geht, müsst ihr aber planvoll und gezielt an die Sache herangehen. Um das bewerkstelligen zu können, braucht ihr zuerst einmal eine Fülle von wichtigen Informationen, anhand derer ihr essenzielle Entscheidungen bezüglich eurer Studienortswahl, eurer Finanzen und vielem mehr treffen könnt.

2.1 Medizin studieren in Österreich

Wer in Österreich an einer der vier staatlichen Universitäten Human- oder Zahnmedizin studieren möchte, muss den sogenannten **med**izinischen **A**ufnahme**t**est, kurz **MedAT** (➤ 3.1.1) bzw. MedAT-H für Human- oder MedAT-Z für Zahnmedizin**,** erfolgreich absolvieren.

> **DEFINITIONEN & INFORMATIONEN** Konkret bedeutet das, dass man einen bestimmten Prozentsatz an Prüfungsaufgaben des besagten Testes richtig lösen muss, um einen Studienplatz zu erhalten – dazu aber später mehr (➤ 3.1.2).

Bei positiver Absolvierung dieser Aufnahmeprüfung wird man nach Einreichen diverser Unterlagen zum Studium zugelassen.

Die Hochschulen, an denen man den **Diplom**- bzw. **Bachelor-Masterstudiengang Human**- bzw. **Zahnmedizin** studieren kann, sind folgende:

- Johannes Kepler Universität Linz (Bachelor und Master)
- Medizinische Universität Graz (Diplomstudiengang)
- Medizinische Universität Innsbruck (Diplomstudiengang)
- Medizinische Universität Wien (Diplomstudiengang)

Wie man hier sehen kann, gibt es zwei verschiedene Arten von Studiengängen, die an den unterschiedlichen Standorten angeboten werden: den *Diplomstudiengang* und den *Bachelor-Master-Studiengang.* Bei den Diplomstudiengängen habt ihr eine wissenschaftliche Diplomarbeit zu schreiben, wohingegen ihr in Linz sowohl eine Bachelor- als auch eine Masterarbeit verfassen müsst. Nicht nur deswegen gibt es unter den Curricula der österreichischen Universitäten große Unterschiede.

In **Graz** (sowie teilweise auch in **Linz**) ist das gesamte Studium modular aufgebaut – man hat also alle fünf bis acht Wochen eine Prüfung über das gesamte Jahr verteilt. In Graz werden die Studenten kontinuierlich im Studium alle fünf bis acht Wochen durch sogenannte Modulprüfungen (PM = Pflichtmodul) examiniert. Dabei ist die größte Feuertaufe, neben den Anatomie-Testaten, für Studenten der Medizinischen Universität Graz mit Sicherheit das berühmt-berüchtigte Pathosemester (4. Semester).

Des Weiteren gibt es in **Wien** jährlich sogenannte *summative integrierte Prüfungen* (SIPs), die den Stoff eines ganzen Jahres abprüfen. Ähnlich wie in Innsbruck liegt auch in Wien der Fokus auf den alljährlich stattfindenden SIPs. Es heißt dabei oft, dass in Wien die SIP 1 und der Block 9 (Pharmakologie) am schwersten zu bestehen seien.

In **Innsbruck** heißen die jährlichen Prüfungen seit 2014 *kumulative Modulprüfung* (KMP), wobei die ersten beiden halbjährlich, die restlichen KMPs jährlich stattfinden. Neben den KMPs haben die Innsbrucker aber ebenfalls einen modularen Aufbau im Studium. Die schwersten Prüfungen im Innsbrucker Medizinstudium sind dabei wohl, neben den Anatomie-Testaten, die ersten beiden KMPs.

In **Linz** hat man neben den Modulen ebenfalls noch jährlich eine abschließende Prüfung. Zu den Feinheiten des Studiums an der Johannes-Kepler-Universität in Linz ist bisher wenig bekannt, da ein komplettes Medizinstudium mit Vorklinik hier erst seit 2018 absolvierbar ist (zuvor war die Vorklinik in Graz).

Des Weiteren gibt es noch einige andere medizinische Universitäten in Österreich, an denen man Medizin studieren kann – jedoch nur mit tiefem Griff in die Geldbörse. Diese sogenannten *Privatuniversitäten* haben meistens auch eigene Aufnahmeverfahren und Studentenprofile, anhand derer sie ihre Bewerber zulassen bzw. ablehnen. Die folgenden privaten Universitäten in Österreich bieten einen Studiengang Humanmedizin an (➤ Tab. 2.1):

Notizen

Tab. 2.1 Privatuniversitäten in Österreich

Hochschule	Ort	Studiengang	Studiengebühren
Paracelsus Medizinische Privat-universität	Salzburg	Diplomstudiengang	15.000 € p. a. (Stand 2019)
Sigmund Freud Privatuniversität	Wien	Bachelor-Master-Studiengang	25.000 € p. a. (Stand 2019)
Karl Landsteiner Privatuniversität für Gesundheitswissenschaften	Krems	Bachelor-Master-Studiengang	15.000 € p. a. (Stand 2019)

Alle oben genannten Studiengänge schließen am Ende mit dem Diplomdoktor *Dr. med. univ. (Diplom)* ab (einschließlich Linz und den Privatunis).

2.2 Alternativen zum Medizinstudium in Österreich (deutschsprachig)

2.2.1 Medizin studieren in Deutschland

Wer in Österreich seine Hochschulzugangsberechtigung erlangt hat, jedoch in Deutschland studieren möchte, kann sich auch für das bundesweite Auswahlverfahren für den Studiengang Medizin über die Website *hochschulstart.de* bewerben. Eine gute Übersicht über die Hochschulen, an denen der Studiengang Medizin angeboten wird, gibt euch folgender Link: http://www.landkarte-hochschulmedizin.de/.
Für eine Zusage in Deutschland braucht es jedoch entweder eine exzellente Abitur- bzw. Maturanote von mindestens 1,3, ab 2020 eine besondere Eignung im Rahmen der Talentquote oder für das Auswahlverfahren der Hochschulen (AdH) die Absolvierung eines Medizinertests vergleichbar zum MedAT – wie der genau aussieht, werden wir Ende 2019/Anfang 2020 erfahren. Der berühmt-berüchtigte Test für medizinische Studiengänge (TMS) ist immer freiwillig absolvierbar und nicht notwendig für eine Zulassung zum Studiengang, jedoch im AdH unfassbar hilfreich, weil er die Chancen auf eine Zusage stark erhöht. Mehr Infos unter https://zv.hochschulstart.de/.

FUN FACT Wenn jemand von euch sich auch für den TMS vorbereitet, dann ist er gerne dazu eingeladen, das kostenlose Lernskript für den TMS (EMS) von **get-to-med** unter diesem Link herunterzuladen: https://www.get-to-med.com/tms/Das Lernskript für den TMS (get-to-med).pdf.

Außerdem kann man auch in Deutschland neben dem bundesweiten Auswahlverfahren an diversen Privatuniversitäten Medizin studieren. Der Vollständigkeit halber zählen wir euch auch diese auf (> Tab. 2.2):
Ein weiterer interessanter Zugang zum Medizinstudium in Deutschland ist durch den Militärdienst bzw. die **Bundeswehr** gegeben. Dabei gibt es jedoch besondere Dinge zu beachten. Man muss natürlich die deutsche Staatsangehörigkeit haben; außerdem muss man sich als Sanitätsoffizier beim Bund für mindestens 17 Jahre verpflichten und sich darüber hinaus auch dazu bereit erklären, für Auslandsaufenthalte in Kriegsgebiete eingezogen werden zu können. Die Vorteile des Medizinstudiums über den Bund sind, das man bereits während des Studiums ein Nettoeinkommen von 1.800 € monatlich erhält und dass die Zulassung zum Medizin-Studium wesentlich einfacher ist. Mehr Informationen zu diesem Thema findet ihr unter https://www.bundeswehrkarriere.de/offizier-mit-studium/151100.
Soweit uns bekannt, besteht im österreichischen Bundesheer derzeit keine Möglichkeit zur Absolvierung eines Medizinstudiums.

Unterschiede zwischen deutschen und österreichischen Studiengängen

Während die Studiengänge in Österreich stets mit einem Diplom bzw. Master abschließen, wird das deutsche Medizinstudium mit dem sogenannten Staatsexamen absolviert. Das bedeutet, dass es an österreichischen Universitäten stets notwendig ist, wissenschaftliche Arbeiten im Rahmen von Bachelor-, Master- oder Diplomarbeiten für den erfolgreichen Abschluss seines Medizinstudiums zu verfassen. In Deutsch-

Tab. 2.2 Privatuniversitäten in Deutschland

Hochschule	Ort	Studiengang	Studiengebühren
Paracelsus Medizinische Privat-universität	Nürnberg	Diplomstudiengang	15.000 € p. a. (Stand 2019)
Universität Witten/Herdecke	Witten/Herdecke	Staatsexamen (Modellstudiengang)	ca. 10.000 € p. a. (Stand 2019)
Medizinische Hochschule Brandenburg Theodor Fontane	Neuruppin	Staatsexamen	20.833 € p. a. (Stand 2019)
Kassel School of Medicine (in Kooperation mit der University of Southampton)	Kassel	BM (EU)-Studiengang (englischsprachig)	13.000 € p. a. (Stand 2019)
Universitätsmedizin Neumarkt A. M. Campus Hamburg	Hamburg	Diplomstudiengang (?) auf Englisch	25.000–28.000 € p. a. (Stand 2019)

land hingegen gibt es „lediglich" drei große Staatsexamina – jeweils eines nach den ersten zwei Jahren (nach der Vorklinik), auch *Physikum* bzw. *1. Staatsexamen/Erster Abschnitt der ärztlichen Prüfung* genannt, eines nach Absolvierung dreier klinischer Jahre im Studium (*2. Staatsexamen/Zweiter Abschnitt der ärztlichen Prüfung*) und eines nach Absolvierung des praktischen Jahres (*3. Staatsexamen/Dritter Abschnitt der ärztlichen Prüfung* bzw. früher – gemeinsam mit dem zweiten Abschnitt – auch *Hammerexamen* genannt). Bemerkenswerterweise hat Deutschland trotz seiner bundesweiten Staatsexamina und Zulassung zum Studium ebenfalls unterschiedliche Arten von Studiengängen, die denen der österreichischen Studiengänge sehr ähnlich sind. Hier gibt es seit dem Studienjahr 1999/2000 sogenannte **Modellstudiengänge** (ehemals Reformstudiengänge), die sich zu den **Regelstudiengängen** im Aufbau des Studiums grundsätzlich unterscheiden. Während die Regelstudiengänge prüfungstechnisch viel mehr auf die Staatsexamina konzentriert sind, wird der Studienablauf in den Modellstudiengängen modularer gehandhabt (ähnlich wie in Linz und Graz weiter oben).
Da wir an diesem Punkt der Übersicht nicht auf jeden Studienstandort im Einzelnen eingehen können, listen wir euch hier lediglich diejenigen Universitäten auf, die einen Modellstudiengang Medizin anbieten:

- Charité Universitätsmedizin Berlin
- Universität Hamburg
- Universität zu Köln
- Technische Universität Dresden
- Medizinische Hochschule Hannover
- Ruhr-Universität Bochum
- Carl von Ossietzky Universität Oldenburg
- RWTH Aachen
- Universität Heidelberg/Mannheim
- Medizinische Hochschule Brandenburg Theodor Fontane (privat)
- Universität Witten/Herdecke (privat)
- Universität Augsburg (seit WS 2019/20)

Losverfahren

Das Thema **Losverfahren** ist ziemlich interessant, denn hier kommt eine der bemerkenswertesten Eigenschaften des Menschen zur Geltung: *Mit minimalem Einsatz einen maximalen Gewinn erzielen zu wollen.* Ja, man kann sich Jahr für Jahr auf das Losverfahren bewerben, um seine Chancen zu „maximieren" und dann jedes Mal enttäuscht zu werden, wenn man vergeblich auf eine Rückmeldung von einer der zig Universitäten wartet, die ein Losverfahren anbieten oder eben nicht. Das Problem ist nämlich, dass Tausende von Bewerbern genau dasselbe tun, aber an jedem Standort, wenn überhaupt, nur ein bis zwei Plätze für das Losverfahren zur Verfügung stehen. Wer der menschlichen Natur nicht widerstehen kann und sich denkt, vielleicht gewinne ich ja dieses Mal im Lotto, der muss jedes Semester Stück für Stück alle Webseiten deutscher Universitäten abklappern, um herauszufinden, ob sie dieses Jahr ein Losverfahren anbieten oder nicht – oder gutes Geld an Unternehmen zahlen, die diese sinnloseste aller Bewerbungsmöglichkeiten für einen übernehmen.

Studienplatzklage

In Deutschland kann man die Universitäten auch verklagen – ihr macht das bitte **nicht.** Denn allein eine Klage in erster Instanz einzureichen, kostet mehrere tausend Euro und sogar dann sind die Aussichten auf einen Studienplatz derart gering, dass ihr genauso gut ins Casino gehen und alle Ersparnisse eurer Großmutter beim Roulette auf die grüne Null setzen könntet, um mit derselben Wahrscheinlichkeit einen Gewinn zu erzielen, mit dem ihr dann ein Medizinstudium in Harvard finanzieren könnt. Einfach die Finger weglassen.

2.2.2 Medizin studieren in der Schweiz

Wer denkt, ein Medizinstudium in Österreich oder in der Schweiz könne ja nicht so unterschiedlich sein (*„G'hupft wie g'hatscht!"*), irrt sich gewaltig. Allein die Empfehlung des Studienorganisationsorgans *swissuniversities* für die Zulassung ausländischer Studierender aus dem Jahr 2016 macht es ausländischen Studierenden so gut wie unmöglich, sich für den Studiengang Humanmedizin überhaupt zu bewerben: https://www.swissuniversities.ch/fileadmin/swissuniversities/Dokumente/Lehre/Medizin/angepasste_Empfehlung_Ausländer.pdf.
Wer jedoch einen schweizerischen Pass, einen Wohnsitz in der Schweiz oder eine schweizerische Hochschulzugangsberechtigung hat, der kann sich für den Eignungstest für das Medizinstudium in der Schweiz (EMS) anmelden (jährlich in der ersten Juliwoche zu absolvieren). Dieser ist mit dem deutschen TMS identisch und wird in drei verschiedenen Sprachen, je nach Bewerbungsstandort auf Deutsch, Französisch oder Italienisch, angeboten.
Unter https://www.swissuniversities.ch/de/ findet ihr so gut wie alle Informationen zum Thema Medizinstudium in der Schweiz.

2.3 Alternativen zum Medizinstudium in Österreich (nicht deutschsprachig)

Da so gut wie alle von euch auch der englischen Sprache mächtig sind, kommt es für manche sicher auch in Frage – falls ihr weder einen Studienplatz in Österreich, Deutschland noch in der Schweiz bekommt – im nicht deutschsprachigen Ausland zu studieren. Gleichermaßen gilt: Wenn ihr Muttersprachler einer Nation des Europäischen Wirtschaftsraumes (EWR) seid, habt ihr oft viel mehr Möglichkeiten bezüglich der Studienortwahl und eine sehr viel höhere Wahrscheinlichkeit, zu einem Studium zugelassen zu werden.

FUN FACT Eine wichtige Sache noch vorab: Universitätsabschlüsse für den Studiengang Medizin werden innerhalb des EWR mit sukzessiver Prüfung der Sprachkenntnisse von den Landesprüfungsämtern in Deutschland bzw. der Ärztekammer in Österreich stets approbiert (RICHTLINIE 2005/36/EG des europäischen Parlaments und des Rates, vom 7. September 2005) – das gilt darüber hinaus natürlich auch für Österreicher in Deutschland und vice versa.
Auf gut Deutsch: Egal in welchem europäischen Mitgliedsstaat ihr euer Medizinstudium abschließt – ihr könnt danach mit Sicherheit in Deutschland oder Österreich arbeiten.

2.3.1 Medizin studieren in Ungarn

Schlechtes Abi, guter Papi – unter diesem Motto fuhren im Jahr 2018 die deutschsprachigen Medizinstudenten der Semmelweis-Universität Budapest zum alljährlichen Medizinstudenten-Festival der *Medimeisterschaften.* Obwohl natürlich vollkommen überspitzt dargestellt, ist an dem Klischee, dass die Semmelweis-Universität in Budapest die Topadresse für mäßige Abiturienten/Maturanten mit wohlhabenden Eltern ist, etwas dran. Zwar sollte man schon einen guten Zweierschnitt in der Hochschulzugangsberechtigung vorzuweisen haben (eine Aufnahmeprüfung gibt es nicht), jedoch geht an der Semmelweis Universität ohne 14.800 € jährlich an Studiengebühren nichts.
Für diejenigen unter euch, die so viel Geld im Jahr entbehren können, bietet ein Studium in Ungarn jedoch viele Vorteile. Zum einen kann man in Budapest auf Deutsch studieren. Zum anderen sind die Lebenshaltungskosten verhältnismäßig gering. Des Weiteren ist es nach der Vorklinik sogar möglich, am Asklepios Campus in Hamburg die klinischen Jahre des Studiums zu absolvieren.
Nicht nur Budapest ist eine beliebte Anlaufstelle für deutschsprachige Studieninteressierte: Auch in *Pècs* und *Szeged* kann man Medizin studieren, jedoch ebenfalls nur mit hohen Studiengebühren.

2.3.2 Medizin studieren in Frankreich oder Luxemburg

Frankreich

Je ne parle pas français, aber alles was jetzt folgt, hört sich irgendwie *nice* an. Wer in der Schule das Fach Französisch gefeiert hat, darf jetzt hellhörig werden. In Frankreich kann man nämlich ohne jegliche Zulassungsbeschränkung anfangen, Medizin zu studieren. Wie bitte?
Das PACES (*première année commune aux études de santé*) stand früher für zwei sogenannte naturwissenschaftliche Vorsemester, die gemeinsam am Ende mit einem echten Hammerexamen, dem *concours*, abschlossen. Man konnte sich in dieses gesundheitswissenschaftliche Vorjahr problemlos mit einer gewöhnlichen Hochschulzugangsberechtigung einschreiben. Die Prüfung bestanden früher durchschnittlich nur 15–20 % der jährlich fast 60.000 Bewerber.

FUN FACT Präteritum, Vergangenheitsform – ab 2020 gibt es keinen *concours* mehr, der Studienzugang in Frankreich ist jetzt sogar komplett frei.

Wer also keine Lust auf irgendwelche Aufnahmeprüfungen hat und darüber hinaus über exorbitante Französischkenntnisse verfügt, kann sich eigentlich direkt in Frankreich zum Studium einschreiben.

Luxemburg

Ein weiterer heißer Tipp kommt aus einem der kleinsten Staaten Europas: **Luxemburg.** Der Bachelorstudiengang Humanmedizin an der *Université du Luxembourg* wird auch hier auf Französisch abgehalten und die Zulassung gestaltet sich mehr als einfach, da sie für jeden mit Hochschulzugangsberechtigung theoretisch möglich ist (egal welcher Notendurchschnitt). Jedoch nimmt die Universität jährlich nur ca. 100 Studenten auf und ein Sprachniveau von C1 in Französisch ist darüber hinaus obligatorisch.

2.3.3 Medizin studieren in Italien

Die nächste große Adresse, an der man ein Medizinstudium erwägen darf, ist Italien. In gewisser Weise ist dieses Land ein Geheimtipp, da die wenigsten in Erwägung ziehen, hier zu studieren. Für die Zulassung zum Medizinstudium muss man in Italien den sogenannten *IMAT* absolvieren – **einen 100-minütigen Multiple-Choice-Test,** der in **60 Prüfungsfragen** verschiedene Teilbereiche abprüft:

- Allgemeinwissen und Logik (22 Fragen, 2 davon Allgemeinwissen)
- Biologie (18 Fragen)
- Chemie (12 Fragen)
- Physik und Mathematik (8 Fragen)

Wichtig bezüglich des IMAT ist, dass man – anders als beim MedAT – für falsche Antworten 0,4 Punkte abgezogen und bei richtigen Antworten 1,5 Punkte (statt wie üblicherweise 1 Punkt) angerechnet bekommt. Den genauen Testinhalt könnt ihr hier nachlesen: https://www.admissionstesting.org/Images/473738-imat-test-specification-2019.pdf.

Des Weiteren gibt es für diejenigen, die kein Italienisch sprechen, sechs staatliche und einige private Universitäten, die ein Medizinstudium **auf Englisch** anbieten. Die besagten staatlichen Universitäten mit ihren ungefähren Zulassungsgrenzen (Punkteangaben beim IMAT; Stand 2017) sind folgende:

- International Medical School an der Università degli Studi di **Milano** (IMAT: ca. 55 Punkte)
- Università degli Studi di **Bari** Aldo Moro (IMAT: ca. 48 Punkte)
- Università degli Studi di **Pavia** (IMAT: ca. 50 Punkte)
- Sapienza Università di **Roma** (IMAT: ca. 48 Punkte)
- Università degli Studi di **Napoli** Frederico II (IMAT: ca. 48 Punkte)
- Seconda Università degli Studi di **Napoli** (IMAT: ca. 48 Punkte)

Weiterführende Information und Zeiträume für die Online-Bewerbung sowie den Zeitpunkt des IMAT sind auf der offiziellen Website https://www.universitaly.it/ oder auf https://www.medschool.it zu finden.

2.3.4 Medizin studieren in England

Wer sich denkt: „Englisch kann ich, Medizin will ich – Großbritannien, ich komme!“, darf nicht vergessen, dass Studieren in England sehr teuer ist – es gibt nämlich so gut wie überall Studiengebühren. Außerdem ist es den Universitäten in Großbritannien auch sehr wichtig, welche A-Levels (also Leistungskurse in der Oberstufe) man mit welchen Noten belegt hat.

Eingehende Informationen findet man unter der offiziellen Website des *Medical Schools Council:* https://www.medschools.ac.uk/studying-medicine/applications/international-applicants.

2.3.5 Geheimtipp Malta

Ein Örtchen, von dem wenige wissen, dass man dort Medizin studieren kann, ist die Insel Malta. Besser bekannt als Party-Ort für Absolventen von Englisch-Sprachkursen ist diese kleine Insel für jeden NC- und MedAT-Flüchtling eine Erwägung wert. Denn: Es gibt **weder Studiengebühren noch** sind die **Zulassungsgrenzen besonders hoch** – man muss nur in Biologie und in Chemie in der Matura bzw. im Abitur jeweils mindestens mit einer 2 (gut) bzw. mit 11 Punkten bestanden haben.

Außerdem: Da Malta früher eine Kronkolonie Großbritanniens war, ist die zweite Amtssprache Englisch, weshalb das Studium auf Englisch absolviert wird.

FUN FACT Man muss aber auf jeden Fall im Laufe des Studiums **Maltesisch** lernen!
Die sogenannte **Digital Education Holding (DEH)** bietet in Malta für 19.500 € jährlich ein komplett digitales Medizinstudium an, ohne die Bedingung, in Malta leben zu müssen.

Die genauen Anforderungen an eine Zulassung findet ihr hier: https://www.um.edu.mt/courses/overview/UMDFT-2019-0-O.

2.3.6 Weitere Länder in Europa

Es gibt einen relativ neuen, sehr großen Markt, der sich darauf spezialisiert hat, junge Leute, die unbedingt Medizin studieren möchten, für viel Geld an verschiedene Universitäten Europas zu vermitteln. Begonnen von Lettland bis hin zu Rumänien gibt es unzählige Städte, an denen ihr für mehr oder weniger hohe Studiengebühren ein Medizinstudium absolvieren könnt. Die Qualität der Universitäten ist dabei überaus ambivalent. Es gibt exzellente medizinische Fakultäten und Universitäten, wie zum Beispiel das Karolinska-Institut in Stockholm, die hervorragende Curricula haben und hochqualifizierte Mediziner ausbilden. Es gibt aber auch andere Standorte, z. B. in Bulgarien oder Polen, in denen die Studiengänge mehr schlecht als recht sind. Außerdem muss man so gut wie immer **mehrere tausend Euro** an Studiengebühren zahlen, um überhaupt studieren zu dürfen.

Wir zählen euch im Folgenden ein paar Universitäten auf, an denen man zu einem Medizinstudium zugelassen werden kann:

Riga Stradins University (Lettland)
Technische Universität Cluj-Napoca (Rumänien)
Comenius Universität Bratislava
Medizinische Universität Plovdiv
Medizinische Universität Sofia (Bulgarien)
University of Zagreb School of Medicine (Kroatien)

- Medizinische Universität Varna
- Universität Vilnus
- Schlesische Medizinische Universität Katowice (Polen)
- Pommersche Medizinische Universität Stettin (Polen)
- u. v. m.

2.4 Quereinstieg

Beim Thema **Quereinstieg** gibt es zwei Kategorien: Die erste ist der Quereinstieg in das Medizinstudium aus einem **anderen, ähnlichen Studiengang** (wie z. B. die Molekularbiologie). Die zweite Variante ist ein Quereinstieg aus einem **ausländischen Medizinstudium** in ein österreichisches bzw. deutsches Medizinstudium anhand der Studienleistungen.
Zu Ersterem ist von vornherein und direkt zu sagen: Die Chancen sind **sehr, sehr gering.** Die meisten Universitäten nehmen viel eher Bewerber, die schon Medizin studieren – und die bewerben sich zur Genüge.
Zum Quereinstieg beim gleichen Studiengang ist zu sagen, dass man es sich gut überlegen sollte, ob man den Studienort wechselt, wenn man schon Medizin studiert. Es passiert nämlich nicht selten, dass man schnell mal fünf Semester niedriger als an der ursprünglichen Universität eingestuft wird. Darüber hinaus muss man oft noch alle Staatsexamina nachholen (zumindest in Deutschland).

FUN FACT Genau das war bei mir der Fall, als ich von Graz nach Baden-Württemberg wechseln wollte – ich habe mich dann dagegen entschieden.

Natürlich ist es aber eine andere Sache, wenn man in Varna studiert und auf die Charité wechseln kann – es hängt also von der **individuellen Situation** ab.
Es sind uns Fälle bekannt, wo deutsche Studierende der Medizin an der Charles University in Prag relativ problemlos (mit einer kleinen Eingangsprüfung und ein bisschen Organisationsaufwand) in ein relativ hohes Fachsemester des Diplomstudiengangs Humanmedizin an der Medizinischen Universität Graz zugelassen worden sind.
In Wien kann man sich ebenfalls Studienleistungen (ab 180 ECTS) relativ gut anrechnen lassen – genauso in Innsbruck. In Linz ist ein Quereinstieg nur von einem österreichischen Diplomstudiengang für Humanmedizin möglich – nicht von einem ausländischen Medizinstudiengang.
Für mehr Informationen zum Quereinstieg in andere Universitäten, egal ob in Deutschland oder Österreich, empfehlen wir eine kurze Internet-Recherche.

Notizen

KAPITEL 3 Grundlagen für die Vorbereitung auf die Aufnahmeprüfung MedAT

Deniz Tafrali

Genug mit den Alternativen zum Medizinstudium in Österreich – jetzt wird es ernst.

3.1 Zehn Schritte zum Studienplatz

Das Fundament eines jeden großen Projektes, wie die Absolvierung des MedAT eines ist, ist die gründliche Planung des Vorhabens. Das bedeutet, dass ihr sehr viele und idealerweise korrekte Informationen zum Thema *Medizin studieren in Österreich* zusammentragen und in eine sinnvolle Beziehung zueinander bringen müsst, damit ihr die für euch besten Entscheidungen treffen könnt. Doch wo soll man bloß anfangen?

AUFGEPASST! Obwohl die Infos, Tipps und Strategien in diesem Lehrbuch zum großen Teil auch für Bewerber des Studiengangs Zahnmedizin in Österreich nützlich sind, liegt der Fokus auf dem Studiengang **Humanmedizin.**

Der Übersichtsplan

Unserer Meinung nach ist es das beste Vorgehen, wenn man einen einfachen, grob strukturierten Übersichtsplan hat. Dadurch bekommt man eine Art Fundament für das gesamte Vorhaben, an dem man sich jederzeit orientieren und an schon absolvierte und zu absolvierende Punkte anknüpfen kann.

Tab. 3.1 Übersichtsplan für das Projekt „Zulassung zum Medizinstudium in Österreich"

	Aufgabe	Durchführung (beispielhaft)	Zeitpunkt
1.	Sich informieren (➢ 3.1.1)	• Dieses Buch lesen • Suchmaschinen nutzen • Medizinstudenten fragen • An den Universitäten anrufen • Vertrauenswürdige Quellen zu Rate ziehen	Ab Oktober des Vorjahres
2.	Bevorzugten Studienort auswählen (➢ 3.1.2)	• Wie stehen meine Chancen für mein Kontigent? • In welcher Stadt will ich leben? • Wo sind die Gesamtwerte (➢ 3.1.1) am niedrigsten?	Ab November des Vorjahres
3.	Prozess planen (➢ 3.1.3)	• Was kostet mich die Teilnahme am MedAT insgesamt? • Wie komme ich an den Testort? • Wo schlafe ich?	Ab Dezember des Vorjahres
4.	Planung der Vorbereitung (➢ 3.1.4)	• Eigene Stärken und Schwächen entdecken • Lernmaterialien • Lernpläne (grob) • Lerngruppen bzw. -partner? • Vorbereitungskurs – ja/nein?	Ab Januar
5.	Ausarbeiten der Vorbereitungspläne (➢ 3.1.5)	• Wissen aus Lernmaterialien herausfiltern • Lernpartner finden • Fertige Lernpläne zu Rate ziehen • Eigenen Lernplan erstellen	Ab Februar
6.	Anmeldung zur Aufnahmeprüfung (➢ 3.1.6)	• www.medizinstudieren.at	Ab Anfang März
7.	Vorbereitung (Lernen) (➢ 3.1.7)	• Freizeit planen • Viele Prüfungssimulationen machen • Nach der MedAT-Struktur lernen	Beginn spätestens im April
8.	Prüfungstag (➢ 3.1.8)	• Ausschlafen • Gut frühstücken • Ruhe bewahren	Am Freitag der ersten Juliwoche
9.	Plan B–ω (➢ 3.1.9)	• Molekularbiologie studieren • Wehrdienst, FSJ oder Work & Travel • Einfach mal nichts tun	Vor und nach dem Test
10.	Niemals aufgeben (➢ 3.1.10)	• C'est la vie!	Immer

Wir geben euch an diesem Punkt einen exemplarischen Übersichtsplan (➤ Tab. 3.1) mit auf den Weg. Ihr könnt euch aber jederzeit natürlich einen eigenen ausdenken und ausarbeiten.
Im Folgenden werden wir nun alle Stichpunkte einzeln durchgehen, damit ihr wisst, was euch im Rahmen der Absolvierung des MedAT erwartet.

3.1.1 Sich informieren

EMPFOHLENER ZEITPUNKT Ab Oktober des Vorjahres.

Den ersten Schritt seid ihr schon gegangen, ohne dass wir euch hätten anleiten müssen: Ihr habt dieses Buch gekauft. Das ist insofern ein Glücksgriff, da wir uns mit diesem Buch vorgenommen haben, euch von A bis Z alle Informationen zu geben, die den MedAT und die Zulassung zum Medizinstudium in Österreich betreffen. Also legen wir mal los.

Geschichte des MedAT

Der MedAT wurde 2013 erstmals als neuer nationaler Aufnahmetest für die Diplomstudiengänge Human- und Zahnmedizin an den drei Standorten Graz, Wien und Innsbruck eingeführt. Man kann seither nur durch diese Aufnahmeprüfung zu einem Medizinstudium an einer staatlichen Universität in Österreich zugelassen werden. Das vorrangige Ziel des Aufnahmeverfahrens war es, die Aufnahme zum Medizinstudium insbesondere für Frauen und für Studienplatzbewerber aus Österreich fairer zu gestalten (Arendasy, Sommer und Feldhammer-Kahr, 2016). Mittlerweile sind sieben MedAT-Prüfungen absolviert worden (Stand 2019) und im Laufe der Jahre hat sich der Test wesentlich verändert:

FUN FACT **2013:** Der erste MedAT bestand aus dem Testteil **Kognitive Fähigkeiten und Fertigkeiten (KFF)** mit seinen Untertests *Figuren zusammensetzen, Zahlenfolgen, Gedächtnis und Merkfähigkeit* sowie *Mathematisches Denken,* dem Testteil **Basiskenntnistest für medizinische Studiengänge (BMS)** mit den Untertests über *Biologie, Chemie, Physik* und *Mathematik* und dem Testteil **Textverständnis.**
2014: Der Testteil *Mathematisches Denken* aus dem Jahr 2013 wurde aus der Prüfung entfernt, während die neuen Untertests *Wortflüssigkeit, Implikationen erkennen* und *Argumentieren* hinzukamen. Außerdem kam eine neue Universität, die Johannes Kepler Universität Linz, zu den Veranstaltern des MedAT hinzu.
2015: Der Untertest *Argumentieren* wurde wieder fallen gelassen, da der MedAT ständig evaluiert wurde und man aufgrund der Studienergebnisse zu dem Schluss gekommen war, dass diese Fähigkeit nicht dringend notwendig ist, um Medizin studieren zu können. Des Weiteren wurde der Testteil *Soziales Entscheiden* erstmalig hinzugefügt, der auch für angehende Zahnmediziner galt. 2015 hatte sich die prozentuelle Wertung des BMS von 40 % auf 30 % reduziert. Der Untertest *Implikationen erkennen* wurde im MedAT-H vom akademischen Denken (10 %) in die Kategorie KFF (40 %) verschoben. Außerdem wurde die reine Testzeit um eine Stunde gekürzt. Die Anzahl an Ziffern wurde beim Untertest *Zahlenfolgen* von 6 auf 7 erhöht.
2016: In diesem Jahr kam es zu kleinen Änderungen bei der Übungsanzahl und der dafür vorgesehenen Bearbeitungszeit im BMS. Im Bereich des Textverständnisses wurden Bearbeitungszeit und Aufgabenanzahl erhöht. Im MedAT-Z wurde die Aufgabenanzahl für das *Drahtbiegen und Formen spiegeln* erhöht.
2017: Mit der Einführung des Testteils **Sozial-emotionale Kompetenzen (SEK),** wurde in diesem Jahr der Untertest *Emotionserkennung/Emotionen* erkennen erstmals abgeprüft.
2018: Im Mathematik-Teil der BMS-Stichwortliste wurde das Kapitel der **Vektoren** hinzugefügt. In der Biologie wurde das Thema Schwangerschaft sowie in der Physik die Themen Resonanz und die stehende Welle abgeschafft. Beim **Figuren zusammensetzen** wurde erstmals die Figur *gleichschenkliges Trapez* geprüft.
2019: Die Biologie-Stichwortliste wurde um zwei Unterpunkte bei der Zellbiologie erweitert: **Allgemeine Charakteristika** (der Zelle) und **Zelltypen.** Außerdem wurde die zeitliche Abfolge zweier Untertests bei den KFF vertauscht. Anstelle von **Wortflüssigkeit** werden ab diesem Jahr die **Implikationen** am Ende des Testes geprüft und die Wortflüssigkeit an vierter Stelle nach den Zahlenfolgen. Das hat den Sinn, dass man sich die acht Allergieausweise nun für 10 Minuten länger merken muss (früher 25, heute 35 Minuten, da Wortflüssigkeit 20 Minuten dauert, Implikationen erkennen hingegen nur 10 Minuten) (➤ Tab. 3.4). Des Weiteren waren die Schnittstellen beim Untertest **Figuren zusammensetzen** in diesem Jahr relativ klein und teilweise gezackt.

Formalitäten des MedAT

1. Die Online-Anmeldung für den MedAT startet traditionell am **1. März jedes Jahres,** wird über die jeweilige Plattform der Universität durchgeführt und läuft genau einen Monat bis Ende März. Wer diese Frist verpasst, darf nicht am MedAT teilnehmen.
2. Die Kostenbeteiligung für den MedAT beträgt **110 €** (Stand 2019). Diese muss man im selben Zeitraum wie die Anmeldung bezahlen – falls man das nicht macht, ist man wiederum nicht berechtigt, den MedAT zu absolvieren.
3. Ihr müsst im Rahmen der Online-Anmeldung **persönliche Daten** und eure **Studienortwahl** angeben Das ist wichtig, mehr dazu in ➤ 3.1.2. Danach erhaltet ihr eine Bearbeitungsnummer, die ihr am Testtag je nach Standort brauchen werdet (z. B. in Wien für die Sitzplatzzuordnung).
4. Der eigentliche Test wird zeitgleich an allen Standorten immer am Freitag der ersten Juliwoche abgehalten. Das macht es auch unmöglich, den Test an zwei Standorten gleichzeitig zu absolvieren (außer man heißt *Hermine Granger*).

5. Die Ergebnisse werden meistens **Anfang bis Mitte August** entweder per Mail verschickt (in Linz) oder im MedAT-Portal der jeweiligen Universität (Wien, Graz und Innsbruck) eingetragen, wobei man vorab über das Erscheinen der Ergebnisse per Email informiert wird.
6. Für das Absolvieren des MedAT ist zwar nicht unbedingt eine **Hochschulzugangsberechtigung** vonnöten, jedoch sollte man spätestens zur Inskription bzw. dem Einschreiben an der Uni als Österreicher die Matura oder als Deutscher das Abitur vorweisen. Man hat aber auch die Möglichkeit, eine sogenannte **Studienberechtigungsprüfung** zu absolvieren, wenn man keine Matura und kein Abitur gemacht hat. Hat man in der Schule kein **Latein** gehabt, muss man hier ebenfalls eine Zusatzprüfung absolvieren. Dafür hat man jedoch noch nach der Studienzulassung *ein bis zwei Semester* Zeit.
7. Da viele MedAT-Teilnehmer direkt von der Schule kommen und zunächst ihren Zivil- bzw. Grundwehrdienst absolvieren müssen, passiert es gelegentlich, dass jemand den Test sofort nach der Schule besteht, dann aber in das Bundesheer eingezogen wird oder einen Zivildienst (z. B. in einer Klinik) ableisten muss. Hier gibt es für euch eine gute Nachricht: Es ist nach einem bestandenen MedAT mit regelrechter Studienzulassung überhaupt kein Problem, sein erstes Jahr komplett auf Eis zu legen und das Studium erst **ein Jahr später** zu beginnen.
8. Eine weitere wichtige Sache ist, dass man den MedAT, so oft man will, **wiederholen** kann.
9. Jedoch gibt es zwischen den Jahren keine **Anrechnung.** War man beispielsweise beim MedAT des letzten Jahres nur knapp unter der Zulassungsgrenze und hätte es in diesem Jahr geschafft, weil die Konkurrenz schwächer war als im Vorjahr, kann man sich das Ergebnis des letzten Jahres für dieses Jahr leider **nicht** anrechnen lassen.
10. Außerdem kann man sich für **mehrere Standorte** gleichzeitig anmelden (wobei man aber auch die Teilnahmegebühr zu zahlen hat).

TRICKKISTE Wenn man den MedAT sowieso nur an einem Standort absolvieren kann, warum sollte man Punkt 10 überhaupt in Erwägung ziehen, fragt ihr euch? Wir erklären es:
- Man meldet sich für mehrere Standorte an.
- Man wartet, bis der 31. März vorbei ist.
- Man schaut sich nach dem Ablauf der Anmeldefrist die Anzahl der Bewerber an den verschiedenen Standorten an (z. B. https://www.get-to-med.com/statistiken-fuer-den-medat).
- Man wählt sich denjenigen Standort aus, an dem **weniger Konkurrenten** sind und **erhöht seine Chancen** auf einen Studienplatz.

Mehr dazu in ➤ 3.1.2.

Studienplatzvergabe

DEFINITIONEN & INFORMATIONEN Als **Bewerber** bezeichnet man in Bezug auf den MedAT jeden, der sich im März für die österreichische Medizin-Aufnahmeprüfung angemeldet hat und in den offiziellen Statistiken der medizinischen Universitäten Anfang April gelistet ist und mitgezählt wird.
Ein **Testteilnehmer** ist jede Person, die wirklich physisch am Testtag den MedAT bestreitet.

Im Jahr 2018 haben sich insgesamt **15.880 Bewerber** für den MedAT registriert. Da jährlich aber immer ungefähr **20 %** der Bewerber, die sich im März anmelden, nicht zum MedAT erscheinen, sind die Testteilnehmerzahlen im Juli stets geringer, als sie Anfang April erscheinen mögen (➤ Tab. 3.2).

AUFGEPASST! Die nachfolgenden Zahlen-, Prozent- sowie Gesamtwerte sind **keine offiziellen Zahlen** (die gibt es nämlich nicht), sondern nur Schätz- und Erfahrungswerte. Wir erheben daher weder Anspruch auf Vollständigkeit noch gewährleisten wir die Korrektheit oder Aktualität der Zahlen-, Prozent- und Gesamtwerte, die in den nächsten Kapiteln folgen.

Das liegt nicht zuletzt auch daran, dass sich viele Bewerber, wie oben erwähnt, entweder doppelt anmelden oder wirklich schlichtweg einfach nicht kommen – sei es, weil sie schon woanders einen Studienplatz bekommen haben, sie es sich anders überlegt haben oder aus irgendwelchen Gründen am Testtag nicht erscheinen können.

Tab. 3.2 Bewerber und Testteilnehmerzahlen für die Aufnahmeprüfungen der vergangenen Jahre

MedAT-Jahr	Bewerber	Testteilnehmer	Verhältnis
2013	10.199	8.363	ca. 82 %
2014	12.601	10.051	ca. 80 %
2015	14.039	10.839	ca. 77 %
2016	15.129	11.522	ca. 76 %
2017	15.993	12.760	ca. 80 %
2018	15.880	12.552	ca. 79 %
2019	16.443	12.845	ca. 78 %

FUN FACT Insgesamt sind im Jahr 2018 3.328 Personen am Testtag des MedAT nicht erschienen, obwohl sie sich regulär auf *medizinstudieren.at* für den Test angemeldet und die Bearbeitungsgebühr über 110 € bezahlt haben. Das bedeutet, dass die medizinischen Universitäten 2018 **366.080 €** Umsatz mit Nicht-Teilnehmern des MedAT gemacht haben.

DEFINITIONEN & INFORMATIONEN Einige der Testteilnehmer, die den MedAT absolvieren, gehen einfach in der Mittagspause. Deshalb dürfte die ernstzunehmende Zahl an Konkurrenten am Testtag noch geringer ausfallen, als die oben angezeigte Testteilnehmerzahl vermuten lässt.

Obwohl sich das allgemeine Verhältnis von Studienplätzen zu Testteilnehmern im Jahr 2018 (ca. 12.500 Testteilnehmer auf 1.536 Plätz) mit ca. **1 : 8** im Rahmen gehalten hat, haben es manche Testteilnehmer **schwerer bzw. einfacher** als andere, eine Zusage zu bekommen. Dafür gibt es zwei Gründe.

Kontingente

Der **erste Grund** ist der, dass die Teilnehmer des MedAT von offizieller Seite in drei verschiedene Gruppen eingeteilt werden:

1. **Österreicher-Kontingent:** Personen mit österreichischem Reifeprüfungszeugnis
2. **EU-Kontingent:** EU-Bürger, die ihr Reifezeugnis nicht in Österreich, sondern in einem anderen anerkannten Staat erlangt haben
3. **Nicht-EU-Kontingent:** Testteilnehmer, die keine Europäer bzw. diesen nicht gleichgestellt sind (wie z. B. gleichgestellte Türken oder Luxemburger) und ein Reifeprüfungszeugnis innerhalb oder außerhalb Europas erlangt haben.

Das mag jetzt noch nicht problematisch erscheinen. Schaut man sich jedoch die sogenannte *Kontingenteinteilung der Studienplatzvergabe* ein wenig genauer an, wird einem klar werden, dass Testteilnehmer der verschiedenen Kontingente unterschiedlich hohe **Gesamtwerte** erlangen müssen, um einen Studienplatz zu bekommen.

DEFINITIONEN & INFORMATIONEN Als **Gesamtwert** bezeichnet man den Prozentsatz an erreichten Punkten zur maximal erreichbaren Punktzahl im gesamten MedAT. Man kann beim MedAT maximal 100 % erreichen, wenn man alle Fragen richtig hat. Zur Bestimmung des Gesamtwertes werden alle vier Testteile (BMS mit 40 %, TV mit 10 %, KFF mit 40 % und SEK mit 10 %) zusammenaddiert. Anhand dieses Wertes werden die Testteilnehmer gereiht und erhalten in Abhängigkeit davon einen Studienplatz oder eben nicht.

Kontingenteinteilung der Studienplatzvergabe

Im Folgenden erläutern wir euch das stufenweise Verfahren (*Kontingenteinteilung*) für die Vergabe von Studienplätzen in der Human- und Zahnmedizin, die an allen vier Hochschulen (Wien, Innsbruck, Graz und Linz) in Österreich **separat** durchgeführt wird (> Tab. 3.3, > Abb. 3.1) und:

1. Im ersten Schritt werden **75 %** aller Studienplätze an Testteilnehmer des Österreicher-Kontingents desselben Testortes vergeben, die die **besten Testergebnisse bzw. Gesamtwerte** unter allen Testteilnehmern des Österreicher-Kontingents in dieser Stadt erreicht haben (zuvor AU-Quote).
2. Im nächsten Schritt konkurrieren die **nicht zugelassenen** Teilnehmer des Österreicher-Kontingents desselben Testortes mit den Testteilnehmern, die EU-Bürger bzw. diesen gleichgestellt sind, aber ihr Reifeprüfungszeugnis nicht in Österreich erlangt (zuvor EU-Quote) und den MedAT in derselben Stadt absolviert haben. Dabei handelt es sich um die nächsten **20 %** der Studienplätze, die in diesem Mix aus Österreicher- und EU-Kontingent denjenigen mit den **besten Gesamtwerten** desselben Testortes zugeschrieben werden.
3. Im dritten und letzten Schritt konkurrieren diejenigen Testteilnehmer des Österreicher- und EU-Kontingents, die weder einen der Studienplätze der 75 % noch der nächsten 20 % in demselbem Testort erlangen konnten, mit allen Testteilnehmern des Nicht-EU-Kontingents (zuvor Nicht-EU-Quote) desselben Standortes um die letzten **5 %** der Studienplätze.

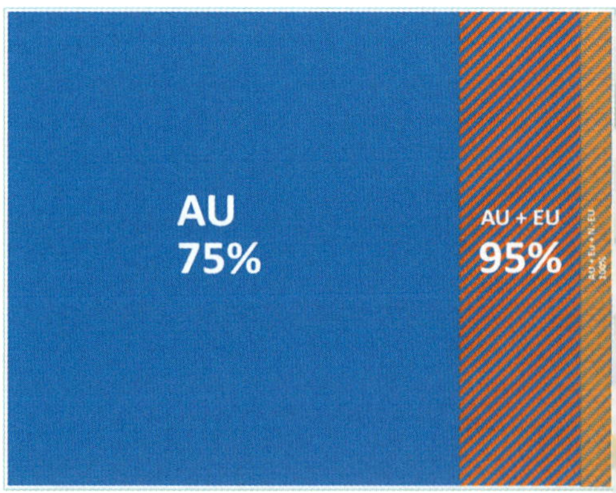

Abb. 3.1 Kontingentregelung der medizinischen Aufnahmeprüfung (MedAT) [P605]

Tab. 3.3 Kontingenteinteilung der Testteilnehmer beim MedAT

Kontingent	Prozentsatz an Studienplätzen	Teilnehmende Kontingente
Österreicher	75 %	Österreicher
EU	20 %	Österreicher, EU
Nicht-EU	5 %	Österreicher, EU, Nicht-EU

Notizen

DEFINITIONEN & INFORMATIONEN Theoretisch sollen mit dieser neuen Regelung **Österreicher- und EU-Kontingent bevorzugt** werden. In der Praxis ist die Konkurrenz im EU-Kontingent jedoch von vornherein schon derart hoch, dass die schlechtesten Gesamtwerte der zuletzt zugelassenen EU-Bürger in der Vergangenheit stets höher waren, als die besten Gesamtwerte der Testteilnehmer des Österreicher-Kontingents, die nicht zugelassen worden sind. Das bedeutet, dass diese neue Regelung *keine bis nur geringe Konsequenz* auf die ohnehin schon hohen vorbestehenden Grenzwerte der alten EU-Quote haben sollte.
Im *Nachteil* ist seit der neuen Regelung das **Nicht-EU-Kontingent.** Da die besten Testteilnehmer der anderen Kontingente in der Vergangenheit so gut wie immer bessere Gesamtwerte vorzuweisen hatten als die Teilnehmer des Nicht-EU-Kontingents, werden es Nicht-EU-Bürger in der Zukunft sehr schwer haben, einen Studienplatz zu bekommen.

Linz, Graz, Wien oder Innsbruck?

Der **zweite Grund** für unterschiedlich hohe Aufnahmegrenzen unter den Testteilnehmern ist die Tatsache, dass die *Kontingenteinteilung der Studienplatzvergabe* für jeden Testort **separat** durchgeführt wird. Das bedeutet, dass das erreichte Ergebnis nur für den Standort zählt, für den man sich im März angemeldet hat. Testteilnehmer desselben Kontingents konkurrieren also nur mit denjenigen Personen, die den MedAT auch am **selben Testort** schreiben. Der mindestens benötigte Gesamtwert, der zu einer Zulassung führt, unterscheidet sich daher auch jährlich und von Stadt zu Stadt (➤ 3.1.2).

Inhalt, Aufbau und Ablauf des MedAT

Inhalt

Der MedAT prüft verschiedenste Fähigkeiten sowie Faktenwissen in naturwissenschaftlichen Fächern ab. Zu diesem Zweck ist er in vier Testteile untergliedert, die sich wie folgt gestalten:

1. Basiskenntnistest für medizinische Studien (BMS) – **40 %** (s. Band 1, *Lernskript für den BMS*)
   - Biologie (40 Fragen)
   - Chemie (24 Fragen)
   - Physik (18 Fragen)
   - Mathematik (12 Fragen)
2. Textverständnis (TV) – **10 %** (➤ Teil II)
3. Kognitive Fähigkeiten und Fertigkeiten – **40 %** (➤ Teil III)
   - Figuren zusammensetzen (15 Aufgaben)
   - Allergieausweise (25 Aufgaben)
   - Zahlenfolgen (10 Aufgaben)
   - Wortflüssigkeit (15 Aufgaben)
   - Implikationen erkennen (10 Aufgaben)
4. Sozial-emotionale Kompetenz – **10 %** (➤ Teil IV)
   - Soziales Entscheiden (10 Aufgaben)
   - Emotionen erkennen (10 Aufgaben)

Der **Basiskenntnistest** (1) prüft euch auf Oberstufenniveau in den Fächern Biologie, Chemie, Physik und Mathematik, während der Testteil **Textverständnis** (2) die Lesekompetenz und das Verständnis von Textinhalten ermittelt. Mit der Prüfung der **kognitiven Fähigkeiten und Fertigkeiten** (3) versucht man zu erfassen, ob ihr bestimmte kognitive Aufgaben korrekt lösen könnt, wie z. B. kausale Zusammenhänge erkennen oder mnestische (= Gedächtnis-)Leistungen erbringen. Die Prüfung der **sozial-emotionalen Kompetenzen** (4) ist ein Versuch, eure psychosozialen Qualitäten durch Fragen zu sozialen und emotionalen Dilemmata und Problemen im Rahmen eines *Situational-Judgement*-Tests zu erschließen.
Für den BMS werden jedes Jahr sogenannte **Stichwortlisten** mit den Unterthemen der Naturwissenschaften veröffentlicht, die abgeprüft werden. Die offiziellen Listen entnehmt ihr bitte stets **Anfang Februar** dem Virtuellen Medizinischen Campus (VMC) der Medizinischen Universität Graz (https://vmc.medunigraz.at/). Auf dieser Website sind dann außerdem allgemeine Informationen zum MedAT sowie originale Prüfungsaufgaben der Testersteller und Anleitungen, Erklärungen und Beispiele zu den einzelnen Testteilen (BMS, TV, KFF sowie SEK) zu finden.

DEFINITIONEN & INFORMATIONEN Ihr müsst euch auf der VMC-Website **jedes Jahr** mit eurer Mailadresse neu anmelden, um die aktuellen Stichwortlisten sowie offizielle Lernunterlagen herunterladen zu können.

Aufbau

Wie der Aufbau des MedAT genau aussieht, könnt ihr der ➤ Tab. 3.4 entnehmen:

Ablauf

Der MedAT wird in **einer Sitzung** per **Multiple-Choice**-Test absolviert. Es werden am Morgen der Prüfung die Anmeldung sowie die Personalien und die Mitbringsel der Testteilnehmer überprüft und Armbänder an die Testteilnehmer vergeben. Dann geht es, je nach Standort, an einen frei wählbaren oder

Tab. 3.4 Musterablauf einer MedAT-Prüfung

Uhr	Testteil		Fragen	Zeit	Anteile am maximalen Gesamtwert	
9:00–9:30	Basiskenntnistest für medizinische Studiengänge (BMS)	Biologie	40	30 min	17 %	40 %
9:30–9:48		Chemie	24	18 min	10 %	
9:48–10:04		Physik	18	16 min	8 %	
10:04–10:15		Mathe	12	11 min	5 %	
10:15–10:50	Textverständnis (TV)		12	35 min	10 %	10 %
10:50–12:00	*Mittagspause*					
12:00–12:20	Kognitive Fähigkeiten und Fertigkeiten (KFF)	Figuren zusammensetzen	15	20 min	8 %	40 %
12:20–12:28		Gedächtnis und Merkfähigkeit *Lernphase*	8 Allergieausweise	8 min	-	
12:28–12:43		Zahlenfolgen	10	15 min	5,3 %	
12:43–13:03		Wortflüssigkeit	15	20 min	8 %	
13:03–13:18		Gedächtnis und Merkfähigkeit *Abrufphase*	25	15 min	13,3 %	
13:18–13:28		Implikationen erkennen	10	10 min	5,3 %	
13:28–13:43	Sozial-emotionale Kompetenzen (SEK)	Emotionen erkennen	10	15 min	5 %	10 %
13:43–13:58		Soziales Entscheiden	10	15 min	5 %	
9:00–13:58	Gesamter MedAT		201	228 min	100 %	

einen zugewiesenen Arbeitsplatz. Vor der Prüfung spricht meist noch der Studienrektor der jeweiligen Universität ein paar Worte, bevor es an die Erklärungen und Erläuterungen der Prüfungskoordinatoren geht. Um 9:00 Uhr (offiziell, in Wirklichkeit meist ein bisschen später) geht es dann los. In der Mittagspause darf man den Prüfungsraum dann für ca. 1 Stunde verlassen, muss aber unbedingt rechtzeitig zurückkehren, sonst ist es einem nicht mehr erlaubt, in den Testraum einzutreten.

DEFINITIONEN & INFORMATIONEN Weil der MedAT eine wichtige Prüfung ist, gibt es strikte **Regeln.** Einige der Regeln befassen sich damit, welche Dinge man in den Testraum mitnehmen darf und welche nicht. Es werden zwar Garderoben zur Verfügung gestellt, in denen ihr alles, was ihr dabei habt, verstauen könnt, jedoch ist es wichtig zu wissen, was ihr dabeihaben dürft und was nicht.

Das darf man in den Testraum mitnehmen:

- Getränke, jedoch keine Glasflaschen oder Dosen
- Pausenbrot bzw. Jause (jedoch ohne Aufbewahrungsbox o. Ä.)
- Geldtasche bzw. -börse
- Medizinisches Equipment

Das darf man nicht in den Testraum mitnehmen:

- Stifte oder sonstige Schreibgeräte (werden bereitgestellt)
- Löschstifte, Korrekturroller, Radierer u. Ä.
- Jegliche Lineale
- Papier, Notizzettel u. Ä.
- Mobile Endgeräte, Handheld-Geräte, PDAs, Pager, Smartwatches oder andere elektronische Geräte
- Uhren jedweder Art, auch Wecker und Stoppuhren
- Ohrstöpsel, Gehörschutz o. Ä.
- Taschenrechner
- Jegliche Lernunterlagen, auch Wörterbücher und Lexika o. Ä.
- Formelsammlungen, Periodensysteme o. Ä.
- Messer, Jacken, Mäntel oder Taschen
- Zangen und Drähte (werden zur Verfügung gestellt)

AUFGEPASST! Unbedingt sollte man wissen, dass man von der Testteilnahme ausgeschlossen wird, wenn man bei zwei Täuschungsversuchen erwischt wird. Vor dem endgültigen **Ausschluss** wird allerdings stets noch einmal eine Verwarnung ausgesprochen. Auch wenn es dadurch theoretisch eine Möglichkeit des „Schummelns" gibt, empfiehlt das Autorenteam ausdrücklich, keine Täuschungsversuche beim MedAT durchzuführen.

Prüfungsmodus

Beim MedAT gibt es für eine **korrekte Antwort einen Punkt** und für falsch oder ausgelassene Antworten gibt es keinen Punkt, aber auch keinen Abzug von Punkten.

TRICKKISTE Das bedeutet also, wenn ihr keine Ahnung habt, müsst ihr **raten!** Dadurch habt ihr nämlich eine 20-prozentige Wahrscheinlichkeit, die Aufgabe trotzdem korrekt zu lösen – wenn ihr keine Antwort gebt, bekommt ihr dagegen mit Sicherheit **keinen Punkt.**

Die Aufgaben der Testteile **BMS, TV** und **KFF** werden stets im Multiple-Choice-Format abgeprüft. Es gibt dabei immer **fünf Antwortmöglichkeiten,** von denen **eine** korrekt ist. Die Lösungen müsst ihr stets in die Kästchen in einem extra Antwortbogen eintragen. Dabei gilt es, die Kästchen immer mit einem Kreuz zu markieren, etwa so:

1.	(A)	(B)	(C)	(D)	(E)
	☐	☐	☒	☐	☐

Lasst ihr Kästchen aus, etwa so:

2.	(A)	(B)	(C)	(D)	(E)
	☐	☐	☐	☐	☐

dann bekommt ihr wie gesagt keinen Punkt.

Habt ihr euch umentschieden und ihr möchtet eine Antwort löschen und eine neue eintragen, müsst ihr das zu korrigierende Kästchen wie folgt ausmalen:

3.	(A)	(B)	(C)	(D)	(E)
	☐	☐	☐	■	☐

Kreuzt ihr zwei Kästchen an, etwa so:

4.	(A)	(B)	(C)	(D)	(E)
	☐	☒	☒	☐	☐

dann wird die Antwort nicht gewertet. Es darf wie gesagt immer nur **ein Kästchen** angekreuzt werden!

Solltet ihr, nachdem ihr eine Aufgabe, wie unter 3. gezeigt, korrigiert habt, darauf kommen, dass doch die ursprüngliche Antwort die richtige ist, dürft ihr diese nicht umkreisen, um anzuzeigen, dass sie doch stimmt. Ihr könnt stattdessen einen völlig neuen Reserve-Antwortbogen anfordern, auf dem ihr alle Markierungen sowie eure persönlichen Daten noch während der Bearbeitungszeit nachtragen müsst – also überlegt es euch gut, ob euch dieser Punkt die Zeit wert ist!

AUFGEPASST! Ihr solltet die Kreuzchen auf dem Antwortbogen am besten **sofort** nach dem richtigen Bearbeiten einer Aufgabe machen. Denn nichts ist ärgerlicher, als die Aufgaben zwar korrekt gelöst, aber aufgrund von Aufregung oder Unachtsamkeit falsch auf dem Antwortbogen übertragen zu haben – denn nur dieser wird bewertet!

Bei dem Testteil **SEK** (➢ Teil IV) ist das ein wenig anders. Bei dem Untertest **Emotionen erkennen** sind die fünf Antwortmöglichkeiten durch eine sogenannte Zuordnungsfrage definiert. Dabei soll man das Zutreffen jeder Antwort für die in der Fragestellung aufgeführte Situation auf einem Gitternetz mit den Ausdrücken **eher wahrscheinlich** oder **eher unwahrscheinlich** der korrekten Seite zuordnen (➢ 12.2). Beim **Sozialen Entscheiden** muss man die Antworten (Überlegungen) der Frage (also der geschilderten Situation) zwar auch auf einem Gitternetz eintragen, jedoch muss man sie hier der Wichtigkeit nach von oben nach unten reihen (➢ 13.2.).

TRICKKISTE Hier mal ein richtig hilfreicher Tipp: Wenn ihr während des MedAT einen neuen Testteil oder Untertest beginnt, gewöhnt es euch an, mit dem Bearbeiten bei der **zweiten** oder **dritten** Aufgabe anzufangen. Warum? Weil die Testersteller euch mit der ersten Aufgabe jedes Teils bewusst einschüchtern wollen und die schwersten Fragen voransetzen. Lasst euch dadurch nicht austricksen!

Berechnung der Punkte, Gesamtwerte und Ranglisten

Wer ➢ Tab. 3.4 genau betrachtet hat, wird gemerkt haben, dass verschiedene Testteile unterschiedlich großen Prozentwerten in der Gesamtwertung (die Prozentangaben ganz rechts) entsprechen. Das bedeutet einfacher gesagt, dass sich korrekte Antworten in verschiedenen Testteilen unterschiedlich schwer auf den **Gesamtwert,** auf den es im Endeffekt bei der Reihung für die Zulassung ankommt, auswirken.

DEFINITIONEN & INFORMATIONEN Zur Wiederholung, weil sehr wichtig:
Als **Gesamtwert** bezeichnet man den Prozentsatz an erreichten Punkten zur maximal erreichbaren Punktzahl im gesamten MedAT. Man kann beim MedAT maximal 100 % erreichen, wenn man alle Fragen richtig hat. Zur Bestimmung des Gesamtwertes werden alle vier Testteile (BMS mit 40 %, TV mit 10 %, KFF mit 40 % und SEK mit 10 %) zusammenaddiert. Anhand dieses Wertes werden die Testteilnehmer gereiht und erhalten dementsprechend einen Studienplatz oder nicht.

Tab. 3.5 Wertigkeit der erreichten Punktezahl in Bezug auf die Gesamtwertung

Testteil	Anzahl an Fragen beim MedAT	%	Rechnung	Wertigkeit pro Frage
Textverständnis	12	10	10/12 =	0,83
Kognitive Fähigkeiten und Fertigkeiten	75	40	40/75 =	0,53
Sozial-emotionale Kompetenzen	20	10	10/20 =	0,50
Basiskenntnistest medizinischer Studiengänge	94	40	40/94 =	0,43

In ➤ Tab. 3.5 haben wir euch die Testteile aufgelistet, die pro Frage (bei korrekter Antwort) die wertvollsten Punkte liefern.
Um das noch einmal zu konkretisieren: Wenn ihr also im **Textverständnis** eine Aufgabe richtig beantwortet habt, bekommt ihr 0,83 % auf euren Gesamtwert dazu addiert, wohingegen die korrekte Lösung einer BMS-Aufgabe lediglich 0,43 % zum Gesamtwert beiträgt.
Anhand des beim MedAT erreichten Gesamtwertes durch die Addition aller erreichten Punkte der verschiedenen Testteile werden die Testteilnehmer vom besten Ergebnis beginnend gereiht. Die Reihung aller Testteilnehmer eines Standortes nach ihren Gesamtwerten nennt man **Rangliste.** Alle diejenigen, die einen sogenannten **Rangplatz** innerhalb der Anzahl der zur Verfügung stehenden Studienplätze zugewiesen bekommen, erhalten eine **Studienplatzzusage** (z. B. Rangplatz 131 im Österreicher-Kontingent in Graz bei 252 Studienplätzen, die zur Verfügung stehen). Alle anderen werden vorerst abgelehnt. Nimmt jemand, dem ein Studienplatz zugewiesen worden ist, den Platz nicht an bzw. versäumt es, den Studienplatz zu beanspruchen, wird dem nächsten in der Rangliste ein Platz angeboten – diesen Vorgang nennt man **Nachrücken.** Theoretisch rücken an jedem Testort jährlich einige Leute von der **Warteliste** (Liste derjenigen Testteilnehmer, die einen Studienplatz an ihrem Testort nur knapp verpasst haben) nach. Wie hoch die Wahrscheinlichkeit nachzurücken ist, wissen wir jedoch nicht.

AUFGEPASST! Es kommt bei der Entscheidung über eure Zulassung **nur auf den Gesamtwert** und auf sonst nichts an!

3.1.2 Studienort wählen

EMPFOHLENER ZEITPUNKT Ab November des Vorjahres.

Eine der wichtigsten Entscheidungen im Rahmen eurer MedAT-Teilnahme ist die Auswahl des Studienortes. Da ihr, wenn ihr z. B. in Wien studieren möchtet, den MedAT auch dort absolvieren müsst, ist die **Auswahl des Testortes** auch gleichzeitig die **Auswahl des Studienortes.** Wichtig ist dabei, dass ihr den Ort, wenn ihr ihn einmal ausgewählt habt und die Anmeldefrist abgelaufen ist, nicht noch einmal ändern könnt.
Nun ist der 1. März des aktuellen Jahres gekommen und ihr müsst euch für einen Standort entscheiden, an dem ihr sowohl den Test schreibt als auch für die nächsten sechs Jahre studieren möchtet. Welche Faktoren spielen für eure Entscheidung eine Rolle? Wir klären euch auf.
In ➤ Tab. 3.6 seht ihr die Zahlen der **Testteilnehmer** für alle Standorte im Jahr 2018:
Die Tabelle zeigt, wie viele Testteilnehmer in jeder Stadt und jedem Kontingent im Jahr 2018 am MedAT teilgenommen haben und wie viele Studienplätze für jeden zur Verfügung standen.
Wenn man die ➤ Tab. 3.6 genau betrachtet, merkt man, dass man als EU-Bürger in Innsbruck sehr viele „Konkurrenten" hatte, die demselben Kontingent in derselben Stadt zugehörten. Bei 1.675 Testteilnehmern auf 72 Studienplätze war das Verhältnis von Teilnehmern zu Plätzen hier ca. 4 %. Umgekehrt verhielt es sich mit dem Nicht-EU-Kontingent in Linz: Hier gab es lediglich 23 Testteilnehmer bei 9 verfügbaren Plätzen.
Heißt das jetzt, dass man sich als EU-Bürger eher nicht in Innsbruck bewirbt und als Nicht-EU-Bürger am besten in Linz? Nein. Denn obwohl die Testteilnehmerzahl für Standort und Kontingent eine gewisse Aussagekraft für die Chancen einer Zulassung hat, kommt es wie gesagt im Endeffekt beim Aufnahmeverfahren lediglich auf die Leistung der Teilnehmer am Testtag in Form des **Gesamtwertes** im Vergleich zu den Konkurrenten des gleichen Kontingents und Testortes an.

Tab. 3.6 Testteilnehmer und Studienplätze an allen Standorten 2019

Ort	Österreicher-Kontingent	Plätze	EU-Kontingent	Plätze	Nicht-EU-Kontingent	Plätze
Wien	4239	(495)	2050	(132)	201	(33)
Graz	1490	(252)	795	(67)	42	(17)
Linz	668	(135)	368	(36)	19	(9)
Innsbruck	1149	(270)	1692	(72)	86	(18)

Notizen

Zu erreichende Gesamtwerte pro Standort

Egal wie viele Personen pro Kontingent und Testort am MedAT teilnehmen – theoretisch könnten **mehr Testteilnehmer** pro Studienplatz einen **geringeren Gesamtwert** für die letzte Zusage aufweisen, wenn diese Gruppe an Personen sich z. B. allgemein schlechter vorbereitet hat.

Ein gutes Beispiel sind die Testteilnehmerzahlen für das EU-Kontingent in Wien und Innsbruck im Jahr 2018. In Innsbruck haben 1.675 EU-Bürger bei 72 Studienplätzen den MedAT absolviert, wohingegen in Wien 1.878 Testteilnehmer bei der fast **doppelten Anzahl** an Plätzen (132) den MedAT bestritten haben. Der benötigte **Gesamtwert** für beide Testorte war trotz der beinahe gleichen Zahl an Testteilnehmern und beinahe doppelter Studienplatzanzahl in Wien aber gleichermaßen **80 %.** Also war es theoretisch egal, wo man als EU-Bürger den MedAT schreibt, wenn man sich nur zwischen diesen beiden Städten entscheiden muss. Auf diese Feinheiten werden wir jetzt ein wenig näher eingehen.

AUFGEPASST! Die nachfolgenden Daten sind wohl die wichtigsten des gesamten Buches. Wir zeigen euch hier nämlich diejenigen **Gesamtwerte,** die man für die **verschiedenen Standorte** und **Kontingente** in der Vergangenheit erreichen musste, um einen **Studienplatz zu bekommen.**

Wien

Im Jahr 2019 war es für **österreichische Testteilnehmer** am **schwersten**, in Wien einen Studienplatz zu bekommen. Die für eine Zusage zu erreichenden Gesamtwerte im **EU-Kontingent** hingegen waren hier denen in Innsbruck sowie in Graz relativ ähnlich mit ca. 74–75 %. Genauso verhielt es sich mit dem **Nicht-EU-Kontingent**. Die Gesamtwerte des Testortes Wien für die Jahre 2017 bis 2019 entnehmt ihr der ➢ Tab. 3.7:

Tab. 3.7 Gesamtwerte der zuletzt zugelassenen Testteilnehmer pro Kontingent in Wien

Jahr	Österreicher-Kontingent	EU-Kontingent	Nicht-EU-Kontingent
2017	75,5 %	77 %	keine Daten
2018	79 %	80 %	› 80 %
2019	73 %	74 %	› 74 %

Innsbruck

Wie schon immer war auch im Jahr 2019 Innsbruck die Adresse für **österreichische Testteilnehmer**, die nicht sehr hohe Gesamtwerte vorzuweisen hatten. Im **EU-Kontingent** sieht die Sache jedoch ganz anders aus: Hier war es an allen Standorten, mit Ausnahme von Linz, verhältnismäßig **gleich schwer** für EU-Bürger, einen Studienplatz zu erlangen. Aufgrund des neuen Systems der Kontingenteinteilung der Studienplatzvergabe hatten es auch die **Nicht-EU-Bürger** in diesem Jahr schwer, in der Tiroler Hauptstadt für ein Humanmedizinstudium zugelassen zu werden. Die Gesamtwerte für die Zulassung in Innsbruck in den Jahren 2017, 2018 und 2019 entnehmt ihr der ➢ Tab. 3.8:

Tab. 3.8 Gesamtwerte der zuletzt zugelassenen Testteilnehmer pro Kontingent in Innsbruck

Jahr	Österreicher-Kontingent	EU-Kontingent	Nicht-EU-Kontingent
2017	70 %	77,5 %	keine Daten
2018	75 %	80 %	› 80 %
2019	64 %	75 %	› 75 %

Graz

Obwohl es in den letzten Jahren für **Österreicher** immer in Graz am schwersten war, durch den MedAT einen Studienplatz zu bekommen, hat sich das in den Jahren 2018 und 2019 geändert – Graz war in diesen Jahren nur der **zweit- bzw. drittschwerste Standort**.

Die Testteilnehmer des **EU-Kontingents** hatten es in Graz sowie in Innsbruck und Wien ungefähr **gleich schwer**, mit ca. 1 % Gesamtwert-Unterschied. Für das Nicht-EU-Kontingent gilt das dann natürlich gleichermaßen. Die ➢ Tab. 3.9 zeigt euch die Gesamtwerte für die Zulassung in Graz in den Jahren 2017–2019:

Tab. 3.9 Gesamtwerte der zuletzt zugelassenen Testteilnehmer pro Kontingent in Graz

Jahr	Österreicher-Kontingent	EU-Kontingent	Nicht-EU-Kontingent
2017	76 %	80 %	keine Daten
2018	76–78 %	79 %	› 79 %
2019	72 %	75 %	78 %

Linz

Die jüngste Universität, die den Studiengang Humanmedizin in Österreich anbietet, hatte in den letzten Jahren ein Auf und Ab, was die Höhe der Gesamtwerte für die Zulassung anging. Im Jahr 2019 war es für

Teilnehmer des **Österreicher-Kontingents** recht **einfach**, einen Studienplatz zu erlangen. Auch im **EU-Kontingent** war die Gesamtwert-Grenze, verglichen mit der Wiener und Innsbrucker Grenze, relativ niedrig und damit ein wenig **einfacher** zu bewältigen. Mit dem **Nicht-EU-Kontingent** verhielt es sich genauso. Der ➢ Tab. 3.10 könnt ihr die Gesamtwerte für die Zulassung in Linz im Jahr 2017, 2018 und 2019 entnehmen:

Tab. 3.10 Gesamtwerte der zuletzt zugelassenen Testteilnehmer pro Kontingent in Linz

Jahr	Österreicher-Kontingent	EU-Kontingent	Nicht-EU-Kontingent
2017	71,6 %	keine Daten	keine Daten
2018	78 %	79 %	> 79 %
2019	68 %	71 %	> 71 %

Empfehlungen

Gesamtwert-Empfehlung pro Kontingent

Obwohl sich die Zahl der Bewerbungen sowie Testteilnahmen vom Jahr 2017 auf 2018 ein wenig reduziert hat, sind die benötigten Gesamtwerte rapide gestiegen, um 2019 wieder abzusinken.

- Darum bietet es sich für Teilnehmer des **Österreicher-Kontingents** an, sich bei Testsimulationen an einem Gesamtwert von über **80 %** zu orientieren, damit man in jeder Stadt sicher einen Studienplatz erhält.
- Für **EU-Bürger** gebietet sich ein Gesamtwert von über **83 %**, um wirklich auf Nummer sicher zu gehen.
- **Nicht-EU-Bürger** sollten sogar besser sein als EU-Bürger, da sie von allen Bewerbern wirklich die allerbesten sein müssen, um einen Studienplatz zu bekommen. Angestrebt werden sollten hier mindestens **85 %.**

Städte-Empfehlung pro Kontingent

Für alle, die es sich ein wenig einfacher gestalten möchten, sich einen Studienplatz zu sichern, folgen hier unsere Städte-Empfehlungen:

- Ist man ein Testteilnehmer des **Österreicher-Kontingents,** bietet es sich am ehesten an, den MedAT in **Innsbruck** zu absolvieren.
- Will man als **EU-Bürger** in Österreich Medizin studieren, sollte man **Linz** wählen, da es hier ein wenig niedrigere Gesamtwerte braucht, um zum Studium zugelassen zu werden.
- Dasselbe gilt auch für die **Nicht-EU-Bürger** – die haben es jedoch seit 2018 insgesamt sehr schwer, überhaupt einen Studienplatz zu erlangen.

AUFGEPASST! Wer sich überlegt, den MedAT an einem Testort mit geringerer Gesamtwert-Grenze zu machen und dann ganz einfach den Studienort innerhalb des Medizinstudiums zu wechseln, der täuscht sich: Auch wenn man bereits aufgenommen wurde, muss man den MedAT **noch einmal absolvieren,** um den Studienort mit etwaigen Anrechnungen des ersten Studiengangs wechseln zu können. Ausnahmen sind zwar möglich, jedoch sehr selten.
Außerdem besetzt man bei doppelter Zusage zwei Studienplätze für den Studiengang innerhalb kürzester Zeit, was gegenüber den Testteilnehmern, die noch keinen Studienplatz erlangt haben, wirklich unfair ist.

Mögliche Gründe für die unterschiedlichen Gesamtwerte

Zum einen können die unterschiedlichen Gesamtwerte durch die verschiedenen Testteilnehmerzahlen begründet werden. Nehmen mehr Personen am selben Ort im selben Kontingent teil, gibt es auch verhältnismäßig mehr sehr gute MedAT-Testteilnehmer.

Zum anderen haben in der Vergangenheit EU-Bürger stets höhere Gesamtwerte vorzuweisen gehabt als Österreicher. Die Gründe hierfür sind vielfältig und es ist an dieser Stelle nicht sinnvoll, Mutmaßungen für die Ursachen dieses Umstandes anzustellen.

Außerdem bewerben sich im EU-Kontingent viele Personen in Innsbruck, weil diese Stadt näher an Deutschland liegt. Hier kann es sein, dass es prozentual mehr Personen gibt, die sich nicht mit dem Test auseinandersetzen und einfach mal so antreten, weshalb ihre Testergebnisse verhältnismäßig schlechter ausfallen als z. B. in Wien.

Nicht-EU-Teilnehmer haben in der Vergangenheit verhältnismäßig schlechter abgeschnitten als die anderen Kontingente. Der Grund hierfür wird höchstwahrscheinlich an der Sprache liegen, da die Nicht-EU-Teilnehmer oftmals nicht deutsche Muttersprachler sind. Außerdem war der MedAT 2019 verhältnismäßig viel schwerer als in den Vorjahren, was das Absinken der Gesamtwerte erklärt.

Notizen

3.1.3 Prozess planen

EMPFOHLENER ZEITPUNKT Ab Dezember des Vorjahres.

Nun habt ihr euch alle Informationen zum Thema Medizinstudium und MedAT geholt, die ihr benötigt. Ihr wisst, wann was geprüft wird, wie der Test aufgebaut ist und am besten auch schon, wo ihr den MedAT absolvieren möchtet. Jetzt geht es an die Organisation des ganzen Prozesses. Vorab möchten wir aber einige Dinge sagen:

- Organisiert eure Finanzen, die Zeitplanung und die Logistik lieber früh als spät!
- Übernachtet bei Freunden, wenn ihr welche am Testort habt, und fahrt mit anderen MedAT-Teilnehmern aus eurer Stadt gemeinsam zum Test. Das spart euch richtig Geld!
- Rechnet immer die Teilnahmegebühr von 110 € (Stand 2019) mit. Außerdem schätzen wir, dass die durchschnittlichen Ausgaben von Testteilnehmern in Bezug auf Bücher und Online-Lernplattformen jährlich ca. 300 € betragen. Gemeinsam ergibt das ca. **410 €.**
- Kosten für Vorbereitungskurse belaufen sich für gewöhnlich durchschnittlich um 450 € pro Kurs. Informiert euch gut: Es gibt hier große Preisunterschiede!
- Der Zeitpunkt des MedAT war in der Vergangenheit stets der Freitag der ersten Juliwoche – das solltet ihr beim Buchen beachten. Jedoch gibt es für dieses Datum in der Zukunft keine Gewährleistung, da die Universitäten selbst entscheiden, wann sie den Tests durchführen – sie könnten den Termin also auch ein paar Monate vorher ändern (z. B. eine Woche früher bzw. später legen als im vorherigen Jahr).
- Seid für Eventualitäten gewappnet (Flugausfall, plötzliche Terminüberschneidungen etc.).

Obacht: Die Tipps zur Logistik sind logischerweise für diejenigen unter euch relevant, die nicht am Testort leben oder dort schon etwas anderes studieren bzw. in Österreich leben und schon öfter am Testort waren.

Wien

Logistik

e nachdem, woher ihr kommt, bieten sich am Testort Wien viele Möglichkeiten. Kommt ihr z. B. aus Norddeutschland, lohnt es sich finanziell oftmals, mit dem **Flugzeug** anzureisen. Ansonsten fahren auch viele **Schnellzüge** nach Wien, die meist aber sogar teurer sind als ein Flug. Die Fahrt nach Österreich ist . A. aber auch mit dem **Auto** bzw. mit einem **Fernbus** recht unproblematisch.

Der Austragungsort des MedAT in Wien ist für gewöhnlich folgende Adresse:

Messe Wien Reed Exhibitions, Messeplatz 1, 1021 Wien

Am besten bucht man sich eine Unterkunft in der Nähe der Messe, um einen möglichst kurzen Weg zum Testort zu haben, damit man vor dem Test lang genug ausschlafen kann.

Finanzen

Für die Hin- und Rückreise, sofern man früh genug bucht, kann man von Deutschland mit bis zu 150 € echnen, von Österreich aus ist es sicherlich ein wenig günstiger. Innerhalb der Stadt muss man dann ber auch die öffentlichen Verkehrsmittel nutzen, was meistens etwa 10–20 € kostet. Eine Unterkunft kann pro Nacht von 15 € bis 100 € kosten. Nehmen wir die goldene Mitte von ca. 60 € pro Nacht, kommen wir mit den eingangs erwähnten 410 € für Lernmaterialien und Teilnahmegebühr auf **ca. 635 €** finanziellen Aufwand für den MedAT ohne Vorbereitungskurs.

Graz

Logistik

Nach Graz reist man lieber nicht mit dem Flugzeug an, da das sehr schnell sehr teuer werden kann (kleiner Flughafen). Dafür fahren aber viele Fernbusse nach Graz, was sich besonders anbietet, wenn man aus Österreich anreist. Für Testteilnehmer aus (Nord-)Deutschland kann es sich sogar lohnen, mit dem **Flugzeug nach Wien** und von dort mit dem **Fernbus** nach Graz zu fahren – ansonsten fährt man am besten mit der **Bahn.**

Der MedAT in Graz findet hier statt:

Stadthalle Graz, Messeplatz 1, 8010 Graz

In Graz gibt es viele Unterkünfte, die für gewöhnlich auch günstiger sind als in Wien.

Finanzen

Zu eingangs erwähnten ca. 410 € muss man noch durchschnittlich 40 € für eine Übernachtung dazurechnen. Addiert man dazu die Preise für die öffentlichen Verkehrsmittel (ca. 10 €) und die hohen Anreisekosten von möglicherweise bis zu 200 €, je nach Art und Zeitpunkt der Buchung, kommt man auf Aufwendungen von **ca. 660 €** ohne Vorbereitungskurs.

Notizen

Innsbruck

Logistik

Auch für Innsbruck ist die Anreise mit dem Flugzeug nicht empfehlenswert. Kommt man jedoch von wirklich weit her, kann man den **Flughafen München** anfliegen, da dieser relativ nah bei Innsbruck ist und dann per Bus oder Zug nach Innsbruck reisen. Ansonsten fährt man auch hier besser mit der **Bahn** bzw. mit dem **Fernbus.**

Die Innsbrucker halten den MedAT an folgendem Ort ab:

Messe Innsbruck, Ingenieur-Etzel-Straße, 6020 Innsbruck

Innsbruck ist ein wenig kleiner als Graz, weshalb hier die Übernachtungsmöglichkeiten nahe der Messe im Verhältnis teurer ausfallen könnten. Trotzdem bietet sich hier ebenfalls die Buchung einer Unterkunft in der Nähe an.

Finanzen

Je nachdem, woher ihr anreist, könnt ihr zu den eingangs erwähnten ca. 410 € nochmal 80 € durchschnittlich pro Übernachtung dazurechnen. Addiert man auch hier die Preise für die öffentlichen Verkehrsmittel (ca. 10 €) und die relativ hohen Anreisekosten von bis zu 200 € (je nach Art des Verkehrsmittels), kommt man im Endeffekt auf einen Aufwand von durchschnittlich **ca. 700 €.**

Linz

Logistik

Linz hat zwar auch einen Flughafen, doch sind die Preise für Flüge sehr hoch. Eventuell würde es sich auch hier anbieten, Wien anzufliegen, um dann mit dem **Zug** oder einem **Fernbus** nach Linz zu reisen. Dann bucht ihr am besten eine Unterkunft in der Nähe des Abhaltungsortes des MedAT.

In Linz wird der MedAT hier abgehalten:

Design Center Linz, Europaplatz 1, 4020 Linz

Finanzen

Für die Übernachtung in Linz könnt ihr mit ungefähr 50 € pro Nacht rechnen. Kombiniert mit den ca. 15 € für die öffentlichen Verkehrsmittel und Anreisekosten von bis zu 150 €, kommt man im Endeffekt auf einen Aufwand von **ca. 610 €** ohne Vorbereitungskurs.

3.1.4 Planung der Vorbereitung

EMPFOHLENER ZEITPUNKT Ab Januar.

Dieser Punkt knüpft an der vorhergegangenen an, denn jetzt geht es um die **Planung der Vorbereitung** auf den Aufnahmetest. Da manch einer von euch noch in der Schule ist bzw. noch seine Matura oder sein Abitur schreiben muss, bevor er am MedAT teilnimmt, empfiehlt es sich auch hier, früh mit der Planung anzufangen, um keine Terminkollisionen zu verursachen. Wichtige Punkte bei der Planung der Vorbereitung sind folgende:

1. Stärken und Schwächen entdecken
2. Lernmaterialien heraussuchen
3. Lernpläne organisieren (grob)
4. Lerngruppen bzw. -partner suchen
5. Vorbereitungskurs machen – ja oder nein?

Stärken und Schwächen entdecken

Wie lerne ich überhaupt richtig?

Vielleicht habt ihr schon einmal von den vier **Lerntypen** (auditiv, haptisch, kommunikativ und visuell) gehört. Dabei geht man davon aus, dass manche Menschen besser durch das **Zuhören,** andere durch das **Betrachten von Bildern,** wieder andere durch das **In-die-Hand-Nehmen von Dingen** und manche durch **Kommunikation mit anderen,** z. B. mit Lernpartnern, besser lernen als mit den jeweils anderen Methoden. Das ist insofern nicht ganz zutreffend, da alle Menschen ähnlich stark empfindlich für verschiedene Sinnesreize beim Lernen von Sachverhalten sind. Am besten lernen wir nämlich mit den Händen (haptisch), ansonsten würde es ja nicht be**greifen** bzw. er**fassen** heißen.

Doch es ist schwer, einen Text im Rahmen des MedAT in die Hand zu nehmen, oder beispielsweise einfach viel zu aufwändig, beim Lernen der Embryologie im Rahmen des BMS die unterschiedlichen embryologischen Stadien mit Knetmasse nachzubauen – obwohl man die Thematik dadurch sehr gut verstehen würde.

Notizen

FUN FACT Wenn man das macht, benutzt man nämlich zumindest seine Hände (haptisch) und seine Augen (visuell) und plant im Vorhinein die Art und Weise, wie man die zu lernenden Sachverhalte überhaupt in Knetmasse umsetzt. Wenn man das Ganze dann noch zu zweit macht, mit einem Lernpartner, wobei der eine dem anderen ansagt, wie man welche Keimblätter mit welchen Farben kneten soll, hat man die kommunikative und auditive Form des Lernens ebenfalls abgedeckt.

Da wären wir dann auch beim Thema: Was denkt ihr, ist effektiver? Sich nur ein Bild über ein Entwicklungsstadium des Embryos anzusehen bzw. eine Vorlesung über die Keimblätter in einem Audiobook zu hören oder mit vielen verschiedenen Sinnen auf einmal zu lernen? – Letzteres natürlich.
Da Menschen soziale Tiere sind, empfehlen wir euch ebenfalls die Vorbereitung mit einem Lernpartner. Angenehme soziale Interaktionen machen glücklich, und wenn man sich mit einem motivierten Partner über die zu lernenden Themen unterhält, konditioniert man Lernen mit positiven Gefühlen, was nachvollziehbarerweise überaus empfehlenswert ist. Außerdem hilft es manchen Menschen, Sachverhalte zu erklären oder erklärt zu bekommen, da sie vielleicht wirklich auditiv ein bisschen besser lernen als z. B. rein visuell.
Daher unsere weitere Empfehlung: Beobachtet, welche Lernmethode euch besser liegt (Bilder, Vorlesungen oder das Aufschreiben von Texten – also haptisch), und kombiniert eure Lieblingsmethode mit einem Lernpartner, um kommunikative und auditive Kanäle bei der Vorbereitung noch miteinzubeziehen.

Basiskenntnistest für medizinische Studiengänge (BMS)

Viele haben in der Oberstufe mindestens ein naturwissenschaftliches Fach abgewählt oder nur im Grundkurs belegt und sind daher vielleicht nicht sehr belesen in einem, vielleicht mehreren von den Grundfächern des BMS. Deshalb solltet ihr euch, wenn ihr eure Vorbereitung plant, besonders auf eure Defizite im Wissensbereich konzentrieren. Dabei kann euch auch Band 1 unserer Vorbereitungsbücher helfen.[1]

Kognitive Fähigkeiten und Fertigkeiten (KFF)

Hier gibt es, anders als beim BMS-Teil, oft größere Unterschiede zwischen den Testteilnehmern. Um eure Stärken und Schwächen herauszufinden, könnt ihr in ➤ Teil III schon ein paar Aufgaben durchgehen, damit ihr sehen könnt, was euch besonders schwer bzw. leicht fällt.
Oft gibt es hier Unterschiede zwischen den Geschlechtern. Während es männliche Testteilnehmer beim räumlichen Vorstellungsvermögen (Linn und Peterson, 1995) oft leichter haben, sind weibliche Testteilnehmer bei numerischen Rechnungen (Hyde et al., 1990) und beim verbalen Gedächtnis (Chipman u. Kimura, 1998) ein kleines bisschen besser.

Textverständnis (TV)

Beim Textverständnis gilt es sich zu fragen und ggf. zu üben: Kann ich Texte verschiedener Themen schnell und genau verstehen sowie die Informationen des Inhalts dergestalt extrahieren, dass ich Multiple-Choice-Fragen zu diesem Text korrekt beantworten kann?

Sozial-emotionale Kompetenzen (SEK)

Dieser Testteil ist wohl der kontroverseste des MedAT. Denn ob man soziale und emotionale Kompetenzen ohne jegliche menschliche Interaktion überhaupt testen kann, ist eine große Streitfrage zwischen Psychologen, Verhaltensphysiologen und anderen Wissenschaftlern, die sich mit dieser Thematik beschäftigen.
Deshalb empfehlen wir beim Thema SEK, im Gegensatz zu den anderen Testteilen, zuerst den ➤ Teil IV wirklich konzentriert und mit Bedacht durchzuarbeiten und euch erst dann zu fragen, ob dieser Testteil euren Stärken oder euren Schwächen entspricht.

Lernmaterialien heraussuchen

Es gibt sehr viele Unternehmen, die eine Menge Dienstleistungen für die Vorbereitung auf den MedAT anbieten. Von Kursen bis hin zu Büchern und e-Learning-Plattformen werden die verschiedensten Lernmaterialien unterschiedlichster Qualität verkauft. Euch an dieser Stelle aufzulisten, was gut ist und was nicht, würde den Rahmen dieser schon jetzt sehr ausführlichen Lektüre sprengen. Ihr entscheidet am besten selbst, welche Lernmaterialien für euch sinnvoll sind.

Lernpläne organisieren (grob)

Wenn ihr nicht die Lernpläne aus diesem Lehrbuch verwenden möchtet (➤ 3.1.5), könnt ihr euch einen eigenen Lernplan ausarbeiten. Dazu solltet ihr den Lernplan euren vorher entdeckten Stärken und Schwächen anpassen sowie drei sehr wichtigen Prinzipien folgen:

1. Sehr, sehr viele Testsimulationen durchführen
2. Vor der Lernzeit eure Freizeit planen
3. Tägliche Übungen zeitlich an die MedAT-Struktur anpassen

Was das bedeutet und warum diese drei Punkte derart wichtig sind, erläutern wir euch in ➤ 3.1.7.

[1] Tafrali/Windisch/Hagen: MedAT 2020/2021 – Das Lernskript für den BMS. 2. Aufl. München 2020.

Lerngruppen bzw. -partner suchen

Ihr wisst jetzt, wo eure Stärken und Schwächen liegen, und ihr habt eure Lernpläne auch grob an diese Stärken und Schwächen angepasst. Was beim Lernen ungemein hilfreich ist, sind Lernpartner bzw. Lerngruppen, mit denen ihr Themen effizient aufarbeiten und verstehen könnt. Sucht aktiv nach Leuten in eurer Heimatstadt bzw. in der Stadt, in der ihr derzeit wohnt, und lernt gemeinsam mit ihnen – aber nur, wenn ihr auch der Typ dafür seid.

Vorbereitungskurse – ja oder nein?

Wir stehen Vorbereitungskursen zunächst einmal skeptisch gegenüber. Man muss jedoch zugeben, dass einem ein Vorbereitungskurs **sehr viel Recherchearbeit erspart** und uninformierten Bewerbern eine relativ genaue Richtung angibt, die sie im Rahmen ihrer Prüfungsvorbereitung frühzeitig einschlagen sollten. In Anbetracht der Kosten von 350–1990 € relativiert sich jedoch dieser Nutzen, weil man sich den Inhalt eines Vorbereitungskurses durch zwei Wochen Recherchearbeit auch locker selbst aneignen kann. Solltet ihr euch also für einen Kurs entscheiden, empfehlen wir als Richtwert für ein angemessenes Kosten-Nutzen-Verhältnis ca. 50 € pro Tag und eine kleine Kursgruppe mit max. 24 Personen (bei einem 4-Tage-Kurs also bei ± 200 €).

3.1.5 Ausführen der Vorbereitungspläne

EMPFOHLENER ZEITPUNKT Ab Februar.

Es mag zwar redundant klingen, doch es ist wichtig, dass ihr die Dinge, die wir in ➢ 3.1.4 besprochen haben, auch wirklich in die Tat umsetzt. Schreibt eure Stärken und Schwächen nieder, besorgt euch eure Lernmaterialen, filtert die Kapitel und Seiten raus, mit denen ihr lernen möchtet, und arbeitet eure Lernpläne aus. Meldet euch, falls euch das wichtig erscheint, gegebenenfalls für einen Vorbereitungskurs an.

3.1.6 Anmeldung zur Aufnahmeprüfung

EMPFOHLENER ZEITPUNKT Ab März.

Die Anmeldung für den MedAT startet traditionell am **1. März** jedes Jahres und läuft genau einen Monat. Ihr müsst über *medizinstudieren.at* jedes Jahr nachschauen, unter welcher URL die medizinischen Universitäten im März die Anmeldung zum MedAT anbieten. Für gewöhnlich findet man die Links zu den Anmeldungen für die verschiedenen Testorte unter folgender Adresse: http://www.medizinstudieren.at/allgemeine-informationen/internet-anmeldung/.

DEFINITIONEN & INFORMATIONEN Wer sich **nicht rechtzeitig** für den Test anmeldet, der verwirkt die Chance, den MedAT mitschreiben zu dürfen!

3.1.7 Vorbereitung (Lernen)

EMPFOHLENER ZEITPUNKT Ab April (spätestens).

Wir wollen die Details der Vorbereitung an dieser Stelle gar nicht vorwegnehmen, da ihr sowohl in diesem Buch als auch in Band 1 *Lernskript für den BMS* bzw. auf get-to-med.com genau ausgearbeitete Lernpläne habt, an denen ihr euch orientieren könnt. Wir wollen euch hier nur drei Prinzipien näherbringen, die euch als Grundgerüst für eure gesamte Vorbereitung dienen sollen:

Zuerst: Freizeit planen

Wenn ihr euer Leben komplett mit Lernzeit überladet und euch keinerlei Freizeit gönnt, werdet ihr schon nach drei bis vier Tagen vom Lernen frustriert sein. Das kann dann ganz schnell dazu führen, dass man nicht mehr so diszipliniert ist, weil man einfach keine Lust mehr hat. Deshalb: Plant **mindestens** einmal wöchentlich einen Abend oder Nachmittag, den ihr mit Freunden, der Familie oder im Sportclub verbringt, damit ihr einen guten Ausgleich zum Lernen habt.

Notizen

Viele Prüfungssimulationen machen

Dieser Punkt wird wohl leicht nachvollziehbar sein, denn wer viel Erfahrung in Prüfungssituationen hat, der hat es am Testtag mit Sicherheit auch bei der echten Prüfung einfacher. Außerdem wiederholt man bei den Prüfungssimulationen auch den gelernten Stoff und testet obendrein noch seinen derzeitigen Wissensstand. Wir empfehlen euch, ab Februar **mindestens einmal im Monat** eine Testsimulation zu machen – im Juni gerne auch öfter (➤ Teil V).

Einen exzellenten Vortrag zu diesen beiden Themen mit dem Titel *TedxTalk: What do top students do differently?* findet ihr unter diesem Link: https://www.youtube.com/watch?v=Na8m4GPqA30

FUN FACT Eine Umfrage von get-to-med mit 157 MedAT-Teilnehmern zeigt außerdem, dass die Teilnehmer, die den MedAT bestanden hatten, durchschnittlich doppelt so viele Testsimulationen durchgeführt hatten wie die, die ihn nicht bestanden hatten.

Tägliche Übungen zeitlich an die MedAT-Struktur anpassen

Das bedeutet, dass ihr beim täglichen Üben die Testteile des MedAT, die morgens geprüft werden (das wären der BMS und das Textverständnis), als erstes und diejenigen, die am Ende des MedAT abgefragt werden, später am Tag trainieren sollt. Das hat den Sinn, dass ihr euch schon in der Vorbereitungsphase darauf konditioniert, dass ihr bei den letzten Testteilen des MedAT (wie Wortflüssigkeit oder Emotionen erkennen) erschöpft sein werdet. Dadurch bekommt ihr viel realistischere Übungsergebnisse und könnt, falls notwendig, an diesen Testteilen und an eurer Ausdauer arbeiten.

3.1.8 Prüfungstag

EMPFOHLENER ZEITPUNKT Freitag der ersten Juliwoche.

So denn, nun ist es soweit – der Testtag ist gekommen und Aufregung ist vorprogrammiert. Damit bei diesem wichtigen Ereignis auch alles glatt läuft, haben wir euch ein paar Tipps und Tricks aufgelistet, mit deren Hilfe ihr den Ablauf des MedAT ein wenig angenehmer und erfolgreicher gestalten könnt:

Tipp 1 Bleibt ruhig und schlaft am Vortag aus – auch wenn es schwer erscheint. Zieht alle Register und versucht euch wirklich vor dem Test ein paar Stunden zu erholen. Entspannt lassen sich kognitive Leistungen nämlich viel besser erbringen.

Tipp 2 Trinkt bis mindestens drei Tage vor dem MedAT keinen Alkohol und nehmt auch sonst keine Drogen – damit ist auch Ritalin gemeint (immerhin ist das ein Amphetamin).

Tipp 3 Gönnt euch am Vortag ein wenig Spaß und zwar so viel wie möglich. Ihr könnt tanzen, spazieren oder Sport treiben, was euch eben gefällt. Das bringt euch auf andere Gedanken und ihr entspannt euch automatisch, was eventuellen Blackouts am Testtag vorbeugt.

Tipp 4 Frühstückt ausgiebig, am besten eine Stunde vor der Prüfung. Das ist wichtig für den Blutzucker während des MedAT, da es eine Weile dauert, bis die Nährstoffe im Gehirn ankommen. Auf keinen Fall mit leerem Magen zum Test antreten, da Menschen, wenn sie hungern, kognitiv weniger leistungsfähig sind, als wenn sie ausreichend gesättigt sind.

Tipp 5 Tipp 4 bedeutet aber nicht, sich vor dem MedAT ordentlich zu mästen. Ihr solltet auch darauf achten, *was* ihr esst. Vermeidet am besten Einfach- bzw. Zweifachzucker, wie sie in Schokolade, Obst oder dextrosehaltigen Lebensmitteln vorkommen – ja, ihr habt richtig gelesen. Diese Nahrungsmittel führen zwar zu einem schnellen und starken Anstieg des Blutzuckerspiegels, jedoch auch zu einer großen Insulinausschüttung. Das Insulin wirkt bekanntlich blutzuckersendend. Gleichzeitig erhöht es den Zuckergehalt der Körperzellen, indem es die Glukose (zu der sich die Einfach- bzw. Zweifachzucker der Schokolade, des Obstes oder der dextrosehaltigen Lebensmittel verwandeln) vom Blut in die Zellen befördert. Das kommt auch der Leistungsfähigkeiten der Nervenzellen im Gehirn zugute – denn Glukose ist ja bekanntlich der Treibstoff der Zelle. Das Problem ist aber, dass der Blutzuckerspiegel dabei so schnell wieder absinkt, dass man nach kürzester Zeit wieder Hunger bekommt – und ihr wollt doch nicht schon im Bio-Teil des BMS euren Bauch grummeln hören.

Deshalb nehmt ihr am besten sogenannte Komplexzucker, wie z. B. Nüsse oder Vollkornbrot, zu euch. Diese Art von Zucker ist nämlich für euren Magen-Darm-Trakt viel schwerer verdaulich und verweilt daher länger im GI-Trakt, was zu einer allmählichen, kontinuierlichen Zunahme des Blutzuckers mit sogenannter Plateau-Phase führt, also zu einem längeren, konstanten Blutzuckerspiegel und dadurch zu einer kontinuierlichen, zellulären Zuckerversorgung (auch im Gehirn).

Tipp 6 Trinkt genügend! Den Harndrang könnt ihr durch die Sympathikus-Aktivierung während des MedAT sicher unterdrücken, also keine Sorge!

Tipp 7 Last but not least: Verliert während des Testes niemals die Hoffnung, konzentriert euch so wie noch nie in eurem Leben und versucht wirklich alles zu geben!

3.1.9 Plan B–ω

EMPFOHLENER ZEITPUNKT Vor und nach dem Test.

Es kann passieren, dass ihr ein Blackout habt, euch nicht ausreichend vorbereitet habt (eher unwahrscheinlich, denn ihr habt ja dieses großartige Buch gekauft!) oder kurz vor dem Testtag irgendetwas passiert, was euch ablenkt – den MedAT nicht zu schaffen, ist keine Schande.
Trotzdem ist es sehr beruhigend, im Voraus einen Plan B zu haben, wenn das *worst case scenario* eintritt. Viele beginnen (Molekular-)Biologie bzw. molekulare Medizin (z. B. in Innsbruck) zu studieren, was eine hervorragende Vorbereitung zumindest für den BMS ist. Andere wiederum versuchen es mit Pharmazie – das ist dann später im Medizinstudium eine exzellente Basis für die Fächer Pharmakologie und Toxikologie. Andere fangen eine Ausbildung im Gesundheitswesen an, die ihnen einen praktischen Einblick in die Tätigkeit für den späteren Beruf verschafft. Dabei steigen auch noch eure Chancen zur Zulassung zum Studium in Deutschland (leider nicht beim MedAT). Manch einer löst sich auch einfach ein Jahr aus dem ganzen Hamsterrad und nutzt die Zeit, um exzessiv Bücher zu lesen, seine sozialen Fähigkeiten zu verfeinern, zu reisen und einfach das Leben zu genießen (aus persönlicher Erfahrung empfehlen wir Letzteres).

3.1.10 Niemals aufgeben

EMPFOHLENER ZEITPUNKT Immer.

It isn't the mountains ahead to climb that wear you out;
it's the pebble in your shoe.

Muhammad Ali

Die größten Errungenschaften der Menschheit entstanden nicht von heute auf morgen. Sie sind auch keine Einzeltaten von hyperintelligenten Genies, die kurzerhand und ohne Vorarbeit Meisterwerke schufen, sondern Ergebnisse jahrelanger Arbeit und leidenschaftlicher Hingabe für die jeweilige Wissenschaft, Kunst oder Bewegung. Michelangelo hat das Fresko der Sixtinischen Kapelle nicht einfach kurz auf eine Decke gekritzelt, nein – es war ein Lebenswerk. Albert Einstein ist der photoelektrische Effekt nicht einfach beim Spazierengehen in den Geist geschossen, so wie Isaac Newton auch nicht wirklich ein Apfel auf den Kopf gefallen ist – diese Männer haben ihr Leben der Naturwissenschaft gewidmet und dadurch die Welt verändert.
Entscheidet euch daher hier und jetzt: Lasst ihr euch von euren Versagensängsten besiegen, gebt auf und macht weiter wie immer, oder habt ihr den Mut der Gefahr einer Absage ins Auge zu blicken, hart für euren Traum zu kämpfen und euch endlich Mediziner nennen zu dürfen?

Teil II Textverständnis

20-Tage-Lernplan		
Tag	**Thema**	**Übung**
Stichwort bzw. Testteil	Dieses Thema solltest du lernen/bearbeiten	Im Lernskript oder auf get-to-med
Tag 1 Textverständnis	• Einlesen in die Thematik & Bearbeitungsstrategien • Übungen zum Textverständnis	Im Lernskript

KAPITEL

4 Textverständnis

Sinan Barus

4.1 Allgemeines

„Richtiges Auffassen einer Sache und Mißverstehen der gleichen Sache schließen einander nicht vollständig aus."

aus „Der Process" von Franz Kafka

EMPFOHLENER ZEITPUNKT: TAG 1 Nach dem 20-Tage-Lernplan steht dieses Kapitel für **Tag 1** an. Ihr solltet Euch hierfür **einen ganzen Tag** Zeit nehmen.

Der Untertest „Textverständnis" soll prüfen, in welchem Maße der Prüfling das zügige Bearbeiten und Verstehen von komplexen Texten beherrscht. Das Textverständnis ist mit insgesamt **12 Aufgaben** und 10 % Anteil am Gesamttest ein eher kleinerer Teil des MedAT. Ihr werdet im Test vorrangig mit kürzeren, wissenschaftlich orientierten Texten konfrontiert sein, die ihr in **35 Minuten** lesen, bearbeiten und verstehen sollt. Diese Zeit schließt auch das Beantworten der 12 Fragen zu den jeweiligen Texten mit ein.
Der Begriff *Textverständnis* scheint ein einfacher und klarer Begriff zu sein. Doch es ist damit nicht nur die triviale Fähigkeit gemeint, Texte lesen zu können. Vielmehr muss er sehr viel stärker vor dem Hintergrund der Kognition verstanden werden, als wir auf Anhieb vermuten würden. Viele Aspekte tragen zum Textverständnis bei, und zahlreiche, unheimlich komplizierte und komplexe Kognitionsprozesse müssen zusammenwirken, um das, was wir unter Textverständnis verstehen und mit dem wir alltäglich arbeiten müssen, zusammensetzen zu können. Wir werden uns im Folgenden unter anderem auch hiermit beschäftigen.
Auch wenn das Textverständnis kein so überdurchschnittlich großer Testteil ist wie zum Beispiel der BMS, so ist die Aneignung der damit verbundenen Fähigkeiten doch tatsächlich sinnvoll – sie können euch nicht nur beim Test und während des Studiums, sondern auch weit darüber hinaus im weiteren Leben von großem Nutzen sein. Wir nehmen immer und überall **sehr viele Informationen** über das Lesen auf, sei es beim Durcharbeiten eines Lehrbuchs oder der eigenen Notizen, beim Schmökern im Internet, beim gemütlichen Lesen eines Buchs auf dem Sofa oder sogar beim (manchmal unbewussten) Lesen von Werbung, Plakaten oder Parolen.
Um einen ersten Eindruck vom Untertest und der Theorie dahinter zu bekommen, wollen wir uns zunächst ein wenig den Hintergründen dieses durchaus interessanten Testteils widmen.

Wieviele Aufgaben muss man in welcher Zeit absolvieren?

- **12 Aufgaben** in **35 Minuten**
- Pro Aufgabe knapp **3 Minuten**

Welche Fähigkeiten werden geprüft?

- Fähigkeit zum **Extrahieren von Informationen** aus einem Text
- **schnelles, effektives Lesen**
- **Merkfähigkeit**

Wie sehen die Aufgaben aus?

Aufgabenstellung

Die Aufgabenstellung sieht mehr oder weniger kurze Texte zu meist naturwissenschaftlichen Themen vor, zu denen Fragen gestellt werden, die nach dem Lesen des Textes beantwortet werden sollen.

Antwortmöglichkeiten

Der Antwortmöglichkeiten werden im **Multiple-Choice-Modus** mit **einer richtigen** Antwortmöglichkeit abgeprüft. Es werden zunächst **Aussagen** vorgestellt, von denen entschieden werden muss, ob sie aus dem Text ableitbar sind oder nicht. In den Antwortmöglichkeiten kommen auch **Kombinationen** der Aussagen vor.

Beispiel

Eine Aufgabe dieses Untertests (wohlgemerkt nach dem Text) könnte folgendermaßen aussehen:

Welche der folgenden Aussagen lassen sich aus dem Inhalt dieses Textes ableiten?

1. Die Hämgruppe besteht aus vier Polypeptidketten mit je einer Farbstoffkomponente, die den Sauerstoff im Blut transportiert.
2. Legt man einen Erythrozyten in eine hypotone Lösung, so strömt Wasser aus dem Erythroyzten heraus, da die Lösung teilchenärmer ist als das Plasma und sich so ein nach außen gerichteten Druckgradient bildet.
3. Erythrozyten entstehen aus Retikulozyten und enthalten keine Mitochondrien.
4. Der Hämatokrit entspricht dem Anteil der Erythrozten im Blut.

(A) 3. und 4. sind richtig.
(B) 1., 3. und 4. sind richtig.
(C) 2., 3. und 4. sind richtig.
(D) Alle sind richtig.
(E) 4. ist richtig.

Was muss man bei den Aufgaben beachten?

1. Es können Kombinationen von Aussagen, nur eine Aussage oder auch keine Aussage richtig sein.
2. Oftmals sind nur einzelne Wörter oder kleine, vermeintlich unwichtige Fakten in den Aussagen falsch, hier muss **genau gelesen** werden.
3. Des Öfteren werden gegenteilige Aussagen gemacht, um euch in die Irre zu führen, da diese auf den ersten Blick schlüssig erscheinen.
4. **Grundwissen** zu den in den Texten behandelten Themen können helfen, die Fragen zu beantworten, **manchmal sogar ohne Text.** Verlasst euch jedoch nicht hierauf, sondern prüft, ob euer Wissen mit den im Text gemachten Aussagen übereinstimmt – im Zweifelsfall sind nämlich diese das Maß der Dinge.

4.2 Lehrkapitel

4.2.1 Status praesens

Bevor wir mit den Bearbeitungsstrategien des Untertests *Textverständnis* beginnen, möchten wir euch bitten, den ersten Text der Beispielaufgaben aus ➤ 4.3.1 zunächst ganz **ohne Zeitdruck und Uhr** zu lesen und zu bearbeiten. Lasst euch hierbei so viel Zeit, wie ihr wollt, bzw. lest und bearbeitet den Text so, wie ihr es bisher gewohnt seid. So könnt ihr ein erstes Gefühl für den Testteil entwickeln.
Im nächsten Schritt schlagen wir euch vor, euch einen Timer auf **35 Minuten** einzustellen und das erste Testset zum Textverständnis aus ➤ 4.3 in dieser Zeit zu bearbeiten. Dies dient dazu, euch einen ersten Überblick über eure Leistungen zu verschaffen. So könnt ihr später, nach dem Lernen, Durcharbeiten der Kapitel und Üben euren Lernfortschritt verfolgen.
Fertig? Dann schreibt euch hier euer Ergebnis auf: ____ (12)

4.2.2 Anamnese

Solltet ihr zur Gruppe der schnellen Leser mit schneller Auffassungsgabe und guter textbezogener Lern- und Merkfähigkeit gehören, so solltet ihr ein relativ gutes Ergebnis erzielt haben. Sicherlich gibt es aber auch einige von euch, die sich beim Durcharbeiten der Aufgaben an der ein oder anderen Stelle etwas schwer getan haben. Für euch ist es nun besonders wichtig, genau zu reflektieren und euch genau und akribisch zu überlegen, an welcher Stelle ihr welche Schwierigkeiten hattet und warum ihr sie hattet. Konkretisiert dies am Besten dadurch, dass ihr es in der Randspalte, dem Notizbereich dieses Buches, aufschreibt. Habt ihr eventuell schon Ideen, wie ihr Dinge besser machen könntet? Schreibt auch die auf. So habt ihr immer einen Überblick über eure Stärken und Schwächen und könnt euch gezielter damit auseinandersetzen.
Auch fertig? Gut. Von diesem Punkt an solltet ihr die nächsten Kapitel stets mit dem Fokus auf das **Verbessern eurer Schwächen** bearbeiten.

4.2.3 Diagnostik

In diesen Kapiteln wollen wir uns sowohl mit den Grundlagen des Textverständnisses und der Lesekompetenz beschäftigen, als auch mit den Strategien, die diese Fähigkeit trainieren können.
Es wird euch freuen zu hören, dass alle Fähigkeiten und Fertigkeiten in diesem Bereich auf jeder Stufe des Textverständnisses (➤ Tab. 4.1) **erlernbar, trainierbar und evaluierbar** sind. Dementsprechend können überprüfbare Kompetenzen zum Umgang mit Texten vermittelt bzw. erlernt und eine grundlegende methodisch-strategische Herangehensweise an die Bearbeitung der Testaufgaben entwickelt werden.
Auf den folgenden Seiten sollen daher Techniken und Strategien vermittelt werden, die in Hinblick auf den Zeitdruck im Test einerseits die Erhöhung der Arbeitsgeschwindigkeit und damit die Steigerung der Effizienz des Lesens zum Ziel haben, andererseits allerdings auch das Textverständnis selbst nicht vernachlässigen.

Hintergründe und Grundlagen

Das Zitat am Beginn der Einleitung stammt aus Franz Kafkas „Process" und es soll den Leser im Kontext einer Parabel zu philosophischen Gedankengängen anregen. Es kann bei näherer Betrachtung jedoch auch eine andere, weiterreichende Bedeutung haben. Wir wollen es an dieser Stelle zur Erörterung der Frage benutzen, was mit Textverständnis denn eigentlich gemeint ist und warum es für uns eine solche Bedeutung hat. Hierzu müssen wir uns der Begriffe *Auffassen* und *(Miss-)Verstehen* annehmen.

DEFINITIONEN & INFORMATIONEN Mit dem **Auffassen** soll hier das bloße **Aufnehmen** der Information, also das Lesen gemeint sein, das den ersten und fundamentalen Bestandteil des Textverständnisses bildet.
Hierauf folgt das **Verstehen,** also das **inhaltliche Verständnis** des Aufgenommenen. Gelegentlich passiert es, dass Information zwar richtig aufgenommen wird, jedoch dann im Missverstehen endet. Das (richtige) Verständnis des Gelesenen bildet also den zweiten wichtigen Baustein auf dem Weg zu gutem Textverständnis.

Dieser stufenweise Aufbau spiegelt sich auch in der Entwicklung dieser Fähigkeiten wider, die jeder der Sprache mächtige Mensch durchläuft. Wenn wir uns an die ersten eigenen Gehversuche auf dem Gebiet des Lesens und des Schreibens zurückerinnern, stoßen wir zunächst auf das **Buchstabieren.** Lange bevor Wörter oder gar Sätze und Texte flüssig gelesen werden können, müssen wir das Lesen auf einzelne Buchstaben beschränken. Die einzelnen Buchstaben müssen erkannt und einem vorher gelernten Laut zugeordnet werden. Diese Abfolge wird einem Wort zugeordnet und gesprochen. Dabei können zahlreiche Schwierigkeiten auftreten, außerdem ist das Buchstabieren mit maximal 30 Wörtern pro Minute ein **sehr langsamer Vorgang.**
Nach einiger Zeit und mit zunehmender Übung können Wörter richtig erkannt werden, auch wenn nur ein Teil der Buchstaben fixiert wurde. Der Vorgang des Lesens wird effizienter, da **Wörter als Ganzes** erfasst werden können und nun nicht mehr mühsam buchstabiert werden müssen. Beispielsweise werden kurze und häufige Wörter wie „oder", „ist" oder „und" gar nicht mehr bewusst fixiert, sondern überflogen und schnell erfasst. Dies ist auch der Grund dafür, dass uns Buchstabendreher in Wörtern nicht so leicht auffallen. Es werden auf diese Weise Lesegeschwindigkeiten von 120 bis 150 Wörtern pro Minute erreicht. Diese Fähigkeit ist also der Schlüssel zu den ersten Schritten zum schnellen Lesen.

FUN FACT Die Erkenntnisse einer linguistischen Studie, die der englische Sprachwissenschaftler Graham Rawlinson 1976 an der Universität von Nottingham als Dissertation unter dem Titel „The Significance of Letter Position in Word Recognition" veröffentlichte, legen nahe, dass es zum flüssigen Lesen eines Texts vor allem der Richtigkeit des ersten und letzten Buchstaben eines Worts bedarf. In etwa so:
„Luat enier Sidtue an eienr elgnhcsien Uvrsnäiett, ist es eagl, in wcheler Rhnfgeeloie die Bstuchbaen in eniem Wrot snid. Das eniizg whictgie ist, dsas der etrse und der lztete Bstuchbae am rtigeichn Paltz snid. Der Rset knan tatol deiuranchnedr sien und man knan es imemr ncoh onhe Porbelme lseen. Das legit daarn, dsas wir nhcit jeedn Bstuchbaen aeilln lseen, srednon das Wrot als Gzanes."
Eigentlich ganz einfach, oder?

Nun gewährleistet das Erreichen dieser Lesestufe noch nicht das Textverständnis. Parallel und nach und nach anwachsend muss sich zunächst das **Erfassen des Sinns auf Satzebene** entwickeln. Dazu müssen die einzelnen Wörter, denen jeweils eine Bedeutung zugeordnet wurde, im Gefüge des Satzes in einen Kontext eingeordnet werden. Dieser Konstruktion wiederum muss **im Gesamten ein Sinn** verliehen werden. Das Sinnerfassen auf Satzebene ist abhängig von Lesegeschwindigkeit und Satzlänge. Je höher die Lesegeschwindigkeit und je kürzer der Satz, desto besser und schneller kann ein Satz theoretisch verstanden werden. Dies liegt daran, dass die Speicherkapazität des menschlichen Kurzzeitgedächtnisses begrenzt ist. Um den Sinn eines Satzes erfassen zu können, darf die Dauer, die benötigt wird, um ihn zu le-

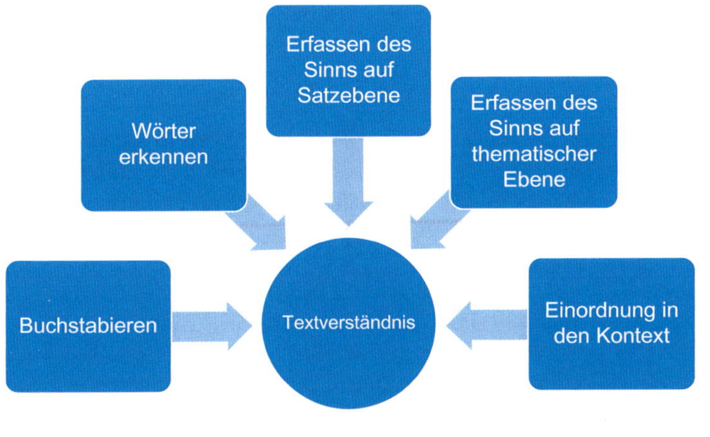

Abb. 4.1 Textverständnis [P604]

Tab. 4.1 Stufen der Lesekompetenz

Lesekompetenz	Fähigkeit
Stufe I	Oberflächliches Verständnis einfacher Texte
Stufe II	Herstellen einfacher Verknüpfungen
Stufe III	Integration von Textelementen und Schlussfolgerungen
Stufe IV	Detailliertes Verständnis komplexer Texte
Stufe V	Flexible Nutzung unvertrauter, komplexer Texte

sen, die Kapazität des Kurzzeitgedächtnisses von rund zwei Sekunden nicht überschreiten. Um einen Satz mit einer Länge von zehn Wörtern zu lesen und zu verstehen, muss also mit mindestens 5 Wörtern pro Sekunde gelesen werden. Dies sind 300 Wörter pro Minute. Liegt die Lesegeschwindigkeit darunter, ist der Anfang des Satzes bereits vergessen, ehe das Ende erreicht wurde.

Als höchste Entwicklungsstufe gilt schließlich das **Erfassen eines Sinns auf thematischer Ebene,** also das Verstehen des Zusammenhangs von Satzteilen, Bemerkungen und komplexeren Wortbedeutungen sowie das **Einordnen des Gelesenen in einen größeren Kontext.** Durch das Verbessern dieser Fähigkeit kann die Lesegeschwindigkeit noch weiter gesteigert werden, indem der Inhalt des Gelesenen durch besseres Verständnis „komprimiert" wird (➤ Abb. 4.1).

Zusammenfassen und weiterführen lassen sich diese Erkenntnisse auch unter dem Begriff **Lesekompetenz,** auch Lesefähigkeit oder Leseverstehen genannt. Auch die Lesekompetenz kann analog zu den gerade besprochenen Entwicklungsstufen unterteilt werden.

Lesekompetenz stellt laut OECD (*Organisation für wirtschaftliche Zusammenarbeit und Entwicklung*) die Fähigkeit dar, „geschriebene Texte zu verstehen, zu nutzen und über sie zu reflektieren, um eigene Ziele zu erreichen, das eigene Wissen weiterzuentwickeln und am gesellschaftlichen Leben teilzunehmen." Klingt vertraut, nicht wahr? In leicht verändertem Wortlaut sind dies genau die Fähigkeiten, die von den Medizinischen Universitäten Österreichs als Ziele formuliert wurden und im MedAT geprüft werden sollen. Mag sich uns in der Universitätslandschaft auch der Sinn manch rätselhafter Prüfung nicht auf den ersten Blick erschließen, mit dem richtigen Blickwinkel auf das zu Lernende kann daraus fast immer ein Mehrwert gezogen werden.

Vorüberlegungen und Strukturieren von Texten

Bevor wir uns dem eigentlichen Lesen und dem Inhalt des Textes widmen, sollten wir einige Vorüberlegungen anstellen, die die ganze Zeit über immer im Hinterkopf bleiben sollten:

- Gibt es Hinweise in der **Textstruktur** selbst, die mir weiterhelfen könnten?
- Kann ich mir eine Strukturierung erarbeiten, die mir helfen könnte, den **Text besser zu verstehen?**
- Existiert eine Strukturierung, die mir helfen könnte, den **Text schneller zu lesen?**
- Gibt es sinnvolle **Markierungen,** die ich einfügen könnte?
- Lässt sich der Text sinnvoll **gliedern** oder aufteilen?
- Lassen sich Abschnitte **zusammenfassen?**

Fast alle Texte sind so strukturiert, dass sich alle obigen Fragen mit „Ja" beantworten lassen – wenn man denn bereit ist, die Antworten zu suchen.

Zunächst eine kurze Vorbemerkung, die generell beim Arbeiten mit Texten gilt: Von immenser Hilfe für das Textverständnis und für alles, was daraus folgen soll, ist das wirkliche Arbeiten *mit* dem Text: Markieren, Anstreichen, Unterstreichen, Gliedern, Ordnen, Nummerieren und noch viele weitere Möglichkeiten, sich intensiv mit dem Text zu befassen, sind viel hilfreicher als das bloße, vielleicht oberflächliche Lesen. Wie im großen Präparierkurs im Medizinstudium kann man auch hier einen größeren Lernerfolg verbuchen, wenn man sich „die Hände schmutzig macht", um im wahrsten Sinne des Wortes zu *be-greifen.* Dies ist besonders wichtig bei den Texten des MedAT, da diese meist vollgepackt sind mit Informationen, zu denen dann Fragen gestellt werden.

> **FUN FACT** Analog zu allem Lernen besitzt Konfuzius' Sprichwort auch hier seine Gültigkeit:
> *„Erkläre es mir, und ich werde es vergessen.*
> *Zeige es mir, und ich werde mich erinnern.*
> *Lass es mich selber tun, und ich werde es verstehen."*

Wir wollen uns nun der Beantwortung der obenstehenden Fragen widmen. Das Ziel ist dabei immer, den Text so zu bearbeiten, dass die wichtigsten Informationen aus dem Text regelrecht „herauskondensiert" werden. Die unseres Erachtens hilfreichsten Tipps wollen wir im Folgenden gemeinsam erörtern.

Markierungen

Eine der sinnvollsten Regeln beim Arbeiten mit Texten lautet: Überlegt euch ein System für Markierungen und wendet es systematisch an. Ein wohlüberlegtes System von Markierungen bildet eine solide Basis für jedes Arbeiten mit und an einem Text. Dabei gibt es nicht „das eine" oder „das beste" System, keinen Masterplan. Es bietet sich erheblicher **Gestaltungsfreiraum** für ein eigenes System, mit dem individuell gut gearbeitet werden kann. Ihr müsst also für euch herausfinden, was *für euch* am besten funktioniert.

Notizen

Wichtig für das erfolgreiche Arbeiten ist dann allerdings, dass ihr das vorher ausgearbeitete System beim Bearbeiten eines und vor allem mehrerer Texte auch wirklich **konsequent** anwendet. Hilfreich kann dafür eventuell auch die Erstellung einer **Legende** sein. Hierzu ein paar Anregungen:

- **Unterstreichen** wichtiger Schlüsselwörter im Text
- **Ausklammern** von eher unwichtigen Textstellen, Füllwörtern oder auch Nebensätzen
- **Durchstreichen** von definitiv irrelevanten Stellen, wie zum Beispiel nichtssagenden Einführungen oder Vorworten oder -reden. Dies dient zugleich auch als psychologische Stütze, da Durchgestrichenes eher aus dem Sinn geht und somit keine wertvolle gedankliche Kapazität mehr beansprucht. Allerdings ist deshalb auch Vorsicht geboten, nicht unüberlegt durchzustreichen.
- Nutzen von eckigen Klammern zur **Gliederung von Abschnitten** oder zum Zusammenfassen von Sätzen
- **Rahmung** eines Abschnitts
- **Umkreisen** von Schlagwörtern
- Zeichnen von **Pfeilen oder Doppelpfeilen** zur Verdeutlichung von Folgerungen oder Schlussfolgerungen
- **Zusammenfassungen** eines Abschnitts oder Satzes: Beispielsweise könntet ihr zu jedem Abschnitt ein oder zwei Stichworte aufschreiben, die beschreiben, worum es im Abschnitt geht.
- Farbliches Codieren von Textstellen unterschiedlicher Kategorien, beispielsweise gelb für Definitionen, blau für Fakten, grün für Schlussfolgerungen, etc. (Dies ist leider im MedAT nicht möglich, da ihr keinen Textmarker benutzen dürft, soll hier der Vollständigkeit halber aber trotzdem erwähnt werden.)

Eurer Fantasie sind kaum Grenzen gesetzt. Ihr solltet jedoch stets darauf achten, eure Markierungen nicht zu zahlreich, zu kompliziert oder zu unübersichtlich werden zu lassen. Wählt auf jeden Fall Markierungen, die euch ein sinnvolles Strukturieren des Texts ermöglichen und arbeitet mit dem Text!

TRICKKISTE Stellt euch den Text bildlich als eine Art unerschlossene **Landkarte** vor, für das ihr ein Navigationssystem, nämlich eure Markierungen, braucht, um euch zurechtzufinden. Je gründlicher und besser die Untersuchung des Terrains, desto schneller findet ihr euch darin zurecht. Außerdem gelangt ihr so viel schneller an einen Ort zurück, an dem wichtige Informationen stehen, wenn ihr sie einmal braucht!

Textstruktur

Nachdem wir uns im vorangegangenen Abschnitt mit Markierungen auseinandergesetzt haben, wollen wir uns nun damit beschäftigen, woran man sich hierbei orientieren könnte und was für Anhaltspunkte im Text gegeben sind. Die meisten Texte sind in aller Regel **vorstrukturiert.** Das bedeutet in diesem Zusammenhang, dass Absätze, Leerzeilen, Umbrüche und Satzzeichen so gewählt sind, dass ihre Platzierung bereits erste Rückschlüsse auf die Art, Struktur und den Informationsgehalt einzelner Abschnitte zulässt. Bei den Texten des MedAT ist dies leider **nicht oder nur reduziert der Fall,** um dadurch den Schwierigkeitsgrad zu erhöhen. Aber auch diese Texte enthalten fast immer relativ einfach zu identifizierende **Schlagwörter,** die ihr markieren könntet und solltet. Ihr könnt euch also an auffälligen Merkmalen entlanghangeln, um eine erste, grobe Einteilung des Texts vorzunehmen.

Was banal klingen mag, kann für eine effiziente Bearbeitung von großem Nutzen sein. Macht euch mit verschiedenen Textarten vertraut, vor allem mit kürzeren, eher wissenschaftlicheren Texten, wie sie im MedAT verwendet werden. Beschäftigt euch mit deren Aufbau und entwickelt ein Gespür dafür, welcher Textabschnitt vermehrt welche Information gibt. Vielen Texten geht beispielsweise eine Art Einführung voraus, in der oft in komprimierter Form schon eine grobe Übersicht über die folgenden Themen gegeben wird, der Mittelteil enthält die wichtigen Informationen und der Schluss fasst nochmals kurz zusammen. Dies ist allerdings keine klar abgrenzbare, starre Struktur. Macht euch deshalb klar, welche **Textform** vorliegt und wie der Text gegliedert sein könnte. Ein Gedicht (auch wenn ihr damit im MedAT zugegebenermaßen eher weniger konfrontiert sein werdet) ist völlig anders strukturiert als ein Essay und ein wissenschaftlicher Text anders als ein Zeitungsartikel.

Es ist jedoch nicht nur wichtig, wie der Text vom Autor gegliedert wurde und wie ihr euch diese Vorstrukturierung zu Nutze machen könnt, sondern vor allem auch, wie ihr euch den Text selbst aufgliedert. Ein Vorschlag wäre, dass ihr euch die Abschnitte **nach Themen selbst einteilt** und ihnen beispielsweise kurze Überschriften oder Schlagworte zuordnet oder sie sogar kurz zusammenfasst.

Aufmerksamkeit und Konzentration

Ein weiterer Rat, der trivial erscheinen mag, dessen Beherzigung aber von enormer Bedeutung sein kann: Es ist wichtig, sich beim Lesen auch wirklich **auf das Lesen zu konzentrieren.** Trefft alle dafür nötigen Vorkehrungen, wie z. B. das Entfernen von potenziellen Störquellen – dazu zählt beispielsweise das Handy oder eine allzu bequeme Sitzposition. Ihr selbst kennt sicherlich unzählige Situationen, in denen man nur halbherzig zuhört oder nur körperlich anwesend ist, ohne wirklich seine gesamte Aufmerksamkeit auf die Sache zu richten, und sich hinterher fragt, was denn nun genau gesagt wurde oder passiert ist. In

Notizen

diesem Zustand lassen sich Informationen nicht sehr gut aufnehmen, geschweige denn später gewinnbringend reproduzieren. Lest daher **aufmerksam, sorgfältig und konzentriert.**

Mehrmals lesen

Wie wir bisher gesehen haben und auch in den in den folgenden Kapiteln noch sehen werden, macht es Sinn, den Text mehrmals zu lesen, wenn auch nicht unbedingt immer im Gesamten, eventuell auch einmal nur abschnittsweise und nach Bedarf.
Beschäftigt euch auch mehrmals mit euren eigenen Markierungen, Einteilungen und eventuell sogar Zusammenfassungen. Der Sinn von Markierungen liegt ja wie gesagt darin, wichtige Stellen kenntlich zu machen, um sie bei Bedarf schnell wieder finden zu können.

Arbeiten mit dem Text

Nachdem wir uns bisher mit Vorüberlegungen und den Grundlagen des Arbeitens mit Texten beschäftigt haben, wollen wir nun erörtern, wie ein Text weiter systematisch bearbeitet werden kann.

Skimming

Das **Skimming** (engl. *to skim* „abschöpfen, überfliegen"), auch **orientierendes Lesen** genannt, bezeichnet das Überfliegen von Texten. Diese Lesestrategie wird benutzt, um sich einen **groben Überblick** über die Art, den Aufbau und das Thema eines Textes zu verschaffen. Sie steht in engem Zusammenhang zu dem, was wir bereits im vorhergehenden Kapitel besprochen haben, dem Markieren und Strukturieren, weshalb euch sicherlich einiges bekannt vorkommen wird. Primäres Ziel ist hierbei nicht das umfassende, detaillierte Verständnis des Texts, sondern das **Sammeln erster Eindrücke.** Das Skimming eignet sich folglich gut, um sich erste Anhaltspunkte zu schaffen, und es kann gut mit den bisher besprochenen Techniken kombiniert werden.

TRICKKISTE Nützliche Fragen für das Skimming:
- Um welche **Textsorte** handelt es sich?
- Was ist das **Thema** des Texts? Wovon handelt der Text?
- Wie ist der Text **gestaltet?**
- Fallen mir **Schlüsselwörter** ins Auge?

Scanning

Eng verwandt mit dem Skimming ist das **Scanning** (engl. *to scan* „abtasten, durchsuchen"). Das Scanning wird auch **suchendes Lesen** genannt und bezeichnet eine Lesestrategie, die ein **gezieltes Auffinden von Textstellen mit gesuchten Informationen** und ein schnelles Herauspicken ebendieser zum Ziel hat. Auch hier ergeben sich viele Parallelen zu den bereits besprochenen Techniken und Methoden. Beispielweise sollte der Text beim Scanning zwar gezielt, aber unter Umständen mehrmals überflogen werden, um Informationen oder Schlüsselwörter aufzusuchen, die im Idealfall bereits markiert wurden. Es lässt sich leicht nachvollziehen, dass dies durch eine bereits vorher geschehene, gute und gründliche Strukturierung des Texts immens erleichtert wird. Das Scanning fordert kein tiefergehendes Leseverständnis, sondern ist für das **gezielte Beantworten von Fragen** von Bedeutung, da der Text gezielt nach inhaltlichen Aspekten und gewünschten Informationen abgesucht wird. Da im MedAT vor allem diese Fähigkeit

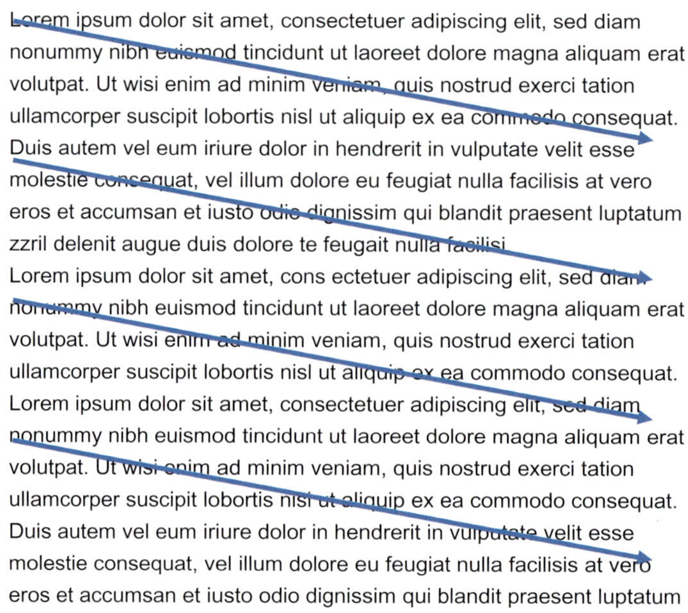

Abb. 4.2 Lesefluss beim Querlesen [P604]

gefordert ist, solltet ihr dem Scanning besondere Beachtung schenken, denn genau darum geht es: Ihr bekommt einen Text vorgelegt und sollt dazu gezielt Fragen beantworten können.

TRICKKISTE Nützliche Fragen für das Scanning:
- Kann ich mich an **Schlüsselwörter** oder **Einzelbegriffe** erinnern?
- **Welche** Information suche ich?
- **Wo** könnte die gesuchte Information stehen? In welchem **Zusammenhang** wurde sie erwähnt?
- Habe ich Wichtiges **bereits markiert?**

Querlesen

Ähnlich wie bei den beiden bereits vorgestellten Techniken ist auch beim **Querlesen** das Ziel, sich in kurzer Zeit einen möglichst umfangreichen Eindruck des Gelesenen zu verschaffen. Der Lesefluss verläuft hierbei nicht Zeile für Zeile wie beim „normalen" Lesen, sondern springt **diagonal** über die Zeilen von links oben nach rechts unten (➤ Abb. 4.2). Meist wird der Text dazu in kleinere Abschnitte unterteilt, um die Informationsaufnahme zu erhöhen, ohne dabei die Lesegeschwindigkeit allzu sehr zu senken. Auch das Querlesen ist daher gut geeignet, sich einen ersten Überblick über das Thema des Textes zu verschaffen, allerdings weniger zur detaillierten Informationsaufnahme.

Speedreading

Nachdem wir uns bisher mit dem systematischen Arbeiten am Text beschäftigt haben, soll im Folgenden eine Lesetechnik erläutert werden, die, wie der Name schon sagt, zur Steigerung der Lesegeschwindigkeit beitragen kann. Es gibt viele verschiedene Techniken, die dies zum Ziel haben, stellvertretend soll hier das klassische **Speedreading** vorgestellt werden. Das Speedreading oder Schnelllesen bezeichnet hierbei allerdings nicht nur die Fähigkeit, Sätze und Texte in möglichst kurzer Zeit zu lesen, sondern beinhaltet außerdem auch das Textverständnis. Durch eine Erhöhung der Lesegeschwindigkeit darf die Lesekompetenz, also das Verständnis des Gelesenen, **nicht gemindert** werden. Die Erhöhung der Lesegeschwindigkeit ist trainierbar. Bei einem geübten, durchschnittlichen Leser wird eine Lesegeschwindigkeit von 200 bis 400 Wörtern pro Minute (WpM) angenommen, diese Zahl kann jedoch mit viel Übung signifikant gesteigert werden. Experimente mit geübten Speedreadern haben ergeben, dass diese mit einer Geschwindigkeit von bis zu 1000 Wörter pro Minute Texte lesen (und verstehen) können. Unter den wohl bekanntesten Schnelllesern der Geschichte finden sich unter anderem die Namen mehrerer US-Präsidenten wie Jimmy Carter, Franklin D. Roosevelt und John F. Kennedy.
Aufgrund der äußerst umfangreichen Thematik wollen wir uns an dieser Stelle auf die Grundlagen des Speedreadings beschränken und ein paar nützliche Tipps zusammentragen.

Führung

Äußerst nützlich und der vielleicht beste Rat, der in diesem Zusammenhang gegeben werden kann, ist die Verwendung einer **Führungshilfe** beim Lesen. Hierfür kann vom eigenen Finger über Stifte, Zahnstocher oder Stricknadeln bis zum Bildschirm-Cursor vieles eingesetzt werden. Sinn einer Führungshilfe ist, wie der Name schon sagt, das **kontinuierliche Führen der Augen** beim Lesen, um den Lesefluss unter den Aspekten der Geschwindigkeit, aber auch der **Kontinuität** möglichst gleichmäßig halten zu können. Gerade beim Üben kann die Lesegeschwindigkeit so Schritt für Schritt gesteigert werden, ohne sich zu allzu großen und kontraproduktiven Sprüngen zwingen zu müssen. Beim Verwenden einer solchen Führung kann man sich die Fähigkeit des menschlichen Auges und Gehirns zum **peripheren Sehen** zu Nutze machen. Dies bedeutet zunächst einmal nur, dass der menschliche Sehapparat in der Lage ist, auch Dinge außerhalb des Punktes des schärfsten Sehens innerhalb des Sehfeldes (*Fovea centralis*) wahrzunehmen. Auch weit entfernte oder sich schnell bewegende Objekte und Strukturen können so gut wahrgenommen und beurteilt werden. Diese evolutionär gewachsene Anpassung kann uns an dieser Stelle gut weiterhelfen. Wenn wir also die Spitze unserer Leseführung fixieren und unsere Augen von diesem Gegenstand die Zeilen entlang leiten lassen und nicht etwa die Augenbewegungen an die Wörter anpassen, sondern sie davon lösen, so können wir die „vorbeifliegenden" Wörter mit etwas Übung trotzdem gut wahrnehmen und damit lesen. Da die Augen nun geführt werden, können wir damit unsere Lesegeschwindigkeit ganz einfach anpassen, indem wir die Geschwindigkeit der Führungshilfe variieren.

TRICKKISTE

- Verwendet eine Führungshilfe!
- Übt mit einem „sinnlosen" Text, um euch an die Führung zu gewöhnen und der Führungshilfe auch wirklich die Führung überlassen zu können. Hierzu könnt ihr zum Beispiel einfach ein Buch oder einen Text in einer Fremdsprache zur Hand nehmen und die Zeilen durchgehen, ohne sie wirklich zu lesen.
- Lasst eure Augen und euren Lesefluss tatsächlich „führen", so wie ihr euch vielleicht das eine oder andere Mal beim Tanz von eurem Partner habt führen lassen. Auch da habt ihr sicher bemerkt, wie leicht euch eine sonst eher komplexe Fähigkeit fallen kann, wenn ihr euch scheinbar mühelos führen lasst.
- Versucht, Wörter beiläufig, sozusagen **„im Vorbeifliegen"** zu erfassen.
- Steigert die Geschwindigkeit **Schritt für Schritt.**
- **Kontrolliert** gegebenenfalls eure Lesegeschwindigkeit (in Wpm) mit einer Stoppuhr.

Rücksprünge

Ein Faktor, der die Lesegeschwindigkeit definitiv zum Negativen beeinflusst, sind **Rücksprünge** im Lesefluss. Wie oft ertappen wir uns selbst dabei, zu einem gerade erst gelesenen Abschnitt, Satz oder Wort zurückzuspringen? Diese Rücksprünge kosten hochgerechnet viel Zeit und sind in den meisten Fällen **recht nutzlos,** da sie kaum zu einem besseren Textverständnis beitragen. Rücksprünge können außerdem ein Zeichen von fehlender Konzentration sein, beachtet hierzu den Punkt „Aufmerksamkeit und Konzentration" weiter oben! Wichtig ist also, wie im vorherigen Abschnitt schon besprochen, ein **konstanter Lesefluss.** Auch hier hilft die Führungshilfe: Wenn unsere Augen über den Text geführt werden, ist es wesentlich schwieriger, ständig zurückzuspringen.

TRICKKISTE Minimiert die Zahl eurer Rücksprünge durch konzentriertes Lesen und Führungshilfen!

Wortgruppen als Ganzes

Die Grundlage für das Erfassen von Wörtern als Ganzes haben wir bereits ganz am Anfang besprochen und in den darauf folgenden mit Ausführungen zu Führungshilfen und zum peripheren Sehen erweitert. Wir haben also gelernt, dass man Wörter als Ganzes erfassen kann und nicht mehr jeden Buchstaben einzeln lesen muss. Etwas schwieriger, aber ähnlich kann dies auch auf einer Ebene darüber, also auf Satzebene funktionieren. Auf dieser Ebene können **Wortgruppen,** zueinander gehörende Worte oder gar ganze Nebensätze mit etwas Übung als Ganzes erfasst werden, ohne wirklich jedes einzelne Wort genau lesen zu müssen. Es wird deutlich, dass die bisher besprochenen Kapitel ineinander greifen und aufeinander aufbauen. Auch hier kann die Führungshilfe und das „beiläufige" Erfassen von Wörtern und Wortgruppen von großem Nutzen sein. Versucht daher, diese Techniken zu verinnerlichen, anzuwenden und ineinander zu integrieren, um auch diese Fähigkeit meistern zu können!

Übung macht den Meister

Üben, üben, üben! Gerade bei den anspruchsvolleren Lesetechniken wie dem Speedreading, die auf echten Systemen basieren und systematisches Arbeiten verlangen, gibt es **keine Abkürzung** zum Erfolg. Das Üben ist ein essenzieller, wenn nicht der wichtigste Schritt auf dem Weg zum Meistern der Technik. Lasst euch nicht davon entmutigen, dass eure Lesegeschwindigkeit am Anfang wahrscheinlich sehr viel geringer sein wird, als die, die ihr mit der „normalen", gewohnten Lesetechnik gewohnt seid.

4.2.4 Therapie

Da wir uns nun ausführlich mit der Theorie und verschiedenen Techniken beschäftigt haben, wollen wir uns nun der Praxis widmen.
Hier findet ihr unter Berücksichtigung der gelernten Techniken einen Algorithmus zum Bearbeiten eines Texts im MedAT (➤ Abb. 4.3):

1. **Skimming** oder **Querlesen:** Verschafft euch zunächst einen groben Überblick über den vorliegenden Text. Dies muss schnell geschehen, lasst euch hierfür nicht allzu viel Zeit.
2. **Lesen der Aufgaben:** Lest im nächsten Schritt die Aufgaben **sorgfältig** durch, um zu verstehen, was überhaupt gefragt wird. Hierdurch könnt ihr Textstellen verschieden gewichten und beim nächsten Lesedurchgang schon gezielt nach den gefragten Informationen suchen.
3. **Lesen des Texts:** Lest nun den Text **sorgfältig und aufmerksam** durch. Wie in Schritt 2 schon angedeutet, ist es sicher von Vorteil, wenn ihr die Fragen im Hinterkopf behaltet, um so für euch wichtige Informationen und Stellen zu identifizieren.
   - **Speedreading und andere Lesestrategien:** Dies ist nun der Punkt, an dem ihr das Speedreading oder andere Lesestrategien anwenden solltet, wenn ihr euch entschieden habt, sie zu lernen. Sicherlich wird euch dies auch bei relativ kurzen Texten Zeit sparen, die ihr später zum Lösen der Aufgaben gut gebrauchen könnt. Beachtet hierbei jedoch abermals, dass die Geschwindigkeit nicht das allein Entscheidende ist! Das gute Verständnis des Gelesenen darf nicht unter der Erhöhung der Lesegeschwindigkeit leiden!
4. **Strukturierung und Markierungen:** Dieser Schritt findet sozusagen parallel zum vorhergehenden statt; strukturiert den Text und macht euch Markierungen, während ihr den Text lest. Arbeitet mit dem Text!
   - **Überschriften und Stichworte:** Legt besonderes Augenmerk auf die Struktur des Textes und überlegt euch, was wo steht und um was es in welchem Teil des Textes geht. Schafft euch sozusagen eure „Landkarte" (siehe Abschnitt „Markierungen" in ➤ 4.2.3) Dies ist wichtig, um gesuchte Informationen schnell wieder zu finden und nachzulesen.
     Hilfreich hierfür ist es, Überschriften für Abschnitte des Textes zu finden. Dies können auch nur Stichworte zu dem sein, was behandelt wurde. Auch wenn es nur ein oder zwei sind und ihr euch die Stichworte nur denkt, übergeht diesen Schritt nicht! Nehmt ihn als Schritt wahr, der systematisch abgehandelt werden muss!
   - **Schlüsselwörter:** Markiert euch Schlüsselwörter und Signalworte, die euch ins Auge fallen und vielleicht den folgenden Satz oder Abschnitt thematisch zusammenfassen. Wichtig ist dies auch,

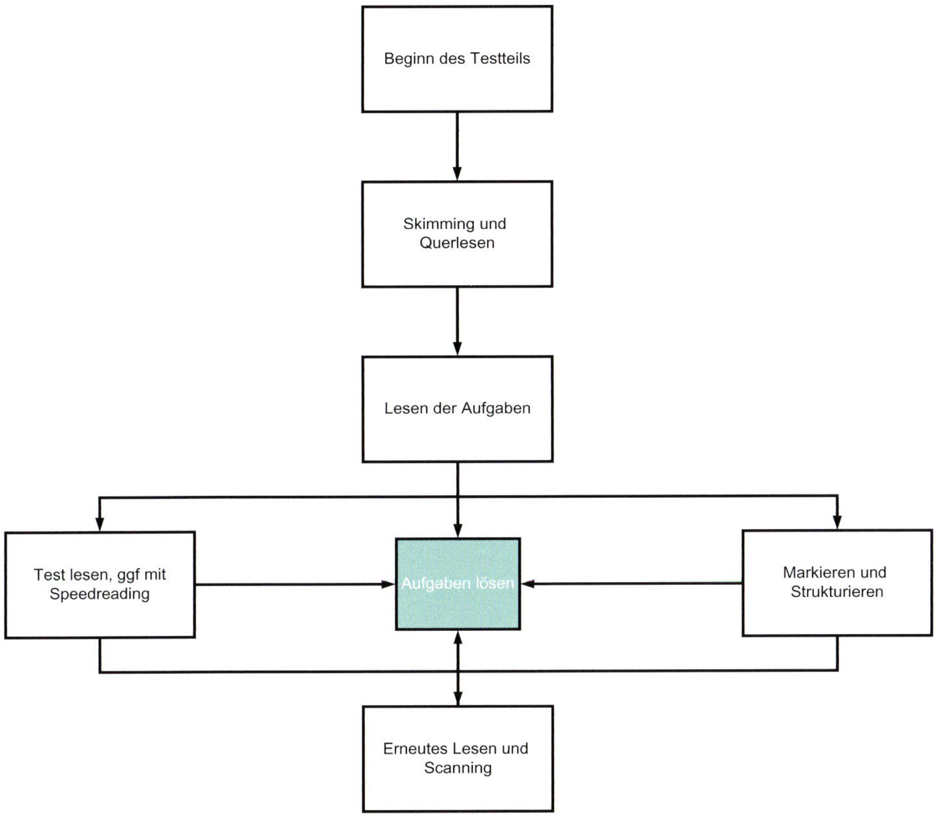

Abb. 4.3 Entscheidungsbaum Textverständnis [P605]

wenn Zusammenhänge dargestellt werden. Macht euch diese Zusammenhänge klar und stellt sicher, dass ihr sie verstanden habt. Verknüpft dieses Verständnis mit den Signalwörtern, dann könnt ihr könnt sie viel leichter wieder abrufen!

5. **Erneutes Lesen und Beantworten der Fragen:** Geht nun wieder zu den Fragen und versucht, diese zu beantworten. Wenn ihr dies nicht aus dem Stegreif könnt, springt zur entsprechenden Textstelle, um die relevanten Informationen zu finden.
   - **Scanning:** An dieser Stelle erweist sich das systematische Scanning als unverzichtbares Werkzeug. Spätestens hier solltet ihr den Sinn eurer ganzen harten Arbeit mit dem Text erkennen: All das, was ihr bisher getan habt, die Überlegungen, das Arbeiten mit dem Text, die Markierungen, die Stichworte, erleichtern euch diesen Schritt ungemein! Wenn ihr strukturiert und sauber gearbeitet habt, so wird euch das Scanning, also das suchende Lesen mit dem Ziel, die in den Fragen gesuchten Informationen im Text aufzufinden, sehr leicht fallen.
6. **Anpassen und Überarbeiten:** Solltet ihr merken, dass ihr nach dem 5. Schritt nicht ausreichend in der Lage dazu seid, die Fragen zu beantworten, schlagen wir euch 2 Dinge vor:
   - **Wiederholt die Schritte.** Geht systematisch noch einmal den Algorithmus durch und bearbeitet den Text ein zweites Mal. Dies wird weniger Zeit in Anspruch nehmen, da ihr euch schon mit dem Text befasst habt. Konzentriert euch hierbei auf Neues, geht nicht das durch, was ihr sowieso schon wisst und im vorherigen Durchgang bearbeitet habt.
   - **Überlegt euch, was ihr für die Zukunft lernen könnt.** Schritt 6 solltet ihr nicht im MedAT durchführen müssen. Es ist allerdings völlig in Ordnung und sogar wünschenswert, wenn ihr ihn beim Üben durchführt. Nur so könnt ihr eure Strategie verbessern. Überlegt euch daher genau, warum ihr die Fragen nicht direkt beantworten konntet und schreibt dies gegebenenfalls auf. Macht eine Art **Fehleranalyse** und lernt daraus. Passt danach eure Bearbeitung an, damit ihr beim nächsten Mal effizienter seid.

4.2.5 Empfehlung

Betrachten wir das bisher Gelernte und Besprochene im Rückblick, so erkennen wir, dass ein umfassendes Textverständnis eine nicht nur für den MedAT bedeutsame Fähigkeit darstellt, die gut trainierbar ist. Es wurden einige Strategien und Techniken besprochen, die das Arbeiten mit Texten erleichtern können und deren Schlüssel zur Perfektion und zur sinnvollen Anwendung das konstante und disziplinierte Üben ist. Es sei an dieser Stelle gesagt, dass es natürlich kontraproduktiv wäre, einem vergleichsweise kleineren Testteil wie dem Textverständnis unendlich viel Vorbereitungszeit zu schenken, um alle besprochenen Techniken und Fähigkeiten zu perfektionieren. Es sollte allerdings deutlich geworden sein, dass dies

Notizen

wirklich Fähigkeiten sind, die nicht nur zur Vorbereitung auf den Test dienen, sondern wirklich auch ir weiteren Verlauf des Studiums, ja sogar des Lebens von großem Nutzen sein können.
Falls ihr nach dem Lesen dieses Kapitels ähnlicher Meinung seid, ihr eure bisher gelernten Fähigkeite weiter ausbauen wollt und euch generell für einen besseren und effektiveren Umgang mit Texten begeis tern könnt, sei euch ans Herz gelegt, früh mit dem Üben anzufangen, diszipliniert am Ball zu bleiben un euch gegebenenfalls weiter und tiefer mit der Materie zu beschäftigen.

FUN FACT Sollte Euch das Thema interessieren und ihr euch mit weiteren Lesestrategien beschäftigen wollen (auch wenn sie für den MedAT nicht ganz so relevant sind), dann könnt ihr zum Beispiel folgende Methoden nachlesen:
- SQ3R-Methode von F. P. Robinson
- FLIP
- PREP
- PQRST
- MURDER-Schema von Danserau

Lernplan, Zeitmanagement und Intensität

Erinnert euch an eure Anamnese in ➢ 4.2.2. Wie geht es euch jetzt mit euren Schwächen – habt ihr si verbessern können oder habt ihr sie sogar überwunden?
Außerdem fragt ihr euch bestimmt, **mit welchen Aufgaben, wann** und **wie intensiv** ihr diesen Unterte lernen solltet.

Welche Aufgaben?

Zu Beginn könnt ihr die übrig gebliebenen Beispielaufgaben dieses Kapitels (➢ 4.3) bearbeiten. Am End des Buches findet ihr außerdem weitere Aufgaben, die zu Test-„Simulationen" zusammengefasst sinc Auch diese sind zum Üben perfekt geeignet.

Wann?

Das *Wann* erübrigt sich, wenn ihr unsere Lernpläne benutzt, da hier jegliche Lernzeit Tag für Tag durch getaktet ist. Solltet ihr euch dafür entscheiden, euren eigenen Lernplan zu nutzen, empfehlen wir euch die Übungsaufgaben immer nach dem Lernen bzw. Üben vom BMS-Teil zu bearbeiten, da das dem Ab lauf beim MedAT entspricht und sich auch in der Gewichtung niederschlägt.
Das Textverständnis ist jedoch, wie schon angedeutet, eine Fähigkeit, die sich nicht nur für den MedA als äußert nützlich erweisen kann. Wenn ihr diese also umfangreicher trainieren und üben wollt, könn ihr **nicht früh genug** damit anfangen. Dies gilt in besonderem Maße für Lesestratgien, wie das Speedrea ding, die einige Zeit brauchen, bis ihr sie sicher beherrscht und damit Erfolge erzielen könnt. Eine sinn volle Möglichkeit wäre zum Beispiel, Übungen zu Lesestrategien und zum Arbeiten mit Texten nicht nu beim Lernen für den MedAT umzusetzen, sondern auch in **alltägliche** Lesearbeiten zu integrieren. Syste matisiert euer Lesen nach den hier im Kapitel besprochenen Strategien! Ihr könnt euch beispielsweis beim Zeitunglesen, wenn ihr ein gutes Buch lest oder beim Lesen eines Artikels in einer Zeitschrift an da hier Gelernte erinnern und versuchen, das anzuwenden. Dies ist außerdem eine ideale Möglichkeit, euc mit unterschiedlichen Textsorten vertraut zu machen und ein **Gespür** für Texte und das Arbeiten mi ihnen zu bekommen, generell dafür, mit dem Textverständnis zu experimentieren!
Betrachtet das Ganze daher eher als ein **„Nebenher"** und beschäftigt euch jeden Tag ein wenig dami anstatt zu versuchen und zu erwarten, eine Fähigkeit, die zur Entwicklung mitunter lange Zeit benötig in 1 bis 2 Tagen zu perfektionieren.

TRICKKISTE Nutzt das alltägliche Lesen, um das Textverständnis so früh wie möglich und vor allem kontinuierlich zu üben!
Stellt euch beispielweise folgende Fragen, wenn ihr im Alltag lest:
- Um welche Textsorte handelt es sich?
- An wieviel des Gelesenen erinnere ich mich, wenn ich den Text nur überflogen habe? An wieviel, wenn ich ihn nochmals gelesen habe? Wie sieht es aus, wenn ich Speedreading betrieben habe?
- Finde ich Stellen im Text leicht wieder? Falls nein, was würde mir dabei helfen?
- Gibt es Signalworte für bestimmte Abschnitte des Texts?
- Bin ich konzentriert?

Wie intensiv sollt ihr lernen?

Da ihr alle individuelle Stärken und Schwächen habt, geben wir keine genauen Zeiten an, wie viele Stun den ihr lernen sollt. Wichtig ist nur, dass ihr am Ball bleiben müsst, da sich dieser Untertest zwar müh sam und mit viel Energie, jedoch erfolgreich trainieren lässt. Gerade bei diesem Untertest ist Diszipli und vor allem Durchhaltevermögen unerlässlich, da es sich hier um eine Fähigkeit handelt, die sich lang sam aber stetig entwickeln muss und deshalb auch so trainiert werden muss.

TRICKKISTE Zu guter Letzt noch ein Rat, der vielleicht banal klingen mag, aber trotz alledem auf lange Sicht der vielleicht wichtigste und durchaus ernst gemeint ist: **Lest mehr!**
Lesen bildet, nicht nur inhaltlich, denn je mehr ihr lest, desto mehr trainiert ihr ganz automatisch eure Fähigkeiten, Texte schnell zu erfassen, zu verstehen und euch die darin enthaltenen Informationen zu merken.

4.3 Beispielaufgaben

Nachdem wir uns nun lange und ausführlich mit der Theorie und den verschiedenen Ansätzen zur Lösung der im Textverständnis-Teil gestellten Aufgaben auseinandergesetzt haben, wollen wir uns nun der Praxis widmen. Auf den folgenden Seiten findet ihr einige Beispieltexte und dazugehörige Aufgaben. Versucht nun als letzten Schritt und als Fortsetzung der Bestandsaufnahme im Status prasens (➤ 4.2.1), eure **Bearbeitungszeit zu optimieren,** indem ihr das in diesem Kapitel Gelernte anwendet. Tut dies Schritt für Schritt und habt keine Angst davor, selbst kreativ zu werden und eigene Lösungsansätze und Strategien zu entwickeln, die euch zusagen oder sogar besser liegen.

4.3.1 Aufgaben

Text 1: Biomembranen und Membrantransporte

Membranen sind nicht für alle Stoffe durchlässig und stellen damit ein Hindernis für den freien Stofftransport dar. Sie sind aus einer Lipiddoppelschicht aufgebaut, wobei die hydrophoben Fettsäurereste zur Membranmitte hin zeigen und die hydrophilen Fettsäurereste zur Außenseite der Membran gerichtet sind. Innerhalb der Lipiddoppelschicht befinden sich Membranproteine, die u. a. als Ionenkanäle dienen. Benötigt ein Transportprozess über die Membran keine Energie, so wird er als passiver Transportbezeichnet. Im Gegensatz dazu verbraucht der aktive Transport Energie in Form von ATP. Passiver Transport durch Membranen erfolgt über Poren, Kanäle und Carrier. Dabei verläuft der Transport energetisch „bergab" entlang eines elektrochemischen Gradienten. Poren sind immer geöffnet, Kanäle werden durch Spannungsänderung oder Liganden gesteuert und Carrier erfahren substratabhängig eine Konformationsänderung. Die Diffusion ist der einfachste passive Transport, wobei die Nettobewegung von der sog. Brown'schen Molekularbewegung angetrieben wird. Am Ort mit der höheren Konzentration stoßen die Teilchen häufig gegeneinander, d. h., sie werden eher auf die Seite mit der geringeren Teilchenkonzentration wandern als umgekehrt. Die zeitliche Transportrate wird durch das Fick'sche Diffusionsgesetz beschrieben. Nach Fick ist die transportierte Stoffmenge J direkt proportional zur Diffusionsfläche A und zur Konzentrationsdifferenz Δc. Der Diffusionsfluss ist umgekehrt proportional zur Membrandicke d: Je dicker die Membran, desto geringer die diffundierte Teilchenmenge. D ist dabei der Diffusionskoeffizient, dessen Zahlenwert abhängig von der diffundierenden Substanz, dem Lösungsmittel und der Temperatur variiert. Die Grundlage für die erleichterte Diffusion bilden sog. Carrier (Uniport), die Stoffe entlang eines Konzentrationsgradienten transportieren. Bindet ein Substrat, führt dies zu einer Konformationsänderung des Transporters und damit zum „Umklappen" einiger Segmente. Das Substrat wird zur anderen Membranseite transportiert und schließlich abgegeben. Der Transporter nimmt wieder seine Grundposition ein und ist bereit für das nächste Stoffteilchen. Die Flussrate ist abhängig von der Carrieranzahl sowie von der Substratkonzentration und unterliegt der Michaelis-Menten-Kinetik (sättigbar). Ändert sich der Konzentrationsgradient, kann ein Carrier prinzipiell auch in die andere Richtung transportieren. Damit Stoffe auch gegen einen elektrischen Gradienten oder einen Konzentrationsgradienten durch Membranen wandern können, muss aktiv Energie aufgewendet werden. Primär aktive Transporter arbeiten unter ATP-Verbrauch und mittels einer ATPase. Die bei der ATP-Spaltung gewonnene Energie wird direkt in die Pumpleistung gesteckt. Wichtigster Vertreter ist die Na^+-K^+-ATPase, die ubiquitär vorkommt. Sie besteht aus zwei D- und zwei E-Untereinheiten. Die D-Untereinheit wird phosphoryliert und bildet den Transportkanal für die Kationen. Unter sekundär aktivem Transport versteht man einen Transportprozess, bei dem ATP nicht direkt verbraucht, sondern ein unter Energieverbrauch aufgebauter Konzentrationsgradient ausgenutzt wird.

aus: Hamsch, BASICS Physiologie. Elsevier, München 2009, S. 4 f.

Aufgabe 1

Welche der folgenden Aussagen lassen sich aus dem Inhalt dieses Textes ableiten?

1. Damit Membranproteine, die u.a. als Ionenkanäle dienen, funktionieren können, sind die hydrophoben Fettsäurereste in Membranen nach innen gerichtet.
2. Nach dem Fick'schen Diffusionsgesetz werden mit steigender Diffusionsfläche mehr Teilchen diffundieren.
3. Uniports verbrauchen substratabhängig Energie, weshalb sie auch Carrier genannt werden.
4. Laut der Michaelis-Menten-Kinetik hat die Anzahl der aktiven Carrier kaum Einfluss auf die Flussrate, da diese sättigbar ist.

(A) 3. ist richtig.
(B) 1., 2. und 3. sind richtig.
(C) Alle sind richtig.
(D) Nur 2. ist richtig.
(E) 2. und 4. sind richtig.

Aufgabe 2

Welche der folgenden Aussagen lassen sich aus dem Inhalt dieses Textes ableiten?

1. Am Ort der höheren Konzentration stoßen Teilchen aufgrund der höheren Brown'schen Molekularbewegung öfter zusammen.
2. Die Diffusion verbraucht Energie, da sie von der Brown'schen Molekularbewegung angetrieben wird.
3. Die phosphorylierten D-Untereinheiten der ubiquitär vorkommenden Na^+-K^+-ATPase bilden einen Transportkanal für Kationen.

(A) 1. ist richtig.
(B) 2. ist richtig.
(C) 3. ist richtig.
(D) 2. und 3. sind richtig.
(E) 1. und 3. sind richtig.

Aufgabe 3

Welche der folgenden Aussagen lassen sich aus dem Inhalt dieses Textes ableiten?

1. Der sekundär aktive Transport erfolgt energetisch „bergab", da ein elektrochemischer Gradient ausgenutzt wird.
2. Bei einer Änderung des Konzentrationsgradienten kann ein Carrier auch in die umgekehrte Richtung transportieren.
3. Membranproteine können Ionenkanäle bilden.

(A) 2. ist richtig.
(B) 1. ist richtig.
(C) Alle sind richtig.
(D) 2. und 3. sind richtig.
(E) 3. ist richtig.

Text 2: Elektrische und chemische Synapsen

Eine Synapse dient der Informationsübertragung von einer Zelle auf eine benachbarte. Prinzipiell findet man zwei Synapsentypen: elektrische und chemische Synapsen. Elektrische Synapsen (Gap junctions) sind Zytosol-Zytosol-Verbindungen von Zellen, die einen direkten interzellulären Stofftransport ermöglichen. Glatte Muskulatur, Myokard, Hepatozyten und auch Gliazellen nutzen diese schnelle Form der Erregungsübertragung. Zwei benachbarte Zellen bilden jeweils ein sog. Connexon. Zwei Connexone stehen sich gegenüber und formen somit die Gap junction. Ein Connexon besteht aus 6 Untereinheiten, den sog. Connexinen, die eine zentrale Pore umschließen. Moleküle bis etwa 1000 Da können ungehindert durch die Pore gelangen. Erregungen werden in Form von Ionen (z. B. Na^+-Ionen) von einer Zelle auf eine benachbarte übertragen. Erhöhung der intrazellulären $Ca2^+$-Konzentration, pH-Wert-Erniedrigung und Absenkung des Membranpotentials senken die Leitfähigkeit der Gap junctions. Die chemische Synapse nutzt Transmitter für die Signalübertragung. Die Präsynapse speichert Transmitter in Vesikeln und entlässt diese bei einem über die Axonterminale ankommenden AP in den synaptischen Spalt (10–50 nm Breite). Jeder Vesikel enthält eine relativ konstante Anzahl von Transmittermolekülen. Die Anzahl der in den synaptischen Spalt ausgeschütteten Transmitter wird dabei in Quanten unterteilt (ein Acetylcholin-Quantum entspricht z.B. ca. 1000 Molekülen). Für die Diffusion durch den Spalt benötigen die Transmitter etwa 1 ms. An der Postsynapse binden sie an spezifische Rezeptoren und lösen durch die Liganden-Rezeptor-Bindung eine Reaktion aus, meist in Form von einer Veränderung der Ionenleitfähigkeiten. Die Wirkung ist in Abhängigkeit vom jeweiligen Rezeptor exzitatorisch (= erregend) oder inhibitorisch (= hemmend). Synapsen enthalten oft mehrere verschiedene Transmittertypen. Auch innerhalb eines Vesikels können verschiedene Transmitter vorkommen. Umgekehrt kann ein Transmittertyp an unterschiedliche Rezeptoren binden.

aus: Hamsch, BASICS Physiologie. Elsevier, München 2009, S. 8.

Aufgabe 4
Welche der folgenden Aussagen lassen sich aus dem Inhalt dieses Textes ableiten?
1. Bei der chemischen Synapse kann durch den Transmitter die Ionenleitfähigkeit an der Postsynapse verändert werden.
2. An einer chemischen Synapse können verschiedene Transmitter wirken.
3. Elektrische Synapsen sind direkte Verbindungen zwischen zwei Zellen und ermöglichen durch die Connexone eine schnelle Erregungsübertragung.

(A) 3. ist richtig.
(B) 1. und 3. sind richtig.
(C) 1. und 2. sind richtig.
(D) 2. und 3. sind richtig.
(E) Alle sind richtig.

Aufgabe 5
Welche der folgenden Aussagen lassen sich aus dem Inhalt dieses Textes ableiten?
1. Bei einer Senkung des Membranpotenzials können mehr Ionen durch die Gap junctions übertragen werden, da deren Leitfähigkeit durch den dadurch sinkenden Widerstand steigt.
2. Bei der chemischen Synapse ist die Präsynapse 10–50 nm von der Postsynapse entfernt.
3. In Abhängigkeit vom Transmitter kann die Wirkung durch einen Rezeptor an der Postsynapse exzitatorisch (= erregend) oder inhibitorisch (= hemmend) sein.
4. Ein Vesikel einer chemischen Synapse kann mehrere Typen von Transmitter beinhalten, die alle jeweils an unterschiedliche Rezeptoren binden können.

(A) 1. und 3. sind richtig.
(B) 2., 3. und 4. sind richtig.
(C) 1., 3. und 4. sind richtig.
(D) Alle sind richtig.
(E) 2. und 4. sind richtig.

Aufgabe 6
Welche der folgenden Aussagen lassen sich aus dem Inhalt dieses Textes ableiten?
1. 6 Connexine, die ein Connexon bilden und eine zentrale Pore umschließen, ermöglichen eine direkte interzelluläre Verbindung zwischen zwei Zellen.
2. Über elektrische Synapsen können Stoffe ausgetauscht werden.
3. Die Geschwindigkeit der Diffusion im synaptischen Spalt ist abhängig von der Breite des synaptischen Spalts.

(A) 1. und 3. sind richtig.
(B) Alle sind richtig.
(C) 2. und 3. sind richtig.
(D) 1. und 2. sind richtig.
(E) 1. ist richtig.

Text 3: Blut und seine Bestandteile

Der Mensch besitzt etwa 4–6 Liter Blut, was etwa 6–8 % des Körpergewichts entspricht. Blut besteht zum einen aus dem korpuskulären Anteil (Erythro-, Leuko- und Thrombozyten; 42 %) sowie aus dem Blutplasma, einer eiweiß- und elektrolythaltigen Flüssigkeit (58 %). Blutplasma, das kein Fibrin mehr enthält und somit ungerinnbar ist, nennt man Serum. Die zellulären Bestandteile des Blutes bezeichnet man auch als Hämatokrit. Er wird in Prozent angegeben (Frauen 36–45 %, Männer 42–50 %). 99 % der Blutzellen sind Erythrozyten, so dass der Hämatokrit eigentlich dem Erythrozytenanteil im Blut entspricht. Erythrozyten sind kernlos, enthalten keine Mitochondrien und decken ihren Energiebedarf über anaerobe Glykolyse. Sie werden im Knochenmark gebildet, wo sich die noch kernhaltigen Vorstufen der Erythrozyten in etwa fünf Tagen entwickeln und schließlich als Retikulozyten an das Blut abgegeben werden. Die Vorstufen unterscheiden sich hauptsächlich in ihrem Gehalt an Nukleinsäuren. Aus den Retikulozyten entstehen dann nach 1–2 Tagen durch den Verlust der RNA die kernlosen Erythrozyten. Die Bildung der Erythrozyten wird durch das Hormon Erythropoetin stimuliert, das bei O_2-Mangel (Hypoxie) von der Nierenrinde ausgeschüttet wird. In einem Mikroliter Blut befinden sich etwa 5 Millionen Erythrozyten, wobei 90 % des Trockengewichts auf das Hämoglobin entfallen. Hämoglobin ist der rote Blutfarbstoff und besteht aus vier Polypeptidketten mit je einer Farbstoffkomponente. Die Hämgruppe transportiert den Sauerstoff im Blut. Bei intakter Erythrozytenmembran herrscht im Erythrozyten der gleiche osmotische Druck wie im Blutplasma. Legt man einen Erythrozyten in eine hypotone Lösung (teilchenärmer als das Plasma), so strömt aufgrund des osmotischen Druckgradienten Wasser in den Erythrozyten hinein. Er nimmt dann eine Kugelform an (Sphärozyt) und kann sogar platzen, wenn der osmotische Druckunterschied zu groß wird. Diese osmotische Hämolyse sollte bei gesunden Erythrozyten erst in einer 0,5%igen NaCl-Lösung erfolgen (Plasma hat 0,9 % NaCl). Bei der sog. Kugelzellanämie ist die osmotische Resistenz der Erythrozyten schlechter, die Zellen hämolysieren schon bei höheren Konzentrationen. Im Gegensatz dazu führt eine zu hypertone Lösung zu einem Wasserausstrom aus den Erythrozyten. Die Zellen schrumpfen und nehmen die sog. Stechapfelform an.

aus: Hamsch, BASICS Physiologie. Elsevier, München 2009, S. 16.

Aufgabe 7

Welche der folgenden Aussagen lassen sich aus dem Inhalt dieses Textes ableiten?

1. Die Hämgruppe besteht aus vier Polypeptidketten mit je einer Farbstoffkomponente, die den Sauerstoff im Blut transportiert.
2. Legt man einen Erythrozyten in einer hypotone Lösung, so strömt Wasser aus dem Erythroyzten heraus, da die Lösung teilchenärmer ist als das Plasma und sich so ein nach außen gerichteten Druckgradient bildet.
3. Erythrozyten entstehen aus Retikulozyten und enthalten keine Mitochondrien.
4. Der Hämatokrit entspricht dem Anteil der Erythrozten im Blut.

(A) 3. und 4. sind richtig.
(B) 1., 3. und 4. sind richtig.
(C) 2., 3. und 4. sind richtig.
(D) Alle sind richtig.
(E) 4. ist richtig.

Aufgabe 8

Welche der folgenden Aussagen lassen sich aus dem Inhalt dieses Textes ableiten?

1. Erythropoetin wird bei Hypoxie von den Erythrozyten ausgeschüttet.
2. Sphärozyten entstehen aufgrund eines osmotischen Druckgradienten.
3. Der Anteil an zellulären Bestandteile im Blut ist bei Frauen höher als bei Männern.
4. Die Vorstufen der Erythrozyten unterscheiden sich in ihrem Gehalt an Nukleinsäuren, so verliert ein Retikulozyt DNA, bevor er zum kernlosen Erythrozyten wird.

(A) 1. und 2. sind richtig.
(B) 2. ist richtig.
(C) Alle sind richtig.
(D) 2. und 3. sind richtig.
(E) 2. und 4. sind richtig.

Aufgabe 9

Welche der folgenden Aussagen lassen sich aus dem Inhalt dieses Textes ableiten?

1. Die zur Deckung des Energiebedarfs benötigte anaerobe Glykolyse in Erythrozyten findet in den Mitochondrien statt.
2. Im Gegensatz zur Umgebung einer 0,5%igen NaCl-Lösung findet in einer 0,9%igen NaCl-Lösung aufgrund des osmotischen Druckgradienten eine osmotische Hämolyse der Erythrozyten statt, da die Lösung damit hyperton ist.
3. Ein Milliliter Blut beinhaltet etwa 5 Millionen Erythrozyten.

(A) Alle sind richtig.
(B) 1. und 3. sind richtig.
(C) Keine ist richtig.
(D) 2. und 3. sind richtig.
(E) 3. ist richtig.

Text 4: Herztätigkeit

Bei der Herzaktion unterscheidet man vier Phasen: Anspannungsphase: Alle Herzklappen sind geschlossen. Die Kammer kontrahiert isovolumetrisch und der interventrikuläre Druck steigt an. Sobald der Druck in der Kammer den der Aorta übersteigt (> 80 mmHg), öffnen die Taschenklappen und das Herz befindet sich in der Austreibungsphase. Austreibungsphase: Die Taschenklappen sind geöffnet. Die Ventrikel kontrahieren weiterhin, das Blut wird aus den Kammern in die nachfolgenden Gefäße gedrückt (Aorta und V. pulmonalis). In der Aorta steigt der Blutdruck auf ca. 120 mmHg. Entspannungsphase: Alle Herzklappen sind geschlossen. Der Ventrikel dilatiert, der Druck der Kammer sinkt. Sobald der Druck in der Kammer unter dem des Vorhofs liegt, öffnen sich die Segelklappen und das Herz befindet sich in der Füllungsphase. Füllungsphase: Die Segelklappen sind geöffnet. Blut fließt aufgrund des Druckgradienten aus den Vorhöfen in die Kammern. Zum Ende der Füllungsphase kommt es zur Vorhofkontraktion, wodurch das restliche Blutvolumen aus dem Vorhof in die Kammer gepresst wird. Anspannungs- und Austreibungsphase = Systole Entspannungs- und Füllungsphase = Diastole. Das Schlagvolumen des Ventrikels beträgt etwa 70 ml. Dies entspricht der Hälfte des Blutvolumens, das sich nach der Füllungsphase in der Kammer befindet (Hälfte des enddiastolischen Füllungsvolumens). Die Ejektionsfraktion hat somit einen Wert von 0,5. Das Herzzeitvolumen errechnet man, indem man das Schlagvolumen mit der Herzfrequenz multipliziert (etwa 3,6 l/min; unter Höchstleistungen bis zu 30 l/min!). Adolf Fick (1829-1901) entwickelte eine Methode zur Bestimmung des Herzzeitvolumens (HZV). Er nutzte aus, dass die verbrauchte Sauerstoffmenge proportional zur geförderten Blutmenge des Herzens ist. Also kann man nach dem Fick'schen Prinzip den Sauerstoffverbrauch pro Minute durch die arteriovenöse Sauerstoffdifferenz (avDO2) dividieren, um das Herzzeitvolumen zu erhalten. Heutzutage wird jedoch meistens die Thermodilutionsmethode angewendet. Dabei wird eine Lösung, die kälter als Blut ist, in den rechten Vorhof injiziert. Beim Durchfluss durch die rechte Kammer erfolgt eine Mischung mit dem Blut und somit eine Abkühlung des Blutes. Je geringer der Abkühlungseffekt, desto größer war das Herzzeitvolumen.

aus: Hamsch, BASICS Physiologie. Elsevier, München 2009, S. 24.

Aufgabe 10

Welche der folgenden Aussagen lassen sich aus dem Inhalt dieses Textes ableiten?

1. Das enddiastolische Füllungsvolumen beträgt etwa 140 ml.
2. Bei der Thermodilutionsmethode zur Bestimmung des Herzzeitvolumens ist von entscheidender Bedeutung, wie schnell sich die in den rechten Vorhof injizierte Lösung erwärmt.
3. Die Diastole besteht aus Anspannungs- und Füllungsphase.

(A) 1. und 2. sind richtig.
(B) 1. und 3. sind richtig.
(C) 2. und 3. sind richtig.
(D) 1. ist richtig.
(E) Keine ist richtig.

Aufgabe 11

Welche der folgenden Aussagen lassen sich aus dem Inhalt dieses Textes ableiten?

1. Die V. pulmonalis ist, wie der Name schon sagt, eine Vene und damit ein Gefäß, das zum Herzen hinführt.
2. In der Austreibungsphase sind die Segelklappen des Herzens geöffnet, damit das Blut in die nachfolgenden Gefäße strömen kann.
3. Nach dem Öffnen der Taschenklappen befindet sich das Herz in der Füllungsphase.
4. Die arteriovenöse Sauerstoffdifferenz ist ein Parameter, der zur Berechnung des HZV herangezogen werden kann.

(A) 2. und 3. sind richtig.
(B) 1., 2. und 3. sind richtig.
(C) Alle sind richtig.
(D) 2. und 4. sind richtig.
(E) 4. ist richtig.

Aufgabe 12

Welche der folgenden Aussagen lassen sich aus dem Inhalt dieses Textes ableiten?

1. Bei der Herztätigkeit folgt die Austreibungs- auf die Anspannungsphase.
2. Das Blutvolumen, das vom Herzen bei jedem Schlag ausgeworfen wird, entspricht ungefähr der Hälfte des enddiastolischen Füllungsvolumens.
3. Adolf Fick, der im 18. Jhd. geboren wurde, entwickelte eine Methode zur Bestimmung des Herzzeitvolumens.
4. Aufgrund eines entstehenden Druckgradienten fließt das Blut in der Füllungsphase des Herzens von den Vorhöfen in die Herzkammern.

(A) Alle sind richtig.
(B) 1., 2. und 3. sind richtig.
(C) 1., 2. und 4. sind richtig.
(D) 1. und 4. sind richtig.
(E) 1., 3. und 4. sind richtig.

Notizen

4.3.2 Lösungen

1 D; 2 C; 3 D; 4 E; 5 E; 6 D; 7 A; 8 B; 9 C; 10 D; 11 E; 12 C

Teil III Kognitive Fähigkeiten und Fertigkeiten

20-Tage-Lernplan		
Tag	**Thema**	**Übung**
Stichwort bzw. Testteil	Dieses Thema solltest du lernen/bearbeiten	Im Lernskript oder auf get-to-med
Tag 2 Figuren zusammensetzen	• Einlesen in die Thematik & Bearbeitungsstrategien • Übungen zu Figuren	Im Lernskript
Tag 3 Gedächtnis & Merkfähigkeit	• Einlesen in die Thematik & Bearbeitungsstrategien • Übungen zu Gedächtnis und Merkfähigkeit	Im Lernskript
Tag 4 Zahlenfolgen	• Einlesen in die Thematik & Bearbeitungsstrategien • Übungen zu Zahlenfolgen	Im Lernskript
Tag 5 Wortflüssigkeit	• Einlesen in die Thematik & Bearbeitungsstrategien • Übungen zu Wortflüssigkeit	Im Lernskript
Tag 6 Implikationen erkennen	• Einlesen in die Thematik & Bearbeitungsstrategien • Übungen zu Implikationen erkennen	Im Lernskript
Tag 7 Simulation (KFF) & Textverständnis	• Figuren zusammensetzen *9:00 – 9:20 Uhr* • Gedächtnis & Merkfähigkeit A *9:20 – 9:28 Uhr* • Zahlenfolgen *9:28 – 9:43 Uhr* • Wortflüssigkeit *9:43 – 10:03 Uhr* • Gedächtnis & Merkfähigkeit B *10:03 – 10:18 Uhr* • Implikationen erkennen *10:18 – 10:28 Uhr* • Textverständnis üben *ab 12:00 Uhr*	Im Lernskript (Abschnitt V *Testsimulationen*)

KAPITEL

5 Einleitung

Deniz Tafrali

Viele sind hartnäckig in Bezug auf den einmal eingeschlagenen Weg, wenige in Bezug auf das Ziel.

Friedrich Nietzsche

Wir werden in diesem Kapitel zunächst einmal mit allgemeinen Informationen zu den kognitiven Fähigkeiten und Fertigkeiten (➤ 5.1) beginnen. Danach beleuchten wir den Hintergrund für die Prüfung dieses Testteils (➤ 5.2, ➤ 5.3 und ➤ 5.4), bevor wir dann intensiv auf die einzelnen Untertests der KFF eingehen (➤ Kap. 6, 7, 8, 9 und 10).

5.1 Allgemeines

Die Testung der **kognitiven Fähigkeiten und Fertigkeiten (KFF)** soll bestimmte, für das erfolgreiche Absolvieren eines Medizinstudiums relevante, mentale Kompetenzen überprüfen. In ➤ Tab. 5.1 seht ihr die verschiedenen *Bezeichnungen der Untertests,* die *Anzahl der Aufgaben* und die *Zeit* pro Untertest sowie den *Prozentsatz* der Punkte jedes Untertests in Bezug auf den Gesamtwert (➤ 3.1.1).
Die Untertests werden beim MedAT nacheinander und genau in dieser Reihenfolge abgeprüft.

Tab. 5.1 Wichtige Informationen zu den Untertests des Testteils „Kognitive Fähigkeiten und Fertigkeiten"

Testteil	Untertest	Aufgabenzahl	Zeit	Prozentsatz
Kognitive Fähigkeiten und Fertigkeiten (KFF)	Figuren zusammensetzen	15	20 min	8 %
	Gedächtnis und Merkfähigkeit – Lernphase	8 Allergieausweise	8 min	-
	Zahlenfolgen	10	15 min	5,3 %
	Wortflüssigkeit	15	20 min	8 %
	Gedächtnis und Merkfähigkeit – Abrufphase	25	15 min	13,3 %
	Implikationen erkennen	10	10 min	5,3 %

5.2 Kognition

Der Begriff der *Kognition* wird in wissenschaftlichen Fachkreisen nicht einheitlich verwendet. Daher ist es an dieser Stelle nicht sinnvoll, diesen Sachverhalt tiefgreifend zu ergründen. Wir konzentrieren uns stattdessen lieber auf die für uns wichtigen Punkte, die da wären: die **Definition der Kognition,** die für die KFF **relevanten, kognitiven Fähigkeiten** und den **Zusammenhang dieser Fähigkeiten mit den entsprechenden Untertests.**

DEFINITIONEN & INFORMATIONEN Als **Kognition** bezeichnet man gemeinhin die Umgestaltung von Informationen durch ein verhaltenssteuerndes System, also eine sogenannte Intelligenz.

Das ist erst einmal sehr allgemein gehalten. Setzen wir aber an die Stelle des „verhaltenssteuernden Systems" bzw. der „Intelligenz" das „Zentralnervensystem des Menschen", kann man mit dieser Definition schon ein wenig mehr anfangen. Formuliert man darüber hinaus „die Umgestaltung von Informationen" zu „die Gesamtheit der Denk- und Wahrnehmungsprozesse mit den Resultaten aus diesen Prozessen" um, wird der Begriff noch viel klarer. Jetzt können wir als Kognition für unsere Zwecke bzw. im engeren Sinn folgende Definition verwenden:

Notizen

DEFINITIONEN & INFORMATIONEN Als **Kognition im engeren Sinn** bezeichnen wir die Gesamtheit der Denk- und Wahrnehmungsprozesse mit den Resultaten aus diesen Prozessen (wie Wissen, Überzeugungen, Erwartungen etc.), die im Zentralnervensystem des Menschen verwaltet werden.

Vor dem Hintergrund dieser Definition können wir nun beginnen, uns mit den *kognitiven Fähigkeiten und Fertigkeiten* zu beschäftigen, die man im Rahmen des MedAT benötigt. Wir gehen dieses Thema im Folgenden ganz zielgerichtet und stets bezugnehmend auf die KFF an.

5.3 Relevante Fähigkeiten für die KFF

Will man wissen, welche kognitiven Fähigkeiten für den MedAT von Bedeutung sind, muss man sich erst einmal fragen, welchen **Sinn** das Abprüfen von solchen Kompetenzen für eine Aufnahmeprüfung zum Medizinstudium überhaupt hat.

DEFINITIONEN & INFORMATIONEN Das Abprüfen der KFF dient dem Zweck, bestimmte, für eine erfolgreiche **Absolvierung des Medizinstudiums** notwendige Eigenschaften von Testteilnehmern zu erheben.

Mit der Überprüfung solcher Fähigkeiten wird hingegen **nicht** gemessen, wie gut Testteilnehmer für den **Beruf des Arztes** geeignet sind – für diese Fragestellung hat der Testteil KFF wenig bis keine Aussagekraft.

Es handelt sich also bei der Prüfung der KFF, eigentlich beim gesamten MedAT, um einen sogenannten **Studierfähigkeitstest.**
Es bietet sich deshalb an diesem Punkt zunächst einmal an, sich die Frage zu stellen, welche kognitiven Fähigkeiten man **im Medizinstudium** überhaupt benötigt. Um diese Frage beantworten zu können, müssen wir aber erst einmal herausfinden, welche Fächer hier überhaupt gelehrt werden.

Kognitive Fähigkeiten im Allgemeinen

Aufgrund dessen zählen wir an dieser Stelle Definitionen bestimmter kognitiver Fähigkeiten auf, damit wir wissen, wovon wir reden.

DEFINITIONEN & INFORMATIONEN Das **räumliche Vorstellungsvermögen** ist die Fähigkeit, zwei- und dreidimensionale Figuren mental zu verändern.
Als **Merkfähigkeit** bzw. **Gedächtnisleistung** bezeichnet man die Fähigkeit, Informationen bei Bedarf zu codieren, speichern und abzurufen.
Mit dem Begriff der **Mustererkennung** bezeichnet man in den Kognitionswissenschaften einen Prozess, bei dem durch einen Reiz (Stimulus) Informationen aus dem Gedächtnis abgerufen werden (Eysenck und Keane 2003), die miteinander verknüpft sind.
Das **assoziative Denken** beschreibt die mentale Verbindung zwischen Begriffen, Ereignissen oder mentalen Zuständen, die für gewöhnlich auf Erfahrungen beruht.
Das **logische Denken** bzw. **Schlussfolgern** ist die Fähigkeit, aus gegebenen Informationen folgerichtige Schlüsse zu ziehen.
Mit dem **kategorialen Denken** werden Ideen und Objekte erkannt, differenziert und verstanden, indem man sie zu bestimmten Zwecken in Kategorien gruppiert.
Die **Rechenfähigkeit** bezeichnet die Befähigung, eine oder mehrere Eingaben mit variablen Änderungen in ein oder mehrere Ergebnisse umzuwandeln. Sie steht in enger Beziehung zum logischen Denken.
Die **lexikalische Semantik** ist die Lehre von der Bedeutung von Begriffen und der inneren Strukturierung des Wortschatzes.

AUFGEPASST! Der Sinnhaftigkeit halber werden wir in den nachfolgenden Kapiteln die relevanten kognitiven Fähigkeiten bewusst spezifisch halten und allgemeinere mentale Fähigkeiten, wie z. B. Lesen, Schreiben und Lernen, als gegeben hinnehmen.
Außerdem werden wir an bestimmten Stellen nicht zielführende Fähigkeiten, trotz ihrer Spezifität für bestimmte Themen (z. B. praktisch-manuelle Fähigkeiten im Seziersaal oder bei Operationen), auslassen, weil sie beim MedAT nicht geprüft werden – die in diesem Kapitel genannten und von Medizinstudenten benötigten Fähigkeiten sind also nicht vollständig.

Kognitive Fähigkeiten im Speziellen

Das Medizinstudium besteht aus dem vorklinischen (erste zwei Jahre) und dem klinischen Abschnitt (nächste drei Jahre) sowie dem letzten, (klinisch-)praktischen Jahr.
In den jeweils zuzuordnenden Lehrinhalten sind unterschiedliche kognitive Fähigkeiten gefordert.

Vorklinik

Die wichtigsten Lehrinhalte der Vorklinik sind die **Anatomie, Histologie,** die **naturwissenschaftlichen Grundlagenfächer** und die **Physiologie.**

Eines der größten Fächer der Vorklinik ist die **Anatomie,** also die (makroskopische) Lehre des Körpers.

FUN FACT Das Wort „Anatomie" kommt aus dem Altgriechischen, wobei *aná* für „auf" und *tomé* für „Schnitt" steht.

Für die **Anatomie** braucht man bezugnehmend auf die KFF (neben ordentlich Sitzfleisch) hauptsächlich drei kognitive Fähigkeiten: **räumliches Vorstellungsvermögen, Merkfähigkeit** und ein gewisses Verständnis **lexikalischer Semantik.**

Die **Histologie** beschäftigt sich hingegen mit dem mikroskopischen Aufbau des Körpers. Für dieses Fach braucht man hauptsächlich die Fähigkeit zum **assoziativen Denken,** ein gutes **räumliches Vorstellungsvermögen,** die Fähigkeit zur **Mustererkennung** und eine gute **Merkfähigkeit,** besonders in Form des semantischen Gedächtnisses (Gedächtnis für Begriffe) und der optischen Objekterkennung (auf dem Boden der Wiedererkennung und Benennung von mikroskopischen Bildern).

Für die **naturwissenschaftlichen Grundlagenfächer** Biologie, Chemie, Physik und Mathematik sind besonders **Rechenfähigkeit, logisches und assoziatives Denken, logisches Schlussfolgern, Mustererkennung** und **Merkfähigkeit** von größter Wichtigkeit.

Die **Physiologie** ist die Lehre der biochemischen und physikalischen Vorgänge des menschlichen Körpers. Um dieses Fach zu verstehen, muss man besonders begabt sein im **logischen und assoziativen Denken** sowie in der **Mustererkennung,** dem **räumlichen Vorstellungsvermögen,** dem **logischen Schlussfolgern** und der **Merkfähigkeit.**

Klinik

Die in der Klinik didaktisch für den MedAT erwähnenswertesten Fächer sind die **Pathologie, Pathophysiologie** und **Pharmakologie.**

Die **Pathologie** als Synonym für die Krankheitslehre verlangt von Medizinstudenten ein unglaubliches Maß an **Gedächtnisleistung,** ein fundamentales Verständnis für **lexikalische Semantik,** die Fähigkeit zur **Mustererkennung** sowie die Fähigkeit zum **zusammenhängenden und kategorialen Denken.**

Die Anforderungen der **Pathophysiologie** als Lehre von der Krankheitsentstehung und -entwicklung ist identisch mit denen der Physiologie aus der Vorklinik.

Die **Pharmakologie** als eines der komplexesten Fachgebiete in der Medizin ist die Lehre der Medikamente und ihrer Auswirkungen auf den menschlichen Körper. Die hier geforderten Fähigkeiten und Fertigkeiten belaufen sich auf eine sehr gute **Gedächtnisleistung,** ein gutes Verständnis **lexikalischer Semantik, Rechenfähigkeit** und die Fähigkeit zum **logischen, assoziativen** und **kategorialen Denken** sowie die Fähigkeit zum **logischen Schlussfolgern.**

AUFGEPASST! Es werden hier bewusst nicht alle notwendigen Kompetenzen von Medizinern abgehandelt (so behandeln wir weder die Embryologie in der Vorklinik noch die verschiedenen Fachdisziplinen des klinischen Abschnitts, wir erwähnen weder die benötigten Kompetenzen im [klinisch-]praktischen Jahr, noch die für den späteren Beruf als Arzt). Das würde einfach den Rahmen dieses Buches sprengen. Für mehr Informationen zum Thema empfehlen wir Heyse und Schirks 2010.

Zusammenfassung

Wenn wir die oben aufgeführten Fähigkeiten subsumieren, können wir folgende für Medizinstudenten vorrangig relevante kognitive Fähigkeiten auflisten:

- Räumliches Vorstellungsvermögen
- Gedächtnisleistung bzw. Merkfähigkeit
- Lexikalische Semantik
- Mustererkennung
- Logisches Schlussfolgern
- Assoziatives Denken
- Logisches Denken
- Kategoriales Denken
- Rechenfähigkeit

FUN FACTS Ein paar der wichtigsten Fähigkeiten von Medizinstudenten, die im Rahmen des MedAT **nicht** abgeprüft werden, sind die Fähigkeit der **sprachlichen Präsentation von Sachverhalten** (im Rahmen einer mündlichen Prüfung), **praktisch-manuelle Fähigkeiten** (im Rahmen von anatomischen oder chirurgischen Übungen) und die Bewältigung von **zwischenmenschlichen Interaktionen in psychisch belastenden Situationen** (im klinischen Setting).

5.4 Welche Fähigkeiten braucht man für welchen Untertest?

5.4.1 Figuren zusammensetzen

Der erste Untertest der KFF prüft laut Testerstellern die **räumliche Vorstellungskraft.** Besonders ist dabei, dass er nur die zweidimensionale, jedoch nicht die dreidimensionale räumliche Vorstellungsfähigkeit testiert.

Diese Fähigkeit wird im Studium für die Fächer **Anatomie, Histologie** und **(Patho-)Physiologie** relevant sein (➢ 5.3).

5.4.2 Gedächtnis und Merkfähigkeit

Hier ist der Name Programm. In diesem Untertest geht es nämlich darum, sich visuelle, lexikalische (begriffliche), binäre (0 oder 1 bzw. ja oder nein) und numerische Daten in Form von Allergieausweisen über einen Zeitraum von 35 bis 50 Minuten (Dauer von Zahlenfolgen + Wortflüssigkeit + der Abrufphase) zu merken und die abgespeicherten Informationen genau abzurufen – es geht also um eure **Gedächtnisleistung.**

Diese Fähigkeit ist wohl bei mehr oder weniger allen medizinischen Fächern und Fachgebieten von Relevanz. Bei manchen mehr (z. B. Pharmakologie), bei manchen weniger (z. B. Pathophysiologie – hier kann man oft aus schon bestehendem Wissen die richtigen Schlussfolgerungen ziehen).

5.4.3 Zahlenfolgen

Die Zahlenfolgen prüfen euer **logisches Denken** sowie eure **Rechenfähigkeit** und auch die Fähigkeit zur **Mustererkennung.**

Auch diese Kompetenzen werden in so gut wie allen Fächern des Medizinstudiums benötigt (➢ 5.3).

> **FUN FACT** Als einzige Ausnahme gilt die Anatomie. Wir kennen nämlich einige Kollegen, die, statt den Zusammenhang der Strukturen des menschlichen Körpers zu verstehen, den Stoff einfach brachial auswendig lernten und trotzdem die Examina bestanden haben.

5.4.4 Implikationen erkennen

Für das Erkennen von Implikationen gilt zunächst, dass dieser Untertest die Fähigkeit zum **logischen Denken** voraussetzt, um auf dieser Basis die Befähigung der Testteilnehmer im **Schlussfolgern** zu prüfen.

Diese Fähigkeit wird besonders wichtig bei Fachgebieten, die sich mit Kausalitäten befassen, also mit Wenn-Dann-Beziehungen. Beispiele für solche Fächer sind **Physiologie, Pathophysiologie, Pharmakologie** und die **naturwissenschaftlichen Grundlagenfächer.**

5.4.5 Wortflüssigkeit

Laut Testerstellern soll der Test der Wortflüssigkeit die Fähigkeit prüfen, Wissensinhalte flexibel **aus dem Gedächtnis abrufen** zu können. Unserer Meinung nach prüft es ebenfalls den **Wortschatz** sowie ein gewisses Verständnis der **lexikalischen Semantik** bzw. Grundlagenwissen der **Etymologie** (➢ 9.2.4), da die Begriffe, die für diesen Untertest in der Vergangenheit genutzt worden sind, möglicherweise nicht jedem geläufig waren - beispielsweise *Sedierung, Diskont* oder *Zugzwang.*

Diese Fähigkeit kann für die Fächer **Anatomie, Pathologie** und **Pharmakologie** von Bedeutung sein.

Notizen

KAPITEL

6 Figuren zusammensetzen

Deniz Tafrali

6.1 Allgemeines

EMPFOHLENER ZEITPUNKT: TAG 2 Nach dem 20-Tage-Lernplan steht dieses Kapitel für **Tag 2** an. Ihr solltet Euch hierfür **einen ganzen Tag** Zeit nehmen.

Wie viele Aufgaben muss man in welcher Zeit absolvieren?

- **15 Aufgaben** in **20 Minuten**
- Pro Aufgabe **1 Minute und 20 Sekunden**

Welche Fähigkeiten werden geprüft?

- **Räumliches, zweidimensionales Vorstellungsvermögen,** insbesondere die Fähigkeit zur **mentalen Rotation**

Wie sehen die Aufgaben aus?

Aufgabenstellung

Es sollen bei dieser Aufgabenstellung die zerlegten Teilausschnitte einer **zweidimensionalen geometrischen Figur** im Geiste wieder zusammengeführt werden. Dabei gibt es **zwei Formen von Aufgaben:** Aufgaben mit sogenannten **Vielecken (Polygonen)** und Aufgaben mit **Kreissektoren.**
Die abgeprüften Vielecke sind das **Drei-, Vier-, Fünf-, Sechs-, Sieben-** und das **Achteck** sowie seit 2018 auch das **gleichschenklige Trapez.** Die geprüften Kreissektoren sind stets entweder ein **Viertelkreis** oder sein Vielfaches (also: **Viertel-, Halb-, Dreiviertel-,** und **Vollkreis**) (➢ Abb. 6.1).

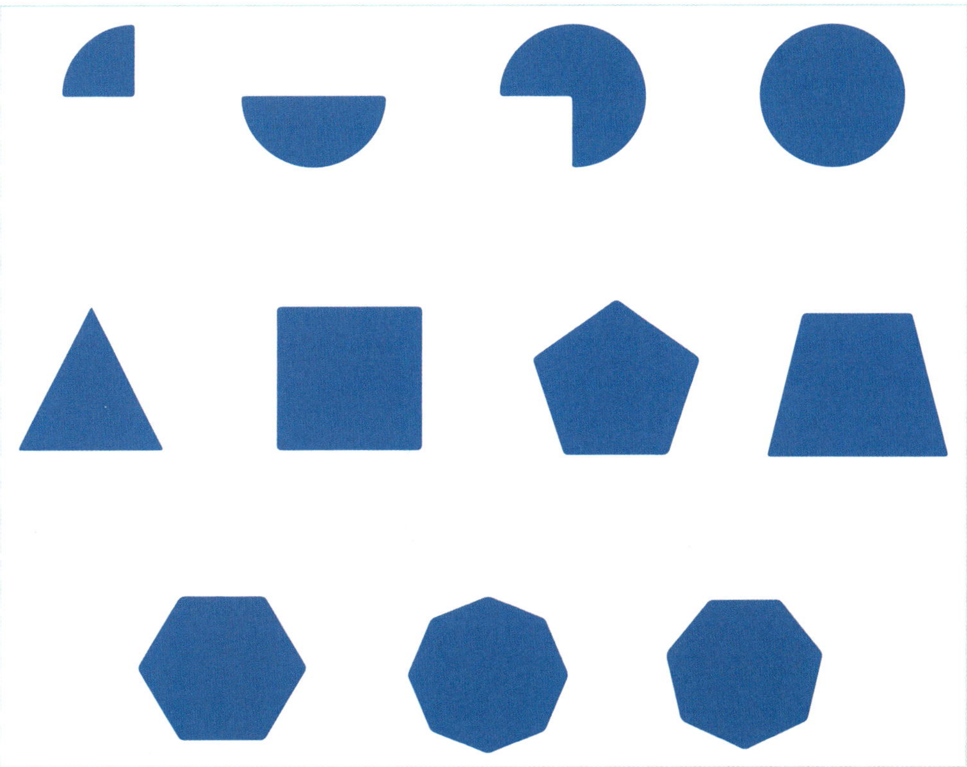

Abb. 6.1 Vielecke [P605]

Notizen

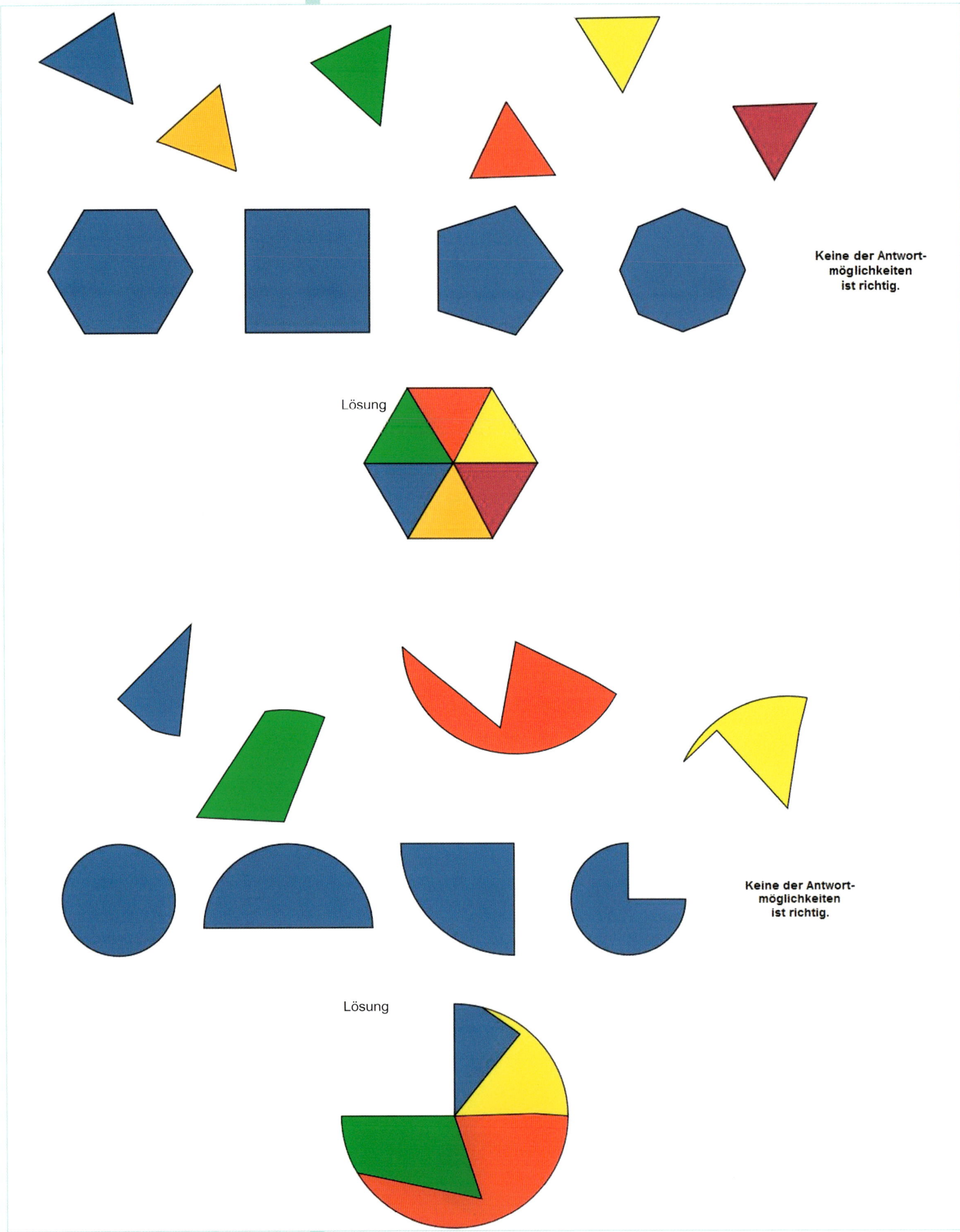

Abb. 6.2 Beispielaufgabe aus dem Untertest *Figuren zusammensetzen* [P605]

Antwortmöglichkeiten

Bei jeder Aufgabe ist eines der oben genannten Lösungsfiguren in Teilausschnitte *zerlegt*. Bei den Antwortmöglichkeiten von (A)–(E) muss man angeben, welche Lösungsfigur aus den Teilausschnitten zusammengesetzt werden kann. Dabei ist die Antwort (E) stets die Aussage „*Keine der Antwortmöglichkeiten ist richtig*" (➤ Abb. 6.2).

Was muss man bei den Aufgaben beachten?

1. Die zerschnittenen Teile sind von ihrem Ursprungsort **verschoben** und **rotiert** (gedreht), aber **niemals spiegelverkehrt.**
2. Die aus den zerschnittenen Teilen zusammengesetzte Figur kann **größer** sein als die in den Antwortmöglichkeiten aufgeführte, korrekte Figur. Die **Relation** zwischen den zerschnittenen Teilen hingegen bleibt **immer gleich.**
3. Die Anzahl der zerschnittenen Teile variiert von **drei** bis **sechs, manchmal sogar sieben Teilausschnitten** bei besonders schweren Aufgaben.
4. Man darf (und sollte) einen **Stift beim Bearbeiten** dieses Untertests verwenden.

AUFGEPASST! Es könnte in einer Aufgabe auch ein Achteck als Antwortmöglichkeit gegeben sein, während aber nur die Figuren Vier-, Fünf-, Sechs- und Siebeneck angezeigt werden. Dann gilt es natürlich, die **Antwort (E),** „*Keine der Antwortmöglichkeiten ist richtig*" auszuwählen.

6.2 Lehrkapitel

6.2.1 Status praesens

Bevor wir mit den Bearbeitungsstrategien des Untertests *Figuren zusammensetzen* beginnen, möchten wir euch bitten, euch auf einem Timer **20 Minuten** einzustellen und das **erste Aufgabenset** aus ➤ 6.3 in dieser Zeit zu bearbeiten.
Fertig? Dann schreibt euch hier euer Ergebnis auf: ___ (15)

6.2.2 Anamnese

Falls ihr euch noch gar nicht mit diesem Untertest befasst habt, werdet ihr mit hoher Wahrscheinlichkeit ein nicht so gutes Ergebnis erreicht haben – das ist völlig normal. Schreibt euch nun im Notizbereich in der Randspalte genau auf, wo ihr euch besonders schwer bzw. besonders leicht getan habt.
Auch fertig? Gut. Von diesem Punkt an solltet ihr die nächsten Kapitel stets mit dem Fokus auf das **Verbessern eurer Schwächen** bearbeiten.

6.2.3 Diagnostik

Jetzt geht es an die zu beachtenden Begebenheiten dieses Untertests. Wir werden diese Sachverhalte separat für die **Aufgaben mit den Polygonen** und für die **Aufgaben mit den Kreissektoren** durchgehen.

AUFGEPASST! Obwohl in der Vergangenheit stets nur diese Arten von Figuren abgeprüft worden sind, ist nicht mit absoluter Sicherheit zu sagen, dass das in der Zukunft von den Testerstellern nicht geändert wird (s. MedAT 2018 bzw. oben)– auch wenn es sehr, sehr unwahrscheinlich ist.

In diesem Buch halten wir uns aber trotzdem an die wahrscheinlichere Möglichkeit und zeigen euch lediglich Figuren, die in der Vergangenheit auch drangekommen sind.

Aufgaben mit Polygonen

Bei dieser Art von Aufgaben werden einfarbig gefüllte Polygone (**Drei-, Vier-, Fünf-, Sechs-, Sieben-** bzw. **Achtecke**) im Aufgabenbereich auf verschiedenste Art und Weise zerschnitten. Dabei ist bei jedem Teilausschnitt eine variable Anzahl an **echten und falschen Ecken** gegeben (➤ Abb. 6.3).

DEFINITIONEN & INFORMATIONEN Als **echte Ecke** eines Teilausschnittes definieren wir solche Ecken, die bei der Lösungsfigur ebenfalls vorhanden sind.
Falsche Ecken sind hingegen solche, die beim Zerschneiden der Lösungsfigur in seine Teilausschnitte entstehen.

Die Innenwinkel der (echten) Ecken unserer regelmäßigen Polygone haben folgende Größen:

- **Dreieck:** 60°
- **Viereck:** 90°
- **Fünfeck:** 108°
- **Sechseck:** 120°

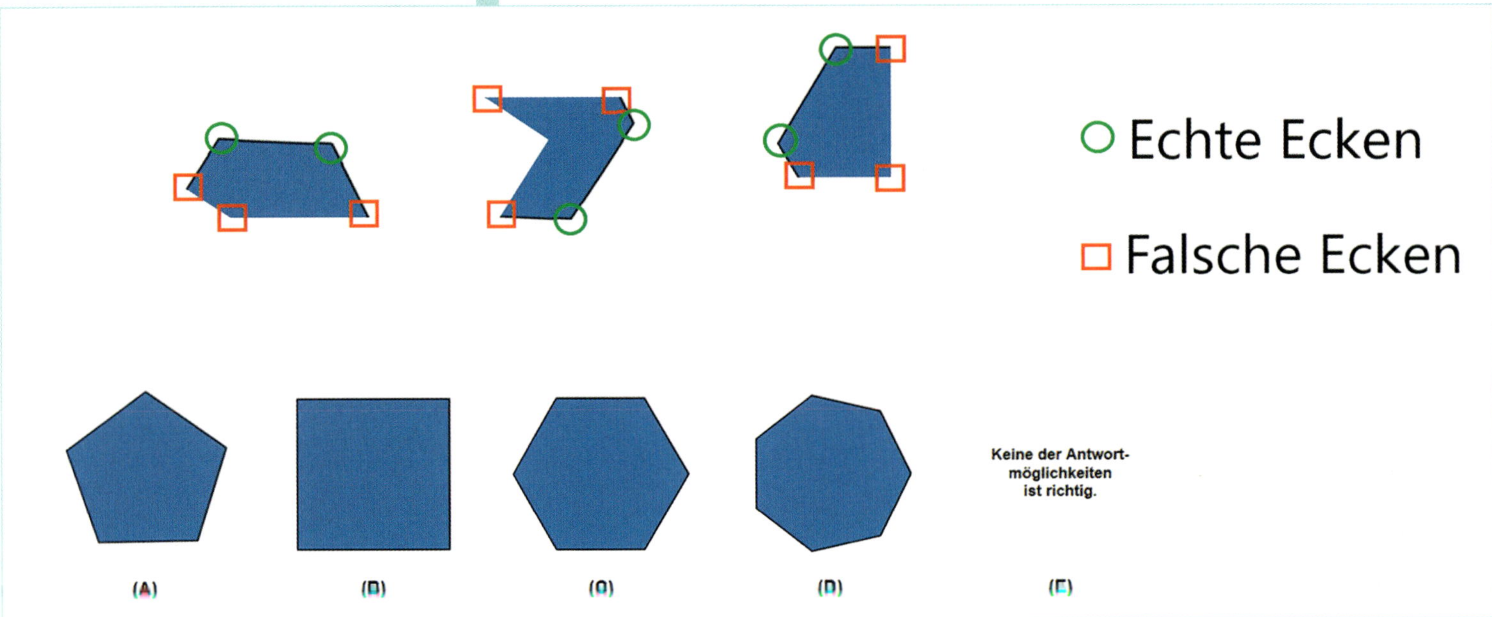

Abb. 6.3 Beispiele für echte und falsche Ecken [P605]

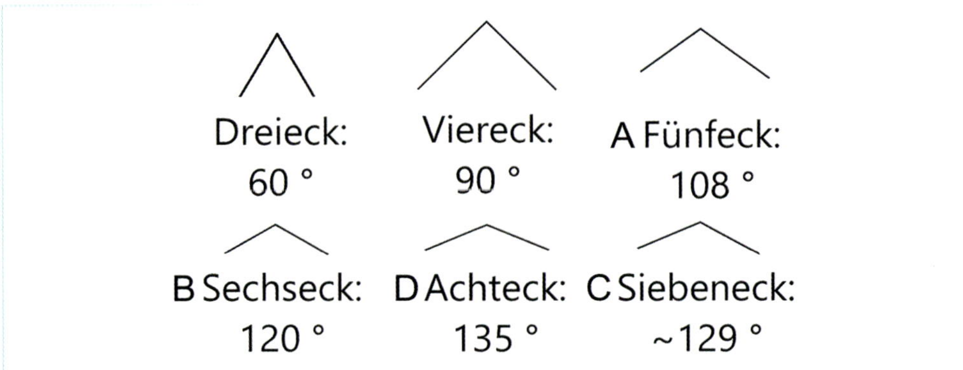

Abb. 6.4 Echte Ecken [P605]

- **Siebeneck:** ca. 129°
- **Achteck:** 135°

Damit man sich diese Ecken auch vorstellen kann, haben wir sie euch in ➢ Abb. 6.4 aufgezeichnet.

Drei echte Ecken in einem Teilausschnitt

Wie schon gesagt, können die zerschnittenen Teile einer Lösungsfigur mehrere „echte Ecken" aufweisen. Für gewöhnlich sind bei besonders einfachen Aufgaben Teilausschnitte mit **drei echten Ecken** gegeben – mehr als drei sind sehr selten.

> **AUFGEPASST!** Echte Ecken eines oder mehrerer Teilausschnitte haben allesamt den **gleichen Winkel!** Der Grund dafür ist, dass die Testersteller (mit sehr hoher Wahrscheinlichkeit) nur regelmäßige Polygone prüfen.

Dreiecke und **Vierecke** sollten aus offensichtlichen Gründen bei drei gegebenen echten Ecken kein Problem darstellen. Ein wenig schwieriger wird es für **Fünf-, Sechs-, Sieben-** sowie **Achtecken.** Für die Teilausschnitte dieser Polygone gibt es aber bestimmte Gesetzmäßigkeiten (➢ Abb. 6.5).

A. Verlängert man bei **Fünfeck-Teilausschnitten** mit drei echten Ecken die Seiten an den beiden Ecken links und rechts der mittleren Ecke in entgegengesetzter Richtung der mittleren Ecke, dann **konvergieren (treffen sich) beide Linien.** Umgekehrt **in Richtung der mittleren echten Ecke divergieren sie.**
B. Man sieht, dass man bei **Sechseck-Teilausschnitten** mit drei echten Ecken, an der linken und rechten Ecke Seiten hat, die jeweils **parallel** zueinanderstehen.
C. Verlängert man die Seiten der beiden Ecken links und rechts der mittleren Ecke eines **Siebeneck-Teilausschnittes** mit drei echten Ecken in entgegengesetzter Richtung der mittleren Ecke, dann **divergieren beide Linien** bzw. **divergieren sie in Richtung der mittleren echten Ecke.** d. h. sie treffen sich nicht. Das Siebeneck zeigt also quasi das entgegengesetzte Verhalten in Bezug auf die Verlängerung seiner Seiten wie das Fünfeck.

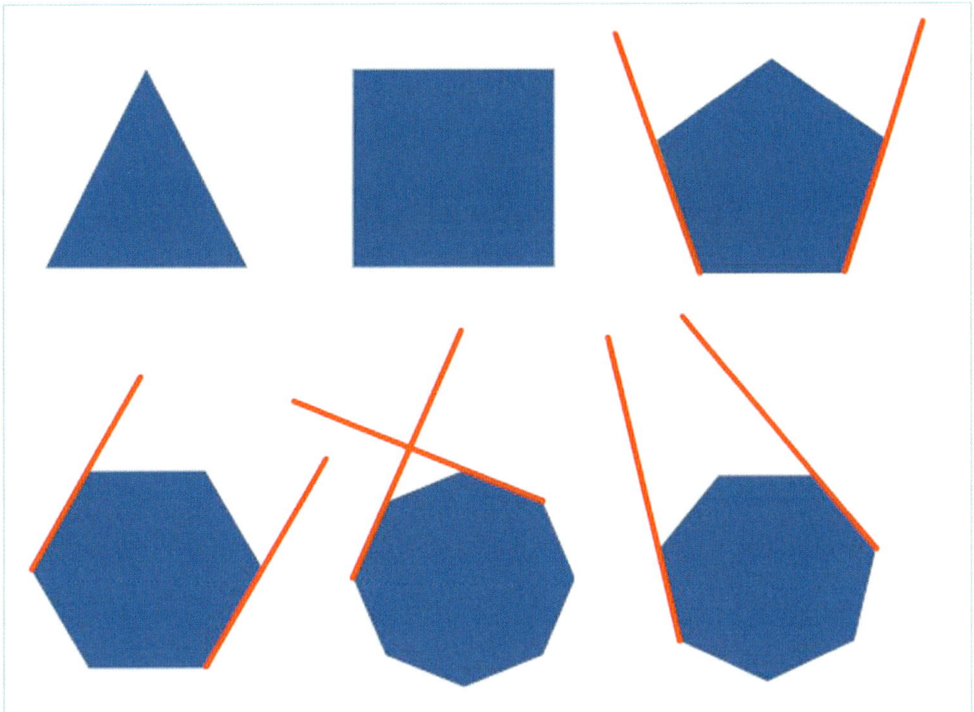

Abb. 6.5 Gesetzmäßigkeiten bei drei echten Ecken [P605]

D. Bei **Achteck-Teilausschnitten** mit drei echten Ecken stehen beide Seiten links und rechts einer mittleren Seite im **90°-Winkel (orthogonal bzw. normal)** zueinander.

Zwei echte Ecken in einem Teilausschnitt

Bei Teilausschnitten mit zwei echten Ecken gilt ebenfalls: **Drei- und Vierecke** sind sehr einfach zu unterscheiden (Unterscheidungsmerkmal: 90°-Innenwinkel oder Innenwinkel < 90°). Für **Fünf-, Sechs-, Sieben-** sowie **Achtecke** gilt, dass sie schwerer zu unterscheiden sind, da sie alle einen Innenwinkel von > 90° aufweisen.

Eine oder keine echte Ecke in verschiedenen Teilausschnitten

Es kommt auch vor, dass in den Teilausschnitten nur **eine oder sogar keine echte Ecke** gegeben ist. Betrachtet man **alle Ecken** jeglicher Teilausschnitte, kann man die echten Ecken meist dadurch entdecken, dass sie diejenigen sind, die mindestens dreimal (beim Dreieck) **denselben Winkel** aufweisen. Bei Lösungsfiguren, die mehr als drei Ecken haben, sind es dann natürlich auch mehr echte Ecken mit denselben Winkeln. Mehr dazu in ➢ 6.2.4.

Aufgaben mit Kreissektoren

DEFINITIONEN & INFORMATIONEN ➢ Abb. 6.6 zeigt wichtige Begriffe für die Arbeit mit Kreissektoren:
Der **Kreisbogen** (b) ist eine zusammenhängende Teilmenge der Kreislinie, also eigentlich ein Teil eines Kreises bzw. Kreisumfangs. Bei uns kann der Kreisbogen auch die zusammenhängende Teilmenge eines Kreisbogens eines **Viertel-, Halb-** sowie **Dreiviertelkreises** sein.
Eine **Kreissehne** (s) ist die Verbindung zweier Punkte auf der Kreislinie bzw. eines Kreisbogens.
Der **Mittelpunktswinkel** (α) ist derjenige Winkel, der seinen Scheitel am Mittelpunkt hat, während seine Schenkel zwei Radien (r) desselben Kreises sind.

Bei dieser Art von Aufgaben werden einfarbig gefüllte Kreissektoren (**Viertel-, Halb-, Dreiviertel-** und **Vollkreis**) im Aufgabenbereich auf verschiedenste Art und Weise zerschnitten. Bei den Aufgaben mit Kreissektoren muss man auf andere Dinge als bei den Polygonen achten.

AUFGEPASST! Ihr müsst unbedingt Kreissektoren (sehen aus wie Tortenstücke) und Kreissegmente (sehen nicht aus wie Tortenstücke) unterscheiden, da Kreissegmente oftmals den Anschein erwecken, länger zu sein und euch daher bei dem Addieren der Kreislängen in die Irre führen können!

Viertelkreis

Findet ihr bei den Teilausschnitten ein Stück mit einem **Mittelpunktswinkel von 90° (rechter Winkel),** so ist die Lösungsfigur sehr wahrscheinlich (aber nicht unabdingbar) ein **Viertelkreis.** Sollte sich ein falscher rechter Winkel (analog zu den falschen Ecken der Aufgaben mit den Polygonen) eingeschlichen

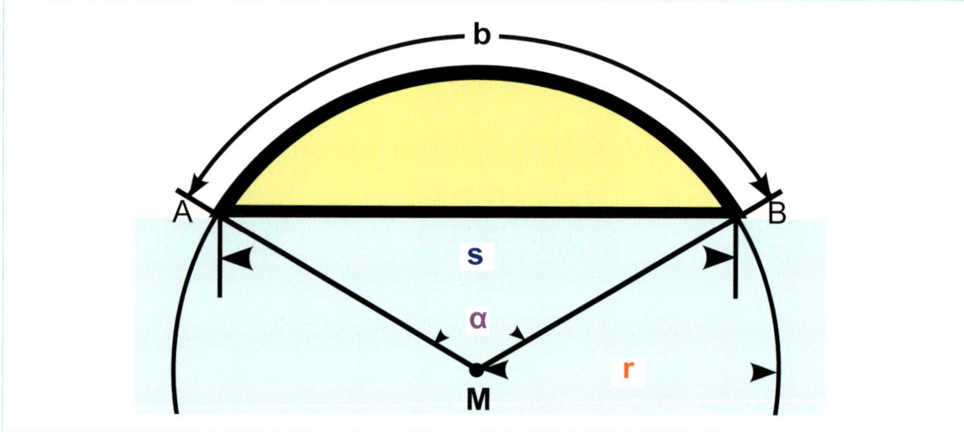

Abb. 6.6 Allgemeines zu Kreissektoren [P605]

haben, würde euch das auf die falsche Fährte locken. Ihr könnt diese These jedoch ganz einfach überprüfen, indem ihr die Länge der Kreisbogen aller Teilausschnitte auf Sinnhaftigkeit für einen Viertelkreis prüft (mehr dazu in ➢ 6.2.4).

Halbkreis

Beim Halbkreis ergeben die addierten Kreisbogenlängen vereint einen Mittelpunktswinkel von **180°**.

Dreiviertelkreis

Seht ihr in einem der Teilausschnitte eine Ecke, die einem **Mittelpunktswinkel von 270°** entspricht, dann ist die Lösungsfigur sehr wahrscheinlich ein **Dreiviertelkreis.** Um zu überprüfen, ob dieser Mittelpunktwinkel auch nicht beim Auseinanderschneiden einer anderen Figur entstanden ist, könnt ihr wieder wie beim Viertelkreis die Kreisbogenlängen der Teilausschnitte auf Sinnhaftigkeit für einen Dreiviertelkreis prüfen (mehr dazu in ➢ 6.2.4).

Vollkreis

Für den Vollkreis gilt: Wenn ihr die Kreisbogenlängen zu einer **kompletten Kreislinie** zusammensetzen bzw. mit den Kreisausschnitten einen **Mittelpunktswinkel von 360°** geistig zusammenstellen könnt, dann handelt es sich um einen **Vollkreis.**

6.2.4 Therapie

An diesem Punkt sind wir an die Lösungsstrategien dieses Untertests gelangt. Dabei werden wir für die Ausführung unserer Lösungsstrategien oftmals auf die Informationen aus ➢ 6.2.3 zurückgreifen.
Wir beginnen mit unseren sogenannten *fundamentalen Grundprinzipien,* also den Fähigkeiten, die wir für die erfolgreiche Absolvierung dieses Untertests brauchen bzw. trainieren müssen. Danach gehen wir zu einem Schritt-für-Schritt-Algorithmus über, anhand dessen ihr den Entscheidungsvorgang beim Bearbeiten des gesamten Untertests gestalten könnt. Zu guter Letzt stellen wir euch eine Zusammenfassung dieses Kapitels in Form eines Entscheidungsbaumes zur Verfügung, der euch die Lösungsstrategien noch einmal visuell präsentiert.

Fundamentale Grundprinzipien

Wollen wir im Untertest *Figuren zusammensetzen* eine hohe Punktzahl erreichen, brauchen wir bestimmte Fähigkeiten, die wir verbessern müssen. Zum einen ist das unsere Fähigkeit zur **mentalen Rotation.** Zum anderen müssen wir die Fähigkeit trainieren, grob **verschiedene Winkelgrößen zu erkennen.** Zu guter Letzt brauchen wir noch die Fähigkeit, **Kreisbogenlängen zu addieren.**

Mentale Rotation

Beim Thema **mentale Rotation** gilt, dass man sie laut einiger Studien relativ gut trainieren kann (Meneghetti und Cardillo 2017, Neubauer und Bergner 2010). Deshalb empfehlen wir euch, in den Übungsaufgaben in ➢ 6.3 einfach mal die Teilausschnitte im Geiste zu drehen bzw. zu rotieren. Sollte euch das anfangs schwerfallen, könnt ihr in der Lernplattform den Übungsmodus einschalten und die Teilausschnitte mit eurer Maus (für den Desktop) bzw. eurem Finger (für das Smartphone) rotieren und verschieben. Das macht ihr am besten so lange, bis ihr euch sicher seid, dass ihr bei einer beliebigen Beispielaufgabe die Teilausschnitte mental relativ gut zusammensetzen könnt.

NICE TO KNOW/FUN FACT Die mentale Rotation fällt erwiesenermaßen männlichen Probanden leichter als weiblichen (Collins und Kimura 1992). Dabei gilt, dass Männer und Frauen Aufgaben zur mentalen Rotation zwar gleich schnell lösen können (Debelak, Gittler und Arendasy 2013), jedoch Frauen – im Gegensatz

zu Männern – oft dadurch Zeit verlieren, dass sie bei der Entscheidung über die Lösung der Aufgabe die zerschnittenen Teile mit *allen* in den Antwortmöglichkeiten gezeigten Lösungsfiguren prüfen, anstatt beim Erkennen der richtigen Antwort sofort die nächste Aufgabe zu bearbeiten (Peters 2005).
Außerdem fand man in einer Studie heraus, dass in Tests zur mentalen Rotation Sportler und Musiker besser abschneiden als z. B. Mathematik- oder Pädagogik-Studenten (Pietsch und Jansen 2012). Interessanterweise hilft es, vor dem Absolvieren von Aufgaben, die mentale Rotation erfordern, Sport zu machen, da das Betreiben einer Sportart bewiesenermaßen die räumliche Vorstellungskraft aktiviert (Moreau und Clerc 2012) – probiert es aus!

TRICKKISTE Hier mal ein praktischer und immens effektiver Tipp (der an zwei verschiedenen Tagen durchgeführt werden muss):
Macht am ersten Tag ein Aufgabenset *Figuren zusammensetzen* und schreibt euer Ergebnis auf.
Kauft euch am nächsten Tag einen Flummi oder einen sonstigen kleinen Ball und werft ihn zwanzig bis dreißig Mal gegen die Wand, während ihr jedes Mal versucht, ihn jeweils abwechselnd mit der rechten und der linken Hand zu fangen. Nachdem ihr das getan habt, macht an diesem zweiten Tag ein weiteres Aufgabenset *Figuren zusammensetzen* und schreibt auch hier euer Ergebnis auf.
Ihr werdet sehen, am zweiten Tag geht es wesentlich einfacher, räumlich zu denken und mehr Punkte zu bekommen – und das, liebe Freunde, ist Wissenschaft in Aktion.
Und noch ein weiterer Tipp: Nehmt euren Flummi auch am Testtag des MedAT mit und verstaut ihn in eurer Tasche oder eurem Rucksack. Holt ihn dann in der Mittagspause raus und werft ihn zehn Minuten lang gegen die Wand der Räumlichkeiten, in denen Ihr Euch befindet, und fangt ihn abwechselnd mit der rechten und linken Hand wieder auf.
Dadurch aktiviert ihr nämlich euer räumliches Vorstellungsmögen nur wenige Minuten vor dem Untertest *Figuren zusammensetzen* (folgt direkt nach der Mittagspause), und ihr tut euch danach viel leichter, die Aufgaben zu lösen!

Erkennen von Winkelgrößen

Beim groben **Erkennen von verschiedenen Winkelgrößen** gibt es eine Unmenge an publizierten Studien (hauptsächlich von Orthopäden), die sich damit befasst haben, wie gut geschulte und nichtgeschulte Augen Winkel schätzen können (z. B. Blonna und Zarkadas 2017, Peters und Herbenick 2011). Deshalb liegt es auch hier nicht fern, dass man diese Fähigkeit trainieren kann. Wir haben für euch zu diesem Zweck auf der Lernplattform das kleine Tool *Ecken entdecken* programmiert, mit dem ihr genau diese Fähigkeit trainieren könnt. Dazu empfehlen wir euch, mit diesem Tool solange zu spielen, bis ihr hintereinander 25–30 richtige Antworten ohne Fehler erreicht habt, um eine solide Fähigkeit zum groben Schätzen von Winkelgrößen zu erlangen.

Addieren von Kreisbogenlängen

Das **Addieren von Kreisbogenlängen** sollte keine allzu schwere Tätigkeit darstellen, da man hier mit ein wenig Übung schnell Ergebnisse erzielen kann. Der Grund dafür ist, dass man als Lösungsfiguren lediglich Kreissektoren mit einem Mittelpunktswinkel von 90°, 180°, 270° oder 360° zu finden hat, was der menschlichen Intuition relativ leichtfällt. Außerdem benötigt man zum Addieren von Kreisbogenlängen ebenfalls die Fähigkeit zur *mentalen Rotation*, die man sich mit den oben beschriebenen Methoden schon so gut es geht angeeignet haben sollte. Falls ihr hier jedoch weiterhin Übungsbedarf habt, könnt ihr gerne ein paar Aufgaben auf der Lernplattform bzw. in ➤ 6.3 bearbeiten, bis ihr im wahrsten Sinne des Wortes „den Dreh raushabt“. Hier ein Beispiel, wie ihr die Kreisbogenlängen addieren könnt (➤ Abb. 6.7):

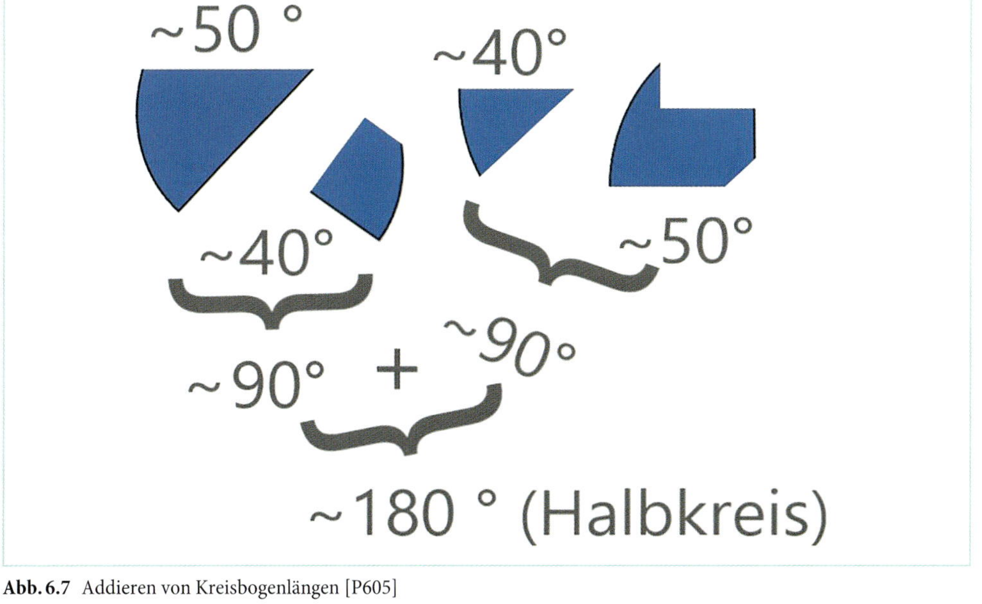

Abb. 6.7 Addieren von Kreisbogenlängen [P605]

Notizen

> **AUFGEPASST!** Ihr werdet euch sicher denken, dass man neben dem Rotieren von Figuren auch das **Verschieben von Figuren** können muss, um *Figuren zusammensetzen* erfolgreich bearbeiten zu können. Das stimmt natürlich, jedoch ist es weitaus schwerer, Figuren bzw. geometrische Objekte zu drehen, als sie auf einer zweidimensionalen Unterlage mental zu verschieben. Unser Ansatzpunkt zu diesem Thema ist der, dass ihr die Teilausschnitte im Geiste mit Sicherheit sehr gut verschieben lernt, wenn ihr eure Fähigkeit zur mentalen Rotation trainiert.

Vorgehen beim Untertest

Schritt 1

Sobald der Untertest losgeht, beginnt ihr mit dem Betrachten der Aufgaben, begonnen bei der 2. oder 3. Aufgabe, und **überspringt und markiert** jede Aufgabe, die ihr nicht innerhalb der ersten **15 Sekunden** mit eurer Fähigkeit der **mentalen Rotation** intuitiv lösen könnt, egal ob es eine Polygon- oder eine Kreissektor-Aufgabe ist.

> **EMPFOHLENER ZEITPUNKT** Schlimmstenfalls, falls ihr durch mentale Rotation keine Aufgabe lösen könnt, verliert ihr dabei genau **3:45 min,** ihr habt dann also noch genau **16:15 min** bzw. **1:05 min pro Aufgabe.**

Schritt 2

Dann geht es an die Bearbeitung der nicht intuitiv durch mentale Rotation lösbaren Aufgaben. Dabei ist die erste Frage, die ihr euch stellen müsst: Ist es eine **Polygon-Aufgabe** (Schritte 3a–5a) oder eine **Kreissegment-Aufgabe** (Schritte 3b–5b)?

> **EMPFOHLENER ZEITPUNKT** Hier geht ihr jede Aufgabe einzeln an und nehmt euch für jede Aufgabe maximal **eine Minute.** Dadurch habt ihr am Ende im schlimmsten Fall, falls ihr bei jeder Aufgabe die volle Zeit benötigt habt, noch **eine Minute und 15 Sekunden** (16:15 min – 15:00 min = 1:15min), um eure Lösungen in den Antwortbogen einzutragen.

Schritt 3a: Polygon-Aufgabe

Ist die Aufgabe eine Polygon-Aufgabe, stellt man sich die Frage: Gibt es einen Teilausschnitt, der offensichtlich **drei (oder mehr) echte Ecken** hat? Falls ja, dann löst ihr die Aufgabe anhand der Kriterien für Polygon-Ausschnitte mit drei echten Ecken, wie in ➢ 6.2.3 beschrieben und in ➢ Abb. 6.8 gezeigt.

> **AUFGEPASST!** Wir lassen die einfachen Fälle weg, bei denen man anhand der echten Ecken bemerken würde, dass die Lösungsfigur ein Dreieck bzw. ein Viereck ist, weil wir davon ausgehen, dass jeder von euch diese im Rahmen von **Schritt 1** anhand der mentalen Rotation schon richtig löst.

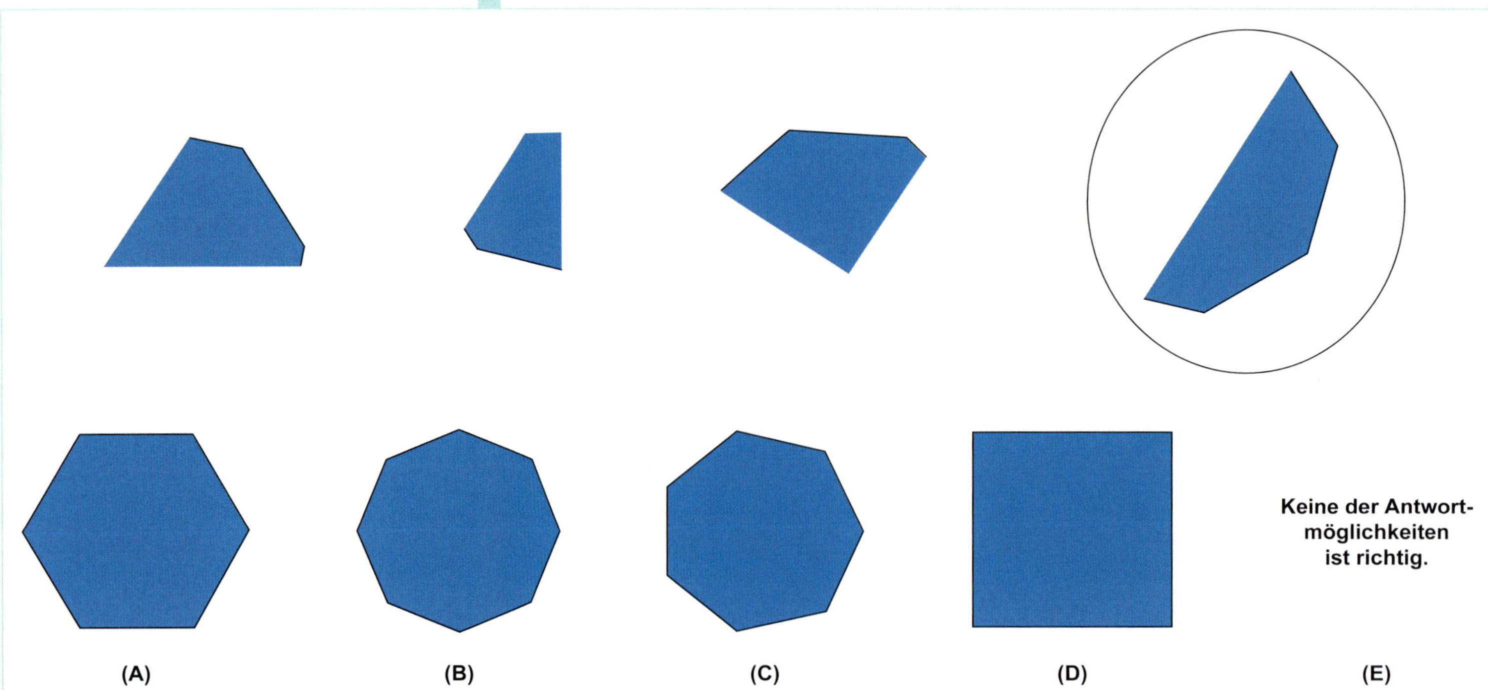

Abb. 6.8 Beispiel für eine Aufgabe mit drei echten Ecken [P605]

Schritt 4a: Polygon-Aufgabe

Gibt es keinen Teilausschnitt mit drei echten Ecken, schaut man nach Teilausschnitten mit **zwei echten Ecken.** Hat man einen gefunden, wendet man seine durch das Tool *Ecken entdecken* verfeinerten Fähigkeiten für das **grobe Schätzen der Winkelgrößen** an und vergleicht den Teilausschnitt mit den zwei echten Ecken innerhalb der Minute mit den Lösungsfiguren, bis man die richtige Lösungsfigur gefunden hat. Ist man sich der Größe der Winkel der echten Ecken **absolut sicher,** findet jedoch keine passende Lösungsfigur, ist die Antwort (E) auszuwählen.

AUFGEPASST! Dieser Fall kommt statistisch signifikant seltener vor als er beim Test sollte (weitaus geringer als 20 % der Antworten bei 5 Antwortmöglichkeiten). Deshalb sollte man diese Entscheidung mit Bedacht treffen!

EMPFOHLENER ZEITPUNKT Schafft man es in der Zeit von einer Minute nicht, die Winkel der zwei echten Ecken mit den Lösungsfiguren passend zu vergleichen, dann sollte man vorerst mit seinem bisher angeeigneten Wissen zwischen den Antwortmöglichkeiten (A)–(D) raten, bevor man eventuell am Ende noch einmal zu dieser Aufgabe zurückkehrt, wenn man alle anderen machbaren Aufgaben schon bearbeitet hat.

Schritt 5a: Polygon-Aufgabe

Sind auf den ersten Blick lediglich Teilausschnitte mit **einer oder keiner echten Ecke** zu sehen, dann gilt es wie folgt vorzugehen:

1. Man prüft, ob **nicht doch** Teilausschnitte mit zwei oder mehr echten Ecken vorzufinden sind und geht nach den dazugehörigen Schemata vor.
2. Gibt es wirklich nur zerschnittene Teile mit **einer oder keiner echten Ecke,** dann sucht man bei allen gegebenen Teilausschnitten nach **identischen Winkeln.** Bei der Suche markiert ihr identische Winkel am besten mit gleichen Symbolen (➤ Abb. 6.9). Da es relativ unwahrscheinlich ist, dass beim Zerschneiden der Lösungsfigur falsche Ecken entstehen, von denen mehr als zwei den identischen Winkel haben, solltet ihr mindestens drei identische Winkel identifizieren (➤ Abb. 6.9). Habt ihr diese identifiziert, gelten alle Ecken mit diesem Winkel als *echte Ecken.*

AUFGEPASST! Zwei falsche Ecken mit identischem Winkel entstehen schnell mal, wenn man eine Figur zerschneidet. Drei sind jedoch **unmöglich,** da man beim Zerschneiden einer geometrischen Figur an dafür relevanten Stellen immer zwei gleiche Winkel erhält. Mehr als zwei identische falsche Ecken sind deswegen unwahrscheinlich, weil mit jedem Schnitt identische Winkel entstehen müssten.

3. Habt ihr das gemacht, zählt ihr die **Anzahl der identischen Winkel** bzw. **echten Ecken.** Habt ihr z.B. 6 identische Winkel sicher identifiziert, könnt ihr alle Polygone mit weniger als sechs Ecken logischerweise ausschließen (➤ Abb. 6.9). Diejenigen, die mehr als sechs Ecken haben, könnt ihr jedoch nicht ausschließen, solange ihr euch der Winkelgröße nicht absolut sicher seid. Hier müsst ihr dann eine Kombination aus eurer Fähigkeit zur mentalen Rotation und dem groben Erkennen von Winkelgrößen einsetzen, um die richtige Lösung zu finden.

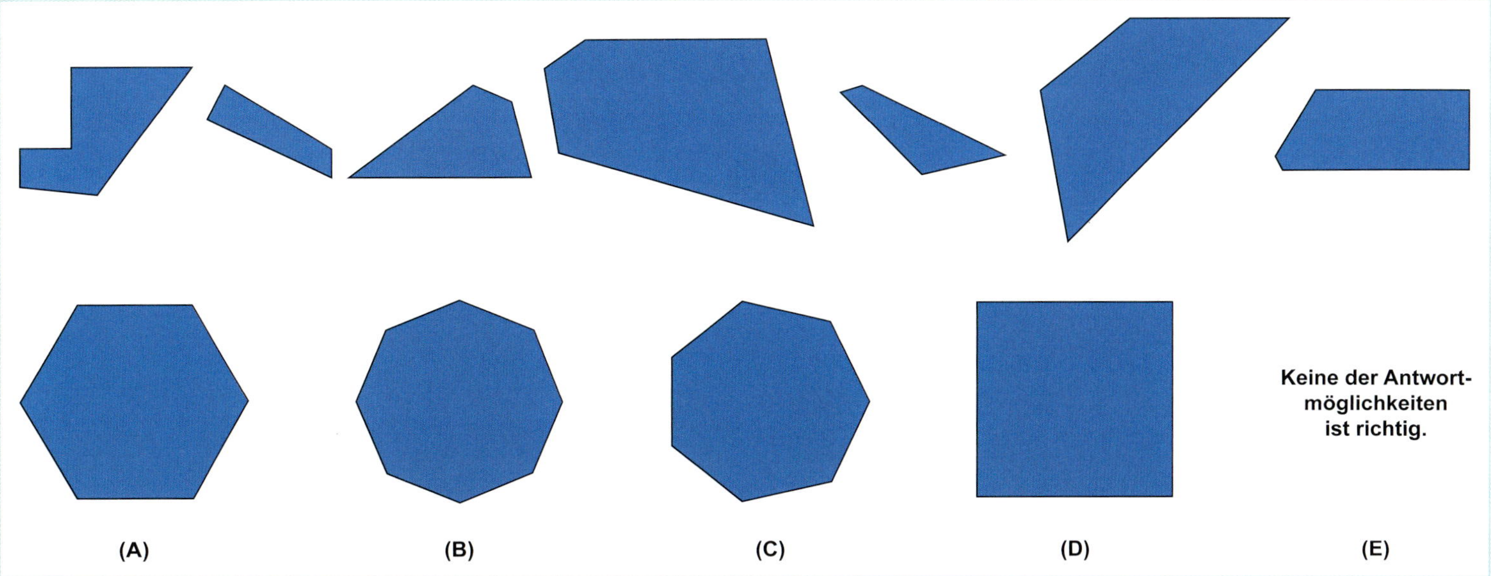

Abb. 6.9 Beispiel einer Aufgabe mit einer oder keiner echten Ecke [P605]

Notizen

EMPFOHLENER ZEITPUNKT Schafft man es in der Zeit von einer Minute nicht, die identischen Winkel zu identifizieren, dann sollte man vorerst mit seinem bisher angeeigneten Wissen zwischen den Antwortmöglichkeiten (A)–(D) raten, bevor man eventuell am Ende noch einmal zu dieser Aufgabe zurückkehrt, wenn man alle anderen machbaren Aufgaben schon bearbeitet hat.

Schritt 3b: Kreissektor-Aufgabe

Ist die Aufgabe eine Kreissektor-Aufgabe, stellt man sich die Frage: Findet sich eine Ecke mit **rechtem Winkel** bzw. **Mittelpunktswinkel über 90°?** Falls ja, ist die Lösungsfigur ein **Viertelkreis.** Falls man sich nicht sicher ist, weil die Gefahr eines falschen rechten Winkels besteht, muss man die **Kreisbögen der Teilausschnitte addieren** und auf Vernünftigkeit prüfen. Je nachdem ergibt sich dann die richtige Lösungsfigur.

EMPFOHLENER ZEITPUNKT Schafft man es in der Zeit von einer Minute nicht, die Kreisbögen zu addieren und die Lösungsfigur zu finden, dann sollte man vorerst mit seinem bisher angeeigneten Wissen zwischen den Antwortmöglichkeiten (A)–(D) raten, bevor man eventuell am Ende noch einmal zu dieser Aufgabe zurückkehrt, wenn man alle anderen machbaren Aufgaben schon bearbeitet hat.

Schritt 4b: Kreissektor-Aufgabe

Findet sich kein rechter Winkel, sucht man nach einem **Mittelpunktswinkel über 270°.** Hat man diesen gefunden, dann ist die Lösungsfigur ein **Dreiviertelkreis.** Falls man sich nicht sicher ist, weil die Gefahr eines falschen Mittelpunktswinkels über 270° besteht, muss man die **Kreisbögen der Teilausschnitte addieren** und auf Vernünftigkeit prüfen. Je nachdem ergibt sich dann entweder doch ein **Dreiviertelkreis** oder aber ein **Vollkreis** – alle anderen Kreissektoren sind logischerweise auszuschließen, da die Kreisbogenlängen bei einem Teilausschnitt mit einem Mittelpunktswinkel über 270° niemals kleiner als ein Dreiviertelkreis sein kann.

EMPFOHLENER ZEITPUNKT Schafft man es in der Zeit von einer Minute nicht, die Kreisbögen zu addieren und die Lösungsfigur zu finden, dann sollte man vorerst mit seinem bisher angeeigneten Wissen zwischen den Antwortmöglichkeiten (A)–(D) raten, bevor man eventuell am Ende noch einmal zu dieser Aufgabe zurückkehrt, wenn man alle anderen machbaren Aufgaben schon bearbeitet hat.

Schritt 5b: Kreissektor-Aufgabe

Findet sich weder ein **rechter Winkel** noch ein **Mittelpunktswinkel über 270°,** ist man voll und ganz auf seine Fähigkeit zum **Addieren von Kreisbogenlängen** angewiesen. Hier gilt, dass **alle Lösungsfiguren** möglich sind. Dabei ist es ein hilfreicher Tipp, Teilausschnitte, die besonders einfach ineinanderpassen, auf der einen, und wieder andere, die mental miteinander gut addierbar sind, auf der anderen Seite zu addieren. Danach kann man die geschätzten Kreisbogenlängen der beiden Seiten noch einmal addieren, damit man die richtige Lösungsfigur erhält (➤ Abb. 6.10). Schreibt dabei die ungefähren Gradzahlen am Besten direkt neben die Kreisbögen des jeweiligen Teilausschnitts.

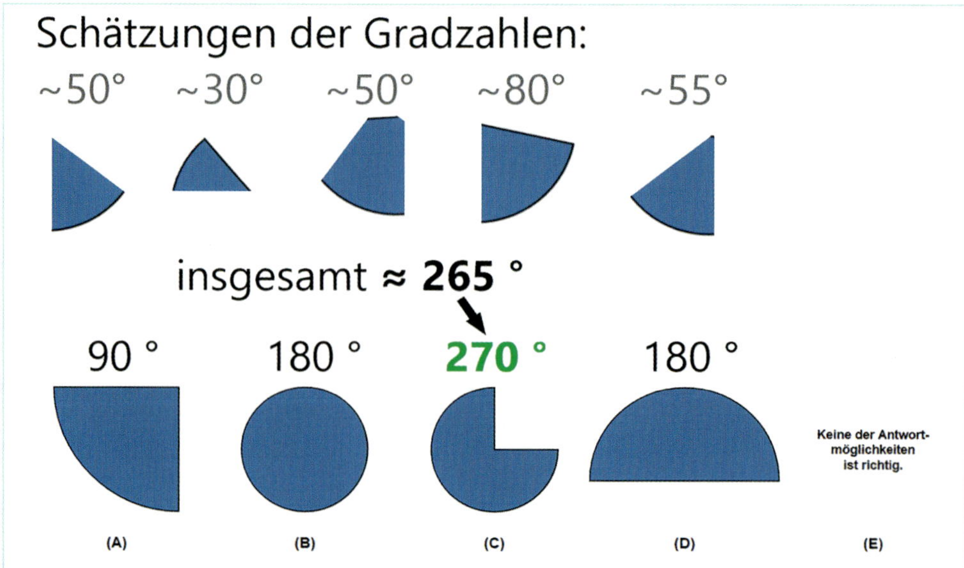

Abb. 6.10 Lösungsweg für Kreissektor-Aufgaben ohne offensichtliche Lösung [P605]

EMPFOHLENER ZEITPUNKT Schafft man es in der Zeit von einer Minute nicht, die Kreisbögen zu addieren und die Lösungsfigur zu finden, dann sollte man vorerst mit seinem bisher angeeigneten Wissen zwischen den Antwortmöglichkeiten (A)–(D) raten, bevor man eventuell am Ende noch einmal zu dieser Aufgabe zurückkehrt, wenn man alle anderen machbaren Aufgaben schon bearbeitet hat.

Schritt 6

Hat man alle Aufgaben mit den Schritten 1–5 bearbeitet, ohne alle Aufgaben lösen zu können, bleiben einem im schlimmsten Fall noch mindestens **1:15 min,** um den Antwortbogen auszufüllen. Bestenfalls habt ihr viele Aufgaben schon gelöst und könnt daher ruhigen Gewissens die übrig gebliebenen komplizierteren Aufgaben bearbeiten.

EMPFOHLENER ZEITPUNKT In jedem Fall solltet ihr aber spätestens **eine Minute vor dem Ende der Bearbeitungszeit** alle Antworten in den Antwortbogen übertragen!

Habt ihr nach dem Eintragen aller sicher beantwortbaren sowie geratenen Fragen noch Zeit, versucht die geratenen Aufgaben noch einmal mit der jeweils dafür erlernten Technik oder der mentalen Rotation zu lösen und tragt die neue Lösung gegebenenfalls in den Antwortbogen ein.

Zusammenfassung und Entscheidungsbaum

Nachdem wir die Schritte detailliert durchgegangen sind, möchten wir euch anhand eines Entscheidungsbaumes (➤ Abb. 6.11) noch einen Algorithmus als Zusammenfassung zum Lösen dieser Aufgaben geben.

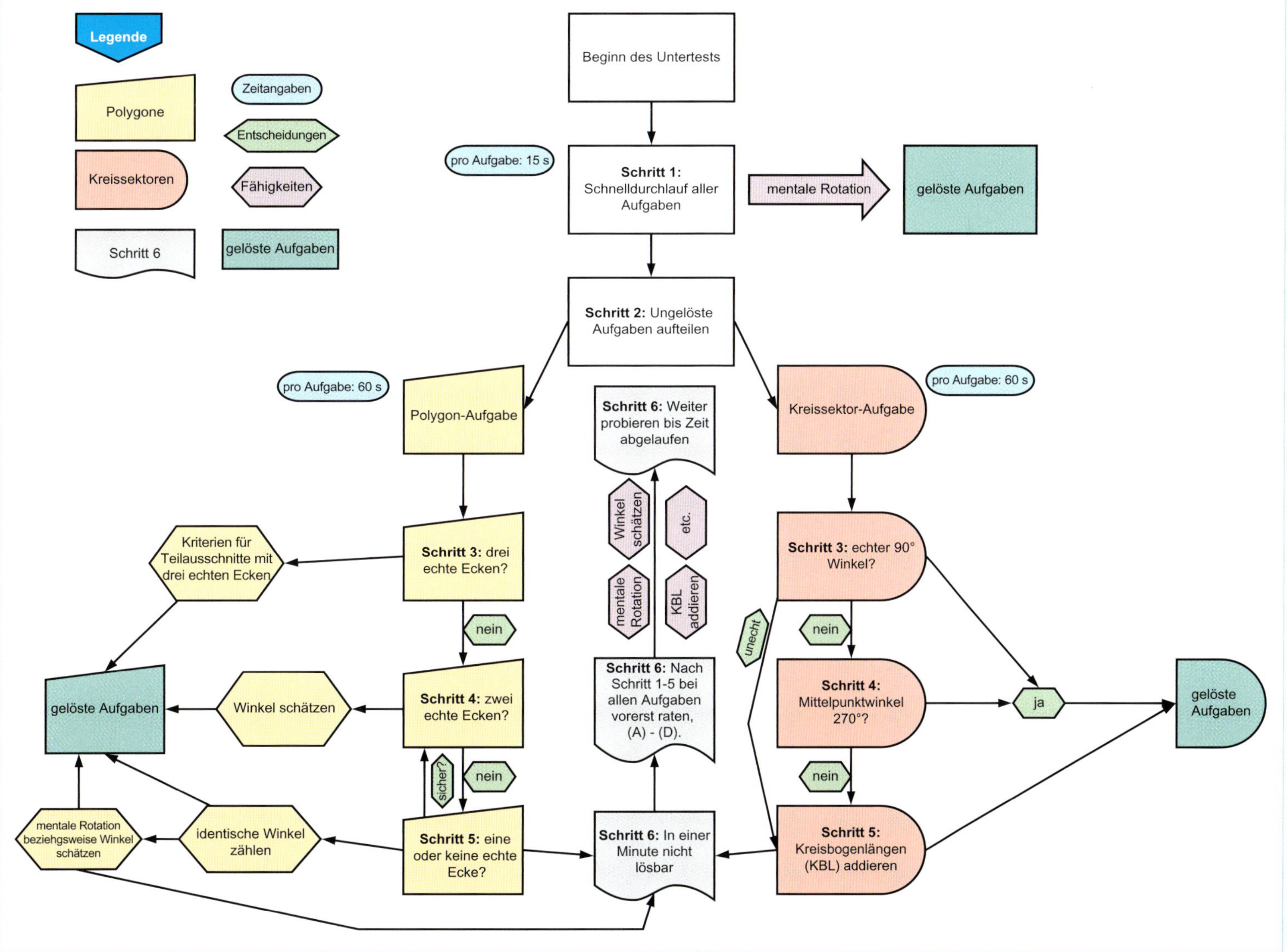

Abb. 6.11 Entscheidungsbaum *Figuren zusammensetzen* [P605]

6.2.5 Empfehlung

Verhaltensregeln

Diese allgemeinen Verhaltensregeln solltet ihr befolgen, um das bestmögliche Ergebnis bei diesem Untertest zu erlangen:

1. Sobald ihr euch der Lösung einer Aufgabe sicher seid, tragt die Lösung **sofort** in den Antwortbogen ein, um am Ende leichtsinnige Fehler zu vermeiden.
2. Solltet ihr euch gegen Ende des Zeitlimits einer Aufgabe nicht absolut sicher sein, dann müsst ihr unbedingt **raten** – und zwar am besten zwischen den **Antwortmöglichkeiten (A)–(D),** da diese in diesem Untertest eindeutig häufiger die richtige Antwort sind als die Antwortmöglichkeit (E).
3. Wie wir in ➢ 6.2.4 gelernt haben, kostet es, wenn man eine korrekte Lösung gefunden hat, unnötig Zeit, auf Nummer sicher zu gehen und die Teilausschnitte mit den anderen Lösungsfiguren zu vergleichen. Deshalb empfehlen wir euch, kühn zu sein und nach dem Erkennen der Lösung direkt weiterzumachen, statt die Lösung noch einmal zu kontrollieren.

Lernplan, Zeitmanagement und Intensität

Erinnert euch an eure Anamnese in ➢ 6.2.2. Wie geht es euch jetzt mit euren Schwächen – habt ihr sie verbessern können oder habt ihr sie sogar überwunden?
Außerdem fragt ihr euch sicher, **mit welchen Aufgaben, wann** und **wie intensiv** ihr diesen Untertest lernen solltet.

Welche Aufgaben?

Ihr könnt zu Beginn die übrig gebliebenen Aufgaben aus ➢ 6.3 bearbeiten. Danach könnt ihr entweder die Aufgaben aus der Lernplattform oder die druckbaren PDFs aus der Lernplattform verwenden, um genügend Aufgaben zu haben.

Wann?

Das *Wann* erübrigt sich, wenn ihr unsere Lernpläne benutzt, da hier jegliche Lernzeit Tag für Tag durchgetaktet ist. Solltet ihr euch dafür entscheiden, euren eigenen Lernplan zu nutzen, empfehlen wir euch, die Übungsaufgaben immer nach dem Lernen bzw. Üben vom BMS-und Textverständnis-Teil zu bearbeiten, da das dem Ablauf beim MedAT entspricht.

Wie intensiv sollt ihr lernen?

Da ihr alle individuelle Stärken und Schwächen habt, geben wir keine genauen Angaben, wie lange ihr wie viele Stunden am Tag lernen sollt. Jedoch sagen wir euch klipp und klar, in welcher Reihenfolge ihr welche Fähigkeiten lernen sollt:

1. Zunächst die Fähigkeit zur mentalen Rotation trainieren.
2. Dann die Fähigkeit zum groben Erkennen verschiedener Winkelgrößen üben und perfektionieren.
3. Dann das Addieren von Kreisbogenlängen üben.
4. Als nächstes die Schritt-für-Schritt-Schemata einstudieren.
5. Zu guter Letzt: Aufgaben lösen, bis der Arzt kommt. Oder bis ihr die volle bzw. eure gewünschte Punktzahl erreicht.

6.3 Beispielaufgaben

6.3.1 Aufgaben

Erstes Aufgabenset

Aufgabe 1

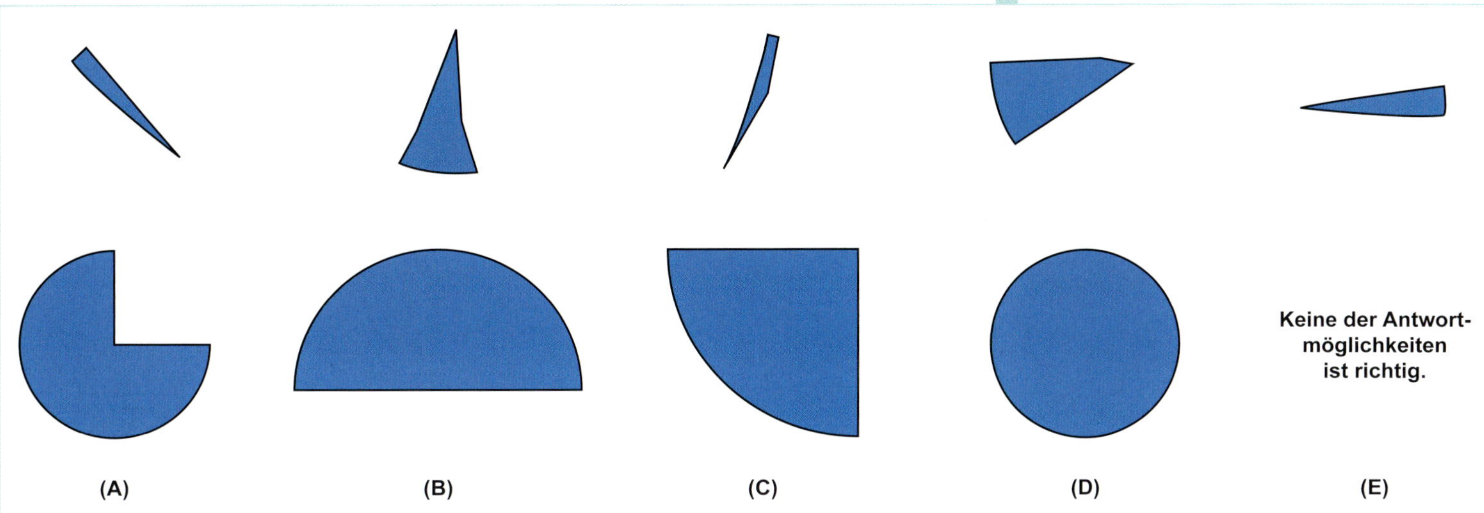

Aufgabe 2

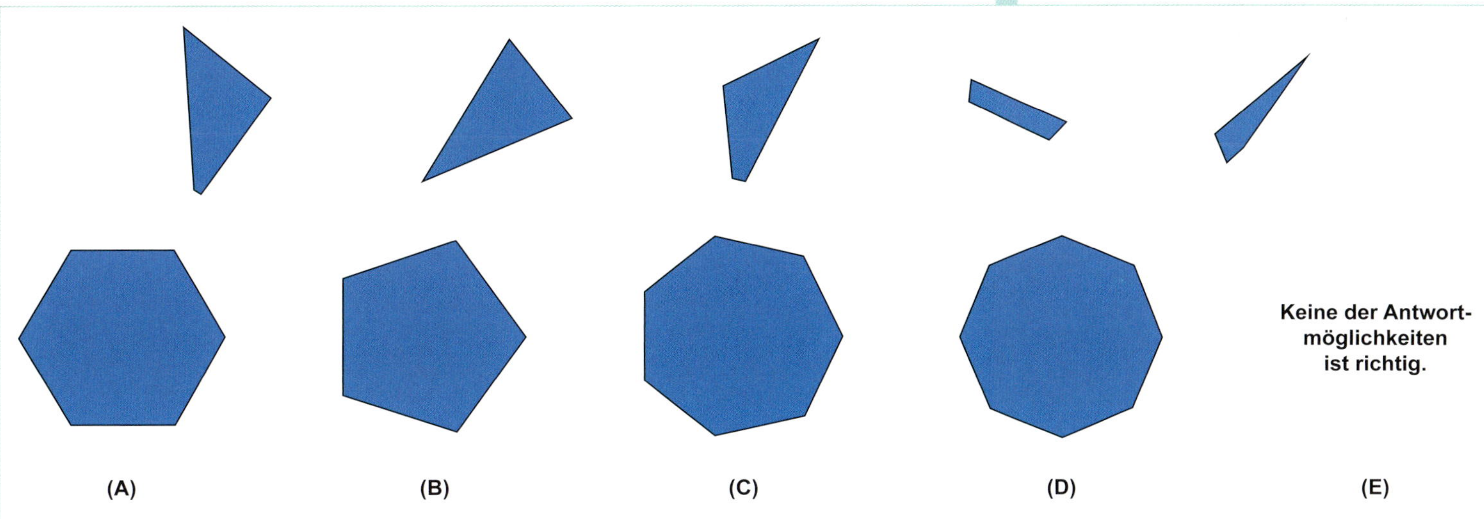

Aufgabe 3

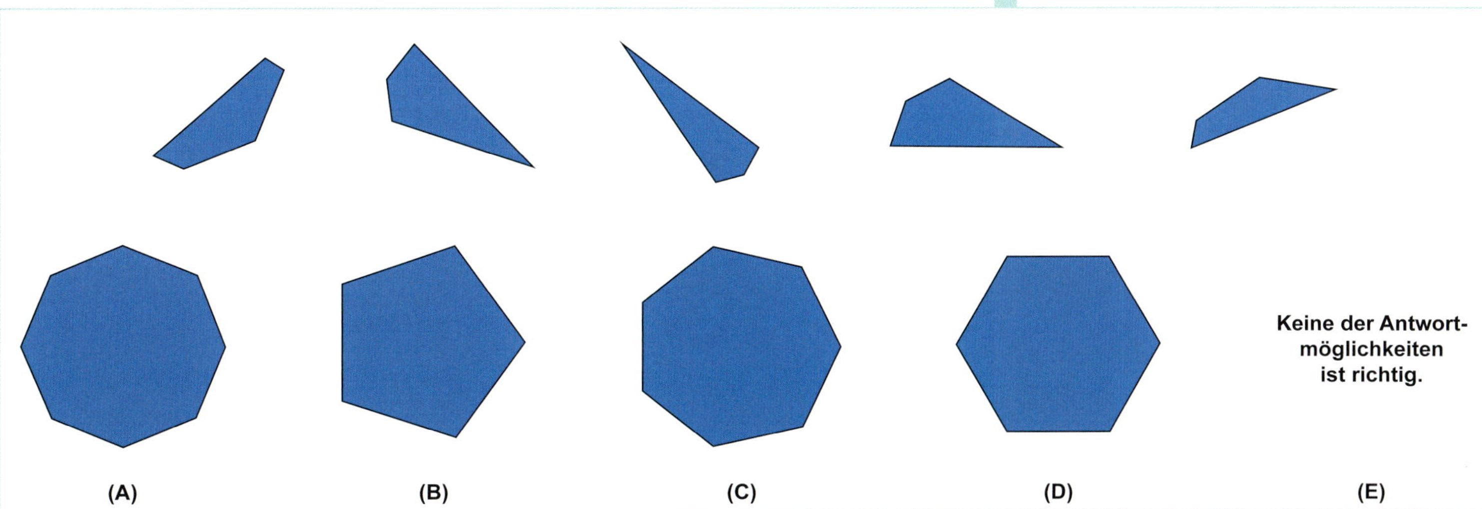

[Abb.: Deniz Tafrali, Graz]

Aufgabe 4

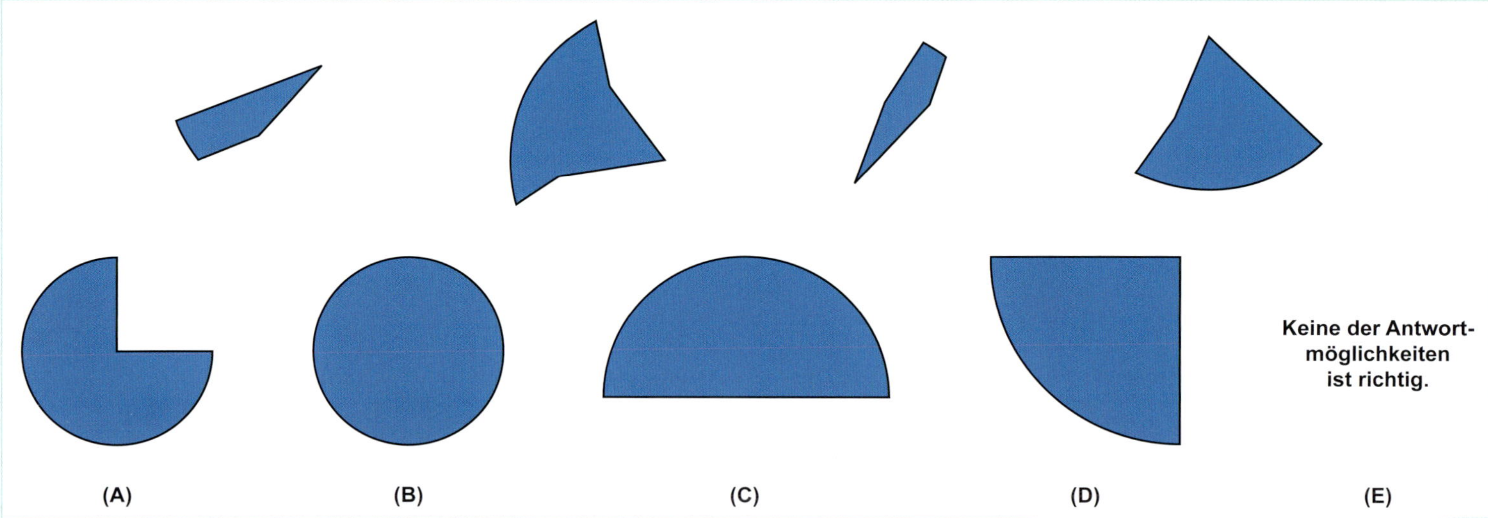

Aufgabe 5

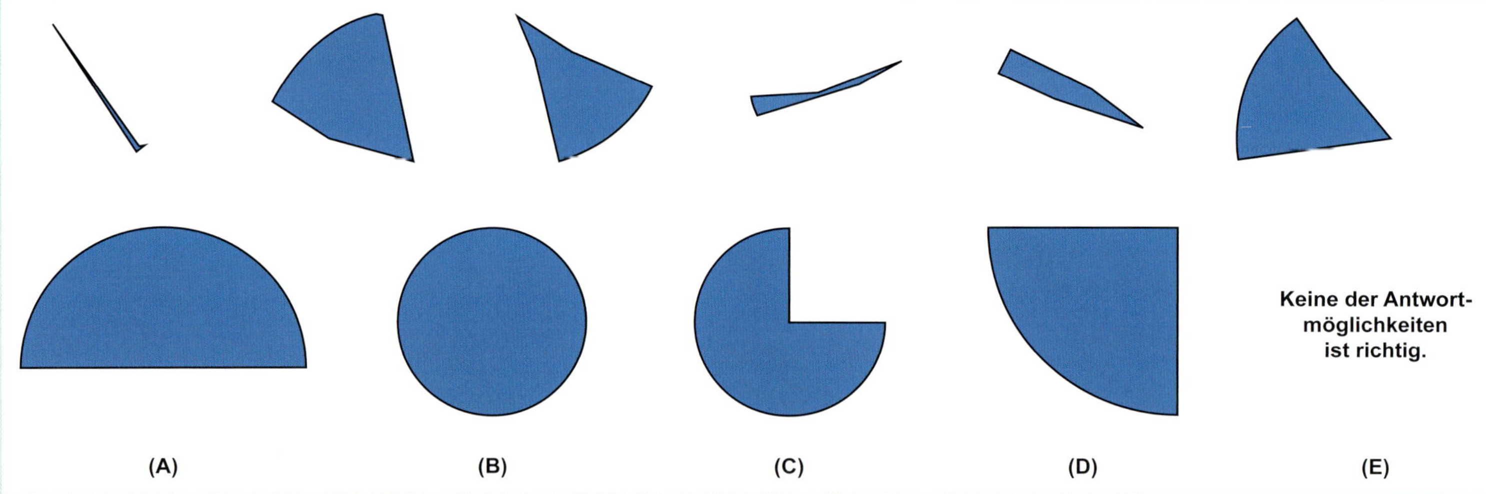

Aufgabe 6

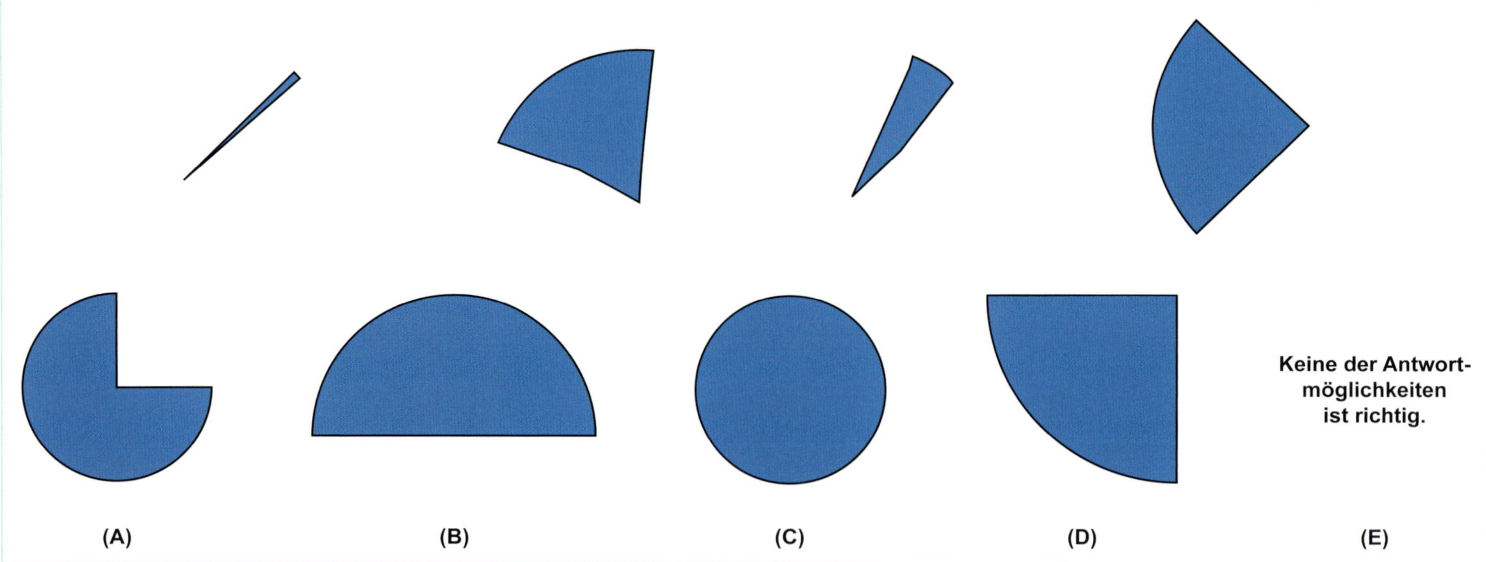

[Abb.: Deniz Tafrali, Graz]

Notizen

Aufgabe 7

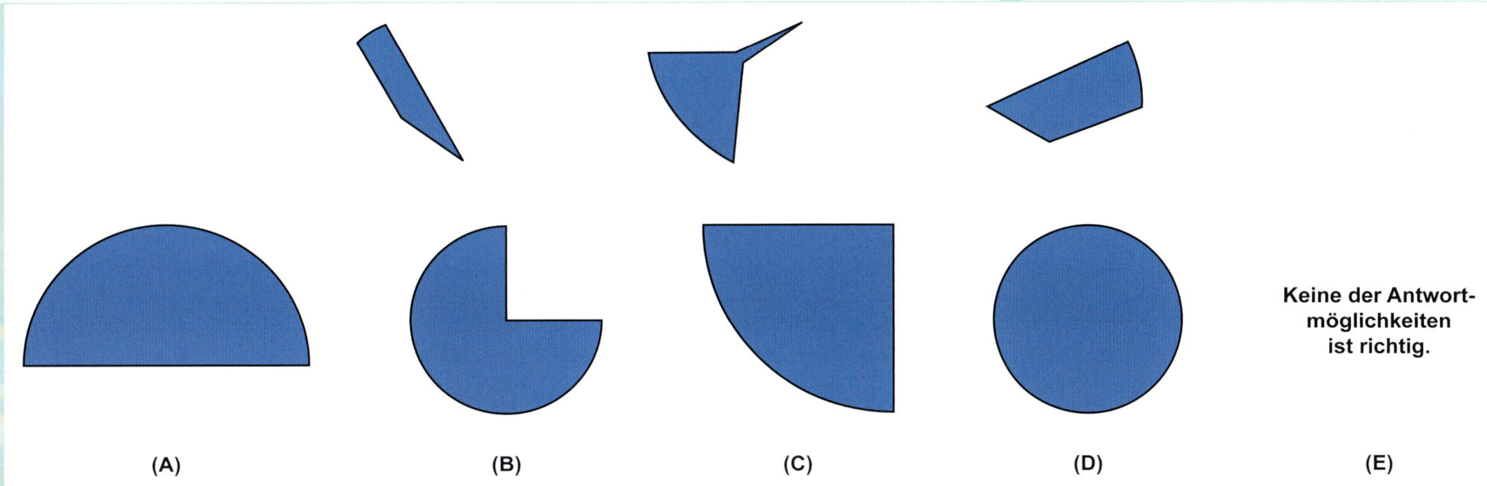

Aufgabe 8

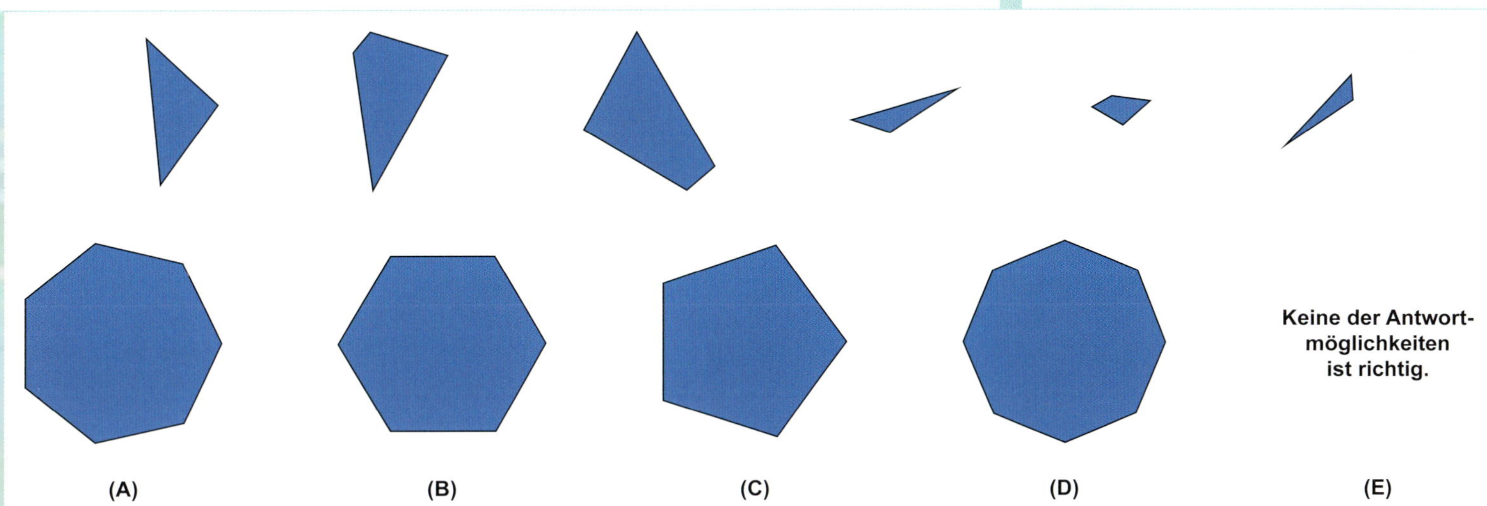

Aufgabe 9

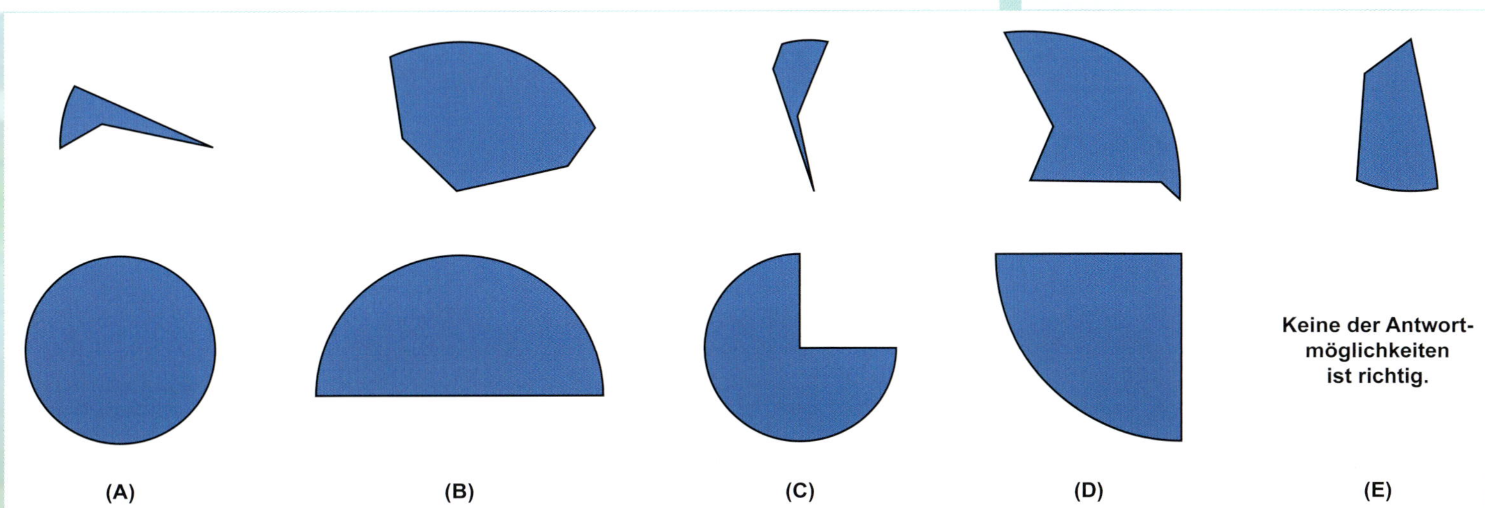

[Abb.: Deniz Tafrali, Graz]

Notizen

Aufgabe 10

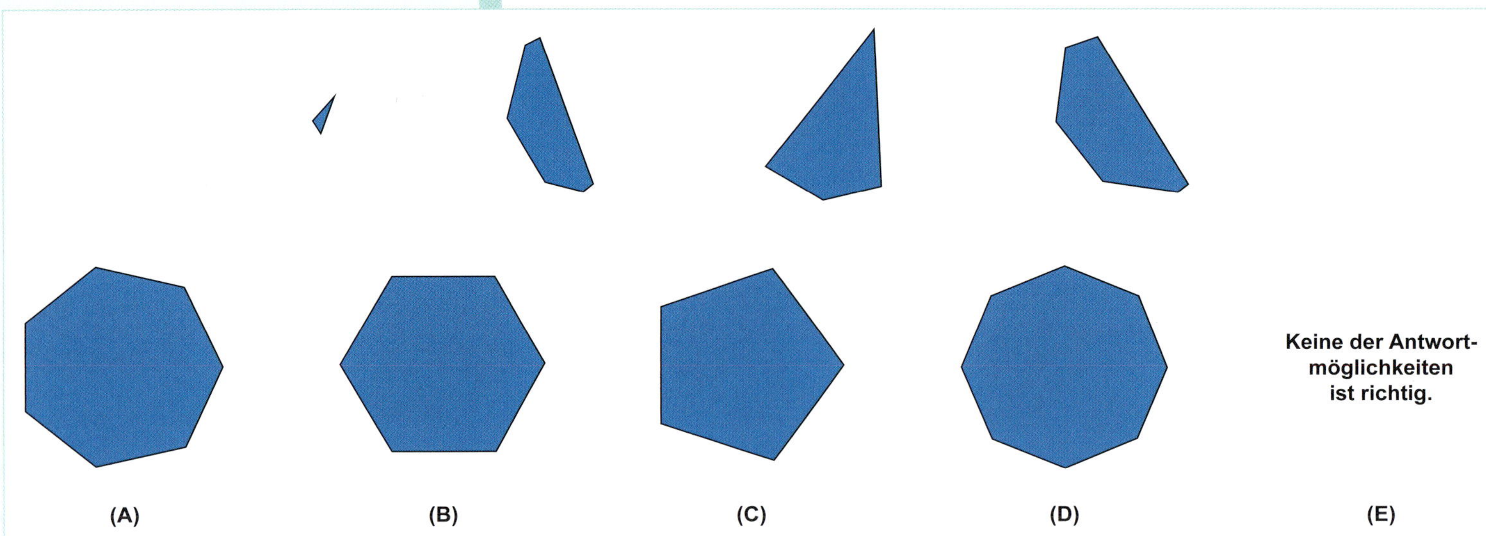

Aufgabe 11

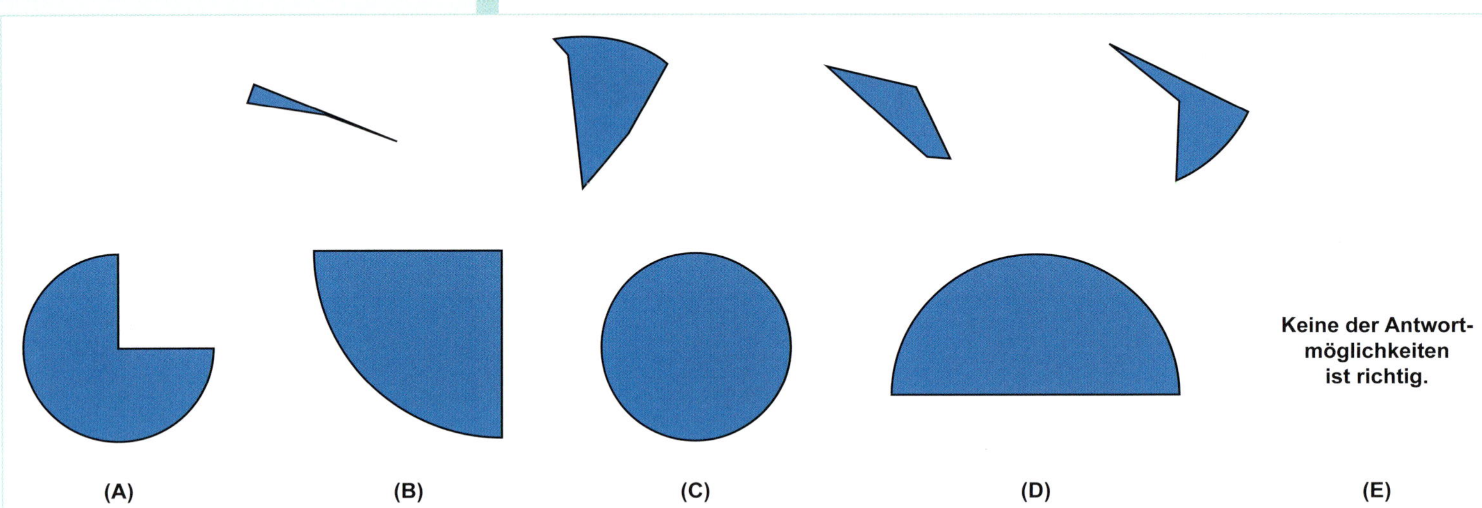

Aufgabe 12

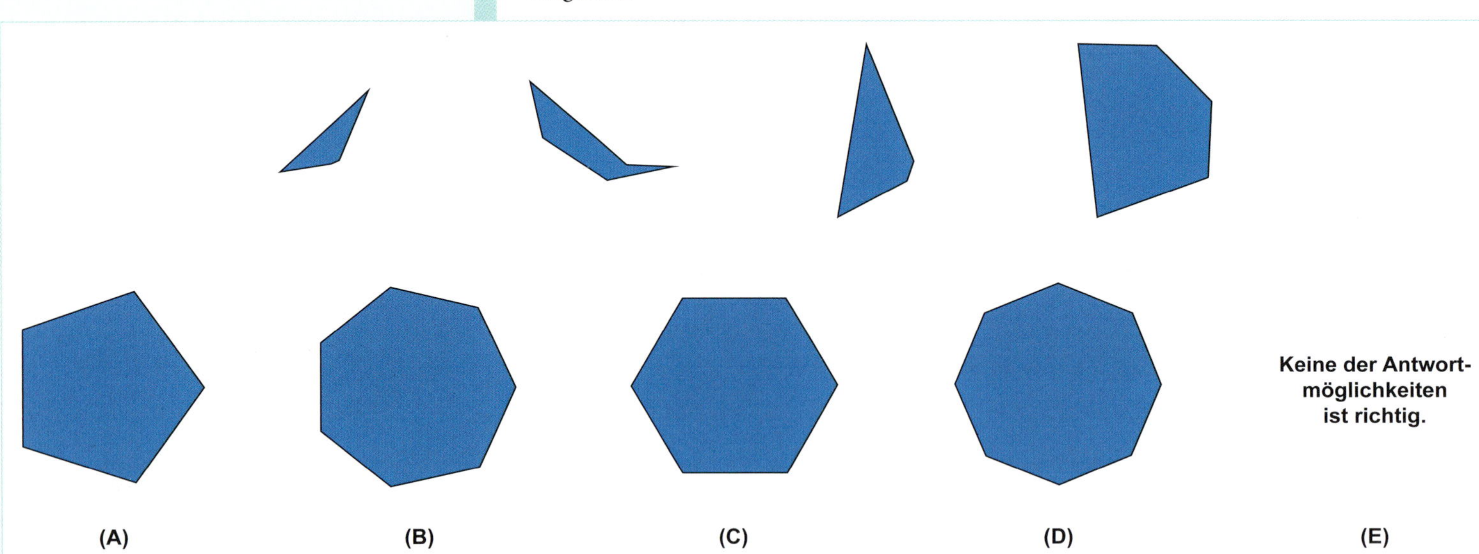

[Abb.: Deniz Tafrali, Graz]

Notizen

Aufgabe 13

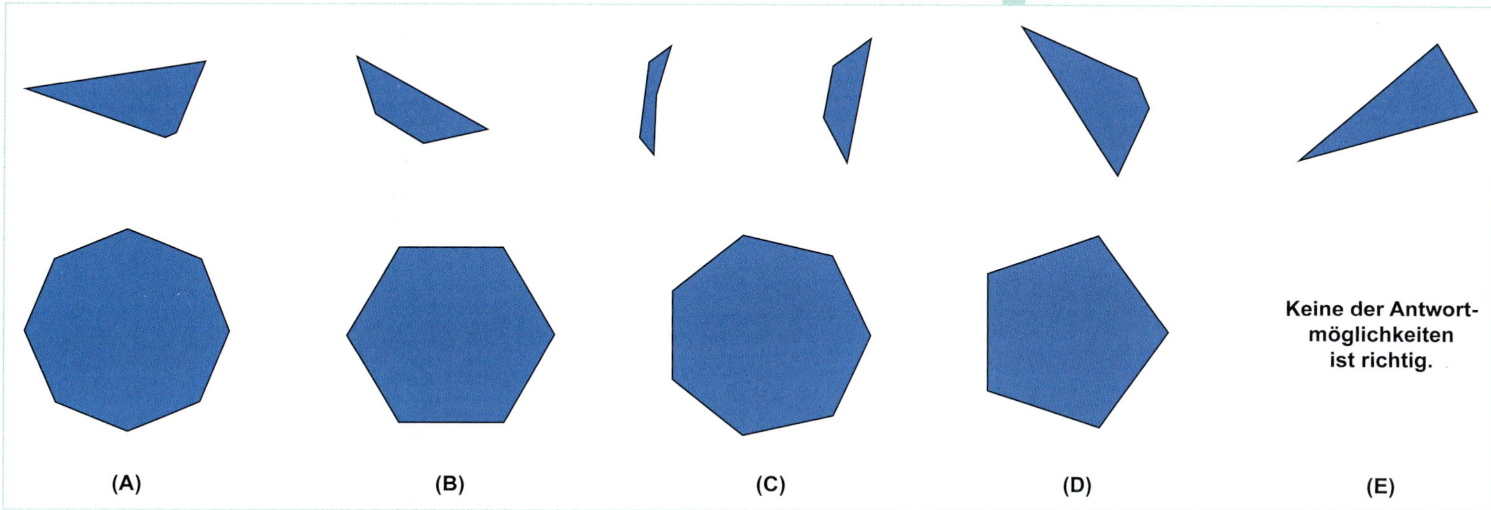

Aufgabe 14

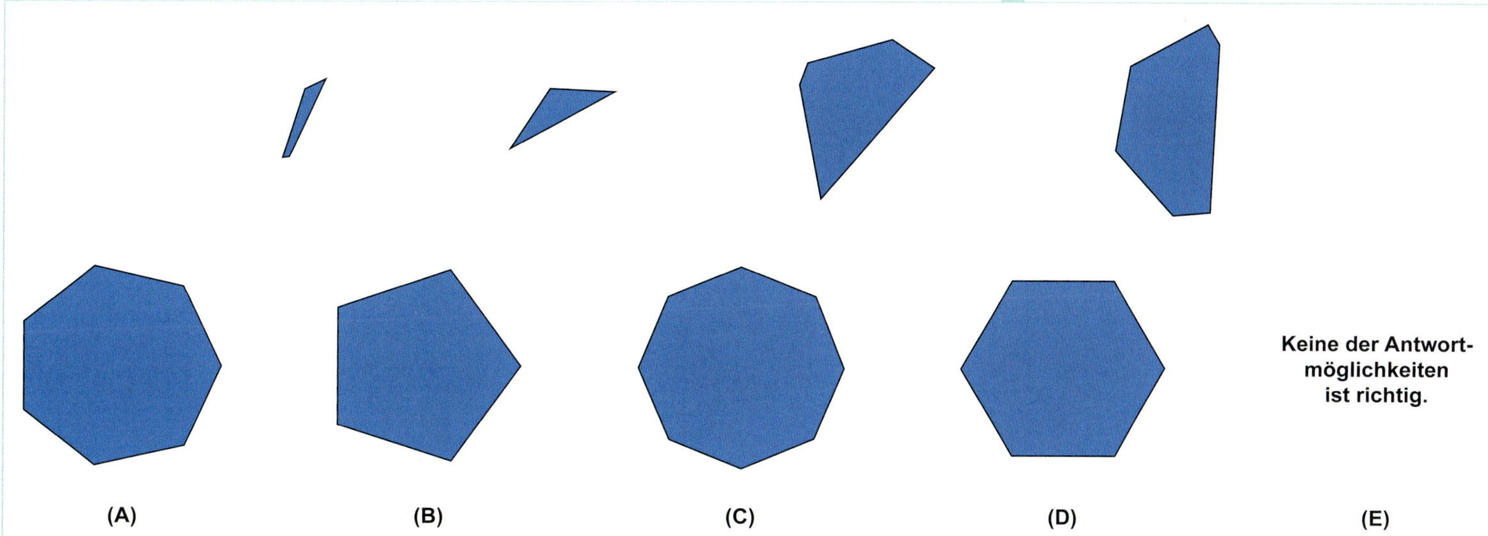

Aufgabe 15

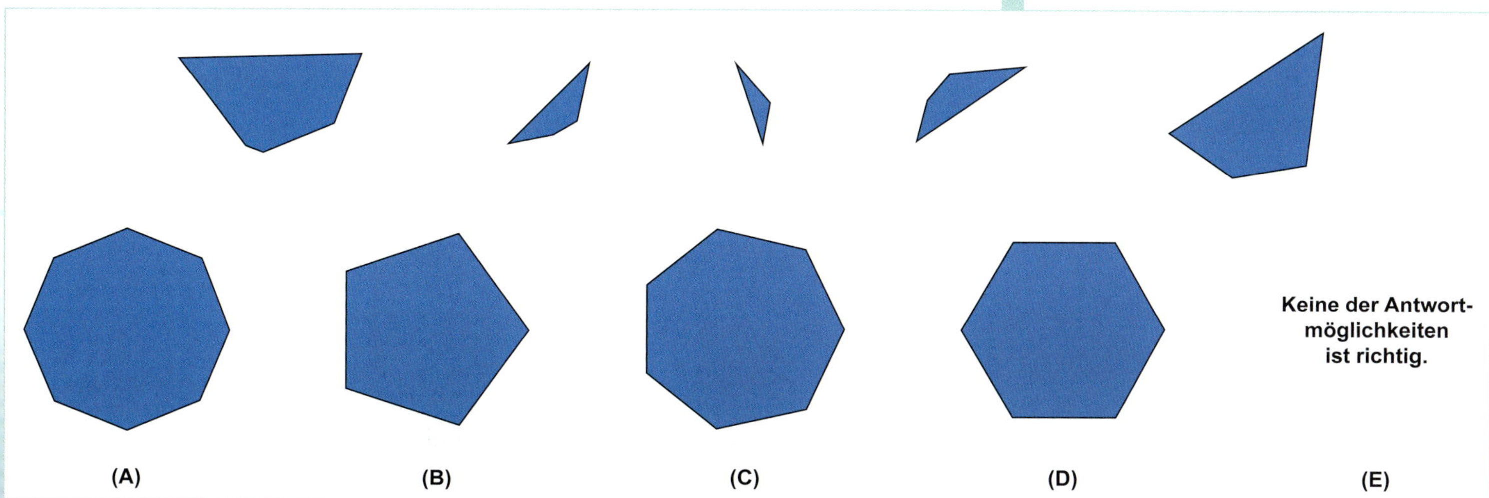

[Abb.: Deniz Tafrali, Graz]

Notizen

Zweites Aufgabenset

Aufgabe 16

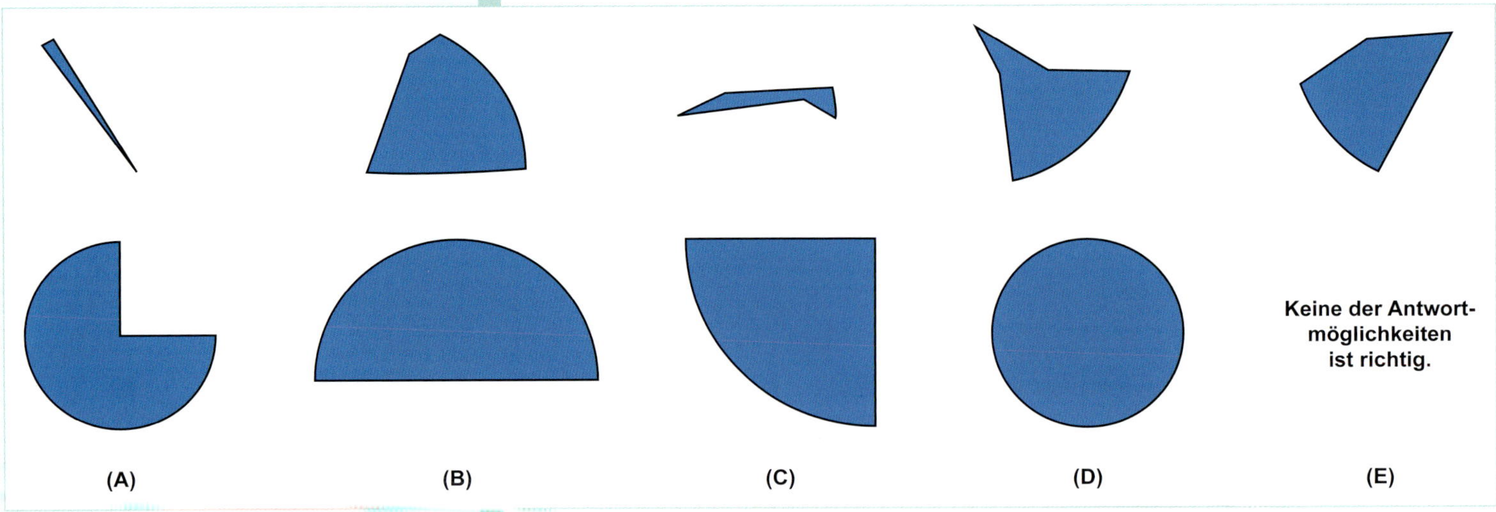

Aufgabe 17

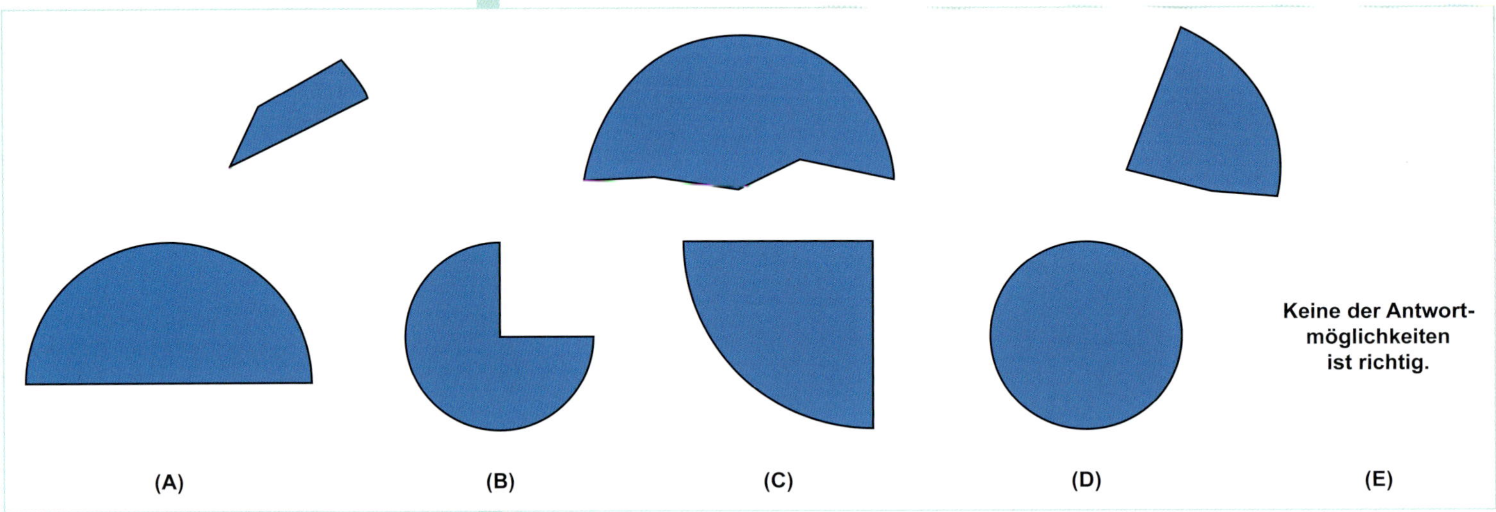

Aufgabe 18

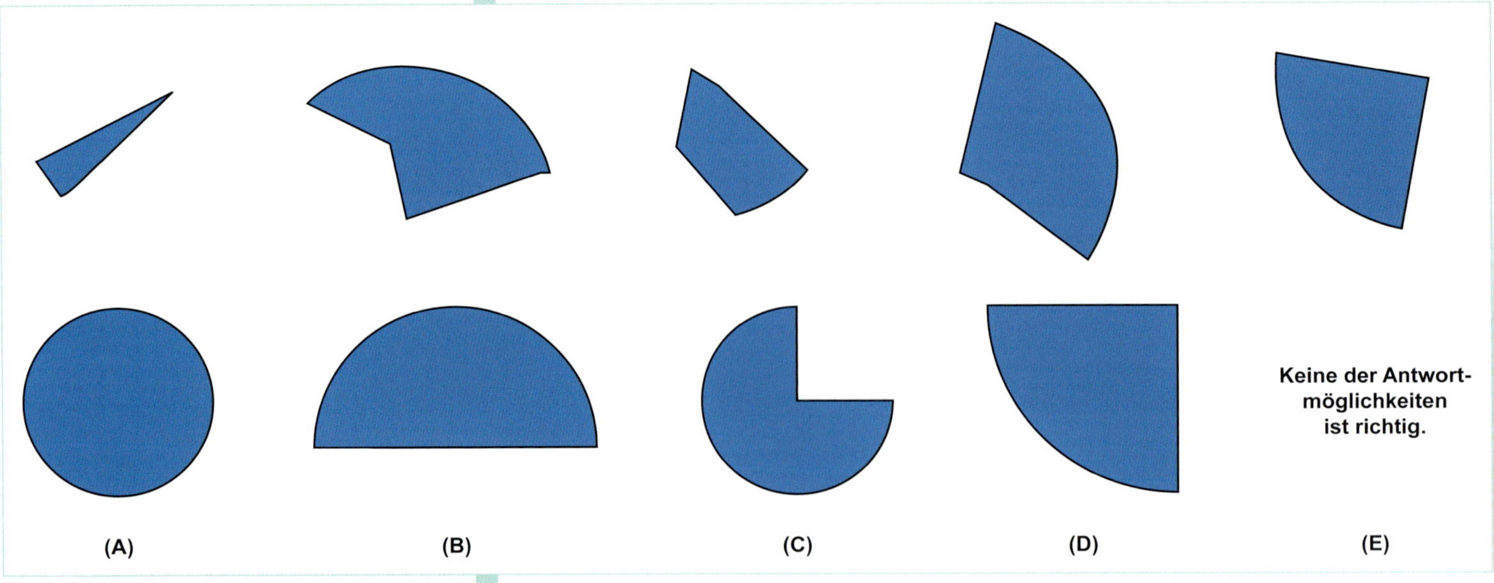

[Abb.: Deniz Tafrali, Graz]

Aufgabe 19

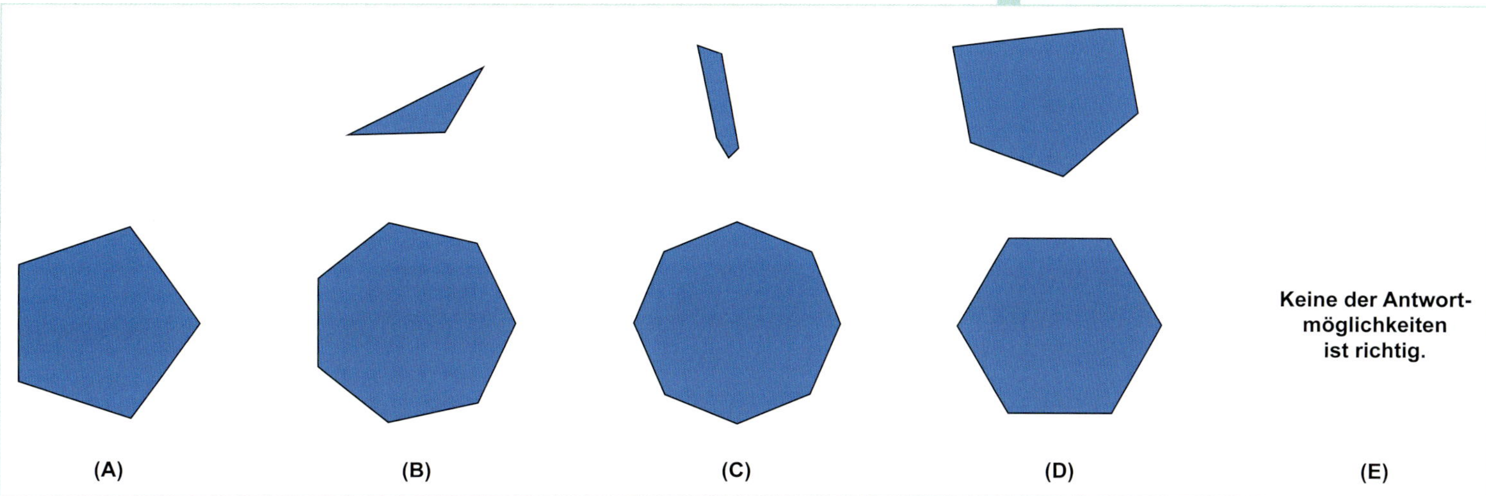

Aufgabe 20

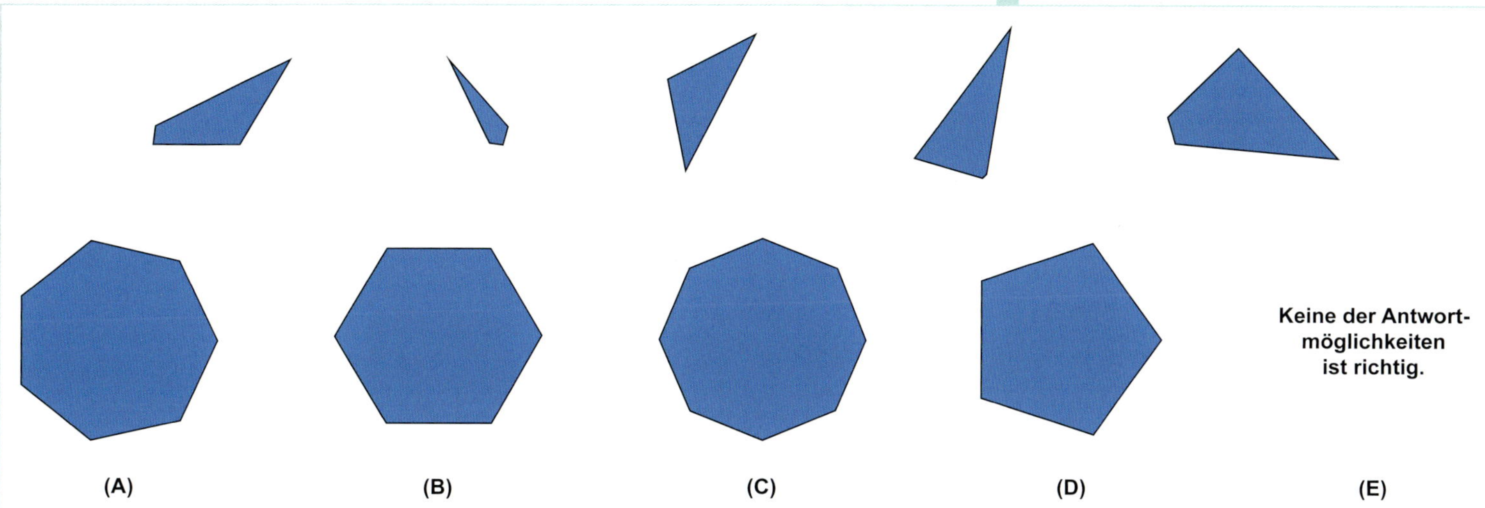

Aufgabe 21

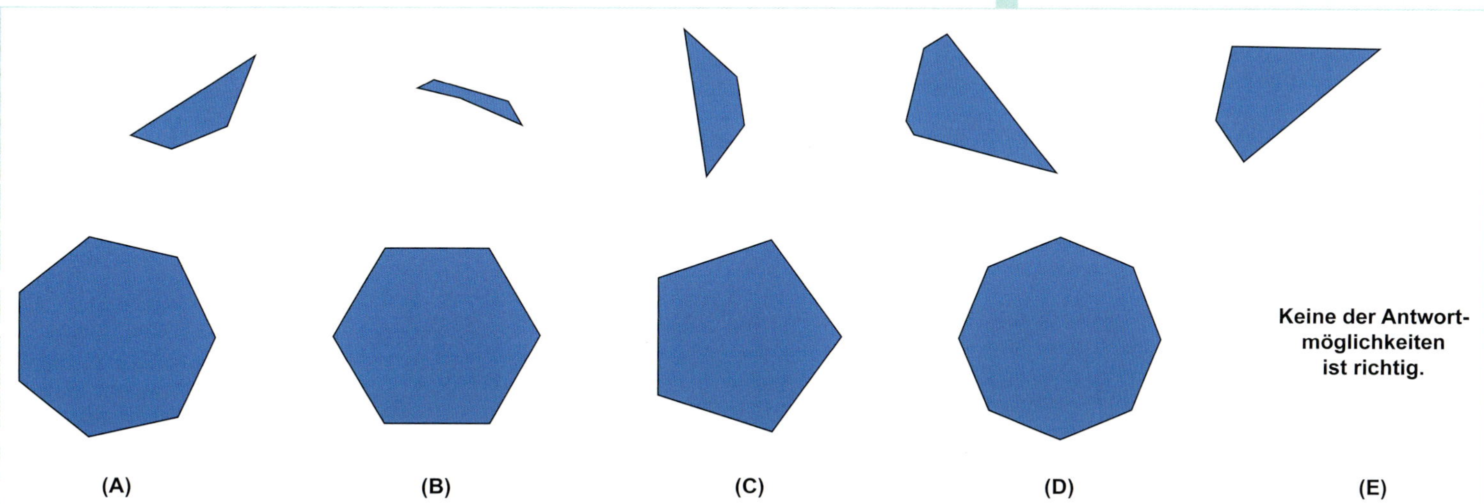

[Abb.: Deniz Tafrali, Graz]

Aufgabe 22

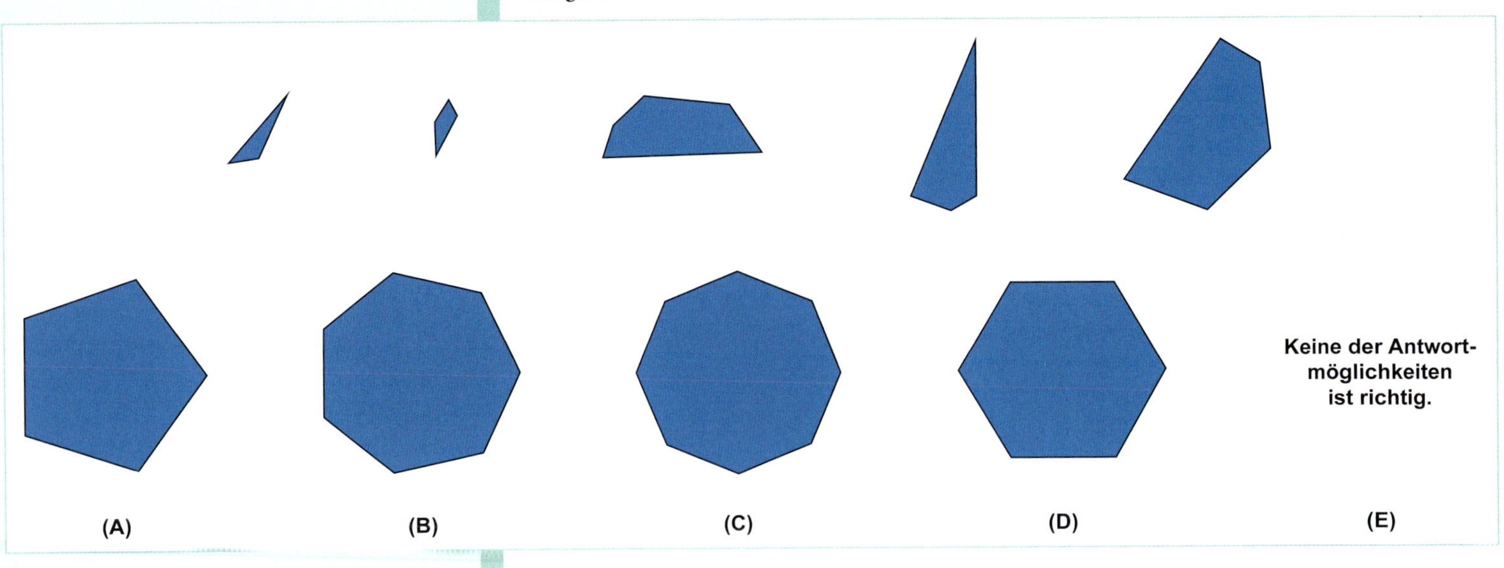

Aufgabe 23

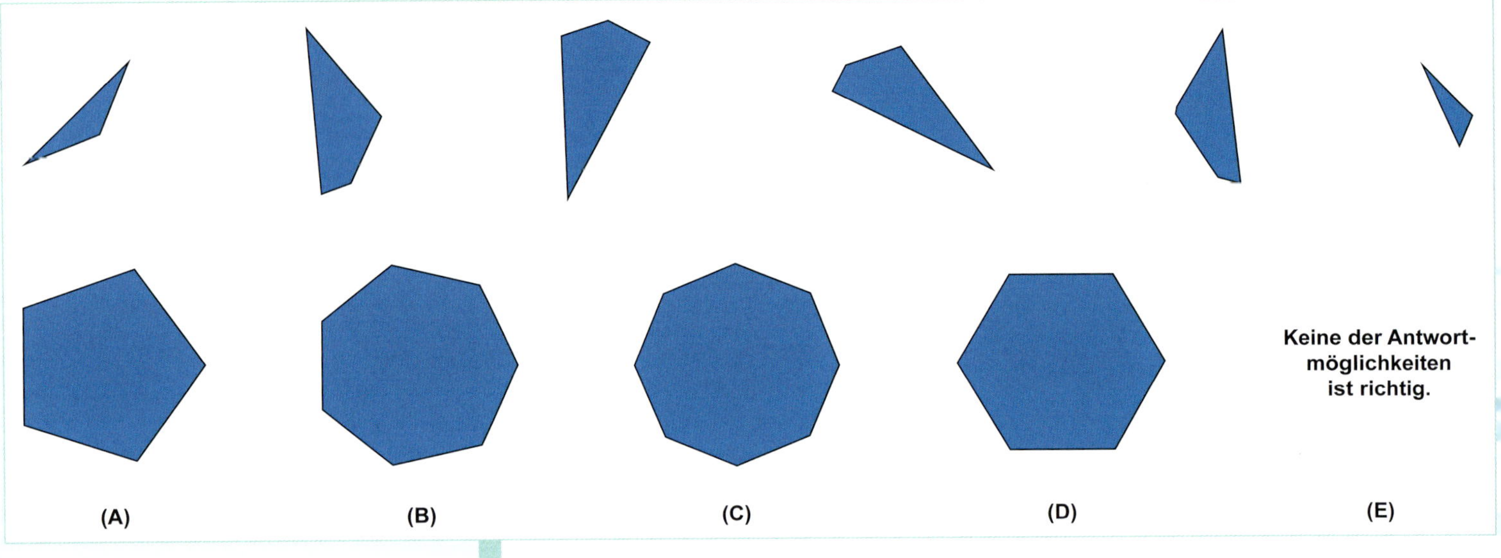

Aufgabe 24

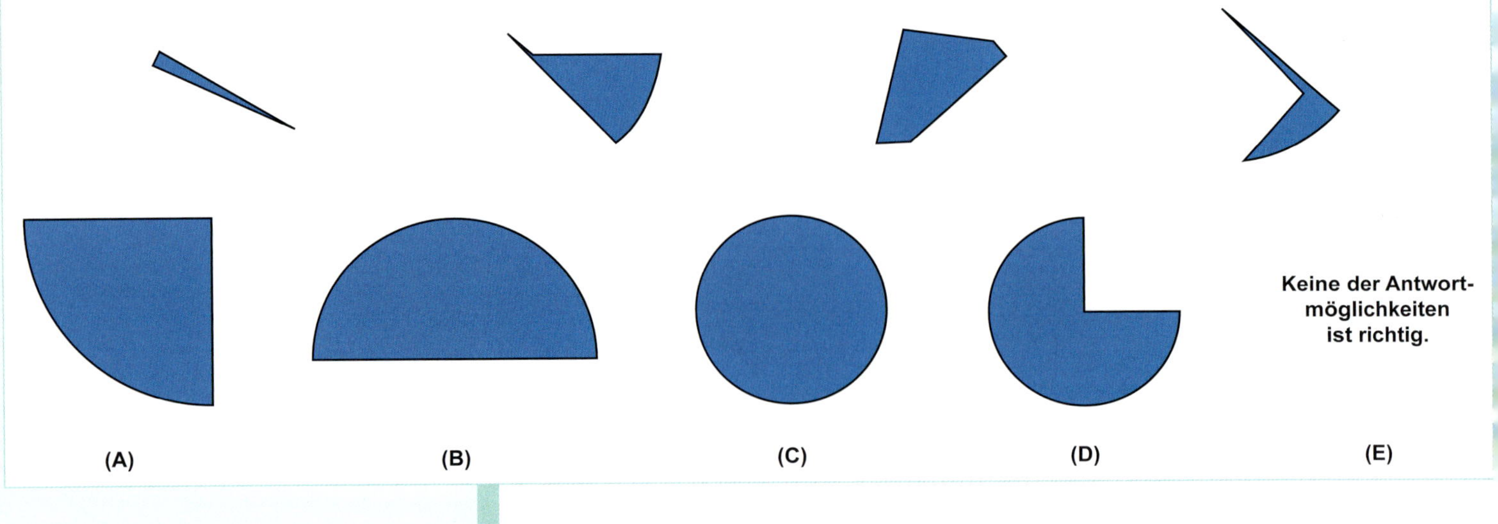

[Abb.: Deniz Tafrali, Graz]

Aufgabe 25

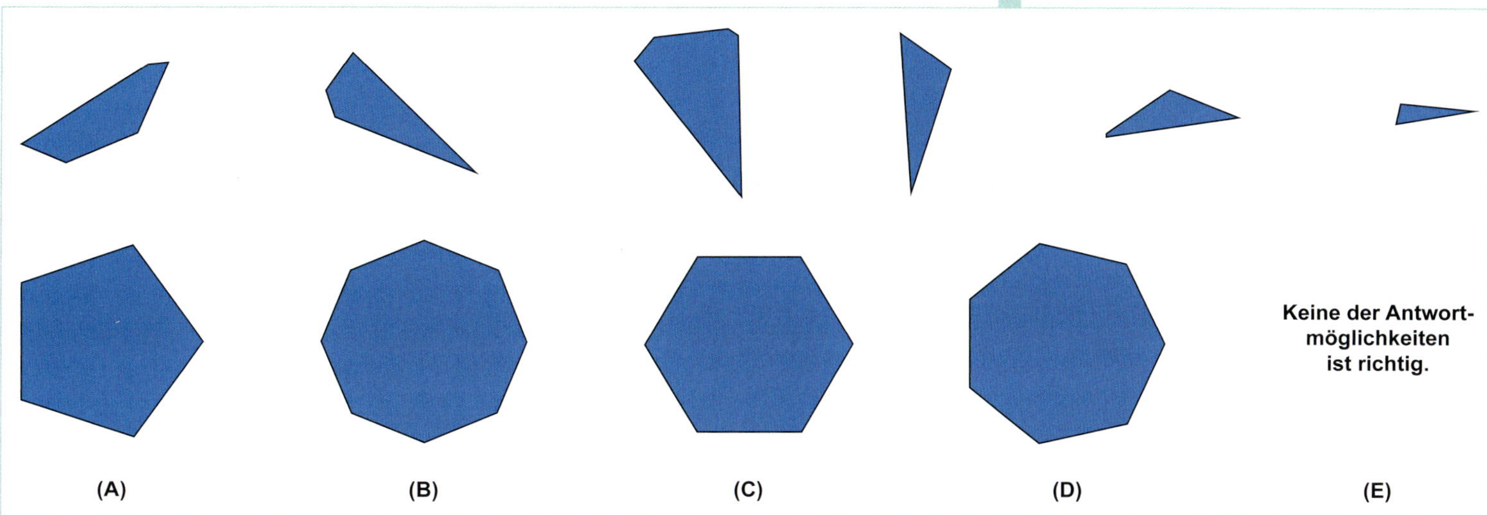

Aufgabe 26

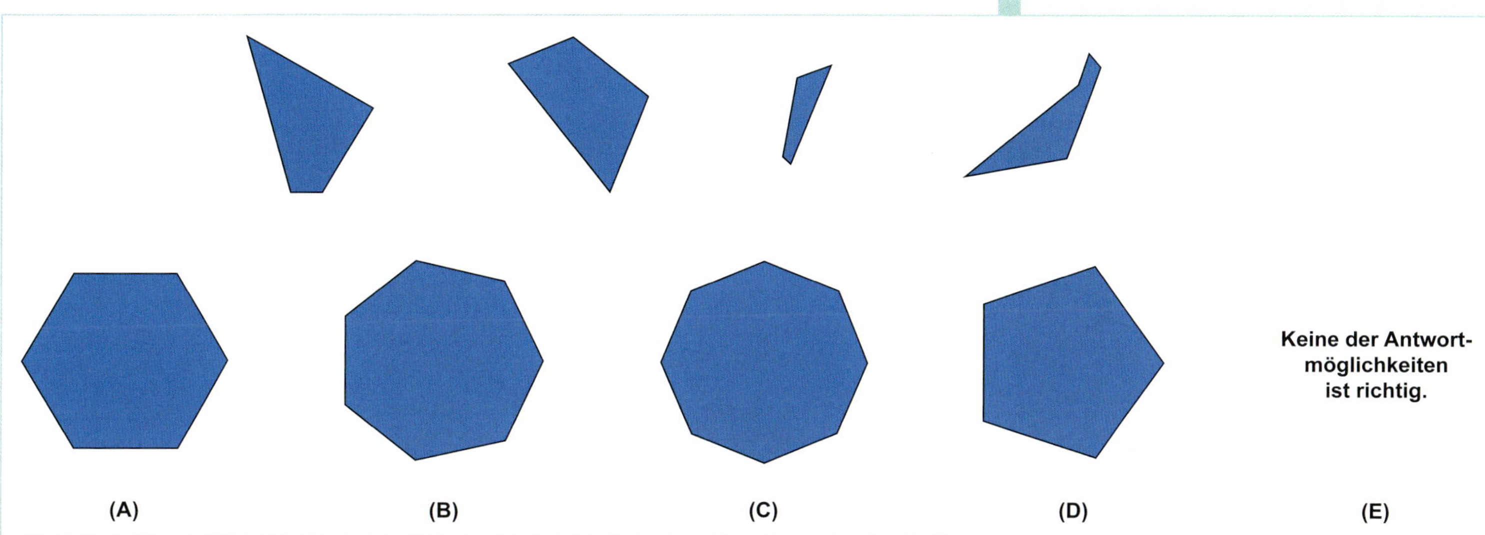

Aufgabe 27

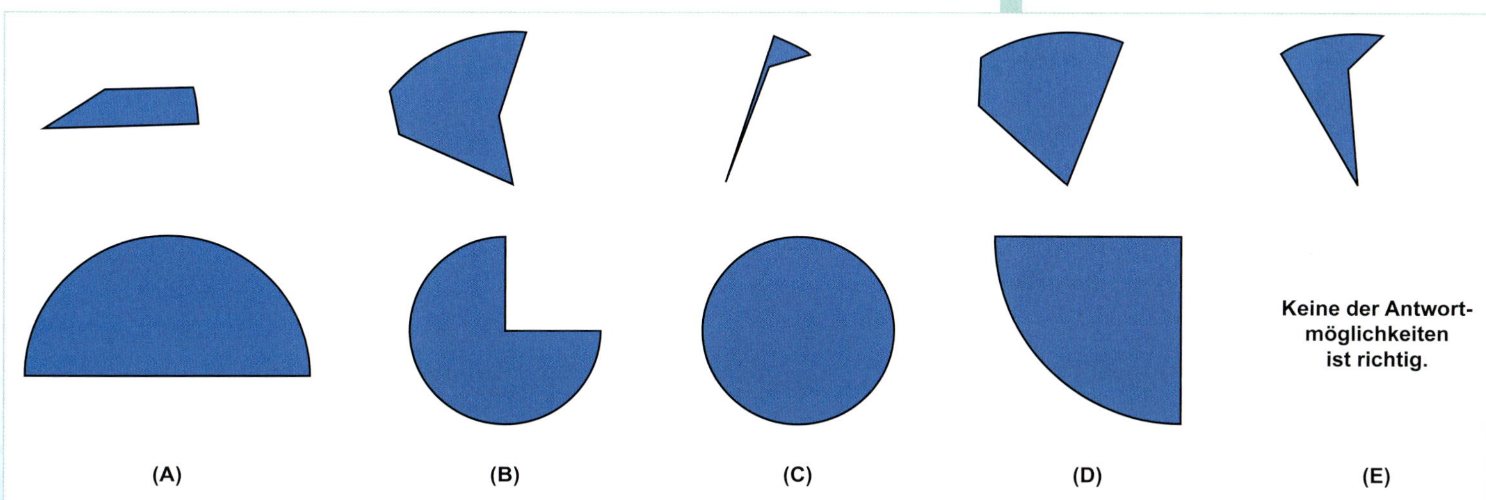

[Abb.: Deniz Tafrali, Graz]

Aufgabe 28

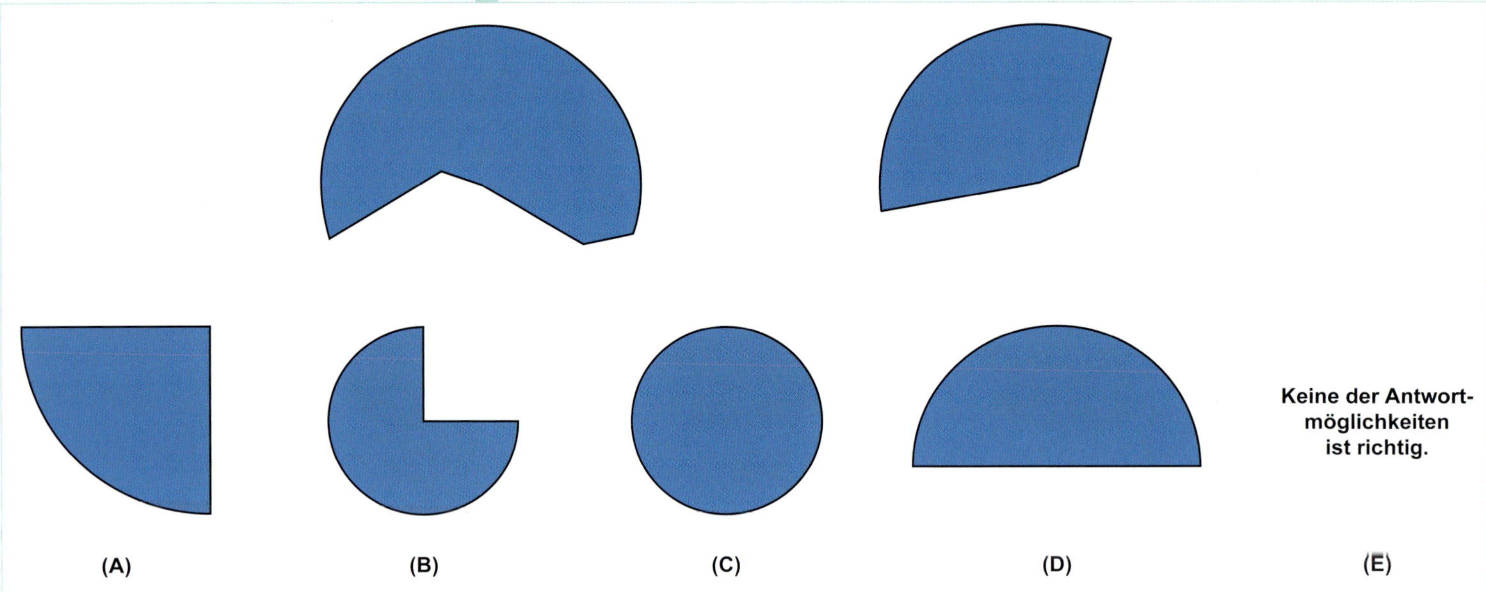

Aufgabe 29

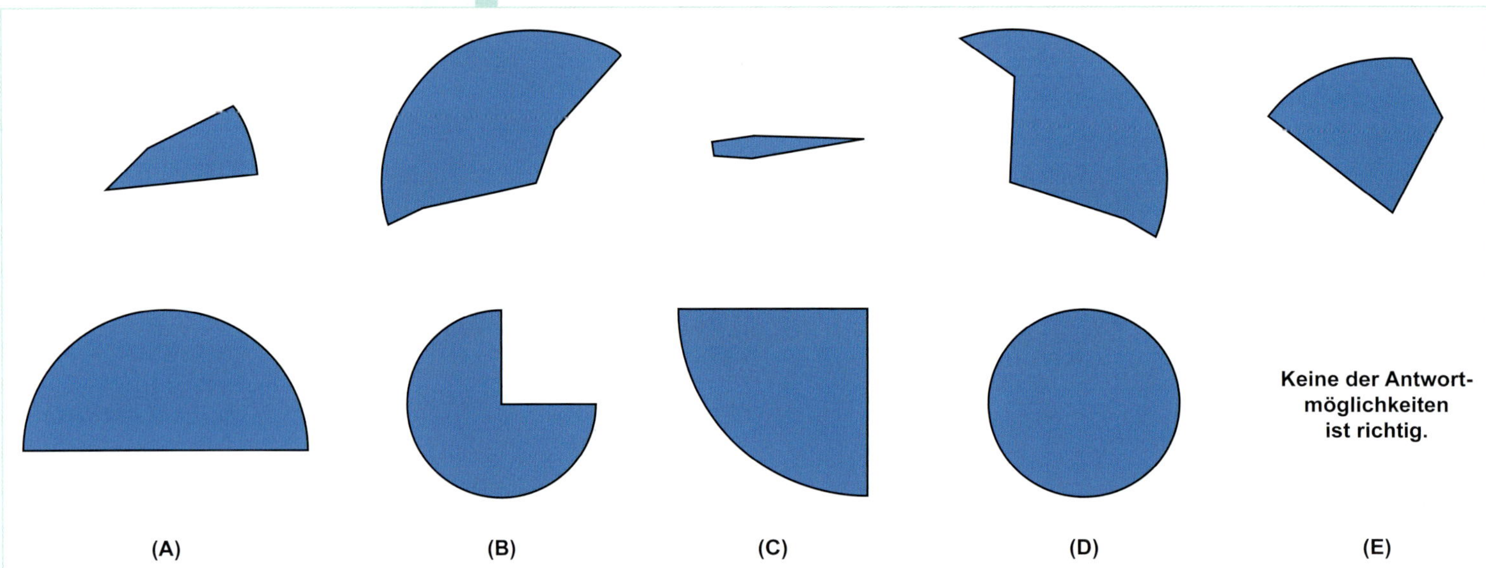

Aufgabe 30

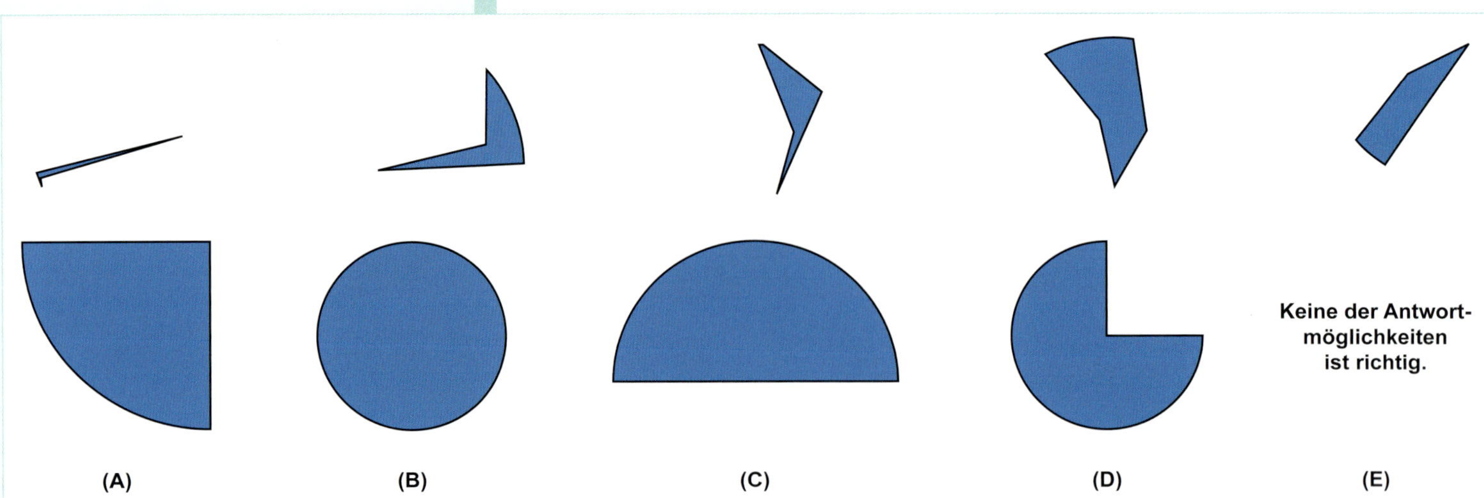

[Abb.: Deniz Tafrali, Graz]

Notizen

Drittes Aufgabenset

Aufgabe 31

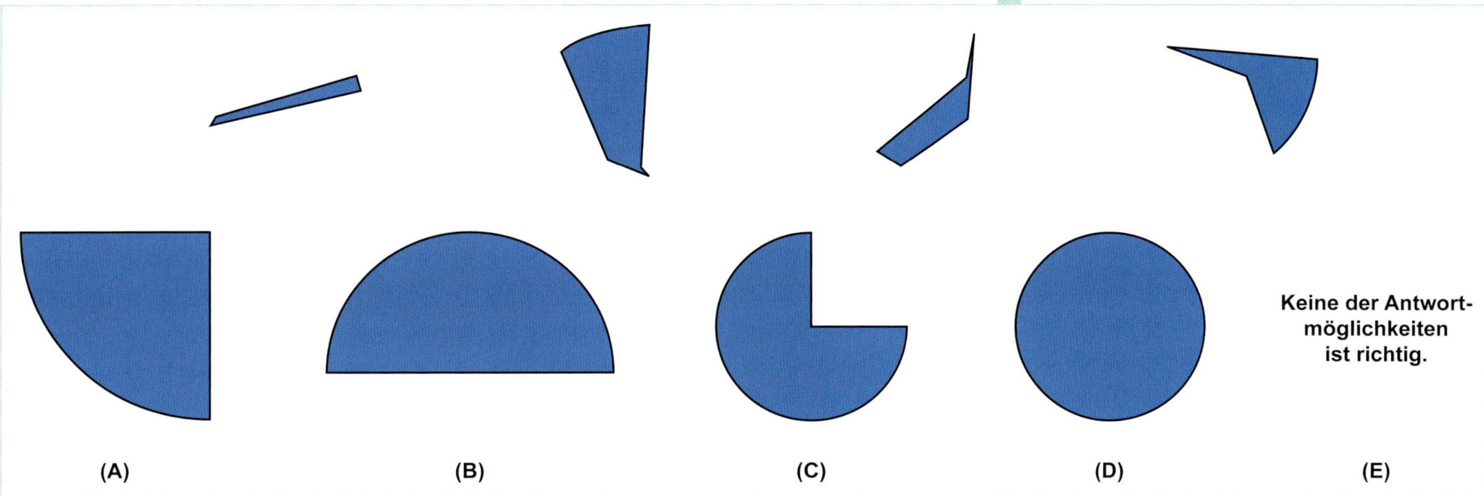

Aufgabe 32

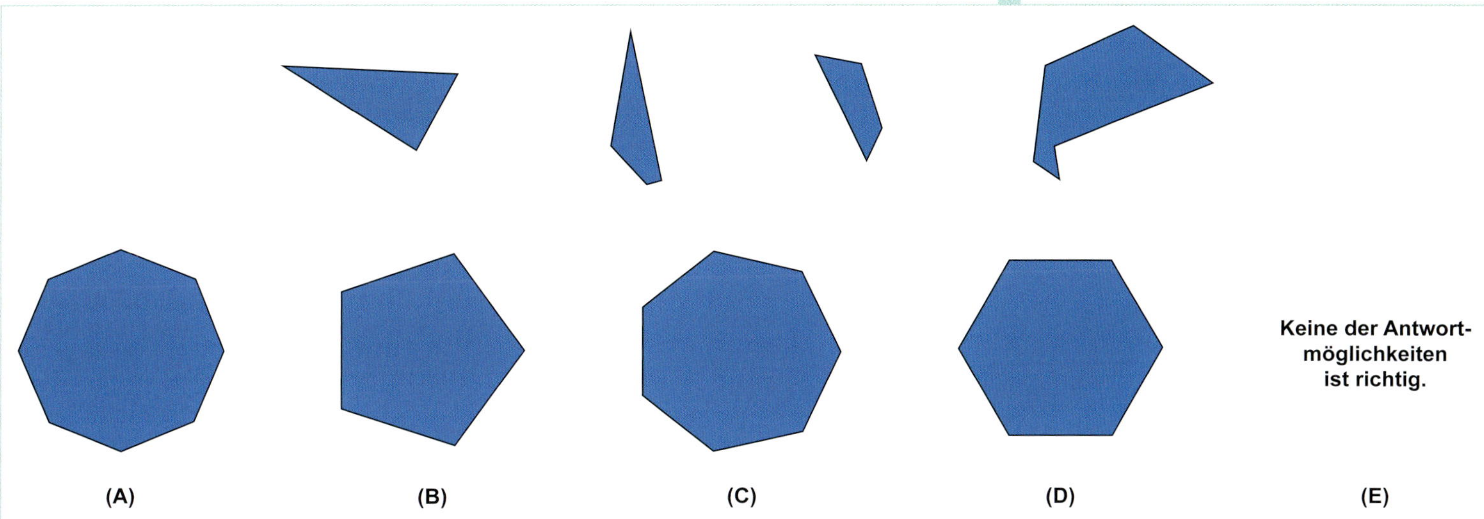

Aufgabe 33

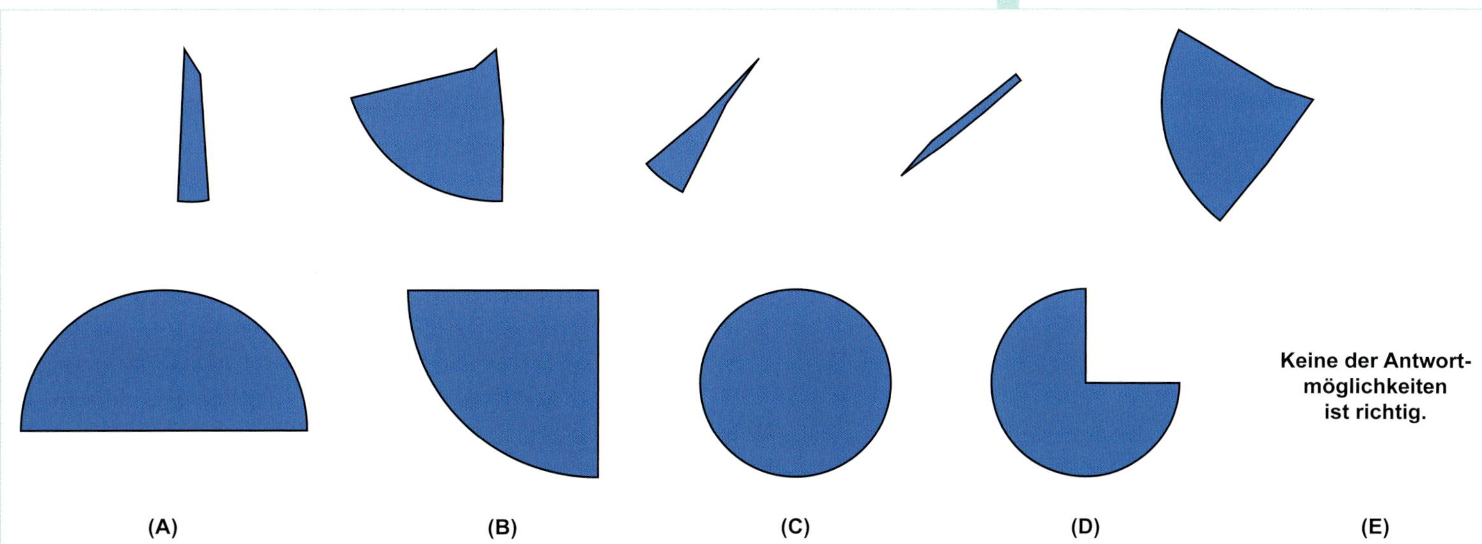

[Abb.: Deniz Tafrali, Graz]

Notizen

Aufgabe 34

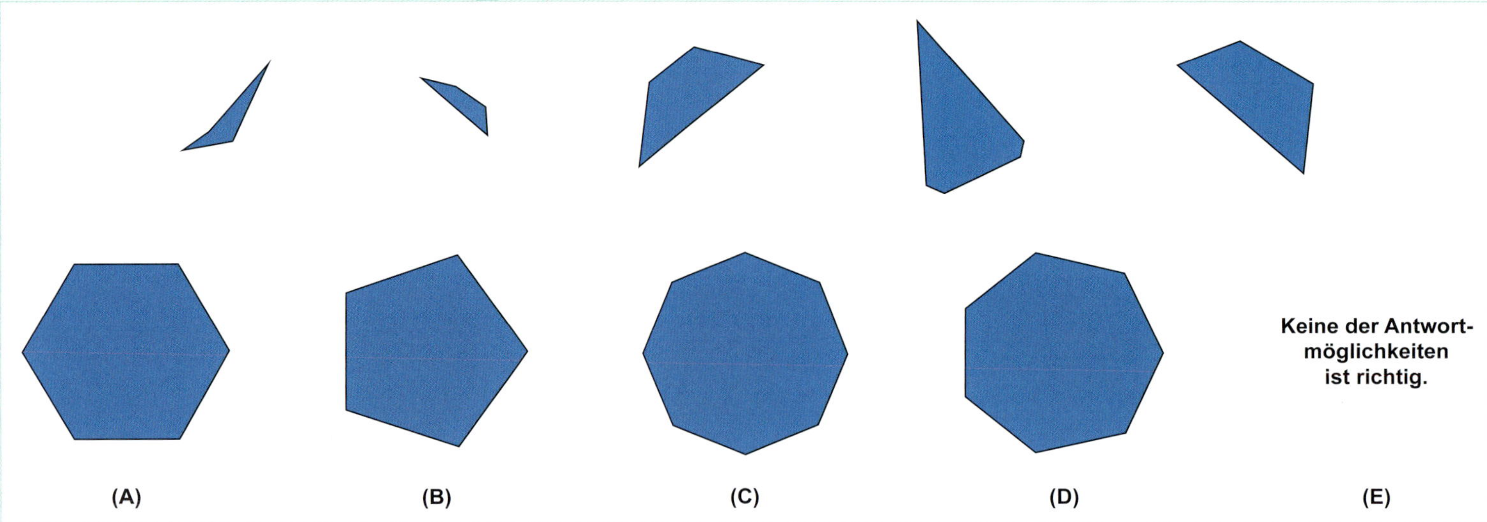

Aufgabe 35

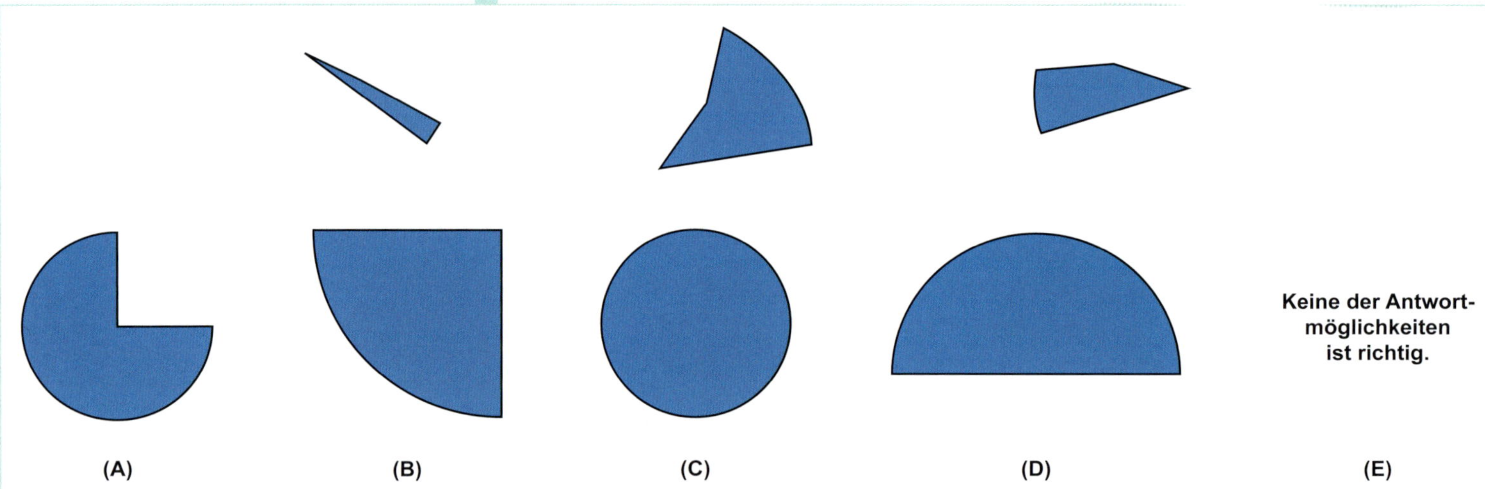

Aufgabe 36

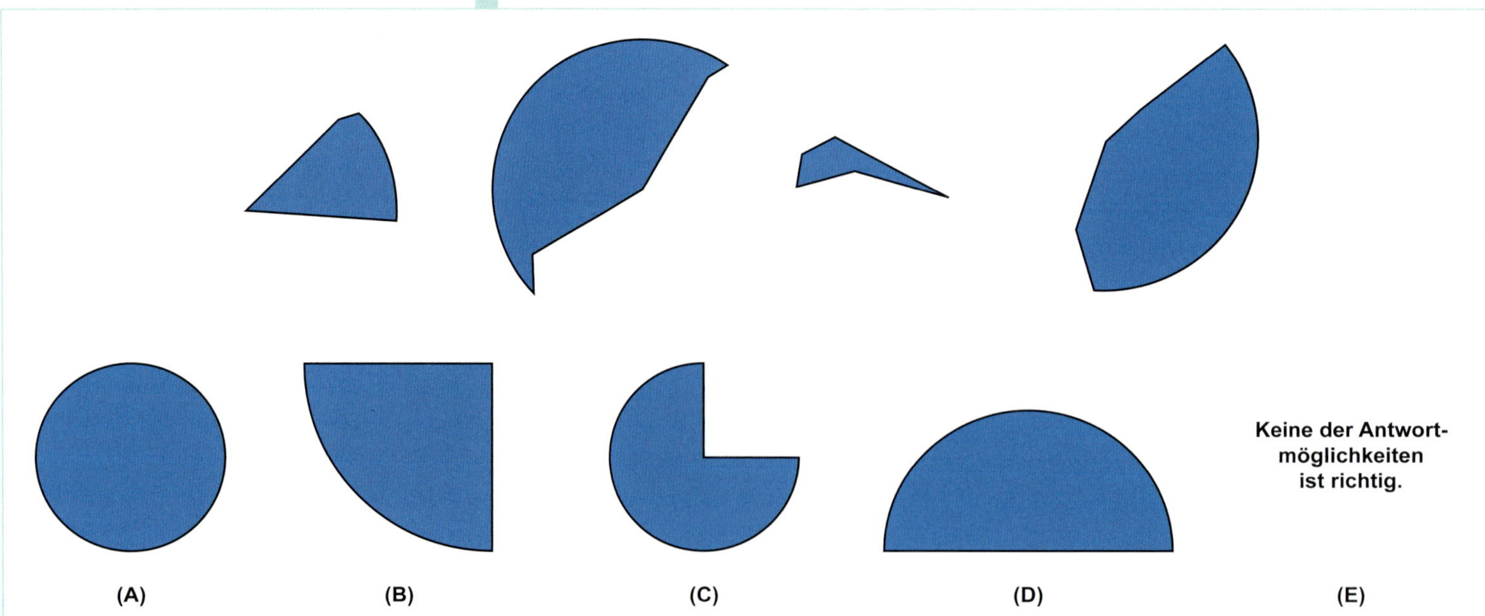

[Abb.: Deniz Tafrali, Graz]

Aufgabe 37

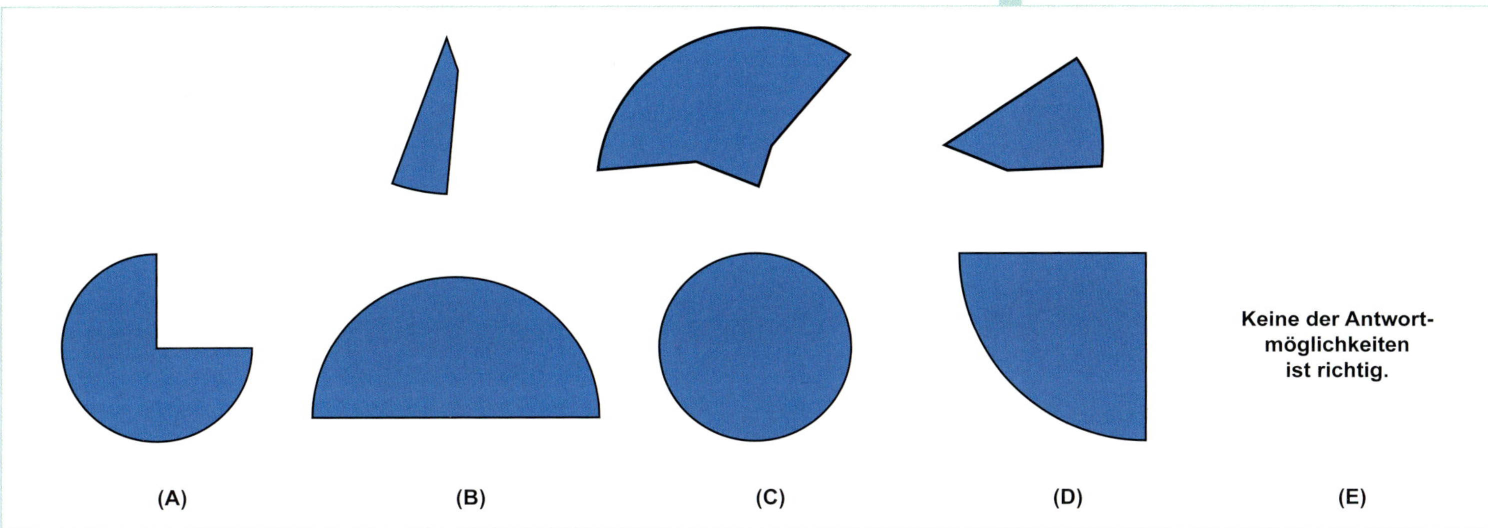

Aufgabe 38

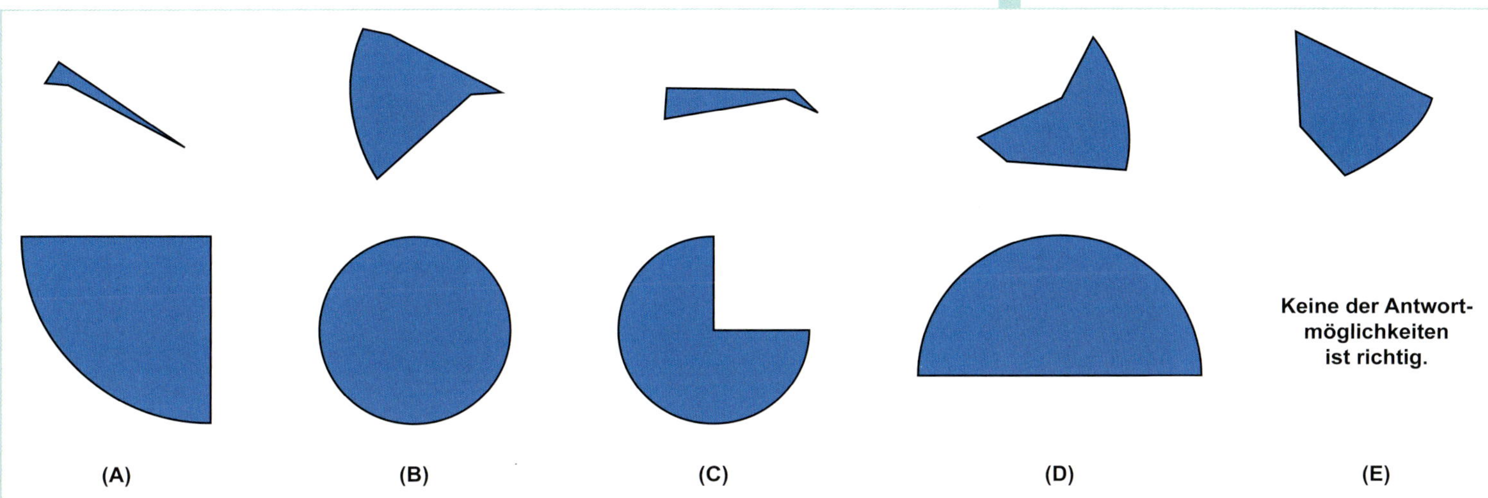

Aufgabe 39

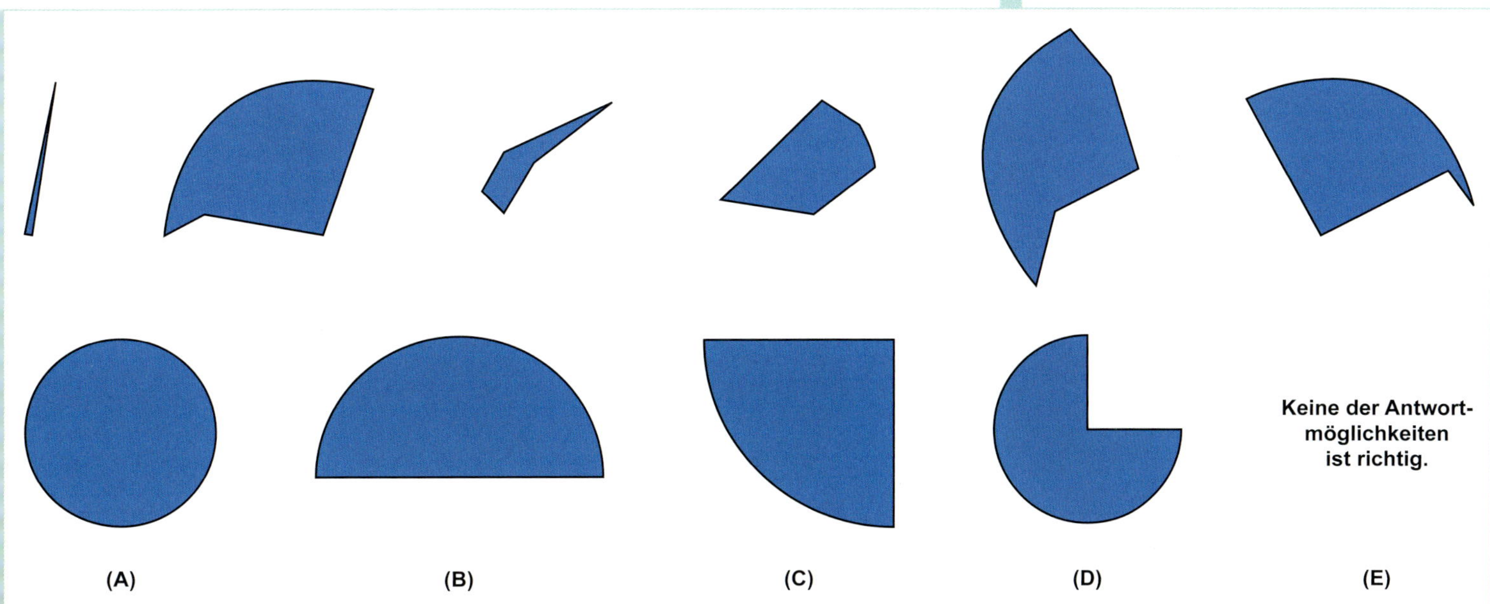

[Abb.: Deniz Tafrali, Graz]

Aufgabe 40

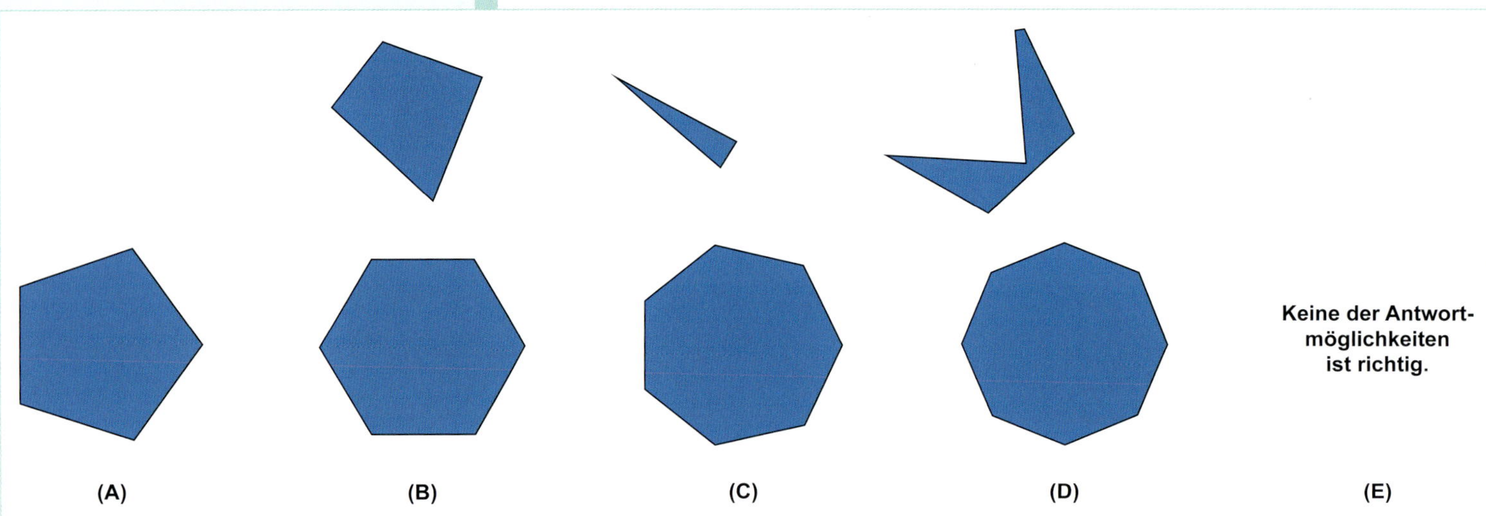

Aufgabe 41

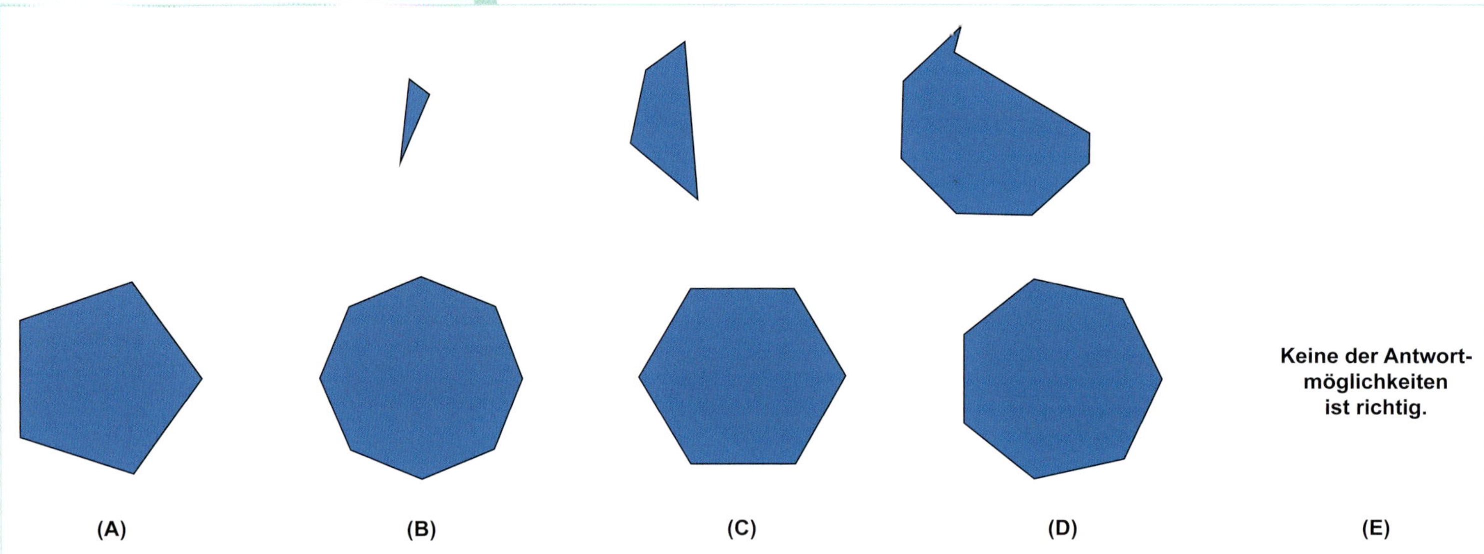

Aufgabe 42

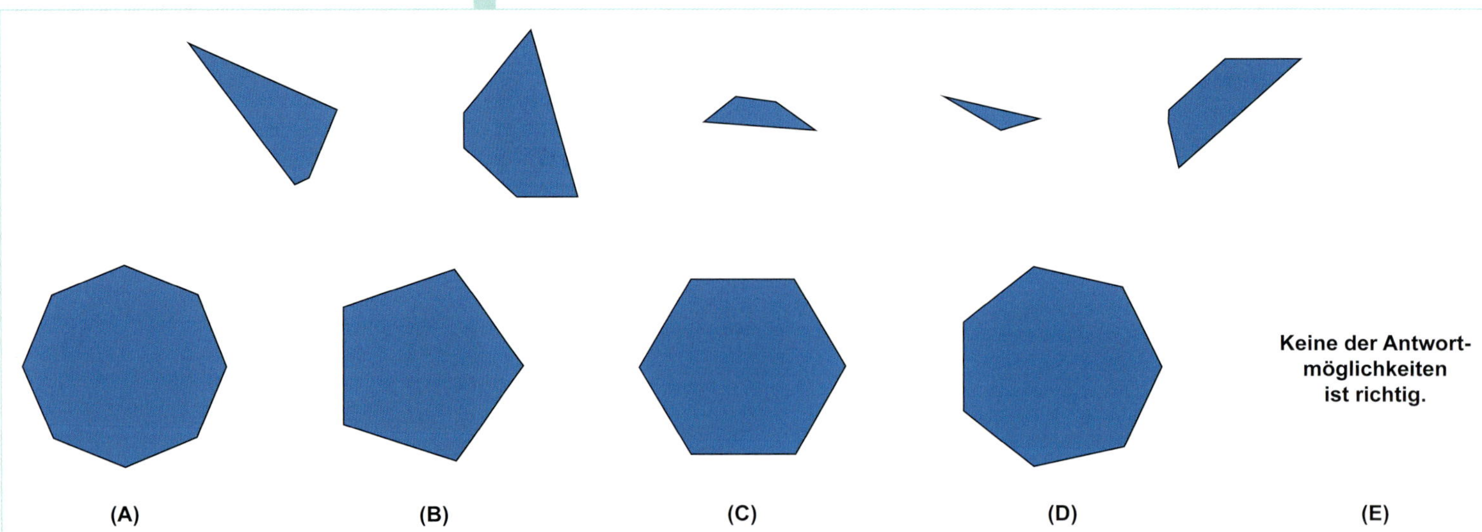

[Abb.: Deniz Tafrali, Graz]

Aufgabe 43

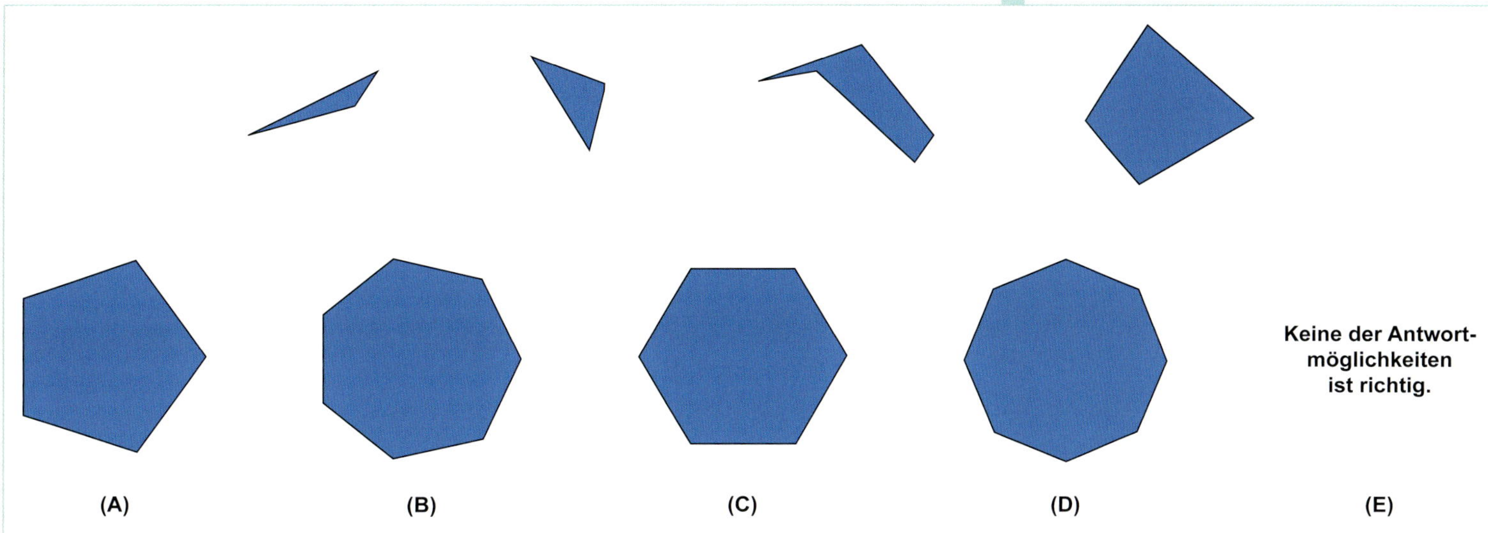

Aufgabe 44

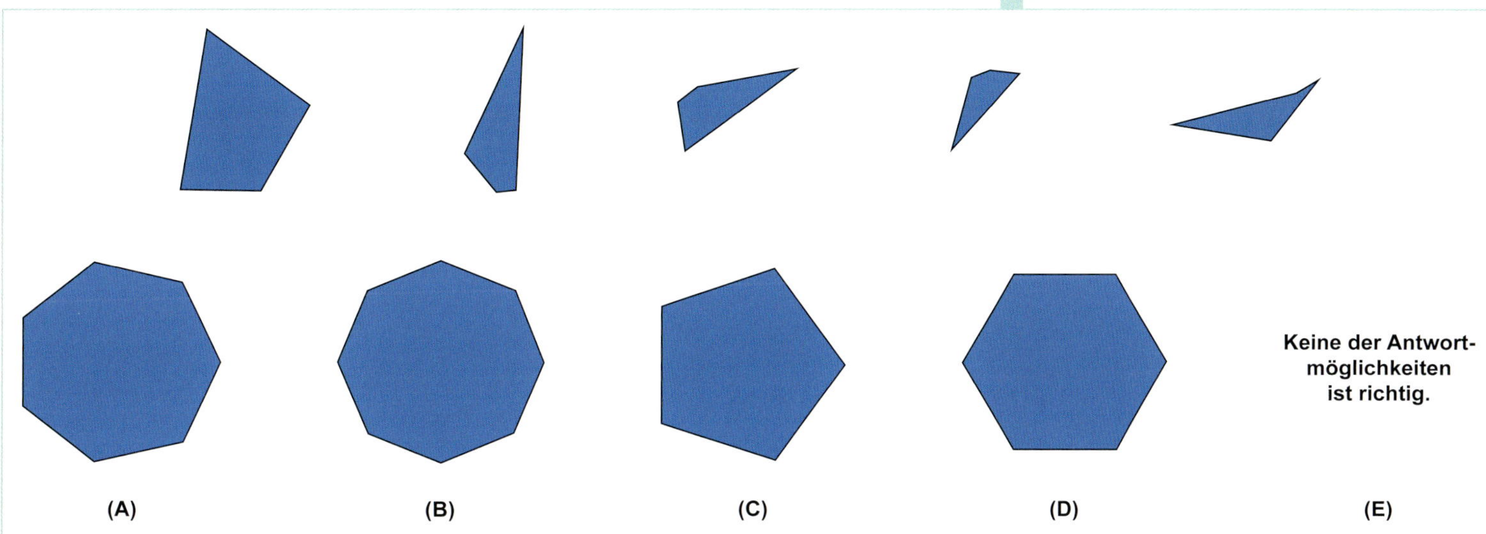

Aufgabe 45

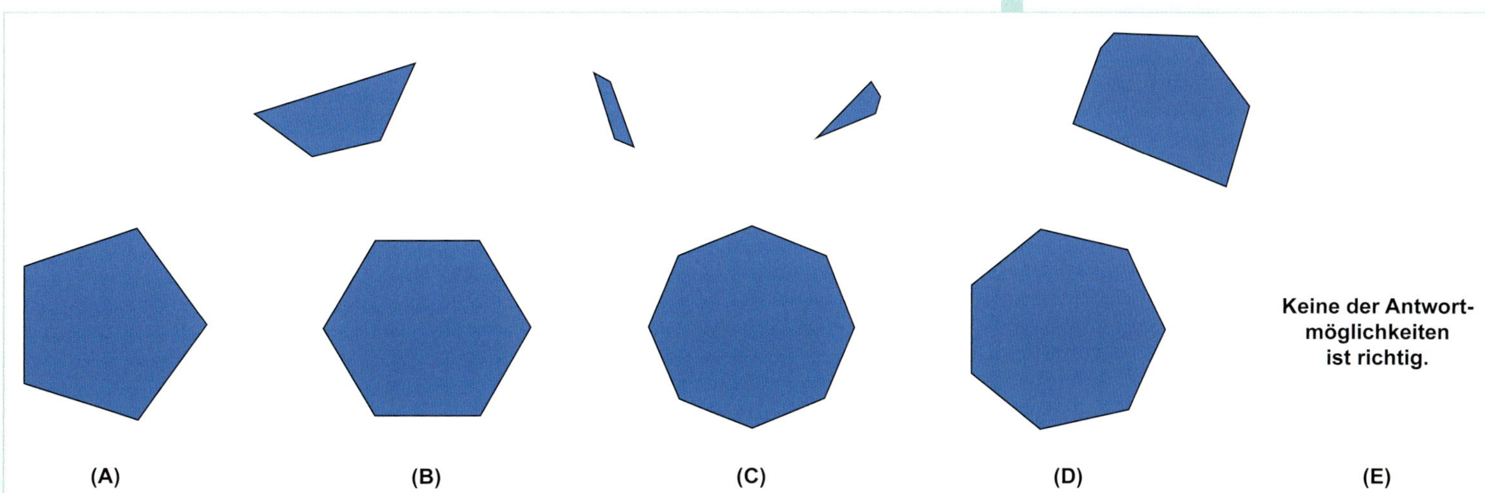

[Abb.: Deniz Tafrali, Graz]

6.3.2 Lösungen

Aufgabenset 1

1 C; 2 B; 3 A; 4 C; 5 A; 6 B; 7 C; 8 C; 9 C; 10 D; 11 B; 12 D; 13 A; 14 A; 15 A

Aufgabenset 2

16 B; 17 B; 18 A; 19 D; 20 B; 21 D; 22 B; 23 C; 24 A; 25 B; 26 A; 27 A; 28 E; 29 D; 30 A

Aufgabenset 3

31 A; 32 D; 33 E; 34 D; 35 B; 36 A; 37 B; 38 D; 39 A; 40 A; 41 B; 42 A; 43 A; 44 D; 45 D

KAPITEL 7

Gedächtnis und Merkfähigkeit

Deniz Tafrali

7.1 Allgemeines

EMPFOHLENER ZEITPUNKT: TAG 3 Nach dem 20-Tage-Lernplan steht dieses Kapitel für **Tag 3** an. Ihr solltet Euch hierfür **einen ganzen Tag** Zeit nehmen.

Wie viele Aufgaben muss man in welcher Zeit absolvieren?

- Lernphase
  - **8 Allergieausweise** in **8 Minuten**
  - pro Ausweis **1 Minute**
- Abrufphase
  - **25 Aufgaben** in **15 Minuten**
  - pro Aufgabe **36 Sekunden**

Welche Fähigkeiten werden geprüft?

- Fähigkeit, sich **visuelle, binäre, begriffliche, semantische und numerische Informationen** (hier in Form von Allergieausweisen) **in seiner Erinnerung abzuspeichern**
- Fähigkeit, nach einer gewissen Zeit (25 bis 40 Minuten) diese **Informationen exakt wieder abzurufen** (Langzeitgedächtnis)
- **Räumliches Vorstellungsvermögen**

Wie sehen die Aufgaben aus?

Dieser Untertest wird in zwei zeitlich getrennten Teilen absolviert: in einer **Lernphase** und einer **Abrufphase.**

Lernphase

In der Lernphase werden euch **8 Allergieausweise,** für gewöhnlich zwei pro Seite, präsentiert. Diese Ausweise beinhalten verschiedene Informationen, die wir euch hier aufzählen möchten:

1. **Name**
2. **Geburtstag**
3. **Medikamenteneinnahme**
4. **Blutgruppe**
5. **Bekannte Allergien**
6. **Ausweisnummer**
7. **Ausstellungsland**
8. **Passfoto**

Abrufphase

In der Abrufphase werden euch Multiple-Choice-Aufgaben zu den in den Allergieausweisen genannten Informationen gestellt. Das geschieht in zwei möglichen Formen:

- Aufgaben, die **Fakten einzelner Ausweise** prüfen
- Aufgaben, die **Fakten mehrerer Ausweise** prüfen

Beispiel

Ein Beispiel gestaltet sich, auf der Basis eines fiktiven Allergieausweises (➤ Abb. 7.3), wie folgt:

Prüfung von Fakten eines einzelnen Ausweises:

Welches Geburtsdatum hat die Person mit der Ausweisnummer 78654?

(A) 20. April
(B) 18. Dezember
(C) 1. April
(D) 29. Juni
(E) 26. Dezember

Notizen

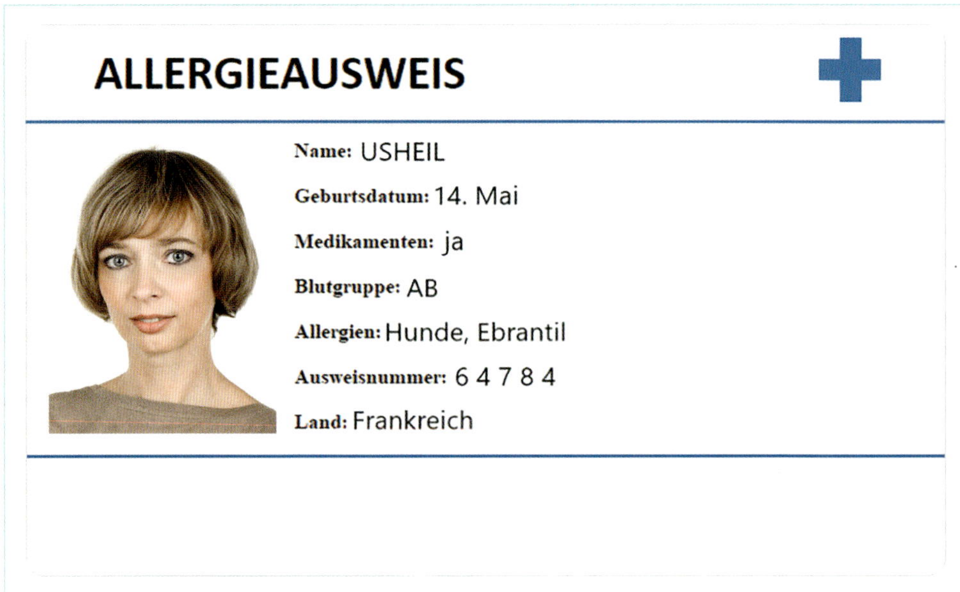

ALLERGIEAUSWEIS

Name: USHEIL

Geburtsdatum: 14. Mai

Medikamenten: ja

Blutgruppe: AB

Allergien: Hunde, Ebrantil

Ausweisnummer: 6 4 7 8 4

Land: Frankreich

Abb. 7.1 Beispielausweis [J787, P605]

Prüfung von Fakten mehrerer Ausweise:
Personen aus welchem Land nehmen Medikamente ein?

(A) Island, Lettland, Litauen
(B) Russland, Weißrussland, Barbados
(C) Deutschland, Österreich, Schweiz
(D) Russland, Deutschland, Barbados
(E) Island, Deutschland, Lettland

Was muss man bei den Aufgaben beachten?

1. Während der gesamten Lernphase ist es **nicht erlaubt,** sich Notizen zu machen.
2. Die Personennamen sind eine **zufällige Ansammlung von Großbuchstaben.**
3. Am häufigsten wird nach den **Ausweisnummern** gefragt.
4. Es wurden in der Vergangenheit immer **max. 3 Allergien** pro Ausweis aufgezählt.
5. Die Personen auf den Passfotos sehen sich meist **sehr ähnlich.** Achtet auf Unterscheidungsmerkmale!

7.2 Lehrkapitel

7.2.1 Status praesens

Nehmt euch an diesem Punkt das **erste Set an Allergieausweisen** (➤ 7.3) vor und stellt euren Timer auf **8 Minuten** ein. Lernt alle Ausweise so auswendig, wie ihr es intuitiv machen würdet. Nach dem Ablauf der 8 Minuten absolviert ihr auf der Lernplattform ein Aufgabenset *Zahlenfolgen* (15 min) und dann das nächste Aufgabenset *Wortflüssigkeit* (20 min). Dabei ist es egal, welches Ergebnis ihr habt bzw. wenn ihr gar nicht wisst, um was es geht – Hauptsache, ihr beschäftigt euch mental mit diesen Dingen. Nach Ablauf der insgesamt 35 Minuten bearbeitet ihr dann die **dazugehörigen Aufgaben der Allergieausweise** innerhalb der nächsten **15 Minuten** (wieder Timer einstellen).
Fertig? Dann schreibt euch hier euer Ergebnis auf: ___ (25)

7.2.2 Anamnese

Manch einer hat von Haus aus ein gutes Gedächtnis, manch anderer eher nicht. Für diejenigen, die weniger als die Hälfte der Punkte erreicht haben (< 13 Punkte), gilt: Ihr müsst dieses Kapitel unbedingt auf intensivste Art und Weise durcharbeiten. Der Grund dafür ist simpel. Die in den nächsten Kapiteln aufgezeigten „Mnemotechniken“ sind derart hilfreich, dass sie, wenn sie rechtzeitig und korrekt eingeübt werden, jedem die Fähigkeit geben, in diesem Untertest die **volle Punktzahl** zu erreichen.
Diejenigen unter euch, die schon jetzt eine hohe Punktzahl erreicht haben, können vielleicht trotzdem noch die eine oder andere Methode lernen, um ebenfalls die volle Punktzahl zu erreichen.
Wichtig ist auch hier, dass ihr euch im Notizbereich genau aufschreibt, bei welchen Arten von geprüften Fakten (Geburtsdatum, Ausweisnummer etc.) ihr Probleme hattet und wann diese auftraten (bei der Lern- oder der Abrufphase). Außerdem solltet ihr euch fragen, ob ihr bei den Aufgaben, die einzelne Ausweise abfragen, oder bei denen, die mehrere Ausweise abprüfen, mehr oder weniger Probleme hattet. Notiert alles im Notizbereich in der Randspalte.
Fertig? Super. Ihr solltet bei den folgenden Kapiteln stets den Fokus auf das **Verbessern eurer Schwächen** haben.

Notizen

7.2.3 Diagnostik

Nun gehen wir die Einzelheiten dieses Untertests durch. Dabei betrachten wir die verschiedenen Phasen dieses Untertests getrennt (**Lern-** und **Abrufphase**).

Lernphase

In der Lernphase müsst ihr, wie oben schon erwähnt, verschiedene Arten von Informationen in kurzer Zeit auswendig lernen. Wir listen sie euch hier, diesmal mit ein paar Erläuterungen, noch einmal auf:

1. **Name**
   Die Namen der Ausweishalter sind nicht sinnhaft, soll bedeuten, dass sie eine Aneinanderreihung von fünf bis acht verschiedenen, groß geschriebenen Vokalen und Konsonanten sind. Ein Beispiel wäre KIFHAK oder AKJSSI.
2. **Geburtstag**
   Der Modus der Geburtstagsdarstellung reduziert sich auf die Präsentation des Tages und des ausgeschriebenen Monats, also so: *20. April, 18. Dezember, 29. Juli* (… googelt nicht, wessen Geburtstage das sind).
3. **Medikamenteneinnahme**
   Bei der Medikamenteneinnahme wird lediglich binär nach „Ja“ oder „Nein“ gefragt.
4. **Blutgruppe**
   Hier wird lediglich das AB0-System geprüft, ohne die Berücksichtigung des Rhesus- oder eines anderen Faktors. Die vier möglichen Daten sind also A, B, AB oder 0.
5. **Bekannte Allergien**
   Zu diesem Punkt werden echte Allergien angeführt, wie z. B. gegen Nüsse, Hausstaubmilben oder die MedAT-Lernunterlagen unserer Konkurrenz.
6. **Ausweisnummer**
   Die Ausweisnummer besteht immer aus fünf Ziffern. Beispiele wären 64899 oder 99563.
7. **Ausstellungsland**
   Theoretisch können hier alle von der internationalen Gemeinschaft anerkannten Länder aufgeführt sein. Häufig sind es jedoch europäische Staaten, die als Ausstellungsland abgeprüft werden.
8. **Passfoto**
   Es werden Bilder von Personen jeglichen Alters verwendet, wobei stets ein Passfoto (Kopf und Schultern) zu sehen ist. Das Outfit der Personen hat sich während der Jahre nicht einheitlich gehalten (mal hatten alle Personen der acht Ausweisfotos jeweils ein weißes Hemd an, mal war die Kleidung bei jedem anders).

Der besseren Übersicht halber können wir die oben aufgezeigten Informationen „clustern“.

DEFINITIONEN & INFORMATIONEN Ein **Cluster** ist eine als einheitliches Ganzes zu betrachtende Menge von einzelnen Teilchen.

Unter dem Cluster *„numerische Informationen“* sammeln wir die **Ausweisnummer** und das **Geburtsdatum.**

Das Cluster *„schriftliche Informationen“* fasst die Informationen zu **Namen, Blutgruppe, Allergie** und **Ausstellungsland** zusammen.

Das Cluster *„visuell-binäre Informationen“* beinhaltet die **Medikamenteneinnahme** und das **Passfoto.**

7.2.4 Therapie

Bevor wir die Lösungsstrategie(n) für den Untertest *Gedächtnis und Merkfähigkeit* angehen können, müssen wir uns zunächst einmal das Werkzeug zurechtlegen, mit dem wir die Aufgaben bearbeiten. Mit diesem Werkzeug sind sowohl das Wissen über die **Funktionsweise unseres Gedächtnisses** als auch verschiedene **„Mnemotechniken“** gemeint, die es im Folgenden kennenzulernen gilt.

DEFINITIONEN & INFORMATIONEN Die **Mnemotechnik** (von altgr. μνήμη/mnémē „Gedächtnis“ und τέχνη/téchnē „Kunst“) ist ein Begriff für eine Ansammlung an abstrakten Strategien zum Zweck der Stärkung des Erinnerungsvermögens.

Wie funktioniert unser Gedächtnis?

Unser Gedächtnis ist eine der fundamentalsten Funktionen des Gehirns. Mit ihm werden bei Bedarf Informationen codiert, gespeichert und abgerufen.

Laut dem aktuellsten Stand der Wissenschaft geht man davon aus, dass es in drei verschiedene Formen unterschieden werden kann (➤ Tab. 7.1):

1. Sensorisches Gedächtnis
2. Kurzzeit- und Arbeitsgedächtnis
3. Langzeitgedächtnis (Baddely 2007)

Tab. 7.1 Klassifizierung der verschiedenen Gedächtnisarten

Sensorisches Gedächtnis		Kurzzeit- und Arbeitsgedächtnis		Langzeitgedächtnis		
Echoisch	ikonisch	Phonologische Schleife	räumlich-visueller Notizblock	Deklarativ		prozedural
				Episodisch	semantisch	

Das **sensorische Gedächtnis (SG)** ermöglicht es, Informationen von außen in Form von chemischen und physikalischen Reizen über die Sinnesorgane zu erfassen und für eine sehr kurze Zeit relativ detailreich wiederzugeben. Ein Beispiel wäre das Nachsprechen von Worten, die der Lehrer gesagt hat, ohne dass man in irgendeiner Art und Weise zugehört hat (*echoisches Gedächtnis*). Ein anderes Beispiel wäre die geistige Visualisierung einer Zahlenreihe oder eines Bildes, die man gar nicht bewusst aufgenommen hat, jedoch trotzdem für ein paar Sekunden im Gedächtnis bzw. im „inneren Auge“ behält (*ikonisches Gedächtnis*).
Das **Kurzzeitgedächtnis (KZG)** ist eine Form des Gedächtnisses, das kleine Informationsmengen in einem aktiven, leicht zugänglichen Zustand und für eine kurze Zeit zu speichern vermag. Man kann sich mit dem KZG z. B. eine gewisse Anzahl an Ziffern in einer Zahlenfolge erfolgreich merken. Das **Arbeitsgedächtnis (AG)** als theoretisches Konzept der Kognitionswissenschaften ist ein Modell zur Beschreibung der verschiedenen Dimensionen des Kurzzeitgedächtnisses. Es teilt seine Funktionen in die *phonologische Schleife,* mit dem Sinn der Speicherung verbaler Informationen, in den *räumlich-visuellen Notizblock,* zur temporären Speicherung von visuellen Eindrücken, den *episodischen Puffer,* das visuelle und verbale Informationen nach Bedarf wie ein Puffer lagern kann, und die *zentralen Exekutive,* die die vorangegangenen Systeme verwaltet und ihre Informationen verknüpft (Baddeley und Hitch 1974).
Als **Langzeitgedächtnis (LZG)** beschreibt man diejenige Gedächtnisform, die Informationen dauerhaft (Minuten bis ein Leben lang) speichert. Die Funktionen des LZG werden dabei von mehreren Hirnarealen übernommen. Man teilt auch diese Gedächtnisform in zwei Funktionsbereiche auf, und zwar auf das *deklarative* und das *prozedurale* Gedächtnis (Atkinson und Shiffrin 1968).
Die Funktion des *deklarativen Gedächtnisses* ist die Speicherung von Tatsachen und Ereignissen. Zu diesem Zweck wird es aufgeteilt in das *semantische Gedächtnis,* das Faktenwissen wie z. B. Geschichtsdaten und Markennamen verarbeitet, und das *episodische Gedächtnis,* das Ereignisse, Erlebnisse und Tatsachen, wie z. B. den ersten Urlaub mit dem Sportwagen in St. Tropez, codiert (Wood, Baxter und Belpaeme 2011).
Das *prozedurale Gedächtnis* speichert unbewusste, automatische Handlungsabläufe wie die des Tanzens, des Fahrradfahrens, des Schwimmens und so weiter (Milner 1962).
Wir benötigen für die nachfolgenden Kapitel und den MedAT im engeren Sinn unser **Langzeitgedächtnis.** Genau genommen brauchen wir zunächst das Kurzzeit- sowie das Arbeitsgedächtnis zum Übertragen von Informationen in den semantischen Teil des deklarativen Langzeitgedächtnisses, da wir es bei den Allergieausweisen, mit Ausnahme des Passbildes, mit faktischen Tatsachen zu tun haben.

Grundlegende Tipps für das Gedächtnis

Das Abspeichern von Informationen in unserem Gedächtnis wird mal besser, mal schlechter bewerkstelligt. Euch ist im Laufe eures Lebens sicher aufgefallen, dass ihr euch an besonders schöne oder besonders schlimme Momente oder Erlebnisse sehr gut erinnern könnt – auch noch lange danach. Deshalb ist ein wichtiger Aspekt der Speicherung von Gedächtnisinhalten das **emotionale Gewicht** von Informationen.

FUN FACT Interessant ist auch, dass ihr euch an den ersten Allergieausweis aufgrund eurer vermeintlichen Aufregung besser erinnern werdet als z. B. an den vierten Ausweis. Der Grund dafür ist, *surprise, surprise,* eure emotionale Gefühlslage, in der ihr euch beim Bearbeiten des Untertests befindet.

Manche von euch werden sich auch noch an besonders schwere Aufgaben in der Matura oder dem Abitur erinnern. Liegt das daran, dass das geprüfte Thema euren liebsten Interessen entsprach? Eher unwahrscheinlich. Doch die Hochschulzugangsprüfung ist ein wichtiger Test, dem die meisten Schüler eine **hohe Bedeutung** beimessen. Dieser Umstand führt ebenfalls zum besseren Abspeichern von Informationen im Gedächtnis.
Zu guter Letzt solltet ihr zu lernende Sachverhalte mit so vielen schon bestehenden Erinnerungen wie möglich verknüpfen. Diesen Vorgang nennt man **Assoziation.** Wir Menschen denken hauptsächlich assoziativ und speichern Informationen daher vorwiegend in dieser Form ab. Ein wichtiges Beispiel, bezugnehmend auf unsere nachfolgende Lösungsstrategie, führen wir hier nun an.

Räumliches Langzeitgedächtnis

Das räumliche Langzeitgedächtnis ist eine Funktion des Gehirns, die unabdingbar für die Orientierung im Raum ist. Mit ihm kann man bereits bekannte Räume und Wege erkennen. Hauptdarsteller dieser Gedächtnisleistung sind die sogenannten *place cells* (engl. für „Ortszellen“). Diese werden je nach dreidimensionaler Lage des informationsverarbeitenden Systems, also des Menschen bzw. Säugetiers, aktiviert und senden neuronale Reize aus, die mit anderen Hirnarealen interagieren. Dadurch erinnert man sich an die räumlichen Begebenheiten in genau dieser Situation.
Für unsere Zwecke ist es überaus interessant, dass sowohl die *place cells* als auch der Ort der Überführung von Gedächtnisinhalten aus dem Kurzzeit- in das Langzeitgedächtnis an ein und demselben Ort vorzu-

finden sind: dem **Hippocampus** (O'Keefe and Dostrovsky 1971). Außerdem werden sehr starke Emotionen, namentlich z. B. Angst und Empathie, in einer Struktur sehr nahe dem Hippocampus, in der **Amygdala,** gespeichert und verarbeitet (Amunts, Kedo und Kindler 2005).
Deshalb finden wir es angebracht, die im Folgenden aufgezeigten Methoden zur Steigerung der Gedächtnisleistung um eine einzige Methode, der **Loci-Methode,** herum aufzubauen, um sowohl die neuroanatomischen wie neurophysiologischen Begebenheiten und die maximal mögliche Effizienz dieser Techniken zu gewährleisten.

TRICKKISTE Soll heißen: Wenn ihr euch Dinge sehr gut merken wollt, solltet ihr sie am besten mit extremen Emotionen und besonders bedeutenden Erlebnissen und Dingen in Verbindung bringen. Außerdem solltet ihr die Informationen, wie schon erwähnt, mit so vielen Assoziationen wie möglich ausschmücken!

Pegword-Systeme

DEFINITIONEN & INFORMATIONEN **Pegword** bedeutet auf Deutsch so viel wie „Stift-Wort". Damit sind nicht etwa Stifte zum Schreiben oder Malen gemeint, sondern Haltestifte wie z. B. Holzdübel. Dieses Kunstwort soll daher das Zusammenstecken von Informationen zu einem festen Konstrukt der Erinnerung symbolisieren.

Das allgemeine Prinzip der Pegword-Systeme als Gedächtnishilfen basiert auf der Bildung von mentalen Assoziationen zwischen zwei konkreten Objekten, die später auf Informationen, die in der Erinnerung bleiben sollen, angewendet wird. Das bedeutet, dass man die zu merkenden Objekte wie z. B. **Karten oder Zahlen** (das erste Objekt) mit Bildern, Formen oder Begriffen (dem zweiten Objekt) assoziiert, da man sich Letztere besser im Gedächtnis behalten kann. Oft nutzt man bei der Verbindung von Zahlen und Begriffen solche, die sich reimen (Eins – *Mainz,* Zwei – *Chai,* Vier – *Bier* usw.). Um ein Pegword-System anwenden zu können, muss man diese Assoziationen vorher auswendig lernen, damit sie später als zusammengesetzte Pegword-Cluster neue Informationen codieren können.
Im Folgenden werden wir die drei berühmtesten und sinnvollsten Pegword-Systeme kennenlernen.

Zahl-Form-System

Das Zahl-Form-System ist eine Mnemotechnik (bzw. ein Pegword-System), mit der man sich längere Zahlenfolgen per Assoziation von Zahlen mit Bildern bzw. Formen (Symbolen) einfacher merken kann. Dabei wird jeder Zahl ein bestimmtes Symbol bzw. Bild zugeordnet. Durch die Aneinanderreihung der Bilder anstelle der Zahlen in der sich zu verinnerlichenden Zahlenfolge, fällt es dem Anwender dieser Mnemotechnik einfacher, sich längere Zahlenfolgen zu merken.

AUFGEPASST! Mit Zahlenfolge ist hier nur eine Aneinanderreihung von irgendwelchen Ziffern gemein – das hat nichts mit dem Untertest *Zahlenfolgen* zu tun!

Am besten wählt man die Symbole (Bilder) dergestalt, dass man sie anhand der Ähnlichkeit ihrer Form bzw. ihres Erscheinungsbildes mit den jeweiligen arabischen Ziffern visuell-intuitiv zu eben diesen Ziffern zuordnen kann. Zur Verdeutlichung haben wir euch in ➢ Tab. 7.2 ein paar Beispiele aufgelistet.

Zahl-Reim-System

Die Funktionsweise des **Zahl-Reim-Systems** ist mit dem des Zahl-Form-Systems identisch, jedoch mit der Ausnahme, dass man statt Bildern, Formen oder Symbolen **Reime** als Assoziationsobjekte für die arabischen Ziffern verwendet. Beispiele findet ihr in ➢ Tab. 7.2.

Tab. 7.2 Zahl-Form- und Zahl-Reim-System

Zahl	Bild, Form oder Symbol	Reim
0	Reifen, Orange, Saure Apfelringe, Ei	Pitbull
1	Penis, Kerze, Zigarre	Karlheinz, Mainz
2	Schwan, Angelhaken	Polizei, Brei
3	Hoden, Herz (<3), Kinn von Peter G.	Metzgerei
4	Segel	Bier, Klavier, Papier
5	Seepferdchen, Hand	Strümpf
6	Kirsche, Würfel	T-Rex, Snacks
7	Flagge, Sense	Siegen
8	Handschellen	Yacht, Tracht
9	Golfschläger	BitCoin

Notizen

FUN FACT Der **Rhyme-as-reason-Effekt** (Synonym: *Eaton-Rosen-Phänomen*) ist eine kognitive Verzerrung, bei der ein Sprichwort oder Aphorismus als zutreffender oder wahrheitsgetreuer wahrgenommen wird, wenn er sich reimt.
Außerdem weiß man auch schon relativ lange, dass man sich Begriffe, Sätze oder Sprüche **viel einfacher merken** kann, wenn sie sich reimen. Dieser Umstand liegt der Tatsache zu Grunde, dass Gedächtnisleistung und Reimverständnis zum Teil einem gemeinsamen kognitiven Prozess entsprechen (Gathercole, Willis und Baddeley 1991). Wir erinnern an folgendes prominentes Beispiel:
„*Make* America *great* again!"

Zahl-Laut-System (Major-System)

Das Major-System verbindet **Laute mit Zahlen.** Im Prinzip funktioniert es wie folgt:

1. Man weist den 10 Ziffern des arabischen Dezimalsystems **Laute von Buchstaben** zu. Aus praktischen Gründen handelt es sich bei den den Ziffern zugewiesenen Lauten alle um Konsonanten (p, r, k usw.). Die gängigste Zuweisung von Zahlen zu Lauten listen wir euch unten auf (➤ Tab. 7.3).
2. Daraufhin kombiniert man die Ziffern mit den ihnen zugewiesenen Buchstaben wie ganz gewöhnliche natürliche Zahlen bis zu einem beliebig großen Grenzwert. Am sinnvollsten ist dabei das Intervall von 0–99.
3. Jetzt der Clou: Man transformiert die Zweier-Buchstabenkombination zu einem Begriff, den man sich am besten lebhaft vorstellen kann. In ➤ Tab. 7.4 seht ihr ein paar Beispiele.
4. Wollt ihr die numerische Information in Form von Zahlen wieder abrufen, müsst ihr euch zunächst an die relevanten Konsonanten des Begriffs erinnern, denen ihr die arabischen Ziffern zugewiesen habt (➤ Tab. 7.3).

Wichtig bei dieser Methode ist, dass sie eine gewisse Vorlaufzeit benötigt. Denn ihr müsst die den Ziffern zugewiesenen Laute auswendig lernen, euch Begriffe für die Zahlen von 0 bis 99 ausdenken und dann auch diese auswendig lernen. Erarbeitet euch ein entsprechendes Arsenal an Zahl-Laut-Systemen in ➤ Tab. 7.5. Und bedenkt auch, dass es auch eine gewisse Übung braucht, im Geiste zunächst Zahlen zu Begriffen und Begriffe zu Bildern zu transformieren – und dann nach einer gewissen Zeit wieder die Bilder zu Begriffen und zurück zu Zahlen zu transformieren.

TRICKKISTE Es hilft euch auch ungemein, wenn ihr die Bilder in Zehnerschritten bestimmten Kategorien zuordnet. Z. B. könnten die ersten 10 Begriffe (0 – 9) Tiere sein (01 → s, t → **St**ier oder 02 → s, p → **Sp**inne) und die zweiten 10 (10 – 19) Städte (17 → t, k → **T**o**k**yo) usw., sodass ihr immer anhand der ersten Ziffer zunächst an eine Kategorie denkt.

Machen wir zum Abschluss noch ein Beispiel:
7689 → k (7) + sch (6) und f (8) + b (9) → **Kasch**mir(-Pulli) und **F**a**b**io
Wir stellen uns bei dieser Transformation unseren sehr guten Freund Fabio vor, wie er ganz stolz und erhobenen Hauptes seinen Kaschmir-Pulli trägt. Wenn wir uns später dann an Fabio wieder erinnern müssen, können wir die Reihenfolge der Codierung einfach umkehren:
Kaschmir(-Pulli) und **F**a**b**io → k (7) + sch (6) und f (8) + b (9) → 7689
Et voilá: Wir haben uns vier sinnlos aneinandergereihte Ziffern auswendig gemerkt.

Tab. 7.3 Ziffern und ihre zugewiesenen Konsonanten zum Zwecke des Major-Systems

Arabische Ziffer	Laute bzw. Konsonanten
0	s, x, z
1	t, d
2	n
3	m
4	r
5	l
6	sch, ch, j, weiches g
7	c, k, hartes g, q
8	f, v
9	p, b

Tab. 7.4 Beispiele für die Transformation von Ziffern zu Konsonanten zu Begriffen

Zahl	Beispiel
14	t für 1 und r für 4 → **Tr**aktor
37	m für 3 und k für 7 → **M**er**k**el, Angela
49	r für 4 und b für 9 → **R**a**b**e
66	2 x sch für 6 → **Schis(c)h**a
91	p für 9 und t für 1 → **P**a**t**e, Der

Notizen

Tab. 7.5 Mit transformierten Begriffen auszufüllende Major-System-Tabelle

Zahl	Wort		Wort	Zahl	Wort	Zahl	Wort
0		25		50		75	
1		26		51		76	
2		27		52		77	
3		28		53		78	
4		29		54		79	
5		30		55		80	
6		31		56		81	
7		32		57		82	
8		33		58		83	
9		34		59		84	
10		35		60		85	
11		36		61		86	
12		37		62		87	
13		38		63		88	
14		39		64		89	
15		40		65		90	
16		41		66		91	
17		42		67		92	
18		43		68		93	
19		44		69		94	
20		45		70		95	
21		46		71		96	
22		47		72		97	
23		48		73		98	
24		49		74		99	

AUFGEPASST! Wichtig ist, dass man die Reihenfolge der Konsonanten unbedingt beibehält, da man ansonsten logischerweise die falsche Reihenfolge auswendig lernt bzw. abruft!

Die Loci-Methode

Die **Loci-Methode** (lat. *loci* „Orte") ist eine Gedächtnisstrategie, bei der die mentale Visualisierung von bekannten Orten oder Wegen mit der Ablage von physischen Objekten in Form von Gedächtnisinhalten kombiniert wird. Die Methode nutzt dabei das **räumliche Vorstellungsvermögen** des Anwenders.
Wie ihr diese Technik anwendet, seht ihr weiter unten bei der *Lösungsstrategie für abstrakte Denker.*

Praktische Anwendung der Mnemotechniken

Mnemotechnik für den Namen (Sinnvolle Umwandlung)

Nehmen wir eine x-beliebige sinnlose Aneinanderreihung von sechs Buchstaben, wie sie im MedAT als Name bei den Allergieausweisen vorkommt:
HUSKEN
Wir nutzen einfach unsere Kreativität und machen aus
HUSKEN → HUSKY
Dann können wir uns ganz einfach eines der schönsten Tiere auf der Welt als Objekt unseres Gedächtnisinhaltes vorstellen.
Zur Verdeutlichung machen wir noch ein schwereres Beispiel:
LOKJIA
Formen wir diese Buchstabenfolge sinnhaft um, ergibt sich (für uns) folgender Begriff:
LOKJIA → LOCKENJIA → LOCKENWICK**LA** → LOCKENWICKLER
Ihr seht: Die Umwandlung ist dabei abhängig von eurer Kreativität und eurem Wortschatz. Wichtig ist dabei, dass bestenfalls die erste bzw. notfalls auch nur irgendeine Silbe der sinnlosen Buchstabenkombination mit dem sinnvollen Begriff identisch oder beinahe identisch ist.
Ihr solltet für alle Formen der *schriftlichen Informationen,* bis auf das Ausstellungsland, diese Methode verwenden.

Mnemotechnik für den Geburtstag

Wir empfehlen euch für den Geburtstag, wie für alle *numerischen Informationen,* das Major-System zu verwenden. Dabei solltet ihr den ausgeschriebenen Monat einfach in die dazugehörige Zahl umwandeln (z. B. 20. April → 20.04.).

Mnemotechnik für die visuell-binären Informationen (Passbild und Medikamenteneinnahme)

Viele unter euch haben es vielleicht schon einmal erlebt, dass sie im Wald, in der Dunkelheit oder auf der Marsoberfläche (sucht mal im Internet nach „Cydonia Mensae") ein Gesicht erkannt haben, das zu keinem Menschen gehört. Aufgrund unserer soziobiologischen Entwicklung sind wir vom Anbeginn unseres Lebens nämlich darauf getrimmt, Gesichter zu erkennen und uns ihre Einzelheiten zu merken.

> **FUN FACT** Laut einer relativ neuen Studie reagieren sogar ungeborene Kinder, also Feten, eher auf Lichtstimuli von außen, die dem Erscheinungsbild von Gesichtern gleichen, als auf andere Stimuli (Reid, Dunn und Young 2017). Dieses Experiment lässt darauf schließen, dass wir das Erkennen von Gesichtern nicht postnatal, also nach der Geburt lernen, sondern schon in unserem Genom als lebensnotwendige Fähigkeit codiert haben.

Deshalb sollte es für jeden von euch ein Leichtes sein, sich auch 8 Gesichter in 8 Minuten zu merken. Schwerer wird es, wenn ihr diese Gesichter mit bestimmten Informationen verknüpfen müsst, was wir aber später noch lernen werden.

Da wir uns noch keine Mnemotechnik für die Medikamenteneinnahme als binäre Information, also 0 oder 1 bzw. *„ja"* oder *„nein"*, überlegt haben, verknüpfen wir diese Information am besten mit der des Passbilds. Dabei schreiben wir jedem Passbild **eine von zwei Eigenschaften** zu. Wie könnte das aussehen? Da Medikamenteneinnahmen im Grunde genommen immer mit einer Krankheit einhergehen, können wir davon ausgehen, dass diejenigen Besitzer der Allergieausweise, die als Information *Medikamenteneinnahme: Ja* aufweisen, eher ungesund leben. Diejenigen, die keine Medikamenteneinnahme vorzuweisen haben, leben eher gesund. Daher können wir uns die ungesunden Personen mit einer *Crack-Pfeife* im Mund vorstellen, während die gesunden Personen ohne Medikamenteneinnahme *zwei Gurkenscheiben* auf den Augen als Zeichen eines Sich-gut-gehen-Lassens in einem Spa haben könnten. Ihr könnt euch natürlich eure eigenen Bilder erstellen. Wir nutzen aber diese, da sie Extreme repräsentieren und man sie sich daher besser einprägen kann (➤ Tab. 7.6):

Tab. 7.6 Modifiziertes Passbild

Medikamenteneinnahme?	Modifiziertes Passbild
Ja	Crack-Pfeife im Mund
Nein	Gurkenscheiben auf den Augen

Mnemotechnik für die Blutgruppen

Für die Blutgruppen verwenden wir am einfachsten die *sinnvolle Umwandlung*. Soll bedeuten, wir nehmen einfach die Buchstaben des AB0-Systems, wobei wir statt 0 (Null) einfach O als Buchstabe nehmen, und transformieren diese Buchstaben zu ganzen Begriffen um, die wir uns lebhaft vorstellen können. Wir haben das mit ein und derselben Kategorie von Dingen (hier: Obst) gemacht, damit man sich den Zusammenhang dieser Information zum Thema Blutgruppen besser einprägen kann. Ihr werdet gleich verstehen, was wir meinen. Habt einen Blick auf ➤ Tab. 7.7:

Tab. 7.7 Sinnvolle Umwandlung von Blutgruppenantigenen zu Obstsorten

Blutgruppe	
0	**O**range
A	**A**nanas
B	**B**irne
AB	**AB**(p)fel

Sobald ihr in späterer Folge bei der Kombination unserer Mnemotechniken zu einer Lösungsstrategie auf die Objektgruppe Obst stoßt, werdet ihr wissen: Es geht um die Blutgruppen der Allergieausweise.

Mnemotechnik für die Allergien

Zum Thema Allergien nur so viel: Die in der Vergangenheit abgefragten Allergien waren zumeist leicht vorstellbar. Ein paar Beispiele sind *Hamster, Erdnüsse, Löwenzahn* und *Wespen*. Fast jedes Jahr wird jedoch auch ein Wirkstoffname von einem oder zwei Medikamenten als Allergie mancher Personen aufgezählt. 2015 waren z. B. mehrere Personen auf Penicillin und/oder Phenobarbital und 2017 auf Insulin allergisch.

Deshalb empfehlen wir euch folgende Vorgehensweise: Falls es nur ein Medikament zu lernen gibt, stellt euch entweder eine **ganz normale Pille** oder eine **Medikamentenverpackung** vor. Falls es zwei oder mehr Medikamente gibt, deren Namen ihr noch nie gehört habt, nehmt die erste Silbe jedes Medikaments und setzt jeweils die *sinnvolle Umwandlung* ein. Beispiele:

Penicillin → **Pen**is in Wien

Insulin → **Ins**el

Mnemotechnik für das Ausweisnummern

Bei den Ausweisnummern ist das Zahl-Laut-System, also die Major-Methode, angesagt. Dabei empfiehlt es sich, lediglich jeweils die **beiden ersten und letzten Ziffern** auswendig zu lernen und nicht alle.

AUFGEPASST! Das schlimmste Szenario ist dabei das beste Szenario. Wie bitte?
Denken wir es durch: Wenn ihr jeweils die beiden ersten und letzten Ziffern auswendig lernt, diese aber bei **allen** Allergieausweisen gleichermaßen vorkommen, werdet ihr das 1. sehr schnell merken und 2. müsst ihr dann nur noch die mittlere Zahl auswendig lernen – denn der Rest wäre ja gleich. Diese Methode sollte also vollkommend ausreichend sein.

Mnemotechnik für das Ausstellungsland

Wodka, Siesta und attraktive blonde Frauen. Nein, wir reden nicht über unseren Alltag als Mediziner und Lehrbuchautoren – das passiert eher am Wochenende. Wir sprechen über **Klischees** verschiedener Länder. Genau diese Klischees solltet ihr bei den Informationen zum Ausstellungsland bei *Gedächtnis und Merkfähigkeit* bedienen. Da europäische Länder öfter als Drittstaaten geprüft werden, zählen wir euch in ➢ Tab. 7.8 einfach mal ein paar Klischees zu einigen EU-Mitgliedsstaaten auf:
Am besten, ihr überlegt euch mindestens einmal vor dem MedAT für die meisten Länder ein Klischee, das ihr dann in eure endgültige Lösungsstrategie miteinbezieht.

Tab. 7.8 Klischees verschiedener europäischer Länder

Land	Klischee
Österreich	Bergsteigen, Lederhosen, Wintersport
Deutschland	Bier, Oktoberfest, Currywurst, Fußball, Autos, Handtuch auf Liegen
Italien	Pizza, gestikulierender Italiener, Stiefel von Italien
Frankreich	Baguette, Eiffelturm, Froschschenkel
Spanien	Stierkämpfe, Siesta, Flamenco, schwarzhaarige Señoritas
Russland	Wodka, Fellmütze, „Russenhocke"
Schweden	Attraktive blonde Schwedinnen, Einrichtungshäuser
Niederlande	Tulpen, Grachten, Fahrräder, Marihuana
Großbritannien	Die Royals, höfliche Rothaarige, ständiger Regen, Tea-Time, betrunkene Hooligans mit Sonnenbrand im Nacken

Endgültige Lösungsstrategie: Für abstrakte Denker

So, jetzt geht es los. Das Grundgerüst unserer Lösungsstrategie ist die **Loci-Methode.** Deshalb werdet ihr euch nun **acht Wege bzw. Routen** aus eurem heutigen und früheren Alltag ins Gedächtnis rufen und sie an den Seitenrand in folgender Art und Weise aufschreiben:

Weg 1: Name des Weges (z. B. Weg vom Bett zur Schule)
1. Station (z. B. Mein Zimmer)
2. Station (z. B. unser Wohnzimmer)
3. Station (z. B. unsere Haustüre)
4. Station (z. B. die erste Kreuzung Richtung Bushaltestelle)
5. Station (z. B. Bushaltestelle)
6. Station (z. B. Schulhof)
7. Station (z. B. Eingang zum Schulgebäude)
8. Station (z. B. Klassenzimmer)

Weg 2: Station 1–8 …
Weg 3: etc.

Die Reihenfolge der abzuspeichernden Informationen legen wir hier und jetzt fest. Sie sieht wie folgt aus:
1. Name
2. Geburtstag
3. Blutgruppe
4. Bekannte Allergien
5. Ausweisnummer: erste zwei Ziffern
6. Ausweisnummer: letzte zwei Ziffern
7. Ausstellungsland
8. Passfoto und Medikamenteneinnahme

Ihr seht: 8 Stationen für 8 Informationen. Jetzt kombiniert ihr die codierten Infos, wie ihr es in den vorhergegangenen Kapiteln gelernt habt, nach der Reihenfolge und legt sie an die von euch definierten Stationen der acht Wege ab. Der Einfachheit halber zählen wir euch hier noch einmal die erklärten Methoden passend zu den zu lernenden Informationen auf:

1. Name – **Sinnvolle Umwandlung**
2. Geburtstag – **Major-System**
3. Blutgruppe – **Sinnvolle Umwandlung**
4. Bekannte Allergien – **ggf. sinnvolle Umwandlung**
5. Ausweisnummer: erste zwei Ziffern – **Major-System**
6. Ausweisnummer: letzte zwei Ziffern – **Major-System**
7. Ausstellungsland – **Klischees**
8. Passfoto und Medikamenteneinnahme – **modifiziertes Passbild**

Beispiel

Zum besseren Verständnis zeigen wir euch im Folgenden ein Beispiel anhand eines konkreten Allergieausweises (➤ Abb. 7.2):

1. Nach dem Wachwerden mache ich meine Zimmertüre auf und erblicke den Sänger **USHE**R, wie er gerade, nur mit einer Decke bekleidet, aus dem Zimmer meiner Schwester kommt und mir peinlich berührt zunickt.
2. Ich schüttle den Kopf und gehe weiter in unser Wohnzimmer. Dort sehen meine Augen das Unfassbare: Ein **Tr**aktor ist in die Westwand unseres Wohnzimmers gefahren und hat sie niedergerissen. Der Fahrer ist … eine **S**ch**l**ange mit weißen Handschuhen?
3. Jetzt brauche ich erst einmal eine Stärkung und nehme mir einen **Ap**fel aus der Obstschale neben der Haustür zum Frühstück mit, bevor ich das Haus verlasse
4. Auf dem Weg zur Bushaltestelle sehe ich einen ganz süßen kleinen **Hund.** Gerade als ich ihn streicheln möchte, rennt mitten in der Stadt ein ausgewachsener **Eber** her, packt den Hund am Nacken und rennt mit ihm davon. Wer weiß, was er mit ihm anstellen wird?!
5. An der Bushaltestelle angekommen, sehe ich an der Reflexion des Lacks des Busses mein Spiegelbild und denke mir nur: Mann, was für ein **Schr**ank.
6. Aus dem Bus raus und im Schulhof angekommen treffe ich die **fr**igide **Fr**ida, die zwar noch nie einen Jungen geküsst hat, aber irgendwie auf mich steht. Ich mag sie und wir machen uns beide auf den Weg ins Klassenzimmer.
7. Am Eingang zum Schulgebäude treffen wir einige Austauschschüler aus Grenoble, die tatsächlich auch in unserer Schule mit **Baguette und Baskenmütze** rumlaufen.
8. Im Klassenzimmer angekommen sehe ich, wie sich unser Mathe-Lehrer erst einmal eine **Crack-Pfeife** anmacht – what???

Wie ihr seht, arbeiten wir oft mit Extremen. Wie eingangs in diesem Kapitel erklärt, solltet ihr euch das ebenfalls angewöhnen.

Bei der **Abrufphase** erinnert ihr euch dann am besten **gezielt** an die benötigten Informationen.

AUFGEPASST! Euch hier eine **Schritt-für-Schritt-Vorgehensweise** und einen **Entscheidungsbaum** für das Bearbeiten der Aufgaben in der Abrufphase zu erstellen, macht keinen Sinn, da jeder individuelle Erinnerungsnetze mit seinen eigenen Assoziationen aufbaut, die niemand besser kennt als ihr selbst!

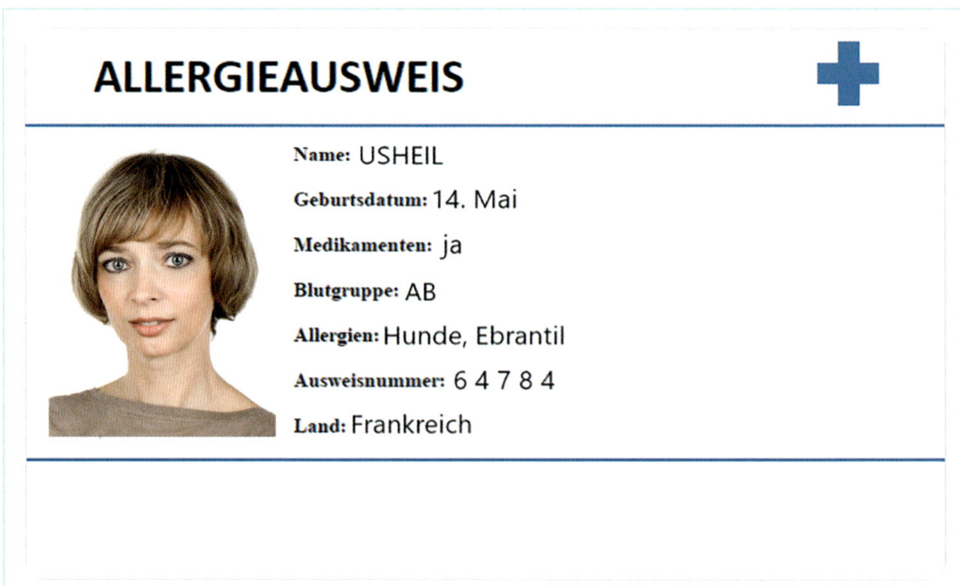
ALLERGIEAUSWEIS
Name: USHEIL
Geburtsdatum: 14. Mai
Medikamenten: ja
Blutgruppe: AB
Allergien: Hunde, Ebrantil
Ausweisnummer: 6 4 7 8 4
Land: Frankreich

Abb. 7.2 Beispielaufgabe [J787, P605]

Endgültige Lösungsstrategie: Für soziale Denker

Für diejenigen unter euch, die eine besonders soziale Ader haben, kann es angebracht sein, sich die Allergieausweise wie folgt zu merken:
Ihr erinnert euch an jemanden aus eurem Bekanntenkreis und denkt euch einfach für jeden Allergieausweis eine Geschichte aus, in der ihr die einzelnen Informationen miteinbezieht, die geprüft werden. Ergänzend könnt ihr euch gerne jeglicher in den vorangegangenen Kapiteln vorgestellten Mnemotechniken bedienen, wenn ihr bei einem Typ der Informationen Probleme habt. Besonders angebracht, da leicht zu verwenden, ist dabei unsere Tabelle zu den Zahl-Form- und Zahl-Reim-Systemen (➢ Tab. 7.2).

FUN FACT Wieso behandeln wir diese Strategie nicht ausführlicher? Weil es nicht notwendig ist. Personen, die sich anhand von sozialen Interaktionen Gedächtnisinhalte merken, arbeiten stets mit **Assoziationen** – und diese Art zu denken, ist uns Menschen in die Wiege gelegt (im Gegensatz zum mathematischen Denken, ächz!). Würden wir solchen Leuten erzählen wollen, wie „ihre Methoden gehen", würden wir die Lehre der Mnemotechniken quasi ad absurdum führen.

7.2.5 Empfehlung

Lernplan und Zeitmanagement

Erinnert euch an eure Anamnese in ➢ 7.2.2. Wie geht es euch jetzt mit euren Schwächen – habt ihr sie verbessern können oder habt ihr sie sogar überwunden?
Außerdem fragt ihr euch bestimmt, **mit welchen Aufgaben** und **wann** ihr diesen Untertest lernen solltet.

Welche Aufgaben?

Ihr könnt zu Beginn die übrig gebliebenen Aufgaben in ➢ 7.3 bearbeiten. Danach könnt ihr entweder die Aufgaben aus der Lernplattform oder die druckbaren PDFs aus der Lernplattform verwenden, um genügend Aufgaben zu haben.

Wann?

Wir haben ziemlich viel zum Thema gelernt, was wir nicht sofort umsetzen können. Deshalb ist jetzt der Moment gekommen, wo wir unsere Vorbereitung zeitlich planen müssen. Deshalb geben wir euch hier einen groben Zeitplan, wann ihr was machen sollt:

- **ab ca. April**
  Ihr solltet eure Major-Liste (➢ Tab. 7.5) am besten so früh wie möglich ausfüllen und die Begriffe auswendig lernen. Außerdem solltet ihr euch frühzeitig genau acht bekannte Routen, wie in ➢ 7.2.4 besprochen, zurechtlegen, die ihr dann später einüben sollt.
- **Tag 34 bzw. 64 des Lernplans**
  Jetzt beginnt ihr die Mnemotechniken zu lernen, die wir euch in den vorangegangenen Kapiteln nähergebracht haben.
- **Testsimulationen**
  Absolviert die Testsimulationen, wie wir sie euch in den Lernplänen aufgetragen haben. Falls euch noch Zeit bleibt, auch gerne mehr (z.B. auf der Lernplattform).
- **Allgemeiner Ablauf**
  Ihr solltet die Simulationen zu diesem Untertest stets in einer gemeinsamen Einheit mit zuerst der Merkphase von *Gedächtnis und Merkfähigkeit,* dann den *Zahlenfolgen, Wortflüssigkeit* und der Abrufphase der *Gedächtnis und Merkfähigkeit*-Aufgaben absolvieren, da das dem Ablauf beim MedAT entspricht.

TRICKKISTE Wir empfehlen euch, in der Pause zwischen *Zahlenfolgen* und *Wortflüssigkeit* die Erinnerungen an die Allergieausweise im Geiste aufzufrischen! Aufgepasst: Ihr dürft auch hier nichts zu den Ausweisen niederschreiben (wird bei der Auswertung begutachtet).

7.3 Beispielaufgaben

7.3.1 Aufgaben

Erstes Aufgabenset

Lernphase

ALLERGIEAUSWEIS

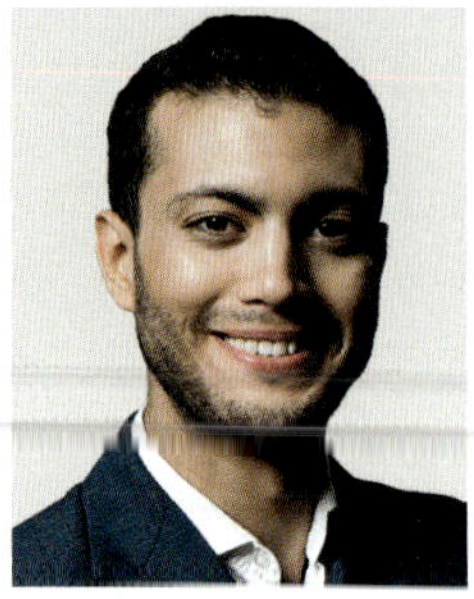

Name: TIMLAN

Geburtsdatum: 13. Februar

Medikamenten: nein

Blutgruppe: 0

Allergien: Hülsenfrüchte, Katzenhaare, Muscheln

Ausweisnummer: 1 5 6 4 7

Land: Spanien

ALLERGIEAUSWEIS

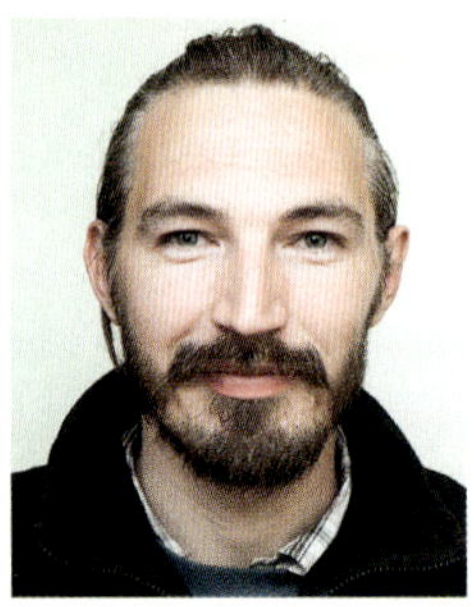

Name: SOHANLI

Geburtsdatum: 31. Oktober

Medikamenten: ja

Blutgruppe: AB

Allergien: Hausstaub

Ausweisnummer: 4 4 0 2 1

Land: Dänemark

[Abb.: Deniz Tafrali, Graz; Fotos: Colourbox.com]

Notizen

ALLERGIEAUSWEIS

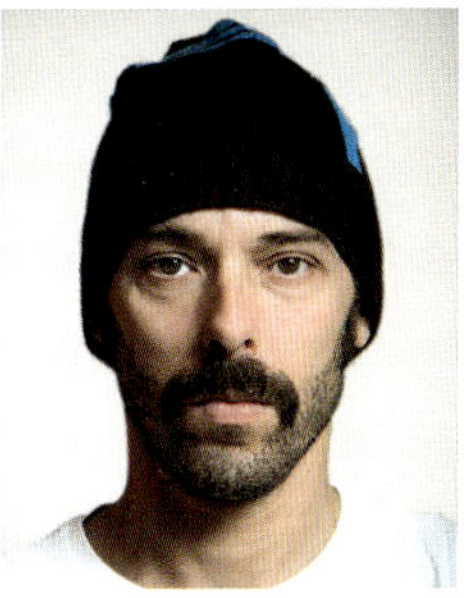

Name: ASHIKLA

Geburtsdatum: 12. September

Medikamenten: ja

Blutgruppe: 0

Allergien: Katzen, Hamster

Ausweisnummer: 7 8 4 6 1

Land: Schweiz

ALLERGIEAUSWEIS

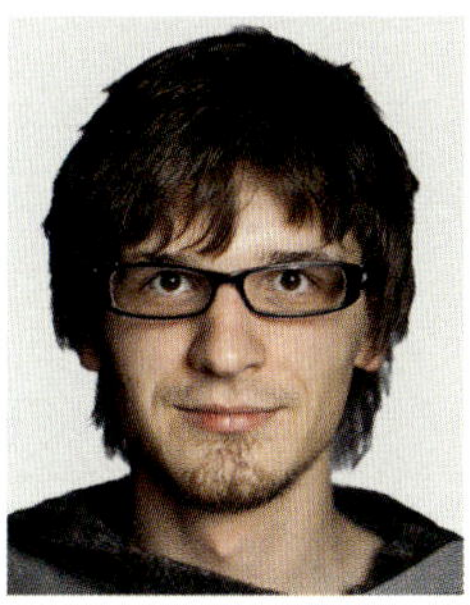

Name: ERTLUN

Geburtsdatum: 01. März

Medikamenten: ja

Blutgruppe: B

Allergien: Diuretika, Ananas

Ausweisnummer: 1 5 2 8 4

Land: Polen

[Abb.: Deniz Tafrali, Graz; Fotos: Colourbox.com]

Notizen

ALLERGIEAUSWEIS

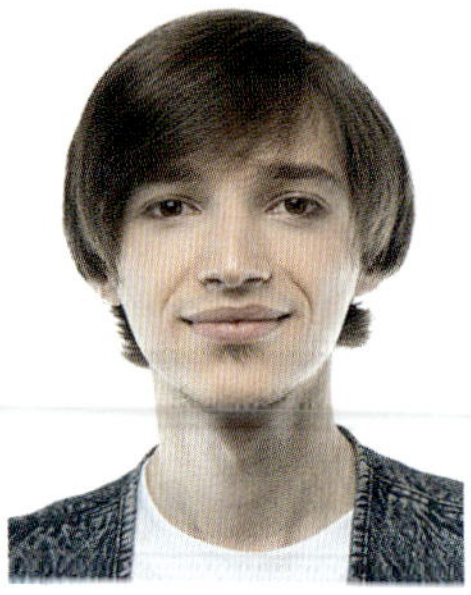

Name: AGHITH

Geburtsdatum: 26. April

Medikamenten: nein

Blutgruppe: A

Allergien: Bananen, Hunde, Acryl

Ausweisnummer: 4 7 6 5 4

Land: Italien

ALLERGIEAUSWEIS

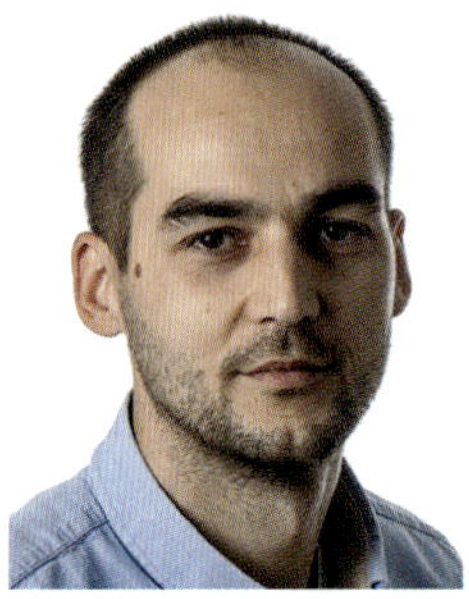

Name: OPLIDA

Geburtsdatum: 23. Dezember

Medikamenten: ja

Blutgruppe: A

Allergien: Diuretika, Eichhörnchen

Ausweisnummer: 7 5 4 1 2

Land: Deutschland

[Abb.: Deniz Tafrali, Graz; Fotos: Colourbox.com]

Notizen

ALLERGIEAUSWEIS

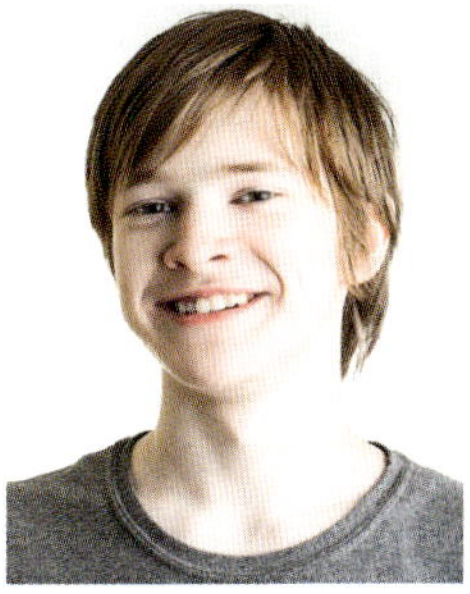

Name: EBRANTO

Geburtsdatum: 17. Jänner

Medikamenten: ja

Blutgruppe: 0

Allergien: Hunde, Katzen, Hausstaubmilben

Ausweisnummer: 5 5 1 2 3

Land: Äthiopien

ALLERGIEAUSWEIS

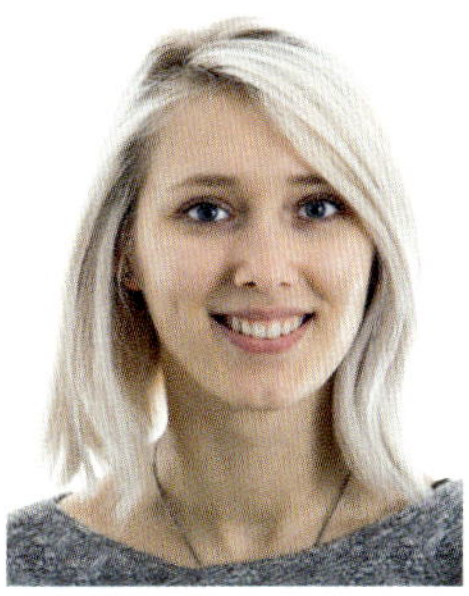

Name: ASHDUKT

Geburtsdatum: 15. Mai

Medikamenten: ja

Blutgruppe: AB

Allergien: Bienen, Wespen, Blütenstaub

Ausweisnummer: 9 4 1 3 5

Land: Papua-Neuguinea

[Abb.: Deniz Tafrali, Graz; Fotos: Colourbox.com]

Reproduktionsphase

1. Wie heißt die Person mit der Ausweisnummer 1 5 6 4 7?

(A) TIMLAN
(B) SOHANLI
(C) ASHIKLA
(D) OPLIDA
(E) EBRANTO

2. Welche Allergien hat die folgende Person?

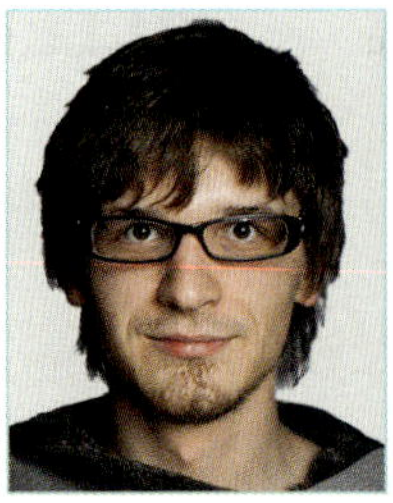

(A) Hunde, Katzen, Hausstaubmilben
(B) Bienen, Wespen, Blütenstaub
(C) Diuretika, Eichhörnchen
(D) Diuretika, Ananas
(E) Keine der Antwortmöglichkeiten ist korrekt.

3. Wann hat die Person mit der Blütenstaub-Allergie Geburtstag?

(A) 01. März
(B) 15. September
(C) 01. April
(D) 15. Mai
(E) Keine der Antwortmöglichkeiten ist korrekt.

4. Woher kommt AGHITH?

(A) Lettland
(B) Deutschland
(C) Litauen
(D) Estland
(E) Keine der Antwortmöglichkeiten ist korrekt.

5. Welche Ausweisnummer hat die Person aus Spanien?

(A) 1 5 2 8 4
(B) 7 8 4 6 1
(C) 4 4 0 2 1
(D) 1 5 6 4 7
(E) Keine der Antwortmöglichkeiten ist korrekt.

6. Welche Blutgruppe hat folgende Person?

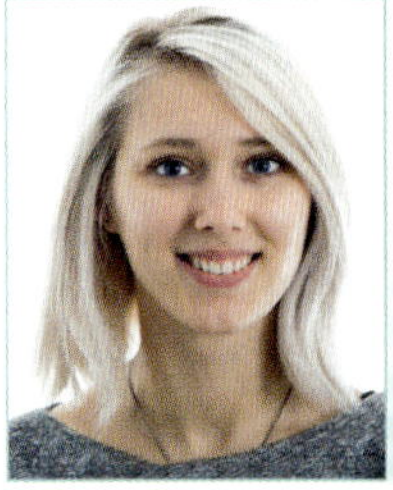

(A) B
(B) A
(C) AB
(D) 0
(E) Keine der Antwortmöglichkeiten ist korrekt.

7. Wann hat die Person mit der Eichhörnchen-Allergie Geburtstag?

(A) 23. Dezember
(B) 01. März
(C) 26. April
(D) 15. Mai
(E) Keine der Antwortmöglichkeiten ist korrekt.

[Fotos: Colourbox.com]

Notizen

8. Woher kommt OPLIDA?

(A) Lettland
(B) Deutschland
(C) Litauen
(D) Estland
(E) Keine der Antwortmöglichkeiten ist korrekt.

9. Welche Ausweisnummer hat die Person aus Deutschland?

(A) 15284
(B) 78461
(C) 44021
(D) 15647
(E) Keine der Antwortmöglichkeiten ist korrekt.

10. Welche Person nimmt Medikamente ein?

(A) TIMLAN
(B) SOHANLI
(C) AGHITH
(D) ASHDUT
(E) Keine der Antwortmöglichkeiten ist korrekt.

11. Welche Person mit der unten aufgeführten Ausweisnummer hat eine Kiwi-Allergie?

(A) 15284
(B) 78461
(C) 44021
(D) 15647
(E) Keine der Antwortmöglichkeiten ist korrekt.

12. Wann hat die Person aus Deutschland Geburtstag?

(A) 23. Dezember
(B) 01. März
(C) 26. April
(D) 15. Mai
(E) Keine der Antwortmöglichkeiten ist korrekt.

13. Woher kommt ASHDUKT?

(A) Lettland
(B) Deutschland
(C) Litauen
(D) Estland
(E) Keine der Antwortmöglichkeiten ist korrekt.

14. Welche Ausweisnummer hat die Person aus Papua-Neuguinea?

(A) 15284
(B) 78461
(C) 44021
(D) 15647
(E) Keine der Antwortmöglichkeiten ist korrekt.

15. Welche Person nimmt keine Medikamente ein?

(A) TIMLAN
(B) OBLIDA
(C) EBRANTO
(D) ASHDUKT
(E) Keine der Antwortmöglichkeiten ist korrekt.

16. Welche Person mit der unten aufgeführten Ausweisnummer hat eine Wespen-Allergie?

(A) 1 5 2 8 4
(B) 7 8 4 6 1
(C) 4 4 0 2 1
(D) 9 4 1 3 5
(E) Keine der Antwortmöglichkeiten ist korrekt.

17. Wie heißt die Person, die am 17. Jänner Geburtstag feiert?

(A) TIMLAN
(B) OBLIDA
(C) EBRANTO
(D) ASHDUKT
(E) Keine der Antwortmöglichkeiten ist korrekt.

18. Welche Ausweisnummer hat die in Italien geborene Person?

(A) 1 5 2 8 4
(B) 7 8 4 6 1
(C) 4 7 6 5 4
(D) 9 4 1 3 5
(E) Keine der Antwortmöglichkeiten ist korrekt.

19. Wie heißt die Person mit der Ausweisnummer 4 7 6 5 4?

(A) AGHITH
(B) SOHANLI
(C) ASHIKLA
(D) OPLIDA
(E) EBRANTO

20. Wann hat die folgende Person Geburtstag?

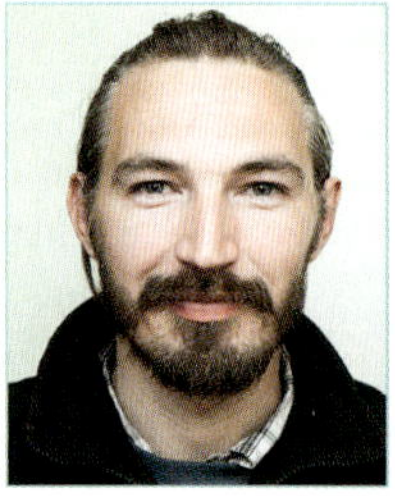

(A) 23. Dezember
(B) 01. März
(C) 26. April
(D) 15. Mai
(E) Keine der Antwortmöglichkeiten ist korrekt.

21. Wann hat die Person mit der Hamster-Allergie Geburtstag?

(A) 01. März
(B) 12. September
(C) 01. April
(D) 15. Mai
(E) Keine der Antwortmöglichkeiten ist korrekt.

[Foto: Colourbox.com]

Notizen

22. Woher kommt ASHIKLA?

(A) Äthiopien
(B) Deutschland
(C) Papua-Neuguinea
(D) Schweiz
(E) Keine der Antwortmöglichkeiten ist korrekt.

23. Welche Ausweisnummer hat die Person aus Polen?

(A) 1 5 2 8 4
(B) 7 8 4 6 1
(C) 4 4 0 2 1
(D) 1 5 6 4 7
(E) Keine der Antwortmöglichkeiten ist korrekt.

24. Welche Blutgruppe hat folgende Person?

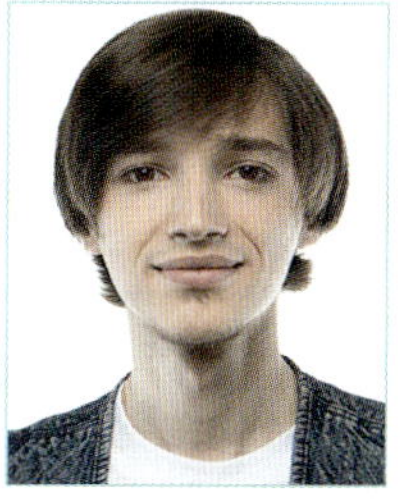

(A) B
(B) A
(C) AB
(D) 0
(E) Keine der Antwortmöglichkeiten ist korrekt.

25. Wann hat die Person mit der Bienen-Allergie Geburtstag?

(A) 23. Dezember
(B) 01. März
(C) 26. April
(D) 15. Mai
(E) Keine der Antwortmöglichkeiten ist korrekt.

[Foto: Colourbox.com

Zweites Aufgabenset

Lernphase

ALLERGIEAUSWEIS

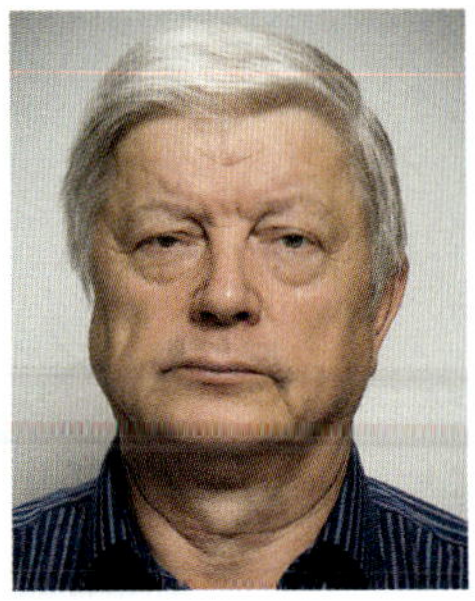

Name: DLJHDJK
Geburtsdatum: 05. März
Medikamenten: ja
Blutgruppe: 0
Allergien: Hunde, Pollen
Ausweisnummer: 64573
Land: Frankreich

ALLERGIEAUSWEIS

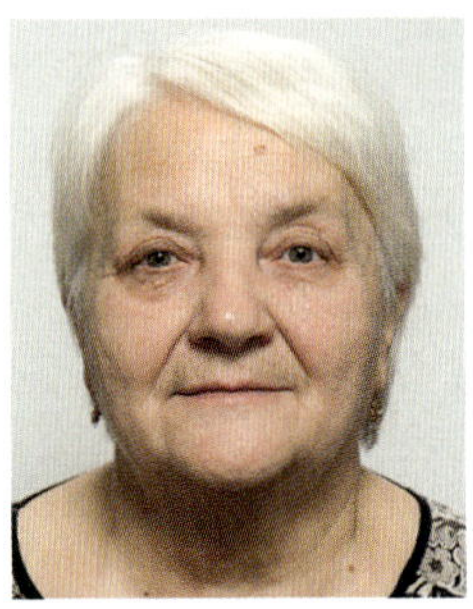

Name: LDLSPW
Geburtsdatum: 31. August
Medikamenten: nein
Blutgruppe: AB
Allergien: Schwermetalle, Latex
Ausweisnummer: 74319
Land: Litauen

[Abb.: Deniz Tafrali, Graz; Fotos: Colourbox.com]

ALLERGIEAUSWEIS

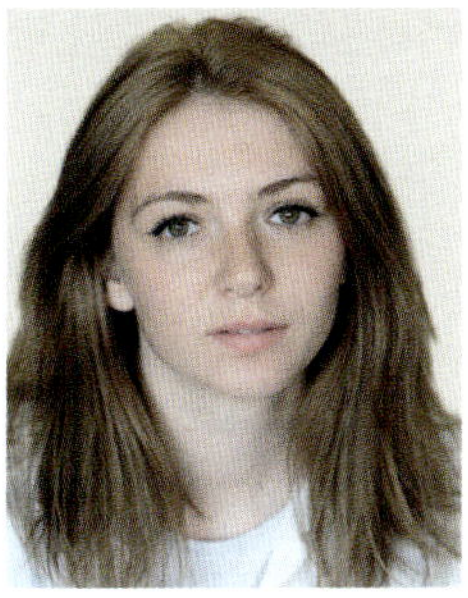

Name: QERUSKS

Geburtsdatum: 17. April

Medikamenten: ja

Blutgruppe: B

Allergien: Nüsse

Ausweisnummer: 64531

Land: Polen

ALLERGIEAUSWEIS

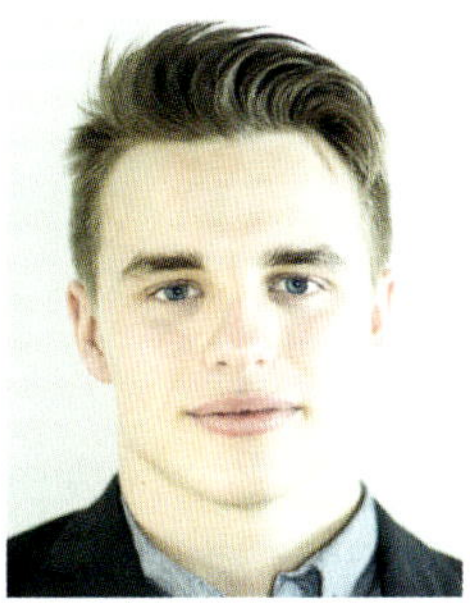

Name: OIHJUKL

Geburtsdatum: 28. Februar

Medikamenten: ja

Blutgruppe: AB

Allergien: Hunde

Ausweisnummer: 12456

Land: Grönland

[Abb.: Deniz Tafrali, Graz; Fotos: Colourbox.com]

Notizen

ALLERGIEAUSWEIS

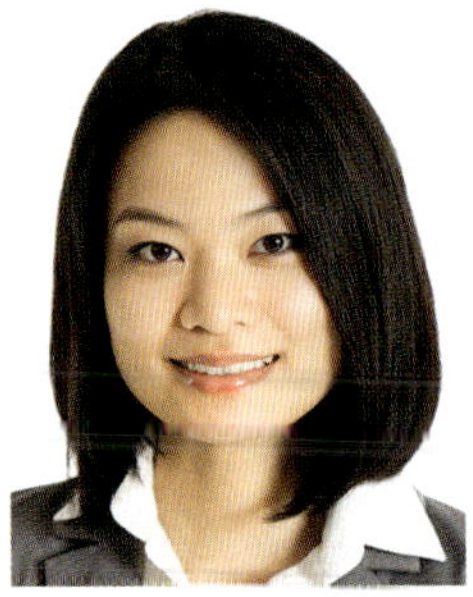

Name: ERHNAUTI

Geburtsdatum: 11. Dezember

Medikamenten: nein

Blutgruppe: A

Allergien: Apfel, Birne

Ausweisnummer: 17546

Land: Deutschland

ALLERGIEAUSWEIS

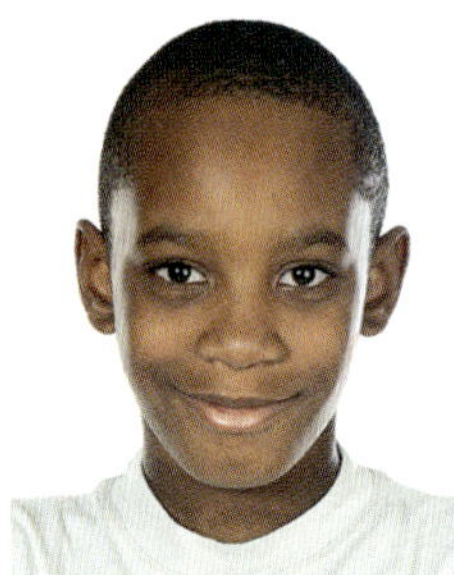

Name: ERTZUKLI

Geburtsdatum: 14. Februar

Medikamenten: nein

Blutgruppe: 0

Allergien: Braunes Pflaster

Ausweisnummer: 78456

Land: Vatikan

[Abb.: Deniz Tafrali, Graz; Fotos: Colourbox.com]

Notizen

ALLERGIEAUSWEIS

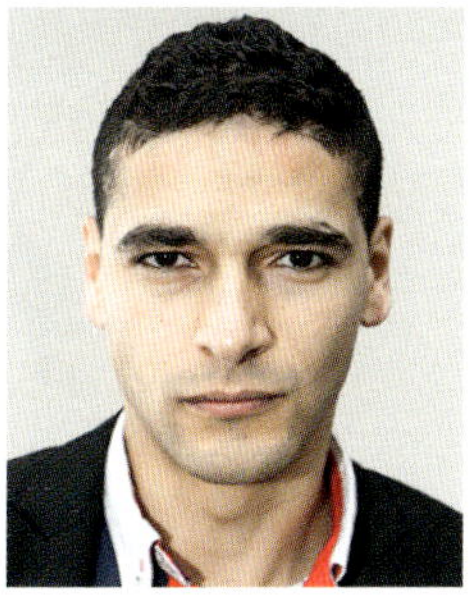

Name: ASDFGUIL

Geburtsdatum: 08. September

Medikamenten: ja

Blutgruppe: B

Allergien: Avocado, Diclofenac

Ausweisnummer: 87361

Land: Portugal

ALLERGIEAUSWEIS

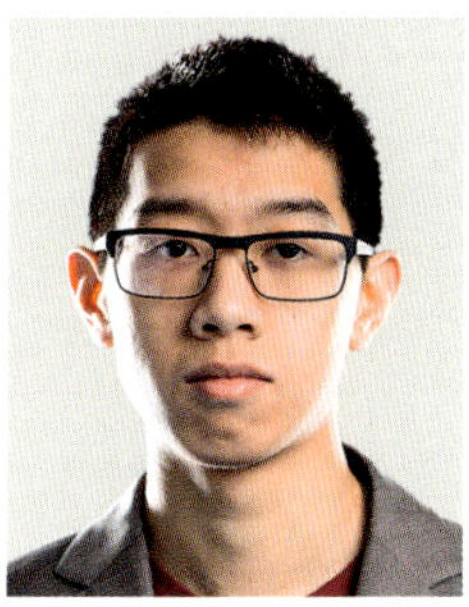

Name: OLGUJLKIM

Geburtsdatum: 12. Juni

Medikamenten: ja

Blutgruppe: A

Allergien: Exemestan, Valproat

Ausweisnummer: 34098

Land: Schweden

[Abb.: Deniz Tafrali, Graz; Fotos: Colourbox.com]

Reproduktionsphase

1. Wie heißt die Person mit der Ausweisnummer 6 4 5 7 3?

(A) DLJHDJK
(B) OIHJUKL
(C) ERHNAUTI
(D) ERTZUKLI
(E) Keine der Antworten ist korrekt.

2. Welche Allergien hat die folgende Person?

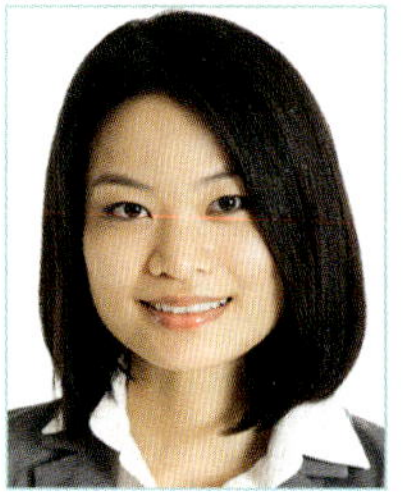

(A) Braunes Pflaster
(B) Pollen
(C) Nüsse
(D) Avocado
(E) Keine der Antwortmöglichkeiten ist korrekt.

3. Wann hat die Person mit der Latex-Allergie Geburtstag?

(A) 12. Juni
(B) 08. September
(C) 17. April
(D) 31. August
(E) Keine der Antwortmöglichkeiten ist korrekt.

4. Woher kommt ASDFGUIL?

(A) Schweden
(B) Deutschland
(C) Vatikan
(D) Grönland
(E) Keine der Antwortmöglichkeiten ist korrekt.

5. Welche Ausweisnummer hat die Person aus Schweden?

(A) 1 7 5 4 6
(B) 7 8 4 5 6
(C) 8 7 3 6 1
(D) 3 4 0 9 8
(E) Keine der Antwortmöglichkeiten ist korrekt.

6. Welche Blutgruppe hat folgende Person?

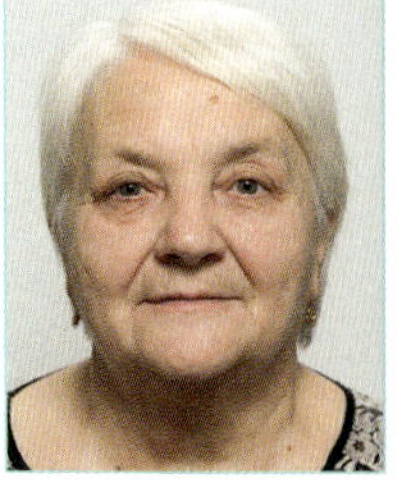

(A) B
(B) A
(C) AB
(D) 0
(E) Keine der Antwortmöglichkeiten ist korrekt.

7. Wann hat die Person mit der Valproat-Allergie Geburtstag?

(A) 12. Juni
(B) 14. Februar
(C) 11. Dezember
(D) 28. Februar
(E) Keine der Antwortmöglichkeiten ist korrekt.

[Fotos: Colourbox.com]

Notizen

8. Woher kommt ERHNAUTI?

(A) Vatikan
(B) Deutschland
(C) Portugal
(D) Frankreich
(E) Keine der Antwortmöglichkeiten ist korrekt.

9. Welche Ausweisnummer hat die Person aus Deutschland?

(A) 1 7 5 4 5
(B) 1 7 5 4 4
(C) 1 7 5 4 7
(D) 1 7 5 4 8
(E) Keine der Antwortmöglichkeiten ist korrekt.

10. Welche Person nimmt keine Medikamente ein?

(A) DLJHDJK
(B) LDLSPW
(C) QUERUSKS
(D) OIHJUKL
(E) Keine der Antwortmöglichkeiten ist korrekt.

11. Welche Person mit der unten aufgeführten Ausweisnummer hat eine Hunde-Allergie?

(A) 1 7 5 4 6
(B) 7 8 4 5 6
(C) 8 7 3 6 1
(D) 3 4 0 9 8
(E) Keine der Antwortmöglichkeiten ist korrekt.

12. Wann hat die Person aus Deutschland Geburtstag?

(A) 11. Dezember
(B) Valentinstag
(C) 08. September
(D) 12. Juni
(E) Keine der Antwortmöglichkeiten ist korrekt.

13. Woher kommt OLGUJKIM?

(A) Portugal
(B) Deutschland
(C) Grönland
(D) Litauen
(E) Keine der Antwortmöglichkeiten ist korrekt.

14. Welche Ausweisnummer hat die Person aus Polen?

(A) 1 7 5 4 6
(B) 7 8 4 5 6
(C) 8 7 3 6 1
(D) 3 4 0 9 8
(E) Keine der Antwortmöglichkeiten ist korrekt.

15. Welche Person nimmt Medikamente ein?

(A) OIHJUKL
(B) ERHNAUTI
(C) ERTZUKLI
(D) LDLSPW
(E) Keine der Antwortmöglichkeiten ist korrekt.

16. Welche Person mit der unten aufgeführten Ausweisnummer hat eine Pollen-Allergie?

(A) 1 7 5 4 6
(B) 7 8 4 5 6
(C) 8 7 3 6 1
(D) 6 4 5 7 3
(E) Keine der Antwortmöglichkeiten ist korrekt.

17. Wie heißt die Person, die am 05. März Geburtstag feiert?

(A) OIHJUKL
(B) QERUSKS
(C) DLJHDJK
(D) LDLSPW
(E) Keine der Antwortmöglichkeiten ist korrekt.

18. Welche Ausweisnummer hat die in Litauen geborene Person?

(A) 1 7 5 4 6
(B) 7 8 4 5 6
(C) 7 4 3 1 9
(D) 6 4 5 7 3
(E) Keine der Antwortmöglichkeiten ist korrekt.

19. Wie heißt die Person mit der Ausweisnummer 1 2 4 5 6?

(A) OIHJUKL
(B) QERUSKS
(C) DLJHDJK
(D) LDLSPW
(E) Keine der Antwortmöglichkeiten ist korrekt.

20. Wann hat die folgende Person Geburtstag?

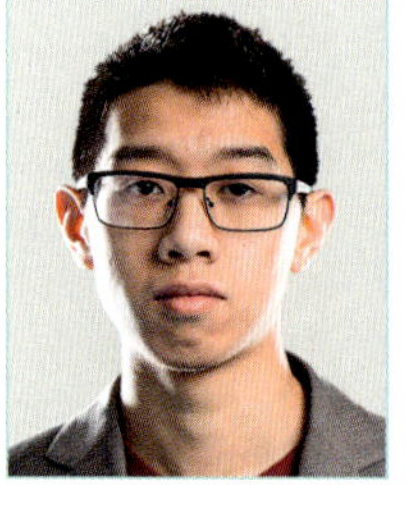

(A) 11. Dezember
(B) 28. Februar
(C) 08. September
(D) 12. Juni
(E) Keine der Antwortmöglichkeiten ist korrekt.

21. Wann hat die Person mit der Exemestan-Allergie Geburtstag?

(A) 11. Dezember
(B) 12. Juni
(C) 08. September
(D) 28. Februar
(E) Keine der Antwortmöglichkeiten ist korrekt.

[Foto: Colourbox.com]

Notizen

22. Woher kommt OLGUJLKIM?

(A) Portugal
(B) Deutschland
(C) Grönland
(D) Schweden
(E) Keine der Antwortmöglichkeiten ist korrekt.

23. Welche Ausweisnummer hat die Person aus Polen?

(A) 1 7 5 4 6
(B) 7 8 4 5 6
(C) 7 4 3 1 9
(D) 6 4 5 7 3
(E) Keine der Antwortmöglichkeiten ist korrekt.

24. Welche Blutgruppe hat folgende Person?

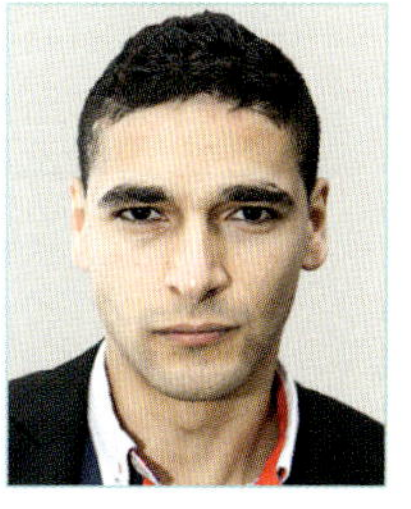

(A) B
(B) A
(C) AB
(D) 0
(E) Keine der Antwortmöglichkeiten ist korrekt.

25. Wann hat die Person mit der Hunde-Allergie Geburtstag?

(A) 11. Dezember
(B) 12. Juni
(C) 08. September
(D) 28. Februar
(E) Keine der Antwortmöglichkeiten ist korrekt.

[Foto: Colourbox.com]

Drittes Aufgabenset

Lernphase

ALLERGIEAUSWEIS

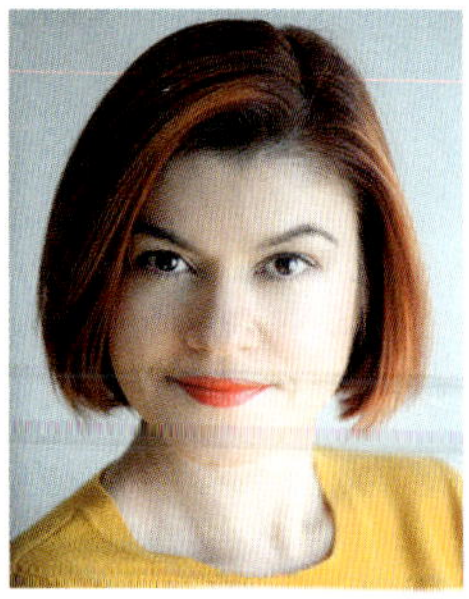

Name: KSDUDGHI

Geburtsdatum: 05. März

Medikamenten: ja

Blutgruppe: 0

Allergien: Porzellan, Blei

Ausweisnummer: 15467

Land: Marokko

ALLERGIEAUSWEIS

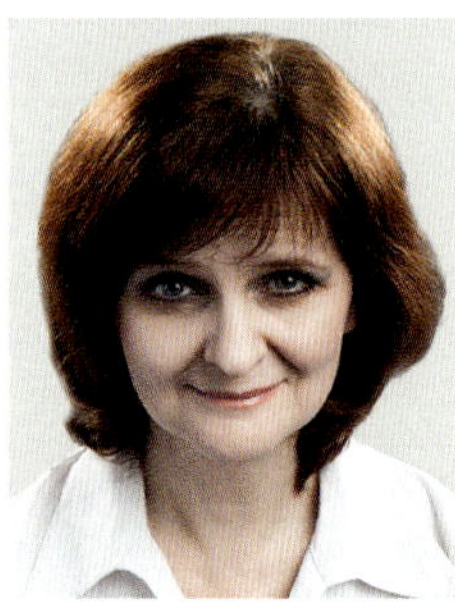

Name: UHJDIKL

Geburtsdatum: 01. Januar

Medikamenten: nein

Blutgruppe: AB

Allergien: Pollen, Clarithromycin

Ausweisnummer: 45618

Land: Mazedonien

[Abb.: Deniz Tafrali, Graz; Fotos: Colourbox.com]

ALLERGIEAUSWEIS

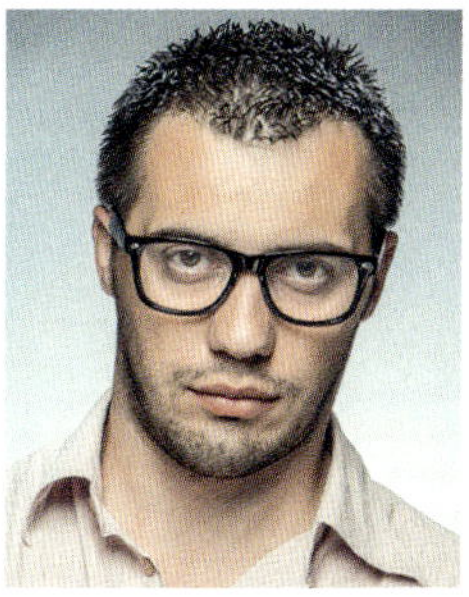

Name: ALOKSJU

Geburtsdatum: 26. Dezember

Medikamenten: ja

Blutgruppe: A

Allergien: Efeu, Eukalyptus

Ausweisnummer: 28930

Land: Mauretanien

ALLERGIEAUSWEIS

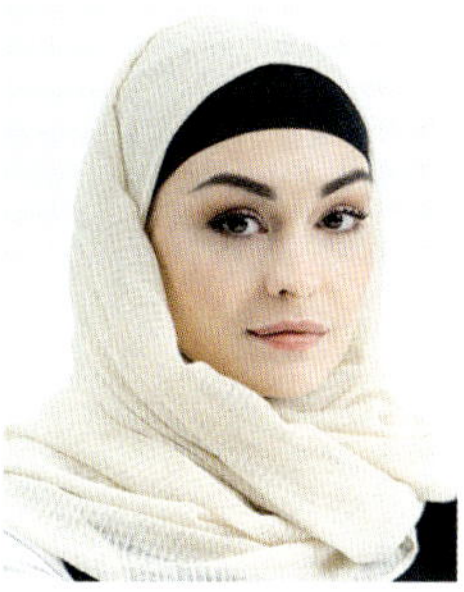

Name: KHUKILO

Geburtsdatum: 12. Juli

Medikamenten: nein

Blutgruppe: B

Allergien: Latex, Methotrexat

Ausweisnummer: 74613

Land: Malta

[Abb.: Deniz Tafrali, Graz; Fotos: Colourbox.com]

ALLERGIEAUSWEIS

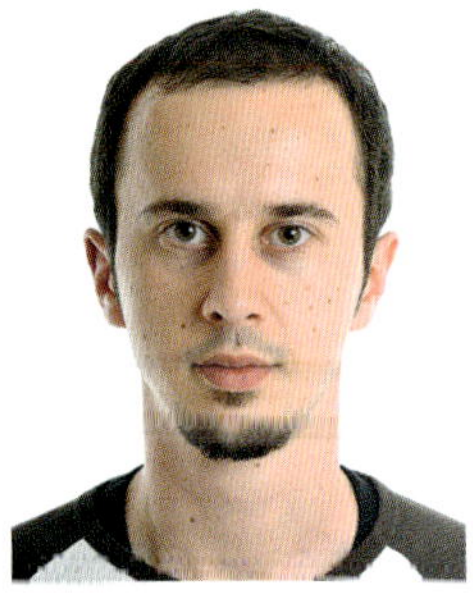

Name: SDHUJKCV

Geburtsdatum: 14. Mai

Medikamenten: nein

Blutgruppe: AB

Allergien: Silbernitrat, Clarithromycin

Ausweisnummer: 41236

Land: Monaco

ALLERGIEAUSWEIS

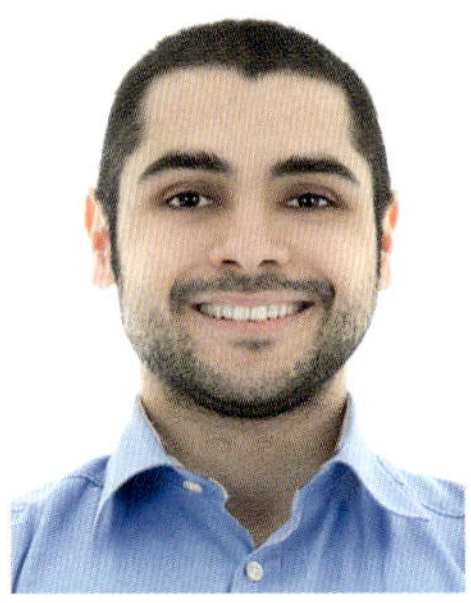

Name: KILOHUJ

Geburtsdatum: 30. Januar/Jänner

Medikamenten: nein

Blutgruppe: A

Allergien: Polyester, Polyethylenglykol, Polyethylen

Ausweisnummer: 11547

Land: Mexiko

[Abb.: Deniz Tafrali, Graz; Fotos: Colourbox.com]

Notizen

ALLERGIEAUSWEIS

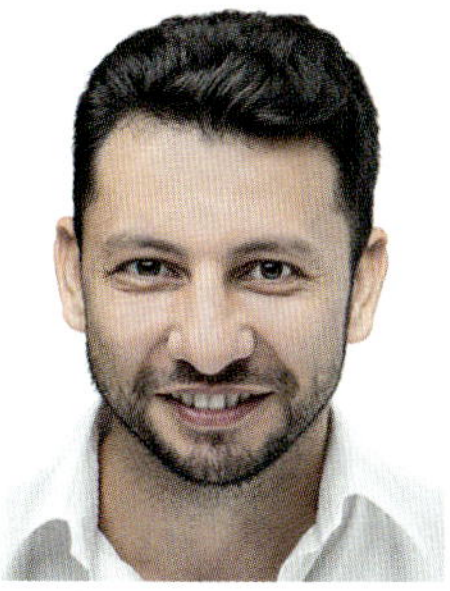

Name: LMKLIOJ

Geburtsdatum: 15. August

Medikamenten: ja

Blutgruppe: 0

Allergien: Polyester, Penicillin

Ausweisnummer: 45612

Land: Mongolei

ALLERGIEAUSWEIS

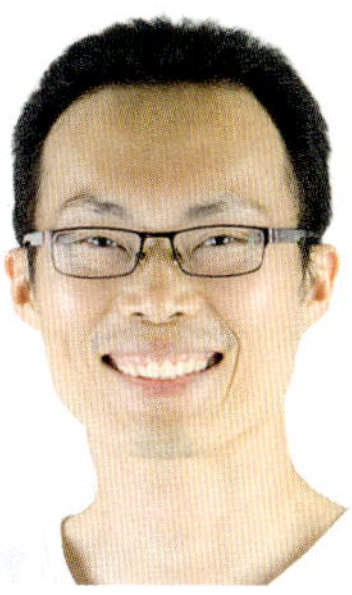

Name: SGHUJKLI

Geburtsdatum: 11. März

Medikamenten: ja

Blutgruppe: B

Allergien: Äpfel, Birnen, Kirschen

Ausweisnummer: 14237

Land: Mali

Abb.: Deniz Tafrali, Graz; Fotos: Colourbox.com]

Notizen

Reproduktionsphase

1. Wann hat die Person mit der Latex-Allergie Geburtstag?

(A) 12. Juli
(B) 11. März
(C) 15. August
(D) 30. Januar/Jänner
(E) Keine der Antwortmöglichkeiten ist korrekt.

2. Woher kommt KILOHUJ?

(A) Malta
(B) Mali
(C) Mexiko
(D) Moldawien
(E) Keine der Antwortmöglichkeiten ist korrekt.

3. Welche Allergien hat die folgende Person?

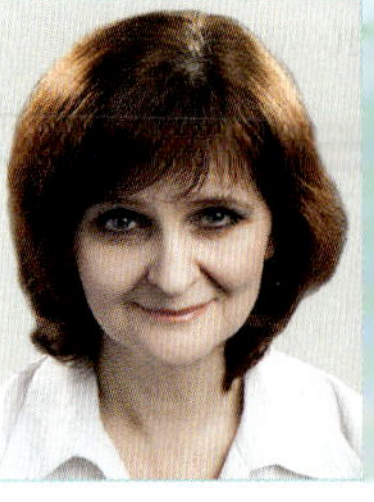

(A) Efeu, Clarithromycin
(B) Pollen, Clarithromycin
(C) Äpfel, Kirschen
(D) Polyester, Silbernitrat
(E) Keine der Antwortmöglichkeiten ist korrekt.

4. Welche Blutgruppe hat folgende Person?

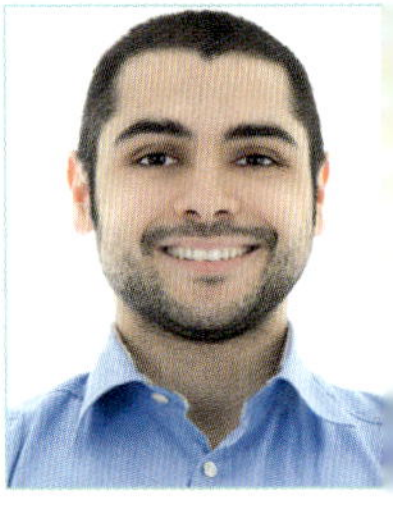

(A) B
(B) A
(C) AB
(D) 0
(E) Keine der Antwortmöglichkeiten ist korrekt.

5. Wann hat die Person mit der Polyethylenglykol-Allergie Geburtstag?

(A) 30. Januar/Jänner
(B) 15. August
(C) 11. März
(D) 14. Mai
(E) Keine der Antwortmöglichkeiten ist korrekt.

6. Woher kommt SDHUJKCV?

(A) Mongolei
(B) Mauretanien
(C) Mali
(D) Malta
(E) Keine der Antwortmöglichkeiten ist korrekt.

7. Welche Ausweisnummer hat die Person aus Mali?

(A) 41236
(B) 11547
(C) 45612
(D) 14237
(E) Keine der Antwortmöglichkeiten ist korrekt.

[Fotos: Colourbox.com]

Notizen

8. Welche Person nimmt keine Medikamente ein?

(A) SGHUJKLI
(B) LMKLIOJ
(C) ALOKSJU
(D) UHJDIKL
(E) Keine der Antwortmöglichkeiten ist korrekt.

9. Welche Person mit der unten aufgeführten Ausweisnummer hat eine Polyester-Allergie?

(A) 28930
(B) 74613
(C) 41236
(D) 45612
(E) Keine der Antwortmöglichkeiten ist korrekt.

10. Wann hat die Person aus Mauretanien Geburtstag?

(A) 26. Dezember
(B) 12. Juli
(C) 14. Mai
(D) 15. August
(E) Keine der Antwortmöglichkeiten ist korrekt.

11. Welche Ausweisnummer hat die Person aus der Mongolei?

(A) 14237
(B) 11547
(C) 41236
(D) 74613
(E) Keine der Antwortmöglichkeiten ist korrekt.

12. Woher kommt KSDUDGHI?

(A) Marokko
(B) Mali
(C) Malta
(D) Mexiko
(E) Keine der Antwortmöglichkeiten ist korrekt.

13. Welche Ausweisnummer hat die Person aus Mali?

(A) 45612
(B) 14237
(C) 41236
(D) 74613
(E) Keine der Antwortmöglichkeiten ist korrekt.

14. Welche Person nimmt Medikamente ein?

(A) KHUKILO
(B) SHUJKCV
(C) KILOHUJ
(D) LMKLIOJ
(E) Keine der Antwortmöglichkeiten ist korrekt.

15. Wie heißt die Person, die am 12. Juli Geburtstag feiert?

(A) UHJDIKL
(B) KHUKILO
(C) SDHUJKCV
(D) KSDUDGHI
(E) Keine der Antwortmöglichkeiten ist korrekt.

16. Welche Ausweisnummer hat die in Marroko geborene Person?

(A) 05. März
(B) 14. Mai
(C) 12. Juli
(D) 30. Januar/Jänner
(E) Keine der Antwortmöglichkeiten ist korrekt.

17. Wie heißt die Person mit der Ausweisnummer 11547?

(A) KILOHUJ
(B) SDHUJKCV
(C) KHUKILO
(D) ALOKSJU
(E) Keine der Antwortmöglichkeiten ist korrekt.

18. Wann hat die folgende Person Geburtstag?

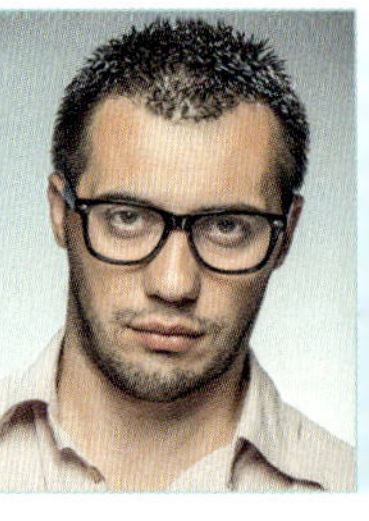

(A) 14. Mai
(B) 11. März
(C) 26. Dezember
(D) 12 Juli
(E) Keine der Antwortmöglichkeiten ist korrekt.

19. Welche Person mit der unten aufgeführten Ausweisnummer hat eine Methotrexat-Allergie?

(A) 41236
(B) 45612
(C) 14237
(D) 74513
(E) Keine der Antwortmöglichkeiten ist korrekt.

20. Wann hat die Person mit der Polyester-Allergie Geburtstag?

(A) 11. März
(B) 14. Mai
(C) 15. August
(D) 26. Dezember
(E) Keine der Antwortmöglichkeiten ist korrekt.

[Foto: Colourbox.com]

Notizen

21. Woher kommt ALOKSJU?

(A) Mongolei
(B) Mexiko
(C) Mauretanien
(D) Malawi
(E) Keine der Antwortmöglichkeiten ist korrekt.

22. Welche Ausweisnummer hat die Person aus Mazedonien?

(A) 45618
(B) 28930
(C) 41236
(D) 11547
(E) Keine der Antwortmöglichkeiten ist korrekt.

23. Welche Blutgruppe hat folgende Person?

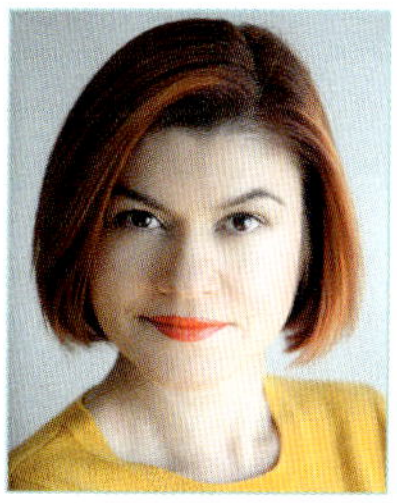

(A) B
(B) A
(C) AB
(D) 0
(E) Keine der Antwortmöglichkeiten ist korrekt.

24. Wann hat die Person mit der Eukalyptus-Allergie Geburtstag?

(A) 11. März
(B) 14. Mai
(C) 15. August
(D) 26. Dezember
(E) Keine der Antwortmöglichkeiten ist korrekt.

25. Wie heißt die Person mit der Ausweisnummer 11547?

(A) KILOHUJ
(B) LMKLIOJ
(C) SGHUJKLI
(D) ALOKSJU
(E) Keine der Antworten ist korrekt.

[Foto: Colourbox.com]

Notizen

7.3.2 Lösungen

Aufgabenset 1

1 A; 2 C; 3 D; 4 E; 5 D; 6 D; 7 A; 8 B; 9 E; 10 B; 11 E; 12 A; 13 E; 14 E; 15 A; 16 D; 17 C; 18 C; 19 A; 20 D; 21 B; 22 D; 23 A; 24 D; 25 D

Aufgabenset 2

26 A; 27 C; 28 D; 29 E; 30 D; 31 D; 32 A; 33 B; 34 E; 35 B; 36 E; 37 A; 38 E; 39 E; 40 A; 41 D; 42 C; 43 C; 44 A; 45 D; 46 B; 47 D; 48 A; 49 D; 50 D

Aufgabenset 3

51 A; 52 C; 53 B; 54 B; 55 A; 56 E; 57 D; 58 D; 59 D; 60 A; 61 E; 62 A; 63 B; 64 D; 65 B; 66 A; 67 A; 68 C; 69 E; 70 C; 71 C; 72 A; 73 D; 74 D; 75 A

KAPITEL

8 Zahlenfolgen

Deniz Tafrali

8.1 Allgemeines

EMPFOHLENER ZEITPUNKT: TAG 4 Nach dem 20-Tage-Lernplan steht dieses Kapitel für **Tag 4** an. Ihr solltet Euch hierfür **einen ganzen Tag** Zeit nehmen.

Wie viele Aufgaben muss man in welcher Zeit absolvieren?

- **10 Aufgaben** in **15 Minuten**
- Pro Aufgabe **1 Minute und 30 Sekunden**

Welche Fähigkeiten werden geprüft?

- **Logisches Denken**
- **Rechenfähigkeit**
- **Muster erkennen**

Wie sehen die Aufgaben aus?

Aufgabenstellung

Bei den Zahlenfolgen werden euch nacheinander **7 Zahlen** präsentiert, die in einem **bestimmten Rechensystem** (➢ 8.2.3) miteinander in Zusammenhang stehen.

Antwortmöglichkeiten

Als Antwortmöglichkeiten sind von (A) bis (D) jeweils zwei Zahlen gegeben, die die Fortsetzung der Zahlenfolge in der Aufgabenstellung aufweisen sollen. Finden sich die korrekten Folgezahlen nicht in den ersten vier Antworten, ist die Antwortmöglichkeit (E), *„Keine der Antwortmöglichkeiten ist richtig"*, anzukreuzen.

Beispiel

Die Lösung der Aufgabe wird erreicht, indem man das der Zahlenfolge zugrunde liegende Rechensystem erkennt und die Zahlenreihe anhand der im Rechensystem vorgegebenen Regeln um **zwei weitere Zahlen** fortführt. Ein Beispiel für eine Aufgabe beim Untertest *Zahlenfolgen* ist folgende:

1	3	5	7	9	11	13	?	?

(A) 15/18
(B) 11/13
(C) 16/18
(D) 15/ 17
(E) Keine der Antwortmöglichkeiten ist richtig.

Das System hinter dieser Aufgabe ist sehr einfach: Man addiert zu jeder Zahl einfach + **2.** Das bedeutet, **Antwort (D)** ist richtig.

Was muss man bei den Aufgaben beachten?

1. Antwort (E) ist verhältnismäßig **selten** korrekt.
2. Die 5-Schritt-Muster-Regel (➢ 8.2.3) grenzt die möglichen Zahlenfolgen-Systeme bis zu einem gewissen Grad ein.

8.2 Lehrkapitel

8.2.1 Status praesens

An diesem Punkt stellt ihr euch wie gewohnt den Timer auf 15 Minuten und bearbeitet das erste Set an Aufgaben in ➤ 8.3.

Fertig? Dann schreibt euch hier euer Ergebnis auf: ___ (10)

8.2.2 Anamnese

Solltet ihr im Kopfrechnen nicht besonders gut sein, werdet ihr euch mit dem Test-Set wahrscheinlich eher schwergetan haben. Auch wenn ihr eine gewisse Begabung für das Kopfrechnen habt, kann es sein, dass ihr die Aufgaben als verhältnismäßig kompliziert empfunden habt. Wie dem auch sei:

Ihr solltet euch an diesem Punkt im Notizbereich in der Randspalte niederschreiben, bei welchen Aufgaben ihr euch besonders schwer bzw. besonders leicht getan habt. Dabei solltet ihr ein besonderes Augenmerk auf die Art der Rechensysteme legen, mit denen ihr kämpfen musstet.

Auch fertig? Gut. Von diesem Punkt an solltet ihr die nächsten Kapitel stets mit dem Fokus auf das **Verbessern eurer Schwächen** bearbeiten.

8.2.3 Diagnostik

Wir werden auch den Untertest *Zahlenfolgen* systematisch angehen. Dazu werden wir in diesem Kapitel erst einmal die verschiedenen Arten von Aufgaben kennenlernen.

Bevor wir beginnen, müssen wir uns aber ein paar Begriffe und Eigenheiten für unsere spätere Lösungsstrategie (➤ 8.2.4) aneignen.

DEFINITIONEN & INFORMATIONEN Die **Operatoren** der Grundrechenarten sind das Pluszeichen „+“ für Addition, das Minuszeichen „-“ für Subtraktion, die Malzeichen „·“, „×“ oder „*“ für die Multiplikation und für die Division die Geteiltzeichen „:“, „÷“ oder „/“ und der Bruchstrich.
Operanden sind die Argumente, die man links und rechts an einem Operator anwendet.
Hat man die Rechenoperation *1 + 2,* dann sind die Operanden die *1* und die *2,* während das *+* den Operator darstellt.

Wir benennen die Positionen der Zahlen mit der Variable $\mathbf{Z_n}$, wobei für n $[1, 7] = \{n \in N \mid 1 \leq n \leq 7\}$ gilt. Hier seht ihr diese Angaben als Aufgabenstellung angeführt:

Z_1	Z_2	Z_3	Z_4	Z_5	Z_6	Z_7	?	?

Wir bezeichnen in Bezug auf diesen Untertest den Sprung von einer Zahl zu einer anderen als einen **Schritt** – also von Z_n zu Z_{n+1}, Z_{n+2}, Z_{n+3} oder Z_{n+4} (etc.).

Dieser sogenannte Schritt wird durch Rechenoperationen bzw. eine Kombination dieser Rechenoperationen bewerkstelligt. Die möglichen Rechenoperationen beschränken sich auf die Grundrechenarten mit ihren Operatoren **+, –,** × oder **÷.** Hin und wieder kommt es auch vor, dass als Rechenoperation zwischen Zahlen ein spezielles Rechensystem, wie es die **Potenz,** die **Fibonacci-Reihe** oder **Quersummen** darstellen, verwendet wird (s.u.).

Aufgrund der Liebe zum systematischen Verständnis bezeichnen wir eine Rechenoperation von einer Zahl Z_n zu einer anderen, angelehnt an die oben gezeigten Rechenzeichen, als **Operator.**

Im Zuge der Bearbeitung von Zahlenfolgen werden wir der Übersichtlichkeit halber die Operatoren, die sich entweder auf + oder - belaufen, **oberhalb** der Zahlenfolge in **Ebene 1** niederschreiben. Solche, die wir entweder als × oder ÷ bezeichnen, unterhalb der Zahlenfolge in **Ebene -1** aufführen.

	+ 1 / - 1	+ 1 / - 1	+ 1 / - 1	+ 1 / - 1	+ 1 / - 1	+ 1 / - 1	**Ebene 1**	
Z_1	Z_2	Z_3	Z_4	Z_5	Z_6	Z_7	?	?
	× 1 / ÷ 1	× 1 / ÷ 1	× 1 / ÷ 1	× 1 / ÷ 1	× 1 / ÷ 1	× 1 / ÷ 1	**Ebene –1**	

Die Ebenen können bei bestimmten Aufgaben theoretisch auch höher (Ebene 2, Ebene 3 etc.) bzw. tiefer (Ebene –2, Ebene –3 etc.) werden.

Betrachten wir die verschiedenen Aufgaben- bzw. Zahlenfolgen-Systeme, können wir diese systematisch in verschiedene **Schritt- und Operator-Systeme** klassifizieren.

Es gibt in der Mathematik unzählige Zahlenfolgen, die wir hier natürlich nicht alle aufzählen werden. Wir zeigen euch im Folgenden jedoch einige Beispiele, anhand derer ihr das Grundprinzip der Zahlenfolgen verstehen werdet.

Wir beginnen zunächst mit den einfachsten und gehen dann Schritt für Schritt weiter zu komplexeren Zahlenfolgen.

1-Schritt-1-Operator-Systeme

Die 1-Schritt-1-Operator-Systeme sind die einfachsten möglichen Zahlenfolgen. Dabei wird für jeden **1er-Schritt** $Z_n \rightarrow Z_{n+1}$ jeweils der **gleiche Operator (hier -)** und der **gleiche Operand (hier 5)** in derselben Ebene verwendet. Hier seht ihr ein Beispiel:

	-5	-5	-5	-5	-5	-5	**Ebene 1**	
-13	**-18**	**-23**	**-28**	**-33**	**-38**	**-43**	?	?
							Ebene –1	

(A) −48/−-53
(B) 48/53
(C) −53/−48
(D) −38/−33
(E) Keine der Antwortmöglichkeiten ist richtig.

Richtige Antwort: (A)

2-Schritt-1-Operator-Systeme

Die 2-Schritt-1-Operator-Systeme sind ein weiteres mögliches Zahlenfolgen-System. Dabei wird im **2er-Schritt** $Z_n \rightarrow Z_{n+2}$ **jeweils der gleiche Operator (hier +)** mit **zwei unterschiedlichen Operanden (hier 5 und 1)** verwendet. Hier seht ihr ein Beispiel:

	+ 5	+ 1	+ 5	+ 1	+ 5	+ 1	**Ebene 1**	
7	**12**	**13**	**18**	**19**	**24**	**25**	?	?
							Ebene –1	

(A) 30/35
(B) 26/31
(C) 30/31
(D) 33/32
(E) Keine der Antwortmöglichkeiten ist richtig.

Richtige Antwort: (C)

Hier seht ihr ein weiteres Beispiel:

							Ebene 1	
1	**2**	**6**	**12**	**36**	**72**	**216**	?	?
	× 2	× 3	× 2	× 3	× 2	× 3	**Ebene –1**	

(A) 648/1296
(B) 72/36
(C) 384/648
(D) 432/1296
(E) Keine der Antwortmöglichkeiten ist richtig.

Richtige Antwort: (D)

3-Schritt-1-Operator-Systeme

Die 3-Schritt-1-Operator-Systeme sind ein weiteres mögliches Zahlenfolgen-System. Dabei wird im 3er-Schritt $Z_n \rightarrow Z_{n+3}$ **jeweils der gleiche Operator (hier +)** mit **drei unterschiedlichen Operanden (hier 1, 3 und 2)** verwendet. Hier seht ihr ein Beispiel:

	+ 1	+ 3	+ 2	+ 1	+ 3	+ 2	**Ebene 1**	
0	**1**	**4**	**6**	**7**	**10**	**12**	?	?
							Ebene –1	

(A) 13/16
(B) 15/17
(C) 13/15
(D) 14/17
(E) Keine der Antwortmöglichkeiten ist richtig.

Richtige Antwort: (A)

FUN FACT Es sind theoretisch auch 4-Schritt- und 5-Schritt-1-Operator-Systeme möglich. Da ihr das Prinzip aber sicher verstanden habt, führen wir diese Beispiele nicht weiter auf.

DEFINITIONEN & INFORMATIONEN Als **5-Schritt-Grenze** bezeichnen wir folgende Begebenheit: Zahlenfolgen, die bis zur 6. Position in keiner Ebene ein Muster zeigen, also quasi 6-Schritt-1-Operator-Systeme, sind bei den MedAT-Zahlenfolgen-Aufgaben **nicht möglich,** da man bei der Kürze von 7 Stellen pro Aufgabe **keine logische Folge** aus dieser Konstellation schließen kann. Diese Grenze gilt prinzipiell für alle in den nächsten Kapiteln aufgezeigten Rechensysteme!

1-Schritt-2-Operator-Systeme

Die 1-Schritt-2-Operator-Systeme sind ein weiteres mögliches Zahlenfolgen-System. Dabei werden für jeden Schritt $Z_n \rightarrow Z_{n+1}$ **zwei verschiedene Grundrechenarten** (+ oder – kombiniert mit × oder ÷) verwendet. Hier seht ihr ein Beispiel (erst × 2, dann -5):

	– 5	– 5	– 5	– 5	– 5	– 5	**Ebene 1**	
7	**9**	**13**	**21**	**37**	**69**	**133**	?	?
	× 2	× 2	× 2	× 2	× 2	× 2	**Ebene –1**	

(A) 266/532
(B) 261/517
(C) 69/37
(D) 202/335
(E) Keine der Antwortmöglichkeiten ist richtig.

Richtige Antwort: (B)

AUFGEPASST! 1-Schritt-3-Operator-Systeme machen keinen Sinn, da man unweigerlich + mit – oder × mit ÷ kombinieren müsste, diese Operatoren sich jedoch gegenseitig ausgleichen.

2-Schritt-2-Operator-Systeme

Die 2-Schritt-2-Operator-Systeme sind ein weiteres mögliches Zahlenfolgen-System. Dabei werden im **2er-Schritt** $Z_n \rightarrow Z_{n+2}$ **zwei verschiedene Grundrechenarten** (+ oder – kombiniert mit × oder ÷) verwendet. Hier seht ihr ein Beispiel (1. Schritt: × 2/ – 2; 2. Schritt: + 5/ ÷ 2):

	– 2	+ 5	– 2	+ 5	– 2	+ 5	**Ebene 1**	
1	**0**	**2,5**	**3**	**4**	**6**	**5,5**	?	?
	× 2	÷ 2	× 2	÷ 2	× 2	÷ 2	**Ebene –1**	

(A) 9/7
(B) 11/16
(C) 10,5/21
(D) 3,5/7
(E) Keine der Antwortmöglichkeiten ist richtig.

Richtige Antwort: (A)

FUN FACT 3-Schritt- bzw. 4-Schritt-2-Operator-Systeme sind in diesem Zuge natürlich ebenfalls möglich. Wir vertrauen einfach darauf, dass ihr versteht, dass dazu einfach begonnen von der Position $Z_n \rightarrow Z_{n+1} \rightarrow Z_{n+2} \rightarrow Z_{n+3}$ ($\rightarrow Z_{n+4}$) ebenfalls jeweils drei (bzw. vier) verschiedene Rechenoperatoren bei jeder dritten Position (bzw. vierten Position) zum Zuge kommen.

2-Schritt-1-1-Operator-Systeme

Bei 2-Schritt-1-1-Operator-Systemen werden in **2er-Schritten** ($Z_n \rightarrow Z_{n+2}$) **zwei verschiedene Operatoren** verwendet. Hier seht ihr ein Beispiel:

	+ 2		+ 2		+ 2		**Ebene 1**

0	**2**	**4**	**6**	**12**	**14**	**28**	?	?
	× 2		× 2		× 2	**Ebene -1**		

(A) 56/58
(B) 32/62
(C) 30/62
(D) 56/112
(E) Keine der Antwortmöglichkeiten ist richtig.
Richtige Antwort: (E) – korrekt wäre 30/60

Ein weiteres Beispiel wäre folgendes:

− 2			− 2		− 2		**Ebene 1**	
22	**10**	**8**	**4**	**2**	**0**	**0**	?	?
	÷ 2		÷ 2		÷ 2	**Ebene −1**		

(A) −0/0
(B) −2/4
(C) −2/−4
(D) −2/−1
(E) Keine der Antwortmöglichkeiten ist richtig.
Richtige Antwort: (D)

3-Schritt-1-1-1-Operator-Systeme

Bei 3-Schritt-1-1-1-Operator-Systemen werden in 3er-Schritten ($Z_n \rightarrow Z_{n+3}$) **drei verschiedene Operatoren** verwendet. Hier seht ihr ein Beispiel:

+ 2		- 1	+ 2		- 1		**Ebene 1**	
0	**2**	**4**	**3**	**5**	**10**	**9**	?	?
	× 2			× 2		**Ebene −1**		

(A) 18/20
(B) 8/16
(C) 11/22
(D) 11/10
(E) Keine der Antwortmöglichkeiten ist richtig.
Richtige Antwort: (C)

4-Schritt-1-1-1-1-Operator-Systeme

Bei 4-Schritt-1-1-1-1-Operator-Systemen werden für 4er-Schritte ($Z_n \rightarrow Z_{n+4}$) **vier verschiedene Grundrechenarten** verwendet. Hier seht ihr ein Beispiel:

+ 2		− 1		+ 2			**Ebene 1**	
0	**2**	**4**	**3**	**3**	**5**	**10**	?	?
	× 2		÷ 1		× 2	**Ebene -1**		

(A) 9/9
(B) 9/11
(C) 11/22
(D) 20/19
(E) Keine der Antwortmöglichkeiten ist richtig.
Richtige Antwort: (A)

Weitere Möglichkeiten von Zahlenfolgen

An diesem Punkt macht es keinen Sinn mehr, die verschiedenen Formen von Zahlenfolgen ausführlich aufzuzeigen. Stattdessen präsentieren wir euch lieber weitere, mögliche Systeme mit kurzen Erwähnungen.

Notizen

Ihr könnt euch sicher vorstellen, dass sowohl bei 2-Operator-Systemen, als auch bei den 1-1- bis 1-1-1-1-Operator beinhaltenden Systemen, die Rechenoperationen nicht lediglich auf **verschiedene Operatoren** begrenzt sein müssen. Das bedeutet, dass nicht immer z. B. auf ein × und ein − stets entweder + oder ÷ folgen muss. Es kann auch wieder ein − oder ein × mit **unterschiedlichen Operanden** oder zwei Mal hintereinander ein ÷, und das ebenfalls mit **verschiedenen Operanden** folgen. Zur Verdeutlichung zeigen wir euch jetzt einfach zwei Beispiele:

Beispiel 1 (1-1- und 1-1-1-1-Operator-Systeme)

	− 0		− 2		− 4		**Ebene 1**	
2	**2**	**2**	**0**	**0**	**- 4**	**- 20**	?	?
	× 1		× 3		× 5		**Ebene −1**	

Lösung: -26/- 182.

Beispiel 2 (2-Operator-Systeme)

	+ 12	+ 10	+ 8	+ 6	+ 4	+ 2	**Ebene 1**	
0	**12**	**118**	**834**	**4176**	**12532**	**12534**	?	?
	× 11	× 9	× 7	× 5	× 3	× 1	**Ebene −1**	

Lösung: −12534/37591.

Wenn man die Möglichkeiten der Kombination hier extrapoliert, ergo theoretisch mental weiterführt, wird man merken, dass man nicht auf 1-1-1-1-Operator-Systeme begrenzt ist, sondern aufgrund der 5-Schritt-Grenze (➤ 8.2.3) bis zu **5 verschiedene Operanden-Operator-Kombinationen** in einer Zahlenfolge haben kann.

Jedoch gilt hier eine Ausnahme. Wie wir an den obigen zwei Beispielen sehen, gibt es außerdem eine weitere Art möglicher Rechensysteme hinter den Zahlenfolgen: die **Multi-Ebenen-Rechenoperationen.** Manche von euch werden sicher schon gemerkt haben, dass die Operanden der Beispiele in den Ebenen 1 und −1 ebenfalls einem Muster folgen. Bei Beispiel 1 in Ebene 1 für jeden Operanden jeweils −2 und in Ebene −2 pro Zweierschritt für jeden Operanden + 2. Wir zeigen euch das anhand von Beispiel 1 nochmal verständlicher:

	− 2		**− 2**		**− 2**		**Ebene 2**	
	− 0		− 2		− 4		**Ebene 1**	
2	**2**	**2**	**0**	**0**	**−4**	**−20**	?	?
	× 1		× 3		× 5		**Ebene −1**	
		+ 2		**+ 2**			**Ebene −2**	

Lösung: −26/−182.

Ihr könnt euch natürlich vorstellen, dass man die Komplexität der hier vorgestellten Systeme beliebig hoch gestalten kann. Besonders anspruchsvoll wird es insbesondere dann, wenn sich das Erkennen von Mustern hauptsächlich in der 2. bzw. 3. Ebene abspielt.

Auch an diesem Punkt macht es keinen Sinn, die Diagnostik der möglichen Zahlenfolgen durch zu viele schwere Beispiele ad absurdum zu führen. Deshalb gehen wir im Folgenden nur noch auf die Zahlenfolgen mit **speziellem Rechensystem** ein.

Spezielle Rechensysteme

Wie schon erwähnt, gibt es in der Mathematik unzählige Zahlenfolgen. Eine der bekanntesten ist wohl die **Fibonacci-Reihe,** bei der die jeweils vorangegangenen Zahlen Z_n und Z_{n+1} zusammengezählt die dritte Zahl Z_{n+2} in der Zahlenfolge ergeben. Hier ein Beispiel:

Fibonacci-Reihe

		$Z_1 + Z_2$	$Z_2 + Z_3$	$Z_3 + Z_4$	$Z_4 + Z_5$	$Z_5 + Z_6$	**Ebene 1**	
0	**1**	**1**	**2**	**3**	**5**	**8**	?	?
							Ebene −1	

Lösung: 13/21.

Notizen

Außerdem kann es sein, dass ihr beim Test eine Zahlenfolge lösen müsst, bei der die Rechenoperation die Addition der **Quersumme** der vorangegangenen Zahl ist. Die Quersumme einer Zahl ergibt sich dabei durch die Addition seiner einzelnen Ziffern, für 123 wäre die Quersumme z. B. 1 + 2 + 3 = **6.** Ein Beispiel für eine solche Aufgabe seht ihr hier:

Quersumme

	+ (1 + 1)	+ (1 + 3)	+ (1 + 7)	+ (2 + 5)	+ (3 + 2)	+ (3 + 7)	**Ebene 1**	
11	**13**	**17**	**25**	**32**	**37**	**47**	?	?
							Ebene –1	

Lösung: 59/73.

Außerdem gibt es noch die Möglichkeit, dass ihr eine Zahlenfolge aus Primzahlen, also eine **Primzahlfolge,** vorgelegt bekommt. Zur Erinnerung: Primzahlen sind alle natürlichen Zahlen > 1, die nur durch 1 und durch sich selbst teilbar sind. Wichtig: Bei den Primzahlen gibt es keine Rechenoperationen, die die Zahlen miteinander verbinden! Hier seht ihr ein Beispiel:

Primzahlen

2	**3**	**5**	**7**	**11**	**13**	**17**	?	?

8.2.4 Therapie

Jetzt haben wir eine Menge verschiedener Zahlenfolgen kennengelernt. Wie gehen wir also die Lösung dieser Zahlenfolgen an?

Bei jeder Aufgabe eins-zu-eins jede mögliche Zahlenfolge durchzugehen macht hier nachvollziehbarerweise keinen Sinn. Deshalb deklarieren wir auch hier simple fundamentale Grundprinzipien, anhand derer ihr die Zahlenfolge entziffern könnt.

Fundamentale Grundprinzipien

Im Gegensatz zu den anderen Untertests kommt es beim Lösen dieser Aufgaben weniger auf praktische Strategien, sondern viel mehr auf drei elementare kognitive Fähigkeiten an: **Muster erkennen, Kopfrechnen** und eine **exakte, schnelle und korrekte Arbeitsweise.**

Fähigkeit zum Erkennen von Mustern

3 - 4 - 2 - 1- 4 - 4 - 3 - 3 - 4 - 2

Knobelt ein bisschen. Welche Aussagen könnt ihr über diese Zahlen treffen? Tipp: Es ist keine Zahlenfolge. Wenn ihr genau hinseht, werdet ihr merken, dass die Häufigkeit der Zahlen genau ihrem Zahlenwert entspricht – das ist ein Beispiel für ein Muster bzw. einen Zusammenhang. Die Fähigkeit, solche Zusammenhänge zu erkennen ist unabdingbar für diesen Untertest. Das werdet ihr spätestens bei den Übungsbeispielen merken.

Kopfrechnen

Kopfrechnen muss sitzen. Übt es am besten täglich, bis ihr es perfektioniert – mehr brauchen wir dazu wirklich nicht zu sagen. Keine Ausreden.

Exakte, schnelle und korrekte Arbeitsweise

Ihr müsst unbedingt lernen, exakt, schnell und korrekt zu arbeiten, da bei den Zahlenfolgen ein kurzer Denkfehler, eine kleine Unachtsamkeit euch sofort einen Punkt und somit 0,53 % eures Gesamtwertes kosten kann.

Lösungsstrategie

Multi-Ebenen-Methode

Die einzige praktische Lösungsstrategie, die sinnvoll ist, haben wir bereits in ➤ 8.2.3 exzessiv durchgesprochen: das **Aufschreiben der Rechenoperationen in Ebenen** bzw. die **Multi-Ebenen-Methode.**

Zusammenfassend ist dazu zu sagen, dass ihr Rechenoperationen mit den Operatoren + und – **oberhalb** der Zahlenfolge und Rechenoperationen mit × oder ÷ **unterhalb** der Zahlenfolge niederschreiben solltet. Vergesst auch nicht, immer mehrere Ebenen von Rechenoperationen zu betrachten. Fertig. Mehr gibt es zur Lösungsstrategie wirklich nicht zu sagen. Nach dem Aufschreiben der möglichen Rechenoperationen kommt es nur noch auf die drei fundamentalen Grundprinzipien, ergo eure Fähigkeiten zur Mustererkennung, zum Kopfrechnen und zum exakten, schnellen und korrekten Arbeiten an.

Die einzige Möglichkeit, wie ihr euch vielleicht Arbeit sparen könnt, ist, euch eine standardmäßige Vorgehensweise für jede Aufgabe zurechtzulegen, bei der ihr bestimmte einfache bzw. für euch leicht zu lösende Zahlenfolgen erkennen könnt. Der Vollständigkeit halber zeigen wir euch ein Beispiel einer solchen standardmäßigen Vorgehensweise Schritt für Schritt auf.

Schritt 1

Sobald der Untertest beginnt, startet ihr wieder mit der 2. oder 3. Aufgabe. Als erstes prüft ihr dabei, ob die Zahlenfolge speziell ist, also entweder eine **Primzahlen-**, eine **Fibonacci-Reihe** oder eine **Quersummen-Folge.**

> **EMPFOHLENER ZEITPUNKT** Das sollte pro Aufgabe nicht länger als **15 Sekunden,** vorzugsweise kürzer, dauern.

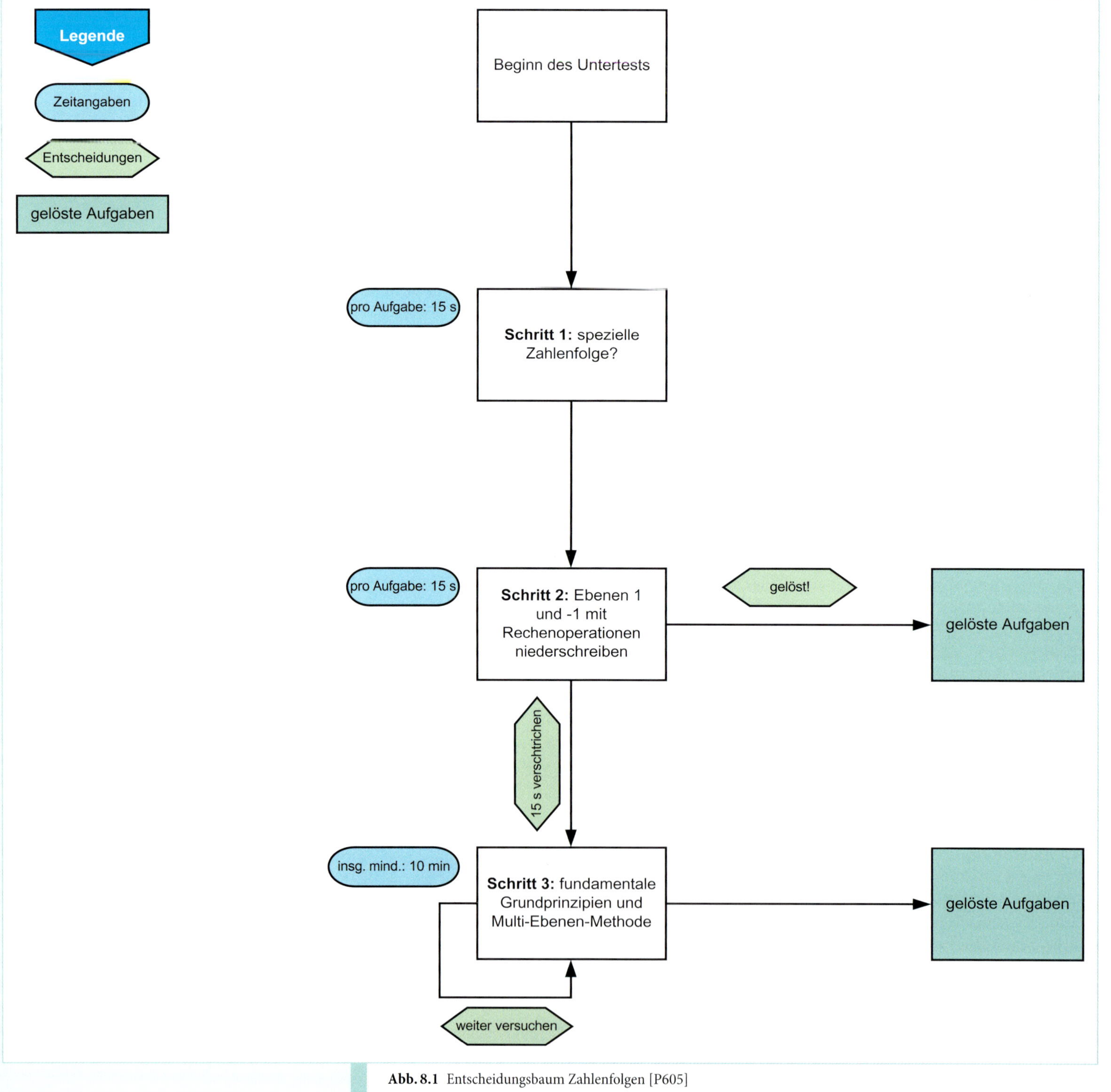

Abb. 8.1 Entscheidungsbaum Zahlenfolgen [P605]

Schritt 2

Immer noch bei derselben Aufgabe solltet ihr jetzt auf Ebene 1 gegebene Additionen und/oder Subtraktionen sowie auf Ebene −1 gegebene Multiplikationen und/oder Divisionen aufschreiben. Während ihr das macht, solltet ihr parallel immer abklären, ob es sich um eine einfache Zahlenfolge handelt, die ihr **sofort lösen** könnt.

> **EMPFOHLENER ZEITPUNKT** Für jede Aufgabe solltet ihr euch dabei nicht länger als **15 Sekunden** nehmen. Solltet ihr nach Ablauf der beiden ersten Schritte keine Lösung gefunden haben, geht ihr sofort zur nächsten Aufgabe und wiederholt das Prozedere. Schlimmstenfalls sind, solltet ihr so keine Aufgabe lösen können, **5 Minuten** vergangen.

Schritt 3

Wenn ihr mit allen Aufgaben einmal durch seid, arbeitet ihr die übrig geblieben Aufgaben mit eurer Fähigkeit zum Mustererkennen, Kopfrechnen und exakten, schnellen und korrekten Arbeiten durch. Dazu verwendet ihr die bereits niedergeschriebenen Rechenoperationen auf den ersten Ebenen (1 und −1) und erweitert diese gegebenenfalls um weitere Ebenen, wie wir sie in ➤ 8.2.3 kennengelernt haben.

> **EMPFOHLENER ZEITPUNKT** Ihr habt für diesen Schritt schlimmstenfalls **10 Minuten,** wenn ihr für Schritt 1 und 2 jeweils immer die vollen 15 Sekunden gebraucht habt.

Zusammenfassung und Entscheidungsbaum

Nachdem wir die praktischen Schritte durchgegangen sind, möchten wir euch anhand eines Entscheidungsbaumes (➤ Abb. 8.1) noch einen Algorithmus als Zusammenfassung zum Lösen dieser Aufgaben geben.

8.2.5 Empfehlung

Lernplan, Zeitmanagement und Intensität

Erinnert euch an eure Anamnese in ➤ 8.2.2. Wie geht es euch jetzt mit euren Schwächen – habt ihr sie verbessern können? Dieser Untertest braucht viel Übung, deshalb empfehlen wir euch, euch ständig zu reflektieren und euch auf der Lernplattform zu überprüfen.
Außerdem fragt ihr euch sicher, **mit welchen Aufgaben, wann** und **wie intensiv** ihr diesen Untertest lernen solltet.

Welche Aufgaben?

Ihr könnt zu Beginn die übrig gebliebenen Aufgaben aus ➤ 8.3 bearbeiten. Danach könnt ihr entweder die Aufgaben aus der Lernplattform oder die druckbaren PDFs aus der Lernplattform verwenden, um genügend Lernmaterial zur Verfügung zu haben.

Wann?

Das *Wann* erübrigt sich, wenn ihr unsere Lernpläne benutzt, da hier jegliche Lernzeit Tag für Tag durchgetaktet ist. Solltet ihr euch dafür entscheiden, euren eigenen Lernplan zu nutzen, empfehlen wir euch, die Übungsaufgaben immer direkt nach der Einprägephase des Untertests *Gedächtnis und Merkfähigkeit* zu absolvieren, da das dem Ablauf beim MedAT entspricht.

Wie intensiv sollt ihr lernen?

Im Gegensatz zu den meisten anderen Untertests, außer vielleicht der *Wortflüssigkeit,* bedarf dieser Untertest intensivster Übung, um erste wirkliche Fortschritte zu sehen. Ihr könnt nicht einfach eine Lösungsstrategie verstehen und einlernen, wie z. B. beim *Implikationen erkennen,* und dann so gut wie jede Aufgabe problemlos lösen. Deshalb empfehlen wir euch im Folgenden, wie ihr eure Vorbereitung von A bis Z gestalten könnt:

1. Perfektioniert zunächst das **Kopfrechnen.** Das ist wie Beine beim Laufen – ohne das geht nichts!
2. Löst ein paar Rätsel und befasst euch ein wenig mit Mustern und Zusammenhängen sowie logischem Schlussfolgern. Empfehlenswert sind Escape-Rooms, Sherlock-Holmes-Romane und Gehirn-Jogging-Apps.
3. Legt euch eine strategische Vorgehensweise für die Aufgaben an oder übernehmt unser Schritt-für-Schritt-Schema.
4. Zu guter Letzt: **Üben, üben, üben.** Nur so bekommt ihr eine hohe Punktzahl bei diesem Untertest.

Notizen

8.3 Beispielaufgaben

8.3.1 Aufgaben

Erstes Aufgabenset

1. 278 280 140 138 140 70 68 ? ?

(A) 108; 39
(B) 20; 47
(C) 70; 35
(D) 54; 17
(E) Keine der Antwortmöglichkeiten ist korrekt.

2. 85 70 70 50 51 26 28 ? ?

(A) -1; 1
(B) -2; 1
(C) -1; -4
(D) -3; 1
(E) Keine der Antwortmöglichkeiten ist korrekt.

3. 4 −4 0 12 −40 100 −224 ? ?

(A) 476; −984
(B) −868; −1300
(C) 280; −1336
(D) −527; −1300
(E) Keine der Antwortmöglichkeiten ist korrekt.

4. 5 9 36 41 164 170 680 ? ?

(A) 362; 2823
(B) 687; 2748
(C) 300; 3911
(D) 1256; 1702
(E) Keine der Antwortmöglichkeiten ist korrekt.

5. 18 14 8 21 42 15 24 ? ?

(A) 31; 16
(B) 195; 16
(C) 185; 28
(D) 66; 31
(E) Keine der Antwortmöglichkeiten ist korrekt.

Notizen

6. 5 17 −750 3 14 −150 1 ? ?

(A) 17; −37
(B) 16; −35
(C) 7; −21
(D) 11; −30
(E) Keine der Antwortmöglichkeiten ist korrekt.

7. 60 12 120 24 240 48 480 ? ?

(A) 124; 706
(B) 86; 1447
(C) 118; 982
(D) 96; 960
(E) Keine der Antwortmöglichkeiten ist korrekt.

8. −50 10 50 −10 −50 10 50 ? ?

(A) −9; −78
(B) −14; −79
(C) −7; −51
(D) −10; −50
(E) Keine der Antwortmöglichkeiten ist korrekt.

9. 1504 1476 492 465 155 129 43 ? ?

(A) 28; 7
(B) 3; 8
(C) 19; 7
(D) 18; 6
(E) Keine der Antwortmöglichkeiten ist korrekt.

10. 44 38 228 236 230 1380 ? ?

(A) 1471; 2048
(B) 1078; 933
(C) 596; 1018
(D) 1075; 1049
(E) Keine der Antwortmöglichkeiten ist korrekt.

Zweites Aufgabenset

1. 8 −10 −2 −12 −14 −26 −40 ? ?

(A) −66; −106
(B) 50; −52
(C) −26; −14
(D) −52; −54
(E) Keine der Antwortmöglichkeiten ist korrekt.

2. 2 4 8 16 23 28 38 ? ?

(A) 56; 61
(B) 49; 62
(C) 38; 48
(D) 56; 67
(E) Keine der Antwortmöglichkeiten ist korrekt.

3. 2187 729 243 81 27 9 3 ? ?

(A) 1; 0,3
(B) 1; −3
(C) 1; 13
(D) 1; 31
(E) Keine der Antwortmöglichkeiten ist korrekt.

4. −15 −20 −27 −32 −39 −44 −51 ? ?

(A) −56; −66
(B) −55; −63
(C) -51; -67
(D) −53; −69
(E) Keine der Antwortmöglichkeiten ist korrekt.

5. −15 −9 −11 −5 −7 −1 −3 ? ?

(A) 3; 1
(B) −7; −5
(C) −1; −3
(D) −9; −15
(E) Keine der Antwortmöglichkeiten ist korrekt.

Notizen

6. 14 11 7 36 33 29 58 ? ?

(A) −55; −50
(B) 55; 51
(C) 87; 83
(D) 55; 50
(E) Keine der Antwortmöglichkeiten ist korrekt.

7. 18 13 7 2 −4 −9 −15 ? ?

(A) −23; −28
(B) −20; −26
(C) −17; −12
(D) −20; −25
(E) Keine der Antwortmöglichkeiten ist korrekt.

8. 1 −5 −25 −50 −56 −86 −172 ? ?

(A) −178; −190
(B) −198; −204
(C) −176; −200
(D) −178; −198
(E) Keine der Antwortmöglichkeiten ist korrekt.

9. −8 −12 −20 −32 −52 −84 −136 ? ?

(A) −218; −356
(B) −220; −355
(C) −222; −356
(D) −219; −350
(E) Keine der Antwortmöglichkeiten ist korrekt.

10. −4 −71 −741 −7441 −74441 −744441 −7444441 ? ?

(A) −744441; −74444441
(B) −7444441; −744444441
(C) −74444441; −7444444441
(D) −74441; −7444441
(E) Keine der Antwortmöglichkeiten ist korrekt.

Drittes Aufgabenset

1. 4 11 21 28 38 45 55 ? ?

(A) 62; 72
(B) 61; 71
(C) 45; 38
(D) 63; 73
(E) Keine der Antwortmöglichkeiten ist korrekt.

2. 29 96 125 221 346 567 913 ? ?

(A) 1480; 2393
(B) 1113; 1480
(C) 1115; 1317
(D) 500; 346
(E) Keine der Antwortmöglichkeiten ist korrekt.

3. 14 19 29 40 44 52 60 ? ?

(A) 66; 69
(B) 68; 70
(C) 62; 70
(D) 61; 59
(E) Keine der Antwortmöglichkeiten ist korrekt.

4. 17 17 14 14 11 11 8 ? ?

(A) 5; 5
(B) 8; 8
(C) 8; 4
(D) 8; 5
(E) Keine der Antwortmöglichkeiten ist korrekt.

5. 34 29 17 36 31 19 38 ? ?

(A) 26; 21
(B) 33; 21
(C) 33; 22
(D) 26; 33
(E) Keine der Antwortmöglichkeiten ist korrekt.

Notizen

6. 34 32 16 35 33 17 36 ? ?

(A) −32; −16
(B) −34; 14
(C) 34; 18
(D) 32; 16
(E) Keine der Antwortmöglichkeiten ist korrekt.

7. 31 22 6 12 3 −13 −7 ? ?

(A) −12; −32
(B) −14; 30
(C) 16; 32
(D) −16; −32
(E) Keine der Antwortmöglichkeiten ist korrekt.

8. 2 −3 −10 16 11 4 30 ? ?

(A) 25; 18
(B) 23; 18
(C) 20; 16
(D) 18; 25
(E) Keine der Antwortmöglichkeiten ist korrekt.

−5 −7 +26 ##Das ist überzählig - ist das zu löschen?##

9. 18 54 162 486 1458 4374 13122 ? ?

(A) 39366; 118098
(B) 40000; 120000
(C) 39368; 118096
(D) 39364; 118100
(E) Keine der Antwortmöglichkeiten ist korrekt.

10. 20 10 0 19 9 −1 18 ? ?

(A) 8; 20
(B) 10; 18
(C) 8; −2
(D) 8; −8
(E) Keine der Antwortmöglichkeiten ist korrekt.

8.3.2 Lösungen

Aufgabenset 1

1 C; 2 B; 3 A; 4 B; 5 E; 6 D; 7 D; 8 D; 9 D; 10 E

Aufgabenset 2

11 A; 12 B; 13 C; 14 E; 15 A; 16 B; 17 B; 18 D; 19 E; 20 C

Aufgabenset 3

21 A; 22 A; 23 E; 24 D; 25 B; 26 C; 27 D; 28 A; 29 A; 30 C

KAPITEL

9 Wortflüssigkeit

Deniz Tafrali

9.1 Einführung

EMPFOHLENER ZEITPUNKT: TAG 5 Nach dem 20-Tage-Lernplan steht dieses Kapitel für **Tag 5** an. Ihr solltet Euch hierfür **einen ganzen Tag** Zeit nehmen.

Wie viele Aufgaben muss man in welcher Zeit absolvieren?

- **15 Aufgaben** in **20 Minuten**
- pro Aufgabe **1 Minute und 20 Sekunden**

Welche Fähigkeiten werden geprüft?

- Fähigkeit, Wissen flexibel **aus dem Gedächtnis abzurufen**
- **Wortschatz**
- Wissen über die Grundlagen der **Etymologie**

Wie sehen die Aufgaben aus?

Aufgabenstellung

Bei den Aufgaben für diesen Untertest wird euch eine unverständliche Aneinanderreihung von Buchstaben gezeigt, die in korrekter Reihenfolge ein **Substantiv** bzw. **Nomen (Hauptwort)** ergeben. Beispielsweise wäre **DGEHENAU → HAUDEGEN** oder **SLACFHE → FLASCHE.**

Antwortmöglichkeiten

Darauffolgend müsst ihr bei den Antwortmöglichkeiten lediglich den korrekten **Anfangsbuchstaben** des Nomens als richtige Antwort ankreuzen.

FUN FACT Der Hintergrund ist der, dass ihr, wenn ihr das korrekte Wort ankreuzen müsstet, intuitiv das richtige erkennen würdet. Außerdem ist es schwer, Begriffe zu finden, die dieselbe Buchstabenkonstellation haben und gleichzeitig den Anforderungen dieses Untertests gerecht werden.

Beispiel

Eine Aufgabe dieses Untertests könnte so aussehen:

1. E I L Z
   (A) Anfangsbuchstabe: E
   (B) Anfangsbuchstabe: I
   (C) Anfangsbuchstabe: Z
   (D) Anfangsbuchstabe: L
   (E) Keine der Antwortmöglichkeiten ist richtig.

Richtig ist hier (C), da das gesuchte Wort **ZIEL** ist.

Was muss man bei den Aufgaben beachten?

1. Die gesuchten Begriffe sind immer **Nomen bzw. Substantive** (Hauptwörter).
2. Es gibt weder Wörter mit Umlauten wie **Ä, ä, Ö, ö, Ü** oder **ü** noch mit **ß.**
3. Die Begriffe sind alle im **Singular** (kein Plural).
4. Es werden nur Begriffe des **Hochdeutschen** verwendet – es kommen also keine dialektspezifischen Worte vor, wie z. B. Haxen für Fuß/Bein o. Ä.
5. Der Begriff ist auch **kein Eigenname,** wie z. B. der Name einer Stadt oder einer Marke.
6. Es ist sehr unwahrscheinlich, dass relativ **neuartige Fremdwörter** der deutschen Sprache, wie z. B. Charts oder Jumpsuit, verwendet werden.

7. **Gängigere Fremdwörter** kommen jedoch sehr oft vor! Beispiele: Embolie oder Absinth.
8. Auch wenn die **Antwortmöglichkeit** (E) korrekt ist, ergibt der Buchstabensalat immer ein Wort. Dabei gilt, dass dessen Anfangsbuchstabe dann eben nicht in den Antwortmöglichkeiten (A) – (D) steht – deshalb (E) ankreuzen!

9.2 Lehrkapitel

9.2.1 Status praesens

Bevor wir mit den Bearbeitungsstrategien des Untertests *Wortflüssigkeit* beginnen, möchten wir euch bitten, euch euren Timer auf **20 Minuten** einzustellen und das **erste Aufgabenset** aus ➢ 9.3 in dieser Zeit zu bearbeiten.
Fertig? Dann schreibt euch hier euer Ergebnis auf: ___ (15)

9.2.2 Anamnese

Falls ihr euch noch gar nicht mit diesem Untertest befasst habt, werdet ihr mit hoher Wahrscheinlichkeit ein nicht so gutes Ergebnis erreicht haben – das ist völlig normal. Was ihr jetzt machen solltet, ist euch im Notizbereich genau aufzuschreiben, wo ihr euch besonders schwer- bzw. besonders leichtgetan habt. Dabei solltet ihr ein besonderes Augenmerk auf die Art von Wörtern lenken, bei denen ihr Probleme hattet. Mögliche Eigenschaften der Wörter, die ein Problem darstellen können, sind solche, die **aus zwei Begriffen zusammengesetzt** sind, **seltener vorkommende (Anfangs-)Buchstaben** wie z. B. X, Y, J oder Q beinhalten oder eine hohe **Anzahl an Buchstaben** aufweisen. Schreibt euch auf jeden Fall alles detailliert auf.
Auch fertig? Gut. Von diesem Punkt an solltet ihr die nächsten Kapitel stets mit dem Fokus auf das **Verbessern eurer Schwächen** bearbeiten.

9.2.3 Diagnostik

Fangen wir mit ein wenig Statistik an.

Statistik der Wörter

Die Anzahl der in den Jahren 2014 bis 2018 bei *Wortflüssigkeit* geprüften Begriffe beläuft sich auf **80 verschiedene Wörter,** von denen 79 in diversen Dokumenten im Internet kursieren (2014 wurden 20 Begriffe geprüft). Die Buchstabenanzahl dieser 79 Begriffe beläuft sich dabei auf **sechs bis zehn Buchstaben** – nicht mehr und nicht weniger. Die durchschnittliche Anzahl an Buchstaben, gerechnet mit allen Begriffen, beträgt laut statistischer Rechnung ca. **8,3 Buchstaben pro Wort.** ➢ Tab. 9.1 zeigt euch, wie oft Begriffe mit wie vielen Buchstaben geprüft worden sind:
Außerdem ist es interessant zu wissen, wie das Verhältnis von zusammengesetzten und nicht zusammengesetzten Begriffen ist. Beispiele für zusammengesetzte Begriffe wären das **BAUM-HAUS** oder der **HAUS-STAUB,** während nicht zusammengesetzte Begriffe z. B. das **STADION** oder die **SUPPE** wären. In der Vergangenheit waren immer **ca. 38 %** der Begriffe zusammengesetzte Worte, während **62 %** nicht zusammengesetzt waren.

AUFGEPASST! Im Jahr 2018 ist diese Rate von 44 % auf 38 % gesunken, da in besagtem MedAT lediglich 2 zusammengesetzte Begriffe geprüft worden sind (im Vergleich zu durchschnittlich 7 in der Vergangenheit). Außerdem wurden in demselben Jahr zum ersten und einzigen Mal gleich vier Begriffe mit nur 6 Buchstaben abgefragt.

Die allgemeine Häufigkeit von Anfangsbuchstaben für alle deutsche Wörter zu untersuchen macht keinen Sinn, da die Vorgaben der Testersteller eine erhebliche Einschränkung der Daten verursachen. Wir haben stattdessen für die Begriffe unserer Lernplattform einen kostenfreien Thesaurus genutzt, dessen Begriffe wir elektronisch in unsere MYSQL-Datenbank transferiert haben. Daraufhin haben wir die oben aufgeführten Regeln für die Begriffe unserer Lernplattform angewandt (anfangs ca. 200.000), um die Anzahl der Wörter so zu dezimieren, dass nur relevante Nomen aufgeführt werden. Herausgekommen sind ca. 18 000 Wörter der deutschen Sprache, die für den Untertest *Wortflüssigkeit* in Frage kommen. Wir haben in ➢ Tab. 9.2 die Häufigkeit der **Anfangsbuchstaben dieser 18.000 Wörter,** der **79 Wörter** der

Tab. 9.1 Häufigkeitsverteilung verschieden langer Begriffe beim Untertest Wortflüssigkeit (2014–2018)

Begriffslänge	Anzahl geprüfter Begriffe	Häufigkeit in %
6 Buchstaben	4	5 %
7 Buchstaben	18	23 %
8 Buchstaben	21	27 %
9 Buchstaben	20	25 %
10 Buchstaben	16	20 %
Gesamt:	79	100 %

Notizen

Tab. 9.2 Vergleich der Häufigkeit von Anfangsbuchstaben der deutschen Sprache

MedAT	Häufigkeit	Lernplattform	Häufigkeit	Lexika	Häufigkeit
R	10,1 %	**S**	12,0 %	**S**	11,8 %
P	8,9 %	**K**	7,2 %	**K**	7,3 %
A	7,6 %	**B**	7,0 %	**A**	7,1 %
F	7,6 %	**A**	6,5 %	**B**	7,0 %
M	6,3 %	**P**	6,0 %	**P**	5,7 %
V	6,3 %	**M**	5,3 %	**M**	5,7 %

5 MedAT-Prüfungen von 2014 bis 2018 und die **allgemeine Verteilung von Anfangsbuchstaben in Lexika** (Vogelgesang 2003) verglichen:
Betrachtet man die Tabelle, kommt man unweigerlich zu dem Schluss, dass die Anfangsbuchstaben **A, P und M** bei allen drei Wörtersammlungen verhältnismäßig am häufigsten vorkommen. Der Anfangsbuchstabe S ist zwar in unserer schönen deutschen Sprache der für Nomen am häufigsten verwendete, jedoch nutzten die MedAT-Testersteller Begriffe mit diesem Buchstaben in der Vergangenheit nur bei 3,8 % der Aufgaben. Auch warum sie in der Vergangenheit am häufigsten den Anfangsbuchstaben R gewählt haben, können wir euch nicht sagen – das ist wohl der klassische statistische Fehler bei verhältnismäßig kleinen Stichproben (n = 79 bei 26 Variablen durch das Alphabet).

Suffixe, Di- und Trigraphen

DEFINITIONEN & INFORMATIONEN Als **Suffix** bezeichnet man in der Linguistik die Endung von Wörtern (z. B. -**heit** bei Geil**heit** oder -**ling** bei Ries**ling**). Ein **Digraph** bezeichnet zwei Buchstaben, die gemeinsam eine sogenannte Lautung ergeben (bspw. **ei** bei Schwein**erei** oder **ck** bei Ha**ck**e). Ein **Trigraph** ist dasselbe wie ein Digraph, nur dass hier drei Buchstaben an der Lautung beteiligt sind (bspw. **sch** bei **Sch**eibenkleister).

Es hilft uns in unserer Diagnostik des Untertests zu wissen, welche die **häufigsten Di-** und **Trigraphen** sowie **Suffixe** der deutschen Sprache, genauer der für den Untertest *Wortflüssigkeit* relevanten Begriffe (auf unserer Lernplattform), sind. Deshalb listen wir euch genau diese Informationen in ➢ Tab. 9.3 auf.

Tab. 9.3 Häufigkeiten der Suffixe, Di- und Trigraphen

Suffixe	Häufigkeit	Di- und Trigraphen	Häufigkeit
-er	9,4 %	-ch-	13,3 %
-ung	3,2 %	-st-	10,4 %
-el	2,8 %	-ei-	9,0 %
-de	1,4 %	-le-	8,4 %
-in	1,4 %	-ng-	6,5 %
-ler	0,8 %	-sch-	5,8 %

Vergleicht man die Werte unserer Lernplattform mit den Daten der bisher geprüften Begriffe, sehen wir in ➢ Tab. 9.4 ähnliche Häufigkeiten.

Tab. 9.4 Vergleich der Häufigkeit von Suffixen, Di- und Trigraphen der MedAT-Begriffe

Suffixe	Häufigkeit	Di- und Trigraphen	Häufigkeit
-er	8,9 %	-ch-	10,1 %
-ung	3,8 %	-st-	10,1 %
-el	5,1 %	-ei-	5,1 %
-de	0,0 %	-le-	7,6 %
-in	1,3 %	-ng-	10,1 %
-ler	0,0 %	-sch-	5,1 %

Wir merken uns also am besten die häufigsten drei Suffixe **-er, -ung** und **-el** sowie die sechs häufigsten Di- und Trigraphen **-ch-, -st-, -ei-, -le-, -ng-** und **-sch-.**

Vokale und Konsonanten

Eine wichtige und erwähnenswerte Tatsache ist, dass in der deutschen Sprache (im Gegensatz z. B. zur kroatischen Sprache … wir erinnern an die Insel *Krk)* auf Konsonanten verhältnismäßig oft Vokale folgen. Diesen Umstand sollte man besonders bei der Methode der Buchstabenwolke (➢ 9.2.4) berücksichtigen. Außerdem scheint es so, als käme es bei den zusammengesetzten Wörtern öfter dazu, dass mehrere Konsonanten (bis zu drei) hintereinander gereiht sind als bei nicht zusammengesetzten. Das lassen wir jetzt einfach mal so stehen.

Notizen

9.2.4 Therapie

Wir beginnen dieses Kapitel mit dem Erlernen einer sehr hilfreichen Methode für den Untertest Wortflüssigkeit, der **Buchstabenwolke**-Methode.
Danach machen wir weiter mit den sogenannten *fundamentalen Grundprinzipien,* also den Fähigkeiten, die ihr für die erfolgreiche Absolvierung dieses Untertests braucht bzw. trainieren müsst. Im nächsten Teil gehen wir zu einem Schritt-für-Schritt-Algorithmus über, durch den ihr einen Entscheidungsvorgang beim Bearbeiten des gesamten Untertests bekommen werdet. Zu guter Letzt stellen wir euch eine Zusammenfassung dieses Kapitels, sowie einen Entscheidungsbaum zur Verfügung, der euch die Lösungsstrategien noch einmal visuell präsentiert.

Buchstabenwolke

Nehmen wir folgende Aufgabe:

1. AHSPPOHYTC
   - (A) Anfangsbuchstabe: O
   - (B) Anfangsbuchstabe: S
   - (C) Anfangsbuchstabe: H
   - (D) Anfangsbuchstabe: P
   - (E) Keine der Antwortmöglichkeiten ist richtig.

Erkennt ihr auf einen Blick, welches Wort gesucht ist? Wahrscheinlich nicht. Deshalb bietet es sich hier an, die in der Aufgabe gezeigten Buchstaben in einer Wolke aufzuzeichnen (➤ Abb. 9.1).

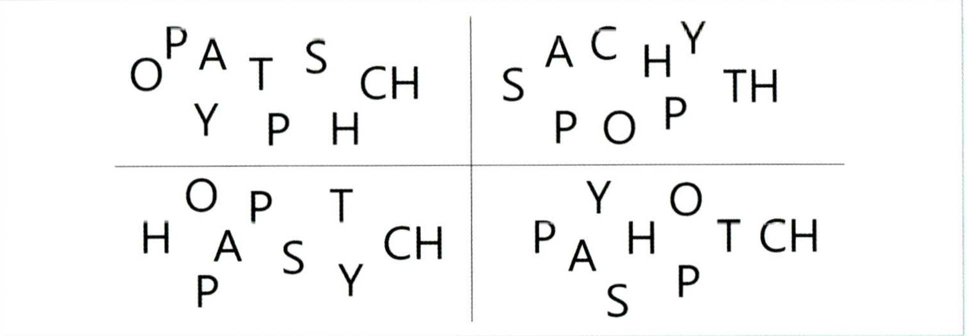

Abb. 9.1 Vier Buchstabenwolken

Bearbeitet ihr die Frage weiter, könntet ihr im Folgenden vielleicht auf
HA**PSY**PO**CH**T → HA**PSYCH**POT → **PSYCH**POTHA → **PSYCHOPATH**
kommen. Damit ist die korrekte Lösung (D).
Ihr habt sicher gemerkt, dass wir das **c** und das **h** stets als **ch** gemeinsam niedergeschrieben haben. Der Grund dafür ist die in ➤ Tab. 9.4 aufgezeigte Tatsache, dass das **ch** der häufigste Digraph der möglichen Wortflüssigkeits-Begriffe ist. Dadurch dürfen wir es uns einfach nicht erlauben zu glauben, dass c und h in einem Begriff nicht nebeneinanderstehen – das ist einfach viel unwahrscheinlicher. Außerdem solltet ihr, gesetzt den Fall, ihr habt ein Suffix entdeckt, dieses stets **auf die rechte Seite der Wolke** zeichnen, damit ihr den Begriff einfacher erkennen könnt.
Außerdem solltet ihr immer darauf achten, Vokale stets neben Konsonanten zu schreiben.
Diese Methode hilft euch, euer Gedächtnis für vielerlei Begriffe zu aktivieren und möglicherweise flexibler Wissen aus ihm herauszufiltern. Da ihr bei der Buchstabenwolken-Methode verschiedene Möglichkeiten habt, die Muster eines Wortes in Form einer Buchstabenfolge zu erkennen, erhöht sich die Wahrscheinlichkeit, das richtige Wort schneller zu finden. Außerdem werden einige Silben vielleicht auch zufällig richtig zusammengeschrieben, wenn ihr mehrere Wolken aufzeichnet. Deshalb empfehlen wir euch, immer vier Wolken mit den jeweiligen **Anfangsbuchstaben auf der linken Seite** der Wolke zu zeichnen.
Wichtig ist dabei, dass ihr bestimmte Silben aus eurem Wortschatz wiedererkennen könnt, wie eben hier das PSY, das als Wortstamm vieler Begriffe, die mit Psychologie zu tun haben, verwendet wird.

> **TRICKKISTE** Hier hilft einfach nur lesen, lesen und wieder lesen. Aber am besten anspruchsvolle Bücher, die euch im Leben weiterbringen. Nicht *Fifty Shades of Grey.*

Fassen wir alles zusammen, lautet die Regeln für die Methode wie folgt:

1. Zeichnet **vier Wolken** für die vier angegebenen Anfangsbuchstaben in den Antwortmöglichkeiten.
2. Schreibt die **Anfangsbuchstaben** dabei immer auf den **linken Teil** der Wolke.
3. Schreibt unbedingt die erkannten **Suffixe** auf den **rechten Teil der Wolke.**
4. Notiert euch unbedingt auch die erkannten **Di- und Trigraphen.**
5. In eurer Wolke sollten auf **Vokale immer Konsonanten folgen** und umgekehrt.

Notizen

TRICKKISTE Ein kleiner Trick einer Verhaltensphysiologin/Neurowissenschaftlerin, der ziemlich cool und unheimlich effektiv ist: Zeichnet eure Buchstabenwolke in einem perfekten Kreis auf. Warum?
Bei einer Nicht-Kreis-Wolke geht ihr die Buchstaben eindimensional von links nach rechts ab und müsst daher viele einzelne Denkschritte nacheinander abarbeiten. Habt ihr jedoch einen Kreis, wird das Ganze zweidimensional und dadurch viel dynamischer, flüssiger und assoziativer in eurem inneren Auge – versucht es!
Ihr werdet erstaunt sein, wie effektiv ein so kleiner, aber feiner Tipp sein kann!

Fundamentale Grundprinzipien

Damit wir in unsere Lösungsstrategie auch eine ordentliche Struktur hineinbekommen, listen wir euch im Folgenden fundamentale Grundprinzipien auf, anhand derer ihr die Aufgaben bearbeiten sollt.

Intuition

Der Untertest ist eigentlich dazu gedacht, eure Fähigkeit zu prüfen, die gesuchten Begriffe intuitiv zu entdecken. Ihr werdet im Laufe eures Trainings zum Untertest *Wortflüssigkeit,* wenn ihr es denn intensiv und regelmäßig betreibt, merken, dass ihr die Aufgaben viel schneller und vor allem intuitiver lösen werdet als am Anfang. Deshalb sollte der Grundpfeiler eurer Lösungsstrategie eure **Fähigkeit zum intuitiven Lösen der Aufgaben** sein.

DEFINITIONEN & INFORMATIONEN Ein gutes Wissen über die Etymologie der deutschen Wörter ist hier immens hilfreich. Die **Etymologie** ist die Wissenschaft über die Herkunft der Bedeutung von Wörtern. Wenn wir euch jetzt sagen *„Granulomatose mit Polyangiitis“,* antwortet ihr uns *„Quatsch mit Soße“.* Wüsstet ihr jedoch, dass das lateinische Wort *granulum* das Wort *Körnchen,* die Endung *-om* ein *Geschwulst* und die Endung *-ose* einen *nicht-entzündlichen krankhaften Zustand* beschreibt, wüsstet ihr, dass der Begriff irgendetwas mit körnchenhaltigen, krankhaften, aber nicht entzündlichen Schwellungen zu tun hat. Wenn ihr außerdem wüsstet, dass *Poly-* im Lateinischen für so etwas wie *viel(-e)* steht, *angio* vom altgriechischen Wort aggeĩon für *Gefäß* (Venen und Arterien) kommt sowie, dass die Endung *-itis* immer für einen *entzündlichen Vorgang* gebraucht wird, könntet ihr fast die gesamte Definition dieser seltenen Krankheit, ohne jemals etwas darüber gelesen zu haben, rein aus etymologischer Sicht, für euch sinnhaft erhellend beleuchten. Falls ihr mehr zu diesem Krankheitsbild wissen möchtet, recherchiert mal „Wegener-Granulomatose“. Wenn ihr also viele dieser Wortbestandteile der deutschen Sprache kennt, werdet ihr auch schneller, intuitiver und einfacher Wörter im Buchstabensalat erkennen. Hilfreich ist es, da viele deutsche Begriffe aus diesen Sprachen stammen, Latein und Griechisch in der Schule gehabt zu haben. Ihr könnt euch aber auch alternativ einfach mit den Worten aus dem Alltag befassen und euch immer wieder fragen: „Warum heißt dieses und jenes eigentlich so, wie es heißt?“ Das macht auch das Leben im Medizinstudium unfassbar einfach, glaubt uns.

Heuristik

DEFINITIONEN & INFORMATIONEN Als **Heuristik** bezeichnet man den Vorgang, mit unvollständigen Informationen und begrenzter Zeit wahrscheinlich zutreffende Aussagen zu machen.

Wir haben in ➤ 9.2.3 die Grundlagen für dieses zweite fundamentale Grundprinzip erlernt. Damit es verständlicher wird, geben wir euch hier ein paar praktische Anweisungen. Habt ihr ein Wort, das ihr nicht sofort intuitiv lösen könnt, wendet ihr die **Heuristik** an. Dabei sucht ihr Buchstaben, die gemeinsam ein Suffix oder einen Di- bzw. Trigraphen ergeben und schreibt sie zusammen. Ihr beginnt am besten **immer** bei den am häufigsten vorkommenden Suffixen, sowie Di- bzw. Trigraphen, da ihr euch dadurch am wahrscheinlichsten kostbare Zeit spart. Scannt also jeden Begriff zunächst auf **-ch-**, **-st-**, **-er**, **-ei-**, **-ng** (und in diesem Rahmen auch gleich auf **-ung**), **-le-** und **-sch-** und schreibt euch die Buchstaben gegebenenfalls nieder.

AUFGEPASST! Am besten ist, ihr lernt die Häufigkeiten der Suffixe, Di- und Trigraphen direkt und für immer **auswendig,** da sie ein elementarer Bestandteil unserer Lösungsstrategie sein werden.

Methode

Zu guter Letzt solltet ihr euch der **Buchstabenwolke** bedienen, um die Verwendung der anderen zwei fundamentalen Grundprinzipien zu unterstützen.
Das bedeutet auch, dass sowohl die Heuristik auch die Buchstabenwolken-Methode lediglich dazu da sind, das erste fundamentale Grundprinzip, also eure **Intuition** zu unterstützen.

TRICKKISTE Heißer Tipp: findet ihr bei einer Aufgabe einfach keine Lösung, dann könnt ihr den Buchstabensalat einfach in folgendem Link eingeben:
https://www.wort-suchen.de/
Hier werden euch durch einen einfachen Algorithmus, die wahrscheinlichsten Buchstabenkonstellationen angezeigt, wobei so gut wie immer die Lösung des Begriffs vorzufinden sein wird.

Vorgehen Schritt für Schritt

Schritt 1

Sobald es losgeht, nehmt ihr euch die 2. oder 3. Aufgabe vor und versucht sie rein intuitiv zu lösen.

EMPFOHLENER ZEITPUNKT Ihr solltet euch dafür nicht länger als **15 Sekunden** Zeit nehmen.

Schritt 2

Habt ihr die Aufgabe gelöst? Gut. Dann ab zur nächsten. Habt ihr die Aufgabe nach 20 Sekunden nicht gelöst? Auch okay. Dann ebenfalls ab zur nächsten. Was ihr jetzt macht, ist, sofort auf die Suche nach den **häufigsten Suffixen, Di-** und **Trigraphen** zu gehen. Habt ihr welche gefunden, schreibt ihr sie sofort nieder – egal wie und wo (vorerst). Dann (und das ist **sehr, sehr wichtig!**) geht ihr **direkt zur nächsten Aufgabe** und verwendet ebenfalls die Heuristik, um auch hier die häufigsten Buchstabenkombinationen herauszuschreiben.

TRICKKISTE Das hat ganz einfach den Sinn, dass euer Gehirn nebenbei automatisch daran arbeitet, den Buchstabensalat zu entwirren und zu entziffern. Indem ihr öfter von der einen zur anderen Aufgabe wechselt, gebt ihr eurem Geist in unterschiedlichen Zeitabständen immer wieder neue Informationen und Eindrücke, mit denen es **Assoziationen** knüpfen kann. Da ihr die Aufgaben dadurch jedes Mal quasi mit anderen Augen betrachtet, stoßt ihr auch auf andere Lösungswege. Das kann eurer Intuition wiederum verhelfen, mit höherer Wahrscheinlichkeit auf die korrekte Lösung zu kommen.

EMPFOHLENER ZEITPUNKT Für diesen Schritt solltet ihr pro Aufgabe maximal **5 Sekunden,** also insgesamt **1 Minute und 15 Sekunden,** brauchen.

AUFGEPASST! Daher gilt für euch von vornherein: Lernt die häufigsten Suffixe, Di- und Trigraphen am besten früh genug korrekt auswendig.

Schritt 3

Wenn ihr alle Suffixe, Di- und Trigraphen gefunden habt, geht es weiter mit dem Erstellen der Buchstabenwolken. Erinnert euch dabei an die Reihenfolge der Bearbeitung der Buchstaben:

1. Vier Wolken für vier Antwortmöglichkeiten
2. Anfangsbuchstaben: linker Teil der Wolke
3. Suffixe: rechter Teil der Wolke
4. Di- und Trigraphen notieren
5. Vokale folgen immer auf Konsonanten und umgekehrt

EMPFOHLENER ZEITPUNKT Wir geben hier für eine einzelne Aufgabe keine Zeitbegrenzung, da die Lösung der Aufgaben ab diesem Zeitpunkt lediglich eurer Intuition überlassen wird, die vielen Einflussfaktoren unterliegt. Insgesamt habt ihr jedoch, wenn ihr die vorangegangenen Zeitgrenzen alle ausgeschöpft habt, noch **15 Minuten** für das Lösen aller Aufgaben.

Zusammenfassung und Entscheidungsbaum

Nachdem wir auch hier die Lösungsschritte detailliert durchgegangen sind, möchten wir euch anhand eines Entscheidungsbaumes (➢ Abb. 9.2) den Algorithmus als Zusammenfassung zum Lösen dieser Aufgaben geben.

9.2.5 Empfehlung

Lernplan, Zeitmanagement und Intensität

Erinnert euch an eure Anamnese in ➢ 9.2.2. Wie geht es euch jetzt mit zusammengesetzten Wörtern und mit Wörtern, die seltene Buchstaben beinhalten – habt ihr eure Schwächen dezimieren können oder habt ihr sie sogar überwunden?

Außerdem fragt ihr euch sicher, **mit welchen Aufgaben, wann** und **wie intensiv** ihr diesen Untertest lernen solltet.

Welche Aufgaben?

Ihr könnt zu Beginn die übrig gebliebenen Aufgaben aus ➢ 9.3 bearbeiten. Danach könnt ihr entweder die Aufgaben aus der Lernplattform oder die druckbaren PDFs aus der Lernplattform verwenden, um genügend Aufgaben zu haben.

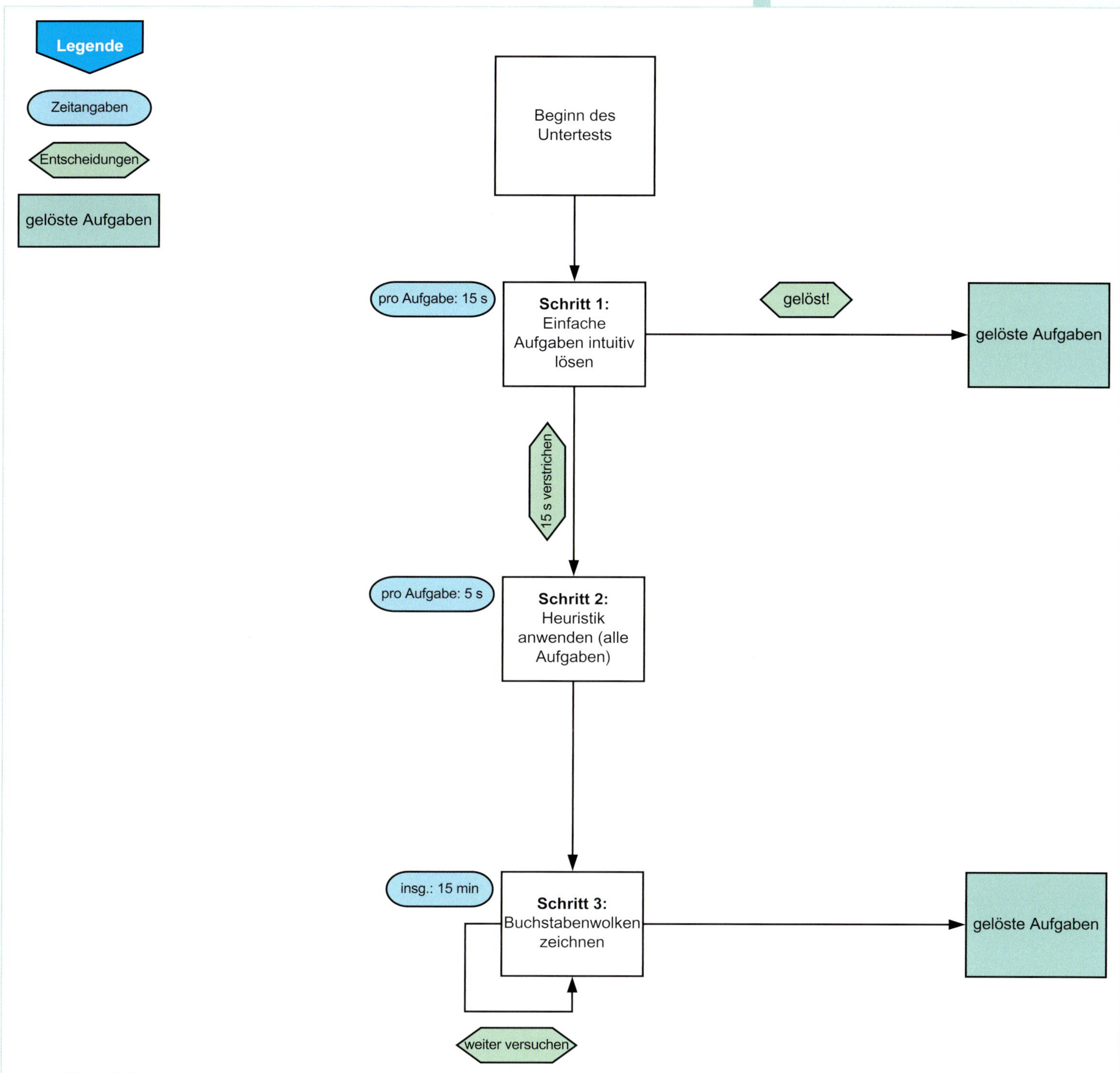

Abb. 9.2 Entscheidungsbaum Wortflüssigkeit [P605]

Wann?

Das *Wann* erübrigt sich, wenn ihr unsere Lernpläne benutzt, da hier jegliche Lernzeit Tag für Tag durchgetaktet ist. Solltet ihr euch dafür entscheiden, euren eigenen Lernplan zu nutzen, empfehlen wir euch, die Übungsaufgaben immer in einer gemeinsamen Einheit mit zuerst der Merkphase von *Gedächtnis & Merkfähigkeit,* dann *Zahlenfolgen, Wortflüssigkeit* und zuletzt der Abrufphase von *Gedächtnis & Merkfähigkeit* zu absolvieren, da das dem Ablauf beim MedAT entspricht.

Wie intensiv sollt ihr lernen?

Da ihr alle individuelle Stärken und Schwächen habt, geben wir keine genauen Zeiten an, wie viele Stunden ihr lernen sollt. Wichtig ist nur, dass ihr am Ball bleiben müsst, da sich dieser Untertest zwar mühsam und mit viel Energie, jedoch sehr erfolgreich trainieren lässt. Es ist nicht unüblich, dass man seine erreichte Punktzahl nach zwei Wochen intensiver Vorbereitung verdoppelt.

9.3 Beispielaufgaben

9.3.1 Aufgaben

Erstes Aufgabenset

1. B R I A B

(A) Anfangsbuchstabe: I
(B) Anfangsbuchstabe: B
(C) Anfangsbuchstabe: R
(D) Anfangsbuchstabe: A
(E) Keine der Antwortmöglichkeiten ist richtig.

2. N S N E I I T F

(A) Anfangsbuchstabe: S
(B) Anfangsbuchstabe: F
(C) Anfangsbuchstabe: T
(D) Anfangsbuchstabe: E
(E) Keine der Antwortmöglichkeiten ist richtig.

3. A R G H A N J G

(A) Anfangsbuchstabe: A
(B) Anfangsbuchstabe: H
(C) Anfangsbuchstabe: J
(D) Anfangsbuchstabe: N
(E) Keine der Antwortmöglichkeiten ist richtig.

4. N A H E W G O N W

(A) Anfangsbuchstabe: N
(B) Anfangsbuchstabe: W
(C) Anfangsbuchstabe: H
(D) Anfangsbuchstabe: E
(E) Keine der Antwortmöglichkeiten ist richtig.

5. T E R O F F

(A) Anfangsbuchstabe: O
(B) Anfangsbuchstabe: E
(C) Anfangsbuchstabe: R
(D) Anfangsbuchstabe: F
(E) Keine der Antwortmöglichkeiten ist richtig.

6. I T T N H C E R R U

(A) Anfangsbuchstabe: N
(B) Anfangsbuchstabe: C
(C) Anfangsbuchstabe: U
(D) Anfangsbuchstabe: I
(E) Keine der Antwortmöglichkeiten ist richtig.

7. I L N E E M E K P R

(A) Anfangsbuchstabe: K
(B) Anfangsbuchstabe: I
(C) Anfangsbuchstabe: P
(D) Anfangsbuchstabe: E
(E) Keine der Antwortmöglichkeiten ist richtig.

Notizen

8. C L S O S S H

(A) Anfangsbuchstabe: O
(B) Anfangsbuchstabe: H
(C) Anfangsbuchstabe: C
(D) Anfangsbuchstabe: S
(E) Keine der Antwortmöglichkeiten ist richtig.

9. D E E F H

(A) Anfangsbuchstabe: E
(B) Anfangsbuchstabe: H
(C) Anfangsbuchstabe: F
(D) Anfangsbuchstabe: D
(E) Keine der Antwortmöglichkeiten ist richtig.

10. A F A U W D N

(A) Anfangsbuchstabe: A
(B) Anfangsbuchstabe: F
(C) Anfangsbuchstabe: U
(D) Anfangsbuchstabe: D
(E) Keine der Antwortmöglichkeiten ist richtig.

11. V D R B U E N

(A) Anfangsbuchstabe: U
(B) Anfangsbuchstabe: N
(C) Anfangsbuchstabe: V
(D) Anfangsbuchstabe: E
(E) Keine der Antwortmöglichkeiten ist richtig.

12. K T E R T O V O S R

(A) Anfangsbuchstabe: O
(B) Anfangsbuchstabe: T
(C) Anfangsbuchstabe: E
(D) Anfangsbuchstabe: S
(E) Keine der Antwortmöglichkeiten ist richtig.

13. O S K O I T M

(A) Anfangsbuchstabe: T
(B) Anfangsbuchstabe: I
(C) Anfangsbuchstabe: M
(D) Anfangsbuchstabe: O
(E) Keine der Antwortmöglichkeiten ist richtig.

14. E T R K O D E L A R

(A) Anfangsbuchstabe: E
(B) Anfangsbuchstabe: L
(C) Anfangsbuchstabe: K
(D) Anfangsbuchstabe: O
(E) Keine der Antwortmöglichkeiten ist richtig.

15. T S G E L A T I

(A) Anfangsbuchstabe: G
(B) Anfangsbuchstabe: I
(C) Anfangsbuchstabe: E
(D) Anfangsbuchstabe: S
(E) Keine der Antwortmöglichkeiten ist richtig.

Notizen

Zweites Aufgabenset

1. K E I E E W D S N

(A) Anfangsbuchstabe: S
(B) Anfangsbuchstabe: W
(C) Anfangsbuchstabe: E
(D) Anfangsbuchstabe: D
(E) Keine der Antwortmöglichkeiten ist richtig.

2. D S L O L E E G

(A) Anfangsbuchstabe: G
(B) Anfangsbuchstabe: L
(C) Anfangsbuchstabe: O
(D) Anfangsbuchstabe: E
(E) Keine der Antwortmöglichkeiten ist richtig.

3. I C M M R U T S B H

(A) Anfangsbuchstabe: U
(B) Anfangsbuchstabe: S
(C) Anfangsbuchstabe: R
(D) Anfangsbuchstabe: I
(E) Keine der Antwortmöglichkeiten ist richtig.

4. W N I S E G A L

(A) Anfangsbuchstabe: N
(B) Anfangsbuchstabe: A
(C) Anfangsbuchstabe: W
(D) Anfangsbuchstabe: G
(E) Keine der Antwortmöglichkeiten ist richtig.

5. A A E B N G T U R

(A) Anfangsbuchstabe: R
(B) Anfangsbuchstabe: B
(C) Anfangsbuchstabe: G
(D) Anfangsbuchstabe: T
(E) Keine der Antwortmöglichkeiten ist richtig.

6. T W E O N R K N

(A) Anfangsbuchstabe: N
(B) Anfangsbuchstabe: K
(C) Anfangsbuchstabe: E
(D) Anfangsbuchstabe: T
(E) Keine der Antwortmöglichkeiten ist richtig.

7. D B R Z I A M N L

(A) Anfangsbuchstabe: R
(B) Anfangsbuchstabe: M
(C) Anfangsbuchstabe: L
(D) Anfangsbuchstabe: N
(E) Keine der Antwortmöglichkeiten ist richtig.

8. G A R M A I K M T

(A) Anfangsbuchstabe: T
(B) Anfangsbuchstabe: I
(C) Anfangsbuchstabe: G
(D) Anfangsbuchstabe: R
(E) Keine der Antwortmöglichkeiten ist richtig.

Notizen

9. I U Z E S G S E G

(A) Anfangsbuchstabe: G
(B) Anfangsbuchstabe: I
(C) Anfangsbuchstabe: Z
(D) Anfangsbuchstabe: S
(E) Keine der Antwortmöglichkeiten ist richtig.

10. O R R T E H K I

(A) Anfangsbuchstabe: H
(B) Anfangsbuchstabe: E
(C) Anfangsbuchstabe: R
(D) Anfangsbuchstabe: O
(E) Keine der Antwortmöglichkeiten ist richtig.

11. E O R I T P T U E

(A) Anfangsbuchstabe: E
(B) Anfangsbuchstabe: T
(C) Anfangsbuchstabe: P
(D) Anfangsbuchstabe: O
(E) Keine der Antwortmöglichkeiten ist richtig.

12. A E T G F E I R

(A) Anfangsbuchstabe: T
(B) Anfangsbuchstabe: F
(C) Anfangsbuchstabe: A
(D) Anfangsbuchstabe: G
(E) Keine der Antwortmöglichkeiten ist richtig.

13. R P P G E I

(A) Anfangsbuchstabe: E
(B) Anfangsbuchstabe: I
(C) Anfangsbuchstabe: P
(D) Anfangsbuchstabe: G
(E) Keine der Antwortmöglichkeiten ist richtig.

14. K E R A M E L

(A) Anfangsbuchstabe: M
(B) Anfangsbuchstabe: A
(C) Anfangsbuchstabe: R
(D) Anfangsbuchstabe: E
(E) Keine der Antwortmöglichkeiten ist richtig.

15. E S N R E I

(A) Anfangsbuchstabe: E
(B) Anfangsbuchstabe: N
(C) Anfangsbuchstabe: S
(D) Anfangsbuchstabe: I
(E) Keine der Antwortmöglichkeiten ist richtig.

Drittes Aufgabenset

1. O R U M A

(A) Anfangsbuchstabe: M
(B) Anfangsbuchstabe: A
(C) Anfangsbuchstabe: R
(D) Anfangsbuchstabe: U
(E) Keine der Antwortmöglichkeiten ist richtig.

2. T R C E I K S

(A) Anfangsbuchstabe: C
(B) Anfangsbuchstabe: I
(C) Anfangsbuchstabe: T
(D) Anfangsbuchstabe: S
(E) Keine der Antwortmöglichkeiten ist richtig.

3. A T F R R U H A D E

(A) Anfangsbuchstabe: A
(B) Anfangsbuchstabe: F
(C) Anfangsbuchstabe: U
(D) Anfangsbuchstabe: T
(E) Keine der Antwortmöglichkeiten ist richtig.

4. I O T T R R S E R

(A) Anfangsbuchstabe: T
(B) Anfangsbuchstabe: R
(C) Anfangsbuchstabe: S
(D) Anfangsbuchstabe: I
(E) Keine der Antwortmöglichkeiten ist richtig.

5. H I L S E N I C G

(A) Anfangsbuchstabe: S
(B) Anfangsbuchstabe: G
(C) Anfangsbuchstabe: I
(D) Anfangsbuchstabe: E
(E) Keine der Antwortmöglichkeiten ist richtig.

6. E H R R A E F E S

(A) Anfangsbuchstabe: A
(B) Anfangsbuchstabe: S
(C) Anfangsbuchstabe: F
(D) Anfangsbuchstabe: H
(E) Keine der Antwortmöglichkeiten ist richtig.

7. Y M T M A I S R E E

(A) Anfangsbuchstabe: Y
(B) Anfangsbuchstabe: T
(C) Anfangsbuchstabe: I
(D) Anfangsbuchstabe: A
(E) Keine der Antwortmöglichkeiten ist richtig.

8. R E B E R B

(A) Anfangsbuchstabe: B
(B) Anfangsbuchstabe: R
(C) Anfangsbuchstabe: E
(D) Anfangsbuchstabe:
(E) Keine der Antwortmöglichkeiten ist richtig.

Notizen

9. I V E T K J B O

(A) Anfangsbuchstabe: O
(B) Anfangsbuchstabe: T
(C) Anfangsbuchstabe: B
(D) Anfangsbuchstabe: K
(E) Keine der Antwortmöglichkeiten ist richtig.

10. E R R S I K H F A

(A) Anfangsbuchstabe: F
(B) Anfangsbuchstabe: K
(C) Anfangsbuchstabe: E
(D) Anfangsbuchstabe: S
(E) Keine der Antwortmöglichkeiten ist richtig.

11. A R O I G L L

(A) Anfangsbuchstabe: G
(B) Anfangsbuchstabe: L
(C) Anfangsbuchstabe: I
(D) Anfangsbuchstabe: A
(E) Keine der Antwortmöglichkeiten ist richtig.

12. B T A R A I S

(A) Anfangsbuchstabe: S
(B) Anfangsbuchstabe: A
(C) Anfangsbuchstabe: B
(D) Anfangsbuchstabe: T
(E) Keine der Antwortmöglichkeiten ist richtig.

13. R I F I T T S M C H

(A) Anfangsbuchstabe: T
(B) Anfangsbuchstabe: M
(C) Anfangsbuchstabe: I
(D) Anfangsbuchstabe: S
(E) Keine der Antwortmöglichkeiten ist richtig.

14. R E U Z K

(A) Anfangsbuchstabe: K
(B) Anfangsbuchstabe: Z
(C) Anfangsbuchstabe: U
(D) Anfangsbuchstabe: E
(E) Keine der Antwortmöglichkeiten ist richtig.

15. N A B S D H L A

(A) Anfangsbuchstabe: A
(B) Anfangsbuchstabe: B
(C) Anfangsbuchstabe: N
(D) Anfangsbuchstabe: H
(E) Keine der Antwortmöglichkeiten ist richtig.

Notizen

9.3.2 Lösungen

Aufgabenset 1

1 C; 2 D; 3 C; 4 B; 5 A; 6 C; 7 A; 8 D; 9 C; 10 A; 11 C; 12 A; 13 C; 14 A; 15 A

Aufgabenset 2

16 D; 17 A; 18 B; 19 C; 20 C; 21 B; 22 B; 23 C; 24 D; 25 A; 26 C; 27 B; 28 D; 29 C; 30 C

Aufgabenset 3

31 D; 32 D; 33 B; 34 A; 35 B; 36 B; 37 D; 38 A; 39 A; 40 D; 41 A; 42 C; 43 B; 44 A, 45 D

KAPITEL

10 Implikationen erkennen

Deniz Tafrali

10.1 Allgemeines

EMPFOHLENER ZEITPUNKT: TAG 6 Nach dem 20-Tage-Lernplan steht dieses Kapitel für **Tag 6** an. Ihr solltet Euch hierfür **einen ganzen Tag** Zeit nehmen.

Wie viele Aufgaben muss man in welcher Zeit absolvieren?

- **10 Aufgaben** in **10 Minuten**
- pro Aufgabe **1 Minute**

Welche Fähigkeiten werden geprüft?

- **Logisches Denken**
- **Logisches Schlussfolgern**

Wie sehen die Aufgaben aus?

Aufgabenstellung

Die Aufgabenstellung bei den Implikationen gestaltet sich recht einfach. Es werden nacheinander zwei Sätze (auch **Prämissen, Terme** oder **Aussagen** genannt) mit insgesamt drei Begriffen aufgeführt, aus denen man logische Schlussfolgerungen ziehen muss.

Antwortmöglichkeiten

Als Antwortmöglichkeiten sind stets vier verschiedene Schlussfolgerungen und die allseits bekannte Antwortmöglichkeit (E) (*Keine der Schlussfolgerungen ist richtig*) gegeben, die wir in ➢ 10.2.3 näher erläutern werden.

Beispiel

Schauen wir uns am besten mal die Grundstruktur einer Implikationen-Aufgabe aus dem MedAT an dieser Stelle an:

„Alle Säugetiere sind keine Reptilien."
„Alle Säugetiere sind Wirbeltiere."
(A) Alle Säugetiere sind Reptilien.
(B) Alle Wirbeltiere sind Säugetiere.
(C) Alle Wirbeltiere sind Reptilien.
(D) Einige Wirbeltiere sind Säugetiere.
(E) Keine der Schlussfolgerungen ist richtig.

Die richtige Antwort ist hier (D).

Was muss man bei den Aufgaben beachten?

Man muss sich beim *Implikationen erkennen* von den Begriffen, namentlich Subjekt und Prädikat (➢ 10.2.3), **semantisch entfernen.** Das bedeutet, dass laut den Regeln dieses Untertest theoretisch die Aussagen „Alle Biologen sind Croissants" und „Einige Orangen sind US-Präsidenten" wahr sein können. Die Bedeutung der Begriffe spielt bei diesem Untertest keine Rolle!

10.2 Lehrkapitel

10.2.1 Status praesens

Wie auch in den anderen Untertests macht ihr an diesem Punkt zuerst einmal einen Testdurchlauf anhand dem ersten Aufgabenset in ➢ 10.3. Nehmt euch dafür auch wirklich nur 10 Minuten, damit die Vergleichbarkeit erhalten bleibt.
Fertig? Dann schreibt euch hier euer Ergebnis auf: ___ (10)

Notizen

10.2.2 Anamnese

Ohne gezielte Vorbereitung werden euch sicher einige Aufgaben Unmut bereitet haben. Dabei kann es insbesondere sein, dass ihr euch bei der einen oder anderen Aufgabe oder Antwortmöglichkeit einfach nicht ganz sicher wart – das ist völlig normal. Nichtsdestotrotz solltet ihr auf dem Notizbereich unbedingt eure **Stärken und Schwächen** aufschreiben, die ihr bei der Bearbeitung dieses Untertests erkannt habt. Auch fertig? Gut. Von diesem Punkt an solltet ihr die nächsten Kapitel stets mit dem Fokus auf das **Verbessern eurer Schwächen** bearbeiten.

10.2.3 Diagnostik

DEFINITIONEN & INFORMATIONEN Die **Implikation** ist ein grundlegendes Konzept der Logik, welches die Beziehung zwischen Aussagen beschreibt, die gelten, wenn eine Aussage logisch aus einer oder mehreren Aussagen folgt.

Nun geht es an das Verstehen der Begebenheiten dieses Untertests. Dabei müssen wir uns zunächst relativ viel Theorie und Begriffe aneignen, bevor wir uns überhaupt gezielt an die Aufgaben herantrauen dürfen.

FUN FACT Gute Nachricht vorab: Wer die Theorien hinter dem Untertest *Implikationen erkennen* erst einmal verstanden hat, dem steht zum Erreichen der **vollen Punktzahl** so gut wie nichts mehr im Wege. Der Grund dafür ist, dass es eine begrenzte Anzahl an möglichen Aufgabenarten gibt, die zwar mit unterschiedlichen Begriffen, jedoch immer nach demselben Schema geprüft werden.

Prämissen

DEFINITIONEN & INFORMATIONEN Als **Prämisse** bezeichnet man eine Annahme über den Wahrheitsgehalt einer Sache (z. B. *„Europäer sind zivilisiert."*).

Wir werden im Folgenden den Aufbau und die Funktion von Prämissen mit dem Fokus auf den Untertest *Implikationen erkennen* näher kennenlernen. Im Grunde ist eine Prämisse nichts anderes als ein Satz bzw. eine Aussage, die aus einem **Subjekt [S]**, einem Verb (*ist* oder *sind*) und einem **Prädikat [P]** besteht.

AUFGEPASST! Unter keinen Umständen dürft ihr die Begriffe Subjekt und Prädikat beim Testteil Implikationen so verstehen, wie sie in der deutschen Grammatik verwendet werden! Wir verwenden in diesem Fall diese Begriffe in der Bedeutung der Logik!
Vergesst also in diesem Fall die deutsche Grammatik. Stellt Euch einfach vor, ein Subjekt (irgendein Ding) ist mit einem bestimmten Prädikat (also einer Eigenschaft) versehen. Dieses Prädikat kann aus einem Adjektiv (z. B. „ist *zivilisiert*") oder einem Nomen („sind *Wirbeltiere*") bestehen.
Auch die Bezeichnung Objekt, die wir hin und wieder für das Subjekt oder das Prädikat verwenden, hat **nichts** mit dem grammatikalischen Objekt zu tun!

An diesem Punkt kann man also die allgemeine Struktur einer Prämisse wie folgt darstellen:
[S] ist/sind **[P].**

Ein Beispiel könnte sich so gestalten:
Beispiel 1
Europäer sind zivilisiert.

Aus dieser Konstellation folgt, dass dem Subjekt *„Europäer"* etwas zugesprochen (distribuiert) wird – und zwar, dass es *„zivilisiert"* ist.
Gehen wir weiter. Die Prämissen verfügen über einen weiteren Teil, der unabdingbar für die Aufgabenstellung ist: dem sogenannten **Quantor.**

DEFINITIONEN & INFORMATIONEN Ein **Quantor** (von engl. *„quantifier"*) ist ein sogenannter Operator der Logik. Die beiden gebräuchlichsten Quantoren sind der *Existenzquantor* (in natürlicher Sprache zum Beispiel als „einige" ausgedrückt) und der *Allquantor* (in natürlicher Sprache zum Beispiel als „alle" ausgedrückt).
Die Testersteller verwenden für den Untertest *Implikationen erkennen* vier verschiedene Quantoren:
- alle
- kein
- einige
- einige ... keine

Nun kann man die allgemeine Struktur einer Prämisse wie folgt darstellen:
[Quantor] [S] ist/sind **[P].**

Ein konkretes Beispiel könnte so aussehen:
Beispiel 2
Alle Europäer sind zivilisiert.

Der Quantor erweitert die dem Subjekt vom Prädikat zugeschriebene Eigenschaft um bestimmte **Mengen.** Betrachten wir die gegebenen Quantoren, handelt es sich entweder um eine **(volle) Menge** (*alle*), eine **Teilmenge** (*einige, einige … keine*) oder um eine **leere Menge** (*kein*).
Gehen wir ein bisschen näher auf die **verschiedenen Arten** von Prämissen ein: Lautet eine Prämisse allgemein *„Alle [S] sind [P]"* oder *„Keine [S] sind [P]"*, dann fasst man sie auch als **universelle Prämissen** zusammen. Lautet eine Prämisse hingegen *„Einige [S] sind [P]"* oder *„Einige [S] sind keine [P]"*, dann fasst man sie auch als **partielle Prämissen** zusammen. Dieses Urteil ist eine Kategorisierung der **Quantität** der Prämissen.
Will man gleichermaßen die **Qualität** der Prämissen beurteilen, zählen diejenigen Prämissen, deren Quantoren einem Begriff etwas zusprechen (*Alle* und *einige*) als **bejahende Prämissen.** Diejenigen, deren Quantoren Begriffen etwas absprechen (*Keine* und *einige … keine*), nennt man **verneinende Prämissen.**
Fasst man das alles zusammen, ergibt sich folgende Konstellation (➢ Tab. 10.1):

Tab. 10.1 Zusammenfassung der Qualitäten und Quantitäten der mit Quantor vermengten Prämissen

Quantor	Quantität und Qualität	Prämisse
alle	universell bejahend	*„Alle A sind B."*
keine	universell verneinend	*„Keine A sind B."*
einige	partiell bejahend	*„Einige A sind B."*
einige … keine	partiell verneinend	*„Einige A sind keine B."*

Mengendiagramme nach Euler und Venn

Für die meisten unter euch wird es intuitiv nachvollziehbar sein, dass nach Beispiel 2 zwar *„alle Europäer zivilisiert"* sein müssen, jedoch nicht *„jedes zivilisierte Objekt gleich Europäer"* ist. Da man die Prämissen auch um einiges komplizierter gestalten kann, als wir es bis zu diesem Zeitpunkt getan haben, sollte man sich Methoden aneignen, die die Mengenverteilungen zwischen Subjekt und Prädikat anschaulicher darstellen. Zu diesem Zweck wurden von großen Mathematikern, namentlich *Leonhard Euler* und *John Venn,* jeweils verschiedene zweidimensionale Darstellungen von Mengen durch Flächen erstellt, die man **Mengendiagramme** nennt.
Bei den **Diagrammen nach Euler** spiegeln die Flächen der Diagramme die genaue Beziehung der Mengen wieder (➢ Abb. 10.1).
Im Gegensatz dazu dienen die **Venn-Diagramme** zur Darstellung aller möglichen Beziehungen zwischen Mengen – auch solchen, die keine Elemente miteinander teilen (➢ 10.2).
Zur Verdeutlichung zeigen wir euch anschließend noch einen Vergleich von Euler- und Venn-Diagrammen (➢ Abb. 10.3).

Der Einfachheit und intuitiven Verständlichkeit halber nutzen wir in unseren Beispielen die **Euler-Diagramme.**

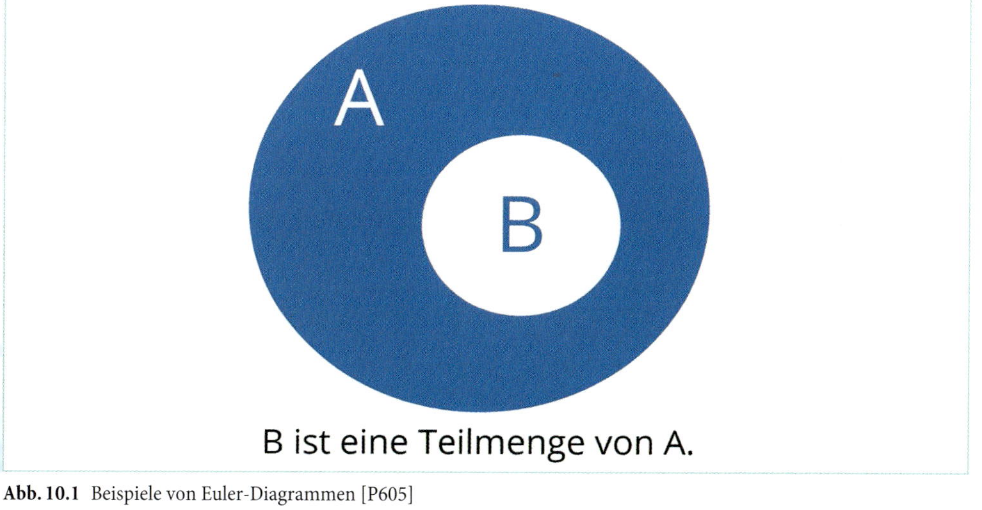

Abb. 10.1 Beispiele von Euler-Diagrammen [P605]

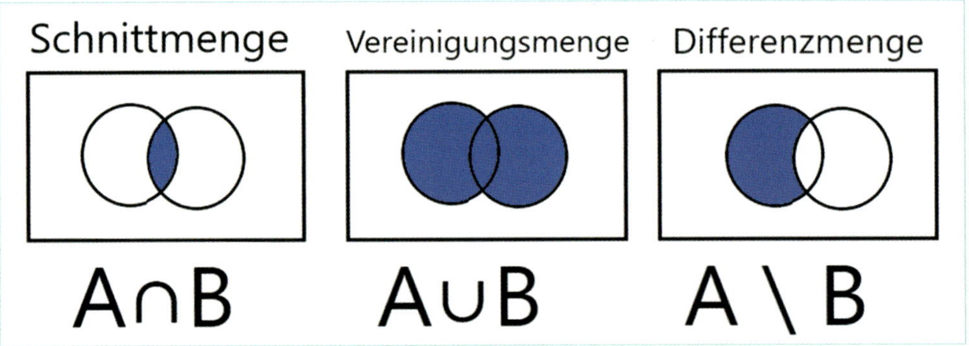

Abb. 10.2 Beispiele von Venn-Diagrammen [P605]

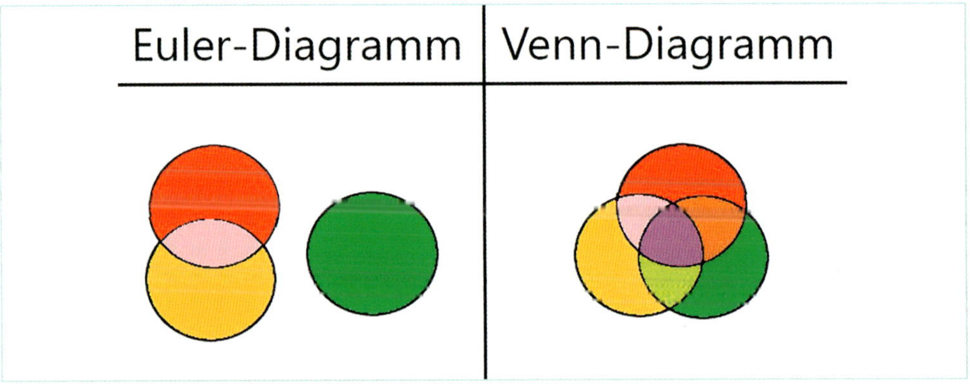

Abb. 10.3 Vergleich von Euler- und Venn-Diagrammen [P605]

Euler-Diagramme der vier möglichen Prämissen anhand von Quantoren

Die erste und einfachste mögliche Prämisse, die anhand von Euler-Diagrammen dargestellt werden kann, ist diejenige mit dem Quantor **„alle"** (➤ Abb. 10.4 a und ➤ Tab. 10.2 a und b).
„Alle Deutschen [A] sind Europäer [B]."
Wir sehen klar und deutlich, dass *alle Deutschen [A]* zwar *Europäer [B]*, jedoch nicht *alle Europäer [B]* **sicher** *Deutsche [A]* sind. Die sogenannte **Reziprozität** (lat. *reciprocus,* für *„wechselseitig"*) ist **nicht** gegeben.

Gehen wir weiter zum Quantor **„kein".** Dieser kann anhand eines Euler-Diagrammes wie folgt dargestellt werden (➤ Abb. 10.4 b und ➤ Tab. 10.2 e).
„Kein Chinese [A] ist Europäer [B]."
Für diese Prämisse gilt, dass weder *Chinesen [A] Europäer [B],* noch *Europäer [B] Chinesen [A]* sein können – die Reziprozität **ist gegeben.**

Betrachtet man den Quantor **„einige"**, dann gelten für die Objekte der Prämisse, laut unseren nachfolgenden Euler-Diagrammen, folgende Beziehungen (➤ Abb. 10.4 c und ➤ Tab. 10.2 a, b, c und d):
„Einige Touristen [A] sind Europäer [B]."

AUFGEPASST! Der Quantor *„einige"* impliziert, dass **mindestens ein und maximal alle Teile** einer Menge betroffen sind!

Zum einen (➤ Abb. 10.4 c) sehen wir, dass es möglich ist, dass sowohl einige *Touristen [A] Europäer [B]* als auch einige *Europäer [B] Touristen [A]* sind. Also ist bei dieser Prämisse Reziprozität **gegeben.**
Zum anderen sehen wir (➤ Abb. 10.4 a), dass es auch sein *kann,* dass *alle Touristen [A] Europäer [B]* sind – denn das würde der Aussage, dass *„einige Touristen [A] Europäer [B]"* sind, nicht widersprechen. Außerdem ist ebenfalls die Möglichkeit gegeben, dass *alle Europäer [B] Touristen [A]* sein *könnten.* Der Grund dafür ist, dass der Quantor *„einige"* nicht zwischen einer vollen und einer Teilmenge strikt diffe-

Tab. 10.2 Matrix der zu den Prämissen passenden Schlüsse anhand von Euler-Diagrammen

Prämisse	R?	a	b	c	d	e
„Alle A sind B."	✗	✓	✓	✗	✗	✗
„Keine A sind B."	✓	✗	✗	✗	✗	✓
„Einige A sind B."	✓	✓	✓	✓	✓	✗
„Einige A sind keine B."	✗	✗	✗	✓	✓	✓

✗ nicht gegeben, ✓ gegeben, R? = Reziprozität?

Notizen

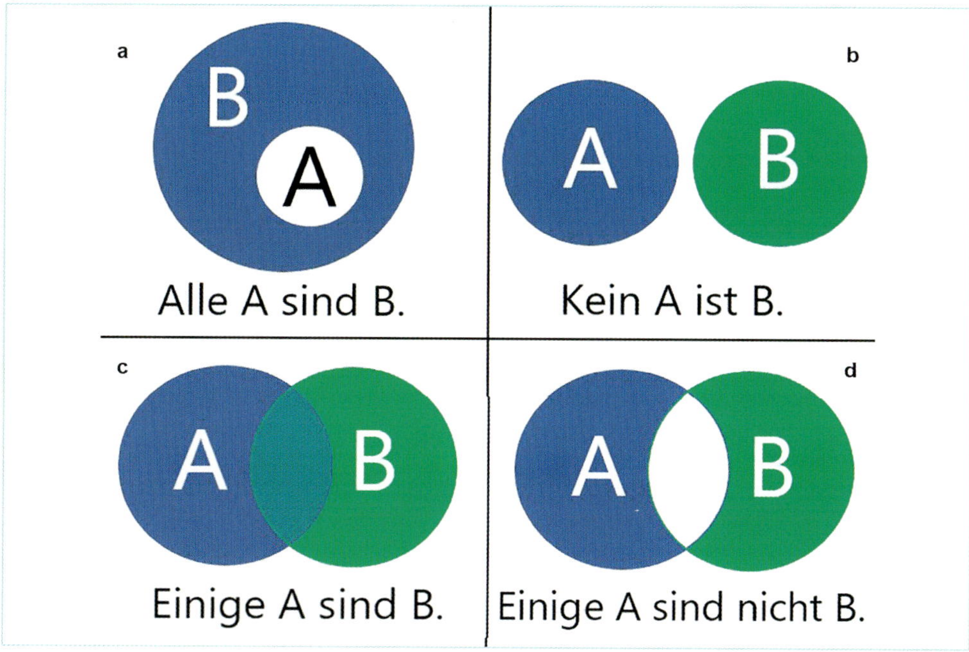

Abb. 10.4 Euler-Diagramme der vier möglichen Prämissen anhand von Quantoren [P605]

renziert – es widerspricht sich also nicht, dass, wenn *einige Europäer [B] Touristen [A]* sind, theoretisch nicht auch *alle Europäer [B] Touristen [A]* sein könnten (➢ Abb. 10.4 c).
Zu guter Letzt sehen wir, dass es *möglich* ist, dass alle Teile der Touristen gleich aller Teile der Europäer sind (➢ Abb. 10.4 a).
Es ist also nur **sicher,** dass

- *einige Touristen [A] Europäer [B]* und
- *einige Europäer [B] Touristen [A]*

sind.
Die Möglichkeit, dass

- *einige Europäer [B] keine Touristen [A],*
- *alle Touristen [A] Europäer [B]* oder
- *alle Europäer [B] Touristen [A]*

sind, ist **nicht sicher** gegeben. Das drückt der Quantor *„einige"* nicht explizit aus, womit diese logischen Schlüsse nicht gezogen werden können.

AUFGEPASST! Sicher ist nur, dass beim Quantor *„einige"* die Fläche des Prädikats immer einen Bereich aufweist, den er sich mit der Fläche des Subjekts teilt, also eine **Schnittmenge gegeben** sein muss.

Die zur letzten Prämisse mit dem Quantor **„einige … keine"** gehörigen Euler-Diagramme sehen wie folgt aus (➢ Abb. 10.4 d und ➢ Tab. 10.2 c, d und e):
„Einige Bettler [A] sind keine Europäer [B]."

AUFGEPASST! Der Quantor *„einige … nicht"* impliziert, dass **mindestens ein und maximal alle Teile** einer Menge **kein Teil** einer anderen Menge sind!

Das bedeutet, dass es *möglich* ist, dass sowohl wenige als auch keine *Bettler [A] Europäer [B]* sind (➢ Abb. 10.4 d und ➢ Tab. 10.2 d und e).
Außerdem kann es auch sein, dass *alle Europäer [B] zwar Bettler [A]* sind, aber nicht alle *Bettler [A] Europäer [B]* (➢ Abb. 10.4 c und ➢ Tab. 10.2 c) sind.

AUFGEPASST! Hier sehen wir noch einmal, dass man sich von der gewöhnlichen Semantik, also der Bedeutung des Wortes, entfernen muss. (Natürlich sind niemals in Wirklichkeit *„alle Europäer Bettler"*, was wäre denn das für eine Wirtschaftslage?)

AUFGEPASST! Sicher ist nur, dass beim Quantor *„einige … nicht"* die Fläche des Prädikats immer einen Bereich aufweist, der **keine Schnittmenge** der Fläche des Subjekts vorzuweisen hat. Prädikat und Subjekt haben also stets Bereiche, die sie nicht miteinander teilen.

Syllogismen

Nun gehen wir weiter von den einzelnen Prämissen zu der Kombination von zwei Prämissen und den aus dieser Kombination ableitbaren Tatsachen. Man nennt die Kombination von Prämissen auch **Syllogismus.**

DEFINITIONEN & INFORMATIONEN **Argumente** sind eine Reihe von Aussagen bzw. Prämissen, die den Grad der Wahrheit einer Aussage (genauer: einer Schlussfolgerung) bestimmen sollen.
Eine **Schlussfolgerung** ist eine Form einer Aussage, die ausgehend von Annahmen (Prämissen) zu logischen Konsequenzen führt.
Als **Deduktion** bezeichnet man das allgemein zwingend-logische Schlussfolgern aufgrund einer oder mehrerer Prämissen. Diese Prämissen beziehen sich stets auf allgemeine Gesetzmäßigkeiten, von denen ausgehend auf einzelne Fälle geschlossen wird (➢ Tab. 10.3).

Der Begriff **Syllogismus** (altgr. *συλλογισμός/syllogismos* „Schlussfolgerung") beschreibt eine Art logisch-deduktives Argument, das drei Aussagen miteinander verknüpft. Diese sind: **zwei Prämissen** und eine **Schlussfolgerung.**
Die von Aristoteles begründete Theorie hinter diesem Begriff besteht in seiner frühesten Form aus der Kombination einer **allgemeinen Aussage** (der ersten Prämisse bzw. des Obersatzes) und einer **spezifischen Aussage** (der zweiten Prämisse bzw. des Untersatzes), anhand derer eine oder mehrere **Schlussfolgerungen** gezogen werden.
Ein Syllogismus besteht daher zusammenfassend aus folgenden drei Teilen:
1. Allgemeine Aussage (1. Prämisse, auch: Obersatz)
2. Spezifische Aussage (2. Prämisse, auch: Untersatz)
3. Schlussfolgerung

Jeder Teil wird auch als kategorialer Satz bezeichnet, also sowohl beide Prämissen als auch die Schlussfolgerung. Jeder kategoriale Satz enthält wiederum je zwei kategoriale **Begriffe** (Subjekt und Prädikat) und einen **Quantor.**
Die kategorialen Begriffe könnte man allgemein wie unten dargestellt bezeichnen:
- [A]
- [B]
- [C]

Oder, wenn man sie spezifiziert, wie folgt:
- **Mittelbegriff** (s. weiter unten), Kurzform: **[M]**
- **Subjekt,** Kurzform: **[S]**
- **Prädikat,** Kurzform: **[P]**

Will man eine mögliche allgemeine Struktur eines kategorialen Syllogismus aufstellen, könnte sie wie folgt aussehen:
[Quantor] [A] sind [B].
[Quantor] [C] sind **[A].**
bzw.
[Quantor] [M] sind [P].
[Quantor] [S] sind **[M].**

Da es bei einem Syllogismus immer zwei Prämissen gibt, müssen diese miteinander verbunden sein. Das wird durch einen sogenannten **Mittelbegriff** bewerkstelligt. Daraus folgt, dass jeder Syllogismus **drei Begriffe** und **zwei** (entweder identische oder unterschiedliche) **Quantoren** aufweist.
Einer dieser Begriffe ist dabei, wie oben beschrieben, stets als **Mittelbegriff** zu sehen – sein Charakteristikum ist, dass er bei **beiden Prämissen** vorhanden ist. Ob das Subjekt oder das Prädikat als Mittelbegriff gilt, kommt dabei immer auf die Konstellation der Quantoren in den Prämissen an, also auf die Natur des Syllogismus.

Zum besseren Verständnis zeigen wir euch hier noch ein Beispiel:

Beispiel 3
Alle Europäer sind zivilisiert.
Alle Deutschen sind Europäer.
Alle Deutschen sind zivilisiert.
Die dazugehörigen Beschreibungen seht ihr in ➢ Tab. 10.3:
Und in ➢ Abb. 10.5 seht ihr der Verständlichkeit halber noch ein Euler-Diagramm für dieses Beispiel.

Tab. 10.3 Beschreibungen aller Teile eines Syllogismus anhand Beispiel 3

Beschreibung der Teile und Einzelteile	Teile und Einzelteile des Syllogismus
Erste Prämisse, allgemeine Aussage bzw. Obersatz	*Alle Europäer sind zivilisiert.*
Zweite Prämisse, spezifische Aussage bzw. Untersatz	*Alle Deutschen sind Europäer.*
Schlussfolgerung bzw. Konklusion	*Alle Deutschen sind zivilisiert.*
Quantor 1 = Quantor 2	*Alle [...].*
Begriff 1 = Mittelbegriff	*[...] Europäer [...].*
Begriff 2	*[...] Deutsche(n) [...].*
Begriff 3	*[...] zivilisiert.*

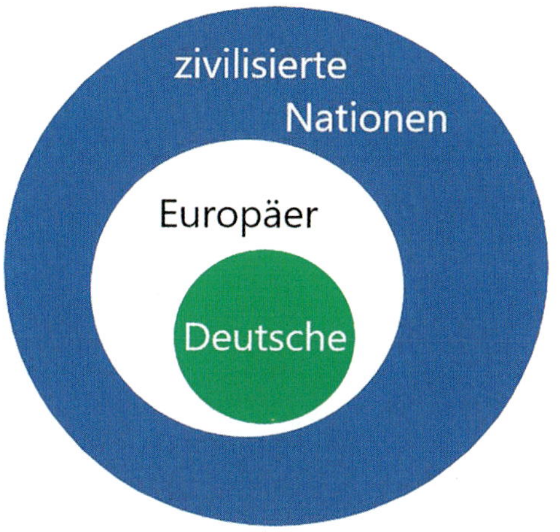

Abb. 10.5 Euler-Diagramm für Beispiel 3 [P605]

Die erste Prämisse besagt, dass allen als *„Europäer"* klassifizierten Objekten das Attribut *„zivilisiert"* zugestanden wird. Die zweite Prämisse sagt aus, dass *„Deutsche"*, als *„Europäer"* eingestuft werden – ein Teil des Ganzen bzw. der Gruppe *„Europäer"*. Die Schlussfolgerung besagt weiter, dass *„Deutsche"* *„zivilisiert"* sein müssen, da sie dieses Attribut von ihrer Einstufung als *„Europäer"* sozusagen **erben.**

Mathematik! Mathematik! Überall Mathematik, ey!

Betrachten wir die Anzahl verschiedener Quantoren pro Prämisse, von denen wir bei Syllogismen zwei haben, kommen wir auf je **vier** mögliche Varianten. Kombiniert man die Prämissen mit ihren verschiedenen Quantoren, gibt es hierfür ebenfalls **vier** Möglichkeiten. Multipliziert man das Ganze noch mit der Anzahl an Anordnungsmöglichkeiten der Schlussfolgerungen, die logischerweise auch auf **vier** verschiedene Arten geschehen können, kommen wir auf folgende Rechnung:

S_M = Mögliche Syllogismen

$S_M = 4 \cdot 4 \cdot 4 \cdot 4 = 4^4 = 256$

Da es bei diesen **256 Anordnungen** auch viele unsinnige gibt (z. B. Schlussfolgerungen, die mit den Prämissen identisch sind o. Ä.), ist für euch wichtig zu wissen, dass nur **27 sinnvolle Syllogismen** möglich sind. Der Grund, warum es genau 27 sind, kommt durch viele Faktoren zustande. Im Folgenden zeigen wir euch **sechs fundamentale Grundprinzipien,** die die Anzahl an Möglichkeiten stark reduziert.

Fundamentale Grundprinzipien: Die sechs, mit denen du's checkst

Es gibt bestimmte Regeln, anhand derer ihr viele Schlussfolgerungen und damit auch Antwortmöglichkeiten ausschließen könnt. Diese wollen wir euch jetzt präsentieren:

1. Regel *„Ex mere negativis nihil sequitur."*
Soll heißen, dass „allein aus verneinten Aussagen nichts folgt". Sind sowohl die 1. Prämisse als auch die 2. Prämisse **verneinend,** dann ist stets die **Antwortmöglichkeit (E)** korrekt.

2. Regel *„Nihil sequitur geminis ex particularibus unquam."*
Das bedeutet, dass „allein aus partiellen Aussagen nichts folgt". Sind also sowohl die 1. Prämisse als auch die 2. Prämisse **partiell,** dann ist stets die **Antwortmöglichkeit (E)** korrekt.

3. Regel *„Ambae affirmantes nequeunt generare negantem."*
Dieser Satz sagt aus, dass, wenn die 1. und 2. Prämisse **bejahend** sind, die Schlussfolgerung **ebenfalls bejahend** sein muss. Übersetzt heißt das Prinzip: „Zwei bejahende Aussagen können keine verneinende Aussage erzeugen".

4. Regel *„Pejorem sequitur semper conclusio partem."* (A)
Bei dieser Regel lautet die Devise: „Der Schluss folgt der Prämisse niederen Ranges" (in diesem Fall die *partielle* Prämisse). Das bedeutet, dass, wenn die Prämissen **je eine partielle und eine universelle Aus-**

sage beinhalten, die Schlussfolgerung niemals universell sein kann. Alle **universellen Schlussfolgerungen** könnt ihr demnach **ausschließen.**

5. Regel *„Pejorem sequitur semper conclusio partem."* (B)
Die gleiche Regel wie Nr. 4, hier bezogen auf eine negative Prämisse: „Der Schluss folgt der Prämisse niederen Ranges." Das bedeutet, dass, wenn die Prämissen **je eine bejahende und eine verneinende Aussage** beinhalten, die Schlussfolgerung niemals positiv sein kann. Alle **positiven Schlussfolgerungen** könnt ihr demnach **ausschließen.**

6. Regel Beinhaltet der Syllogismus eine partiell verneinende Aussage (*einige … nicht*), dann muss laut den Regeln 1 und 2 eine universell bejahende Aussage (*alle*) als andere Prämisse gegeben sein, damit der Syllogismus lösbar wird. Dabei ist die einzig mögliche korrekte Antwort diejenige Schlussfolgerung, die dem Prädikat der allgemein bejahenden Prämisse das Prädikat der partiell verneinenden Prämisse **abspricht.** Zur Verdeutlichung hier ein Beispiel:

Beispiel 5
Universell bejahende Prämisse: *„Alle A [M] sind B [P]."*
Partiell verneinende Prämisse: *„Einige A [M] sind nicht C [P]."*
Korrekte Schlussfolgerung: *„Einige B sind nicht C."*
Die einzige andere mögliche Antwort ist die Antwortmöglichkeit (E).

AUFGEPASST! Es ist wirklich wichtig, dass ihr diese sechs fundamentalen Grundprinzipien der *Implikationen* versteht, da ihr dadurch den Großteil der Aufgaben superschnell lösen könnt.

Alle gültigen Syllogismen

Aus der Kombination unseres Wissens über die maximal mögliche Anzahl an Syllogismen und ihren Einschränkungen durch die sechs obigen Regeln, können wir nun Aussagen darüber treffen, welche Prämissen miteinander sinnvoll verknüpft werden können (➢ Tab. 10.4):

Tab. 10.4 Anhand ihrer Quantoren sinnvoll miteinander verknüpfbare Arten von Prämissen

Prämissen	Gültige Kombinationen								
1. Prämisse, mit Quantor …	*„Alle"*	*„Alle"*	*„Alle"*	*„Alle"*	*„Kein"*	*„Kein"*	*„Einige"*	*„Einige"*	*„Einige … nicht"*
2. Prämisse, mit Quantor …	*„Alle"*	*„Kein"*	*„Einige"*	*„Einige … nicht"*	*„Alle"*	*„Einige"*	*„Alle"*	*„Kein"*	*„Alle"*

Mit diesem Wissen können wir uns jetzt an das Aufzählen aller gültigen Syllogismen herantrauen (➢ Tab. 10.5 bis 10.13). Wir arbeiten dabei ➢ Tab. 10.4 von links nach rechts ab. Dabei werden wir die gültigen Syllogismen stets wie folgt durchnummerieren: ①, ② etc. Diejenigen, die nicht lösbar sind, werden wir mit einem ☠ kennzeichnen.

„Alle – Alle“

3. Regel: *„Ambae affirmantes nequeunt generare negantem.“*

Tab. 10.5 Korrekte Schlussfolgerungen für die Quantoren „Alle – Alle“ (> Abb. 10.6)

Prämissen	Korrekte Schlussfolgerungen
① „Alle A sind B.“ „Alle B sind C.“	„Alle A sind C.“
	„Einige A sind C.“
	„Einige C sind A.“
☠ „Alle A sind B.“ „Alle C sind B.“	Keine der Schlussfolgerungen ist richtig (E).
② „Alle B sind A.“ „Alle B sind C.“	„Einige A sind C.“
	„Einige C sind A.“
③ „Alle C sind B.“ „Alle B sind A.“	„Alle C sind A.“
	„Einige A sind C.“
	„Einige C sind A.“

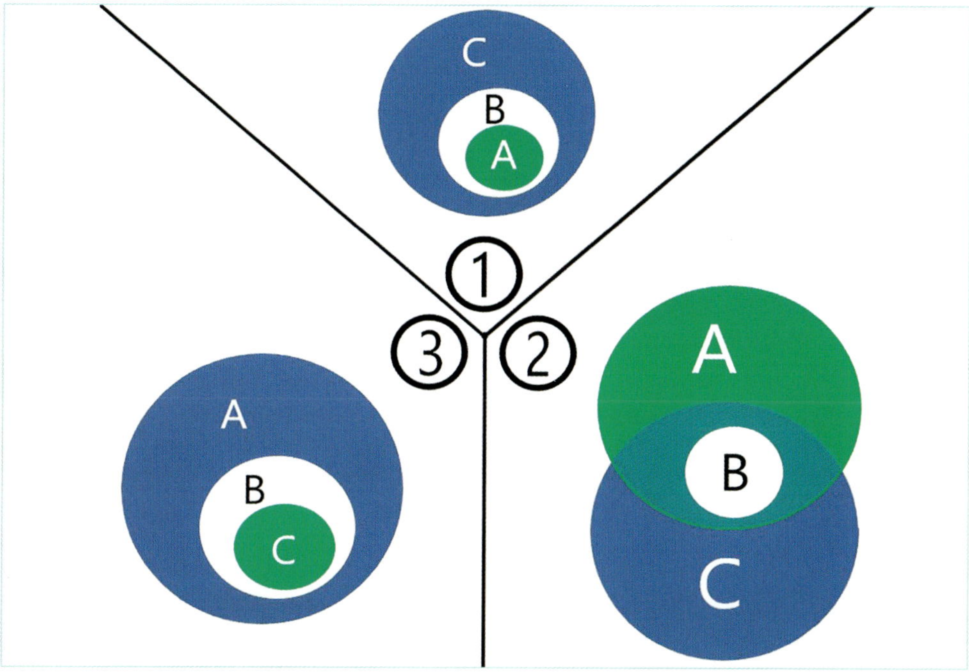

Abb. 10.6 „Alle – Alle“ [P605]

„Alle – Kein“

5. Regel: „Pejorem sequitur semper conclusio partem.“ (B)

Tab. 10.6 Korrekte Schlussfolgerungen für die Quantoren „Alle – Kein“ (➢ Abb. 10.7)

Prämissen	Korrekte Schlussfolgerungen
④ „Alle A sind B.“ „Kein B ist C.“	„Kein A ist C.“ „Kein C ist A.“ „Einige A sind nicht C.“ „Einige C sind nicht A.“
⑤ „Alle A sind B.“ „Kein C ist B.“	„Kein A ist C.“ „Kein C ist A.“ „Einige A sind nicht C.“ „Einige C sind nicht A.“
⑥ „Alle B sind A.“ „Kein B ist C.“	„Einige A sind nicht C.“
⑦ „Alle B sind A.“ „Kein C ist B.“	„Einige A sind nicht C.“

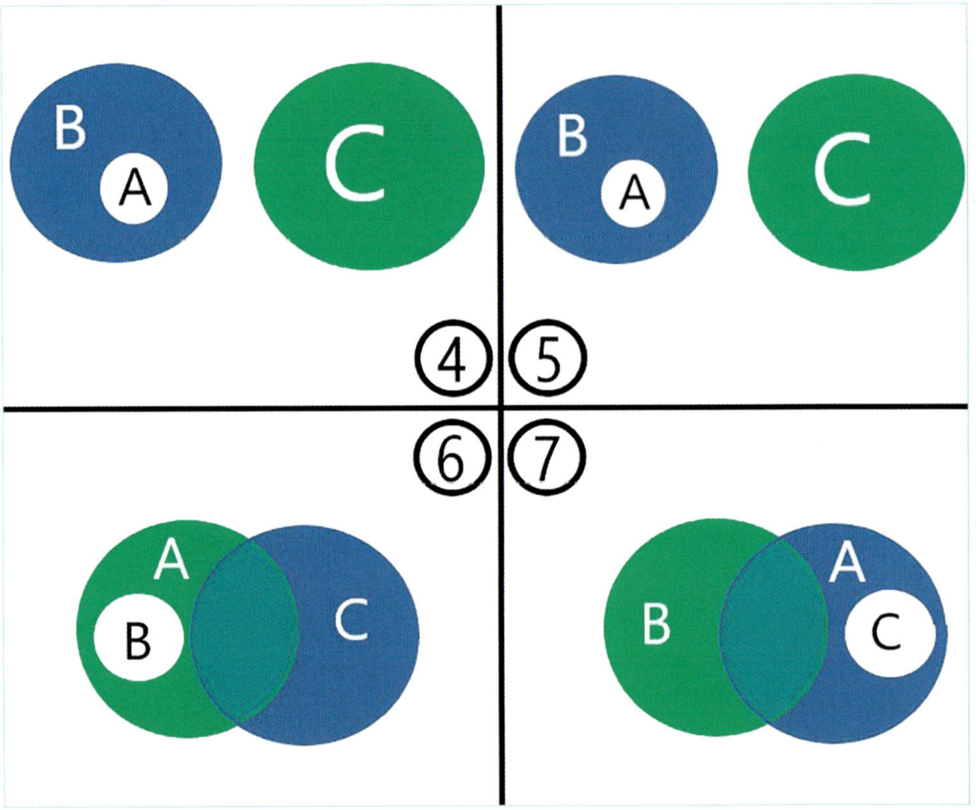

Abb. 10.7 „Alle – Kein“ [P605]

„Alle – Einige“

3. Regel: „Ambae affirmantes nequeunt generare negantem.“
4. Regel: „Pejorem sequitur semper conclusio partem.“ (A)

Tab. 10.7 Korrekte Schlussfolgerungen für die Quantoren „Alle – Einige“ (➢ Abb. 10.8)

Prämissen	Korrekte Schlussfolgerungen
☠ „Alle A sind B.“ „Einige B sind C.“	Keine der Schlussfolgerungen ist richtig (E).
☠ „Alle A sind B.“ „Einige C sind B.“	Keine der Schlussfolgerungen ist richtig (E).
⑧ „Alle B sind A.“ „Einige B sind C.“	„Einige A sind C.“ „Einige C sind A.“
⑨ „Alle C sind B.“ „Einige C sind B.“	„Einige A sind C.“ „Einige C sind A.“

Notizen

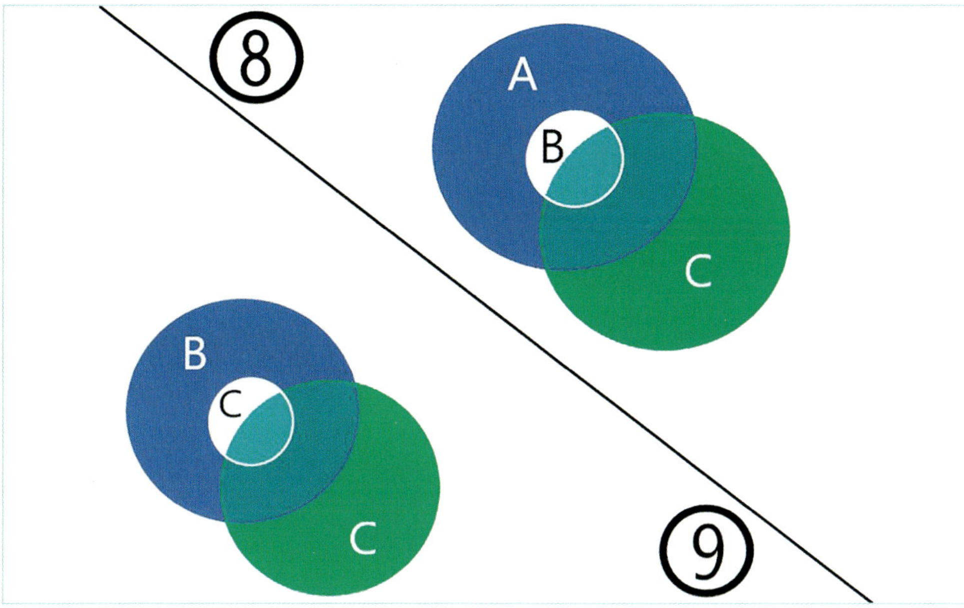

Abb. 10.8 „Alle – Einige" [P605]

„Alle – Einige ... nicht"

4. Regel: „Pejorem sequitur semper conclusio partem." (A)
5. Regel: „Pejorem sequitur semper conclusio partem." (B)

Tab. 10.8 Korrekte Schlussfolgerungen für die Quantoren „Alle – Einige ... nicht" (➢ Abb. 10.9)

Prämissen	Korrekte Schlussfolgerungen
☠ „Alle A sind B." „Einige B sind nicht C."	Keine der Schlussfolgerungen ist richtig (E).
⑩ „Alle A sind B." „Einige C sind nicht B."	„Einige C sind nicht A."
⑪ „Alle B sind A." „Einige B sind nicht C."	„Einige A sind nicht C."
☠ „Alle B sind A." „Einige C sind nicht B."	Keine der Schlussfolgerungen ist richtig (E).

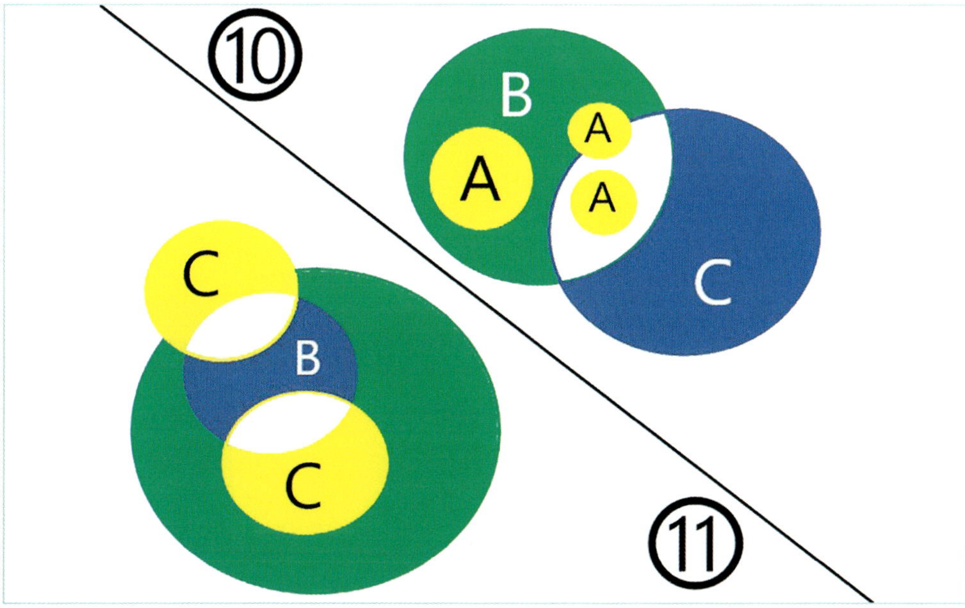

Abb. 10.9 „Alle – Einige ... nicht" [P605]

„Kein – Alle"

5. Regel: „Pejorem sequitur semper conclusio partem." (B)

Tab. 10.9 Korrekte Schlussfolgerungen für die Quantoren „Kein – Alle" (> Abb. 10.10)

Prämissen	Korrekte Schlussfolgerungen
⑫ „Kein A ist B." „Alle B sind C."	„Einige C sind nicht A."
⑬ „Kein A ist B." „Alle C sind B."	„Kein A ist C." „Kein C ist A." „Einige A sind nicht C." „Einige C sind nicht A."
⑭ „Kein B ist A." „Alle B sind C."	„Einige C sind nicht A."
⑮ „Kein B ist A." „Alle C sind B."	„Kein A ist C." „Kein C ist A." „Einige A sind nicht C." „Einige C sind nicht A."

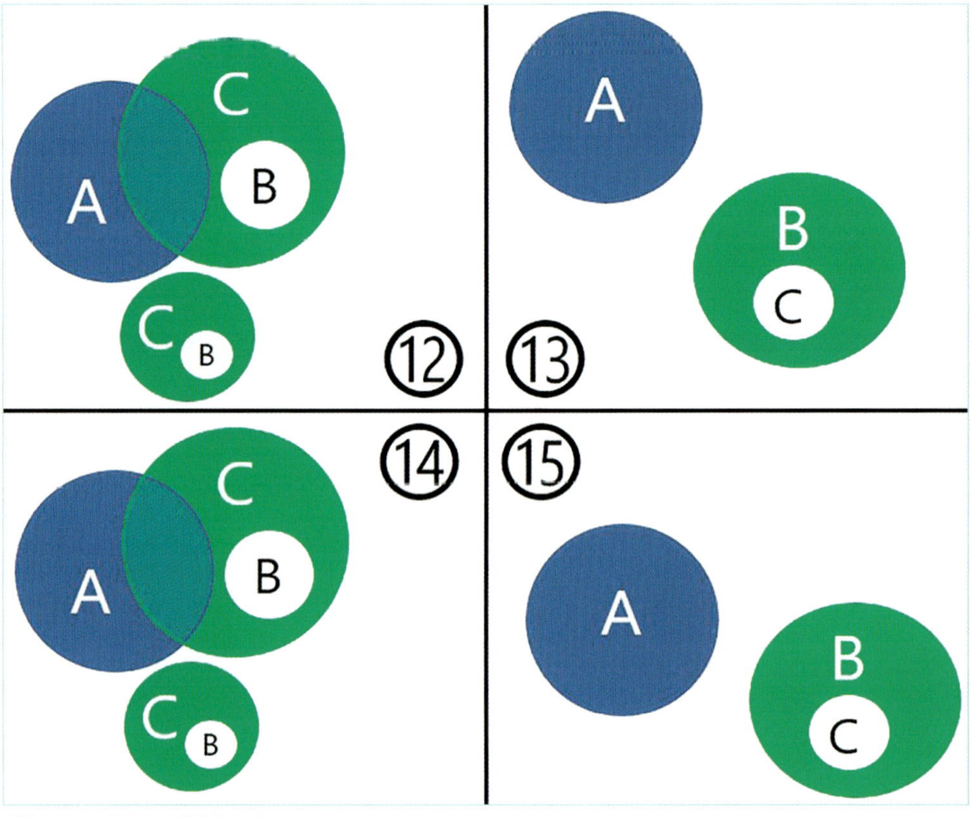

Abb. 10.10 „Kein – Alle" [P605]

„Kein – Einige"

4. Regel: „Pejorem sequitur semper conclusio partem." (A)
5. Regel: „Pejorem sequitur semper conclusio partem." (B)

Tab. 10.10 Korrekte Schlussfolgerungen für die Quantoren „Kein – Einige" (> Abb. 10.11)

Prämissen	Korrekte Schlussfolgerungen
⑯ „Kein A ist B." „Einige B sind C."	„Einige C sind nicht A."
⑰ „Kein A ist B." „Einige C sind B."	„Einige C sind nicht A."
⑱ „Kein B ist A." „Einige B sind C."	„Einige C sind nicht A."
⑲ „Kein B ist A." „Einige C sind B."	„Einige C sind nicht A."

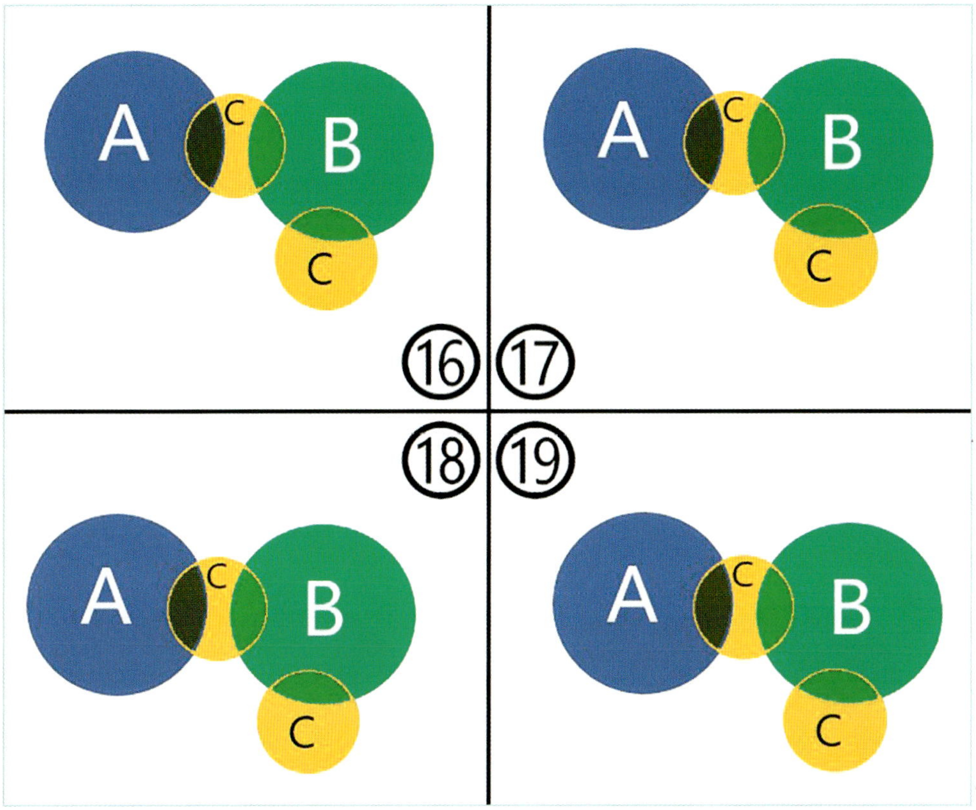

Abb. 10.11 "Kein – Einige" [P605]

„Einige – Alle"

3. Regel: „Ambae affirmantes nequeunt generare negantem."
4. Regel: „Pejorem sequitur semper conclusio partem." (A)

Tab. 10.11 Korrekte Schlussfolgerungen für die Quantoren „Einige – Alle" (➢ Abb. 10.12)

Prämissen	Korrekte Schlussfolgerungen
⑳ „Einige A sind B." „Alle B sind C."	„Einige A sind C." „Einige C sind A."
☠ „Einige A sind B." „Alle C sind B."	Keine der Schlussfolgerungen ist richtig (E).
㉑ „Einige B sind A." „Alle B sind C."	„Einige A sind C." „Einige C sind A."
☠ „Einige B sind A." „Alle C sind B."	Keine der Schlussfolgerungen ist richtig (E).

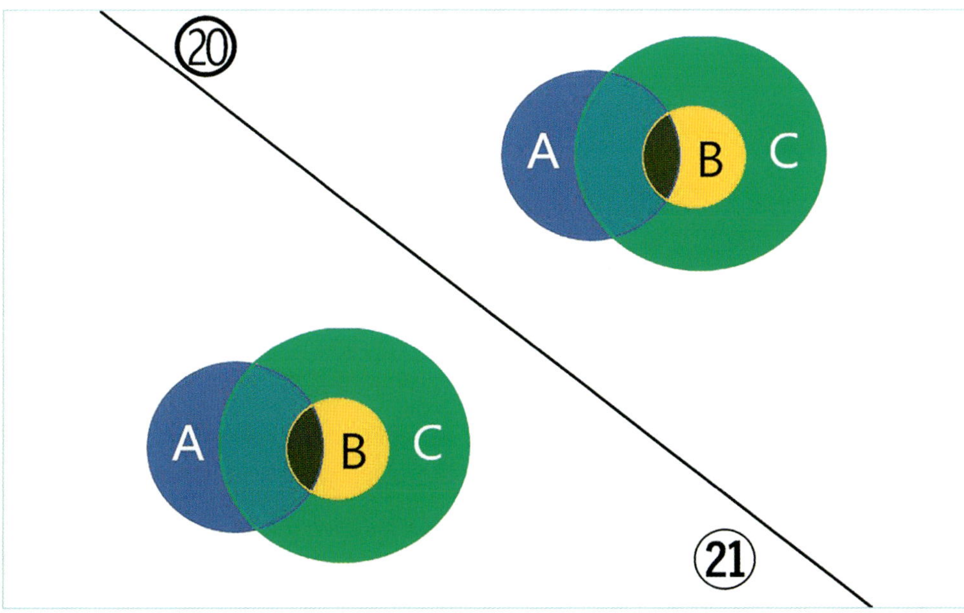

Abb. 10.12 „Einige – Alle" [P605]

„Einige – Kein"

3. Regel: „Ambae affirmantes nequeunt generare negantem."
5. Regel: „Pejorem sequitur semper conclusio partem." (B)

Tab. 10.12 Korrekte Schlussfolgerungen für die Quantoren „Einige – Kein" (> Abb. 10.13)

Prämissen	Korrekte Schlussfolgerungen
㉒ „Einige A sind B." „Kein B ist C."	„Einige A sind nicht C."
㉓ „Einige A sind B." „Kein C ist B."	„Einige A sind nicht C."
㉔ „Einige B sind A." „Kein B ist C."	„Einige A sind nicht C."
㉕ „Einige B sind A." „Kein C ist B."	„Einige A sind nicht C."

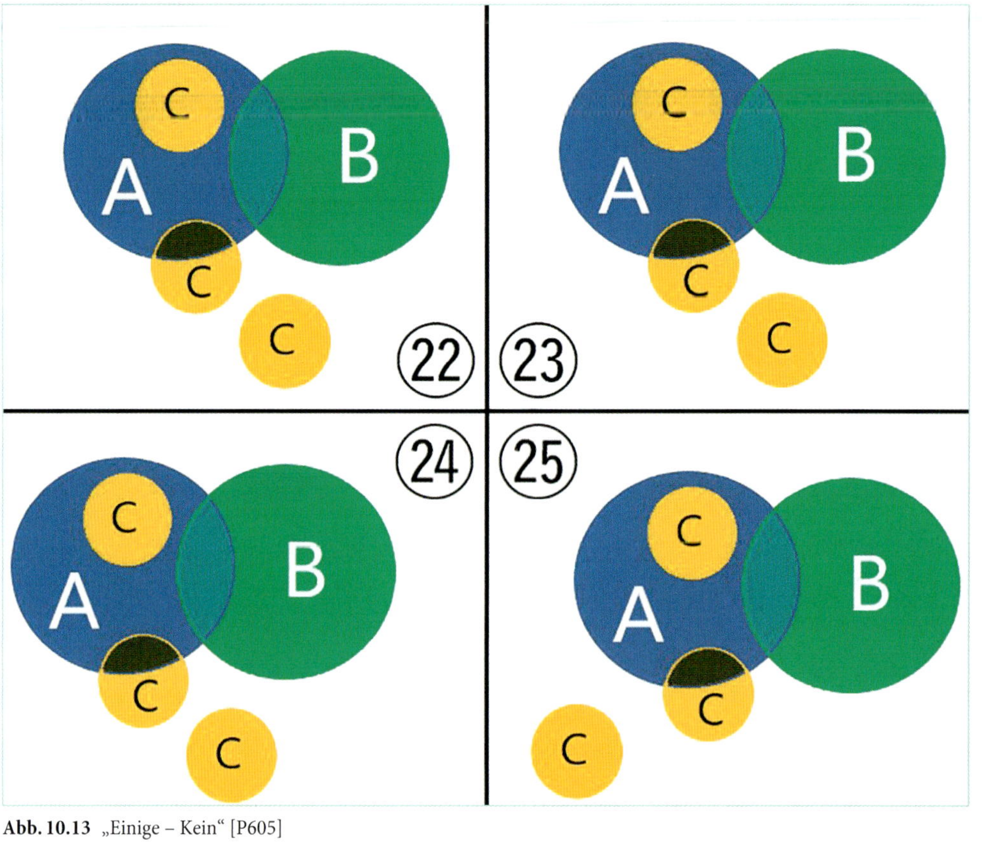

Abb. 10.13 „Einige – Kein" [P605]

„Einige ... nicht – Alle“

6. Regel

Tab. 10.13 Korrekte Schlussfolgerungen für die Quantoren „Einige ... nicht – Alle“ (> Abb. 10.14)

Prämissen	Korrekte Schlussfolgerungen
☠ „Einige A sind nicht B.“ „Alle B sind C.“	Keine der Schlussfolgerungen ist richtig (E).
㉖ „Einige A sind nicht B.“ „Alle C sind B.“	„Einige A sind nicht C.“
㉗ „Einige B sind nicht A.“ „Alle B sind C.“	„Einige C sind nicht A.“
☠ „Kein B ist A.“ „Einige C sind B.“	Keine der Schlussfolgerungen ist richtig (E).

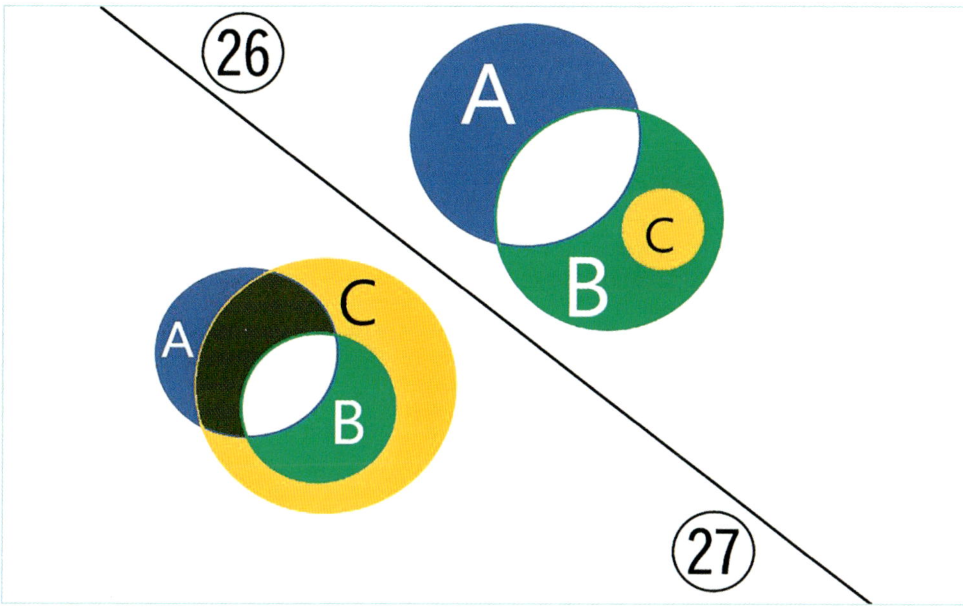

Abb. 10.14 „Einige ... nicht – Alle“ [P605]

Notizen

10.2.4 Therapie

Da wir uns anhand des vorhergegangenen Kapitels ein sehr gutes Verständnis über diesen Untertest erarbeitet haben, sollte es für euch nun ein Leichtes sein, die nachfolgenden Lösungsstrategien zu verinnerlichen. Ihr wendet die aufgeführten Schritte am besten für jede Aufgabe, eine nach der anderen, an.

Schritt 1

Zu Beginn überfliegt ihr alle Aufgaben und sucht nach denjenigen, die entweder **zwei verneinende** oder **zwei partielle Prämissen** in ihren Syllogismen haben, wendet also die **Regeln 1 bis 2** der sechs fundamentalen Grundprinzipien an. Findet ihr welche, tragt ihr in den Antwortbogen für diese Aufgaben sofort **Antwort (E)** ein.

> **EMPFOHLENER ZEITPUNKT** Das Ganze sollte nicht länger als **30 Sekunden** dauern.

Schritt 2

Danach betrachtet ihr die Prämissen der übrig gebliebenen Aufgaben und wendet die **Regeln 3 bis 6** der sechs fundamentalen Grundprinzipien (➤ 10.2.3) an.

Schritt 3

Erstellt ein Euler-Diagramm für die Mengenbeziehungen der Prämissen.

Schritt 4

Wertet euer Euler-Diagramm aus.

> **EMPFOHLENER ZEITPUNKT** Für den kompletten restlichen Teil habt ihr dann noch mindestens **9:30 min** Zeit.

Zusammenfassung und Entscheidungsbaum

Nachdem wir die Schritte durchgegangen sind, möchten wir euch anhand eines Entscheidungsbaumes (➤ Abb. 10.15) noch einen Algorithmus als Zusammenfassung zum Lösen dieser Aufgaben geben.

10.2.5 Empfehlung

Lernplan, Zeitmanagement und Intensität

Erinnert euch an eure Anamnese in ➤ 10.2.2? Wie geht es euch jetzt mit euren Schwächen – habt ihr sie verbessern können oder habt ihr sie sogar überwunden?
Außerdem fragt ihr euch sicher, **mit welchen Aufgaben, wann** und **wie intensiv** ihr diesen Untertest lernen solltet.

Welche Aufgaben?

Ihr könnt zu Beginn die übrig gebliebenen Aufgaben aus ➤ 10.3 bearbeiten. Danach könnt ihr entweder die Aufgaben aus der Lernplattform oder die druckbaren PDFs aus der Lernplattform verwenden, um genügend Aufgaben zu haben.

Wann?

Das *Wann* erübrigt sich, wenn ihr unsere Lernpläne benutzt, da hier jegliche Lernzeit Tag für Tag durchgetaktet ist. Solltet ihr euch dafür entscheiden, euren eigenen Lernplan zu nutzen, empfehlen wir euch, die Übungsaufgaben immer nach der Abrufphase des Untertests *Gedächtnis und Merkfähigkeit* und vor den *sozial-emotionalen Kompetenzen* (➤ Teil IV) zu absolvieren.

Wie intensiv sollt ihr lernen?

Da ihr alle individuelle Stärken und Schwächen habt, geben wir euch keine genauen Zeiten vor, wie viele Stunden ihr z. B. täglich lernen sollt. Jedoch sagen wir euch klipp und klar, in welcher Reihenfolge ihr euch welche Fähigkeiten aneignen sollt:

1. Arbeitet unbedingt zuerst das Diagnostik-Kapitel für *Implikationen erkennen* intensiv mit Bedacht, Geduld und Konzentration durch (➤ 10.2.3) – und zwar bis ihr das Thema richtig **verstanden** habt.
2. Dann übt ihr eure Fähigkeit, **Euler-Diagramme** zu erstellen und diese korrekt zu interpretieren.
3. Danach übt ihr so viele Aufgabensets zu *Implikationen erkennen*, bis ihr bei Testsimulationen **alle Punkte** habt. Wirklich alle Punkte. Das sollte spätestens bis einen Monat vor dem MedAT geschehen sein.
4. Immer wieder prüfen (wir empfehlen 2 × pro Woche), ob ihr noch alle Punkte bekommt.

Notizen

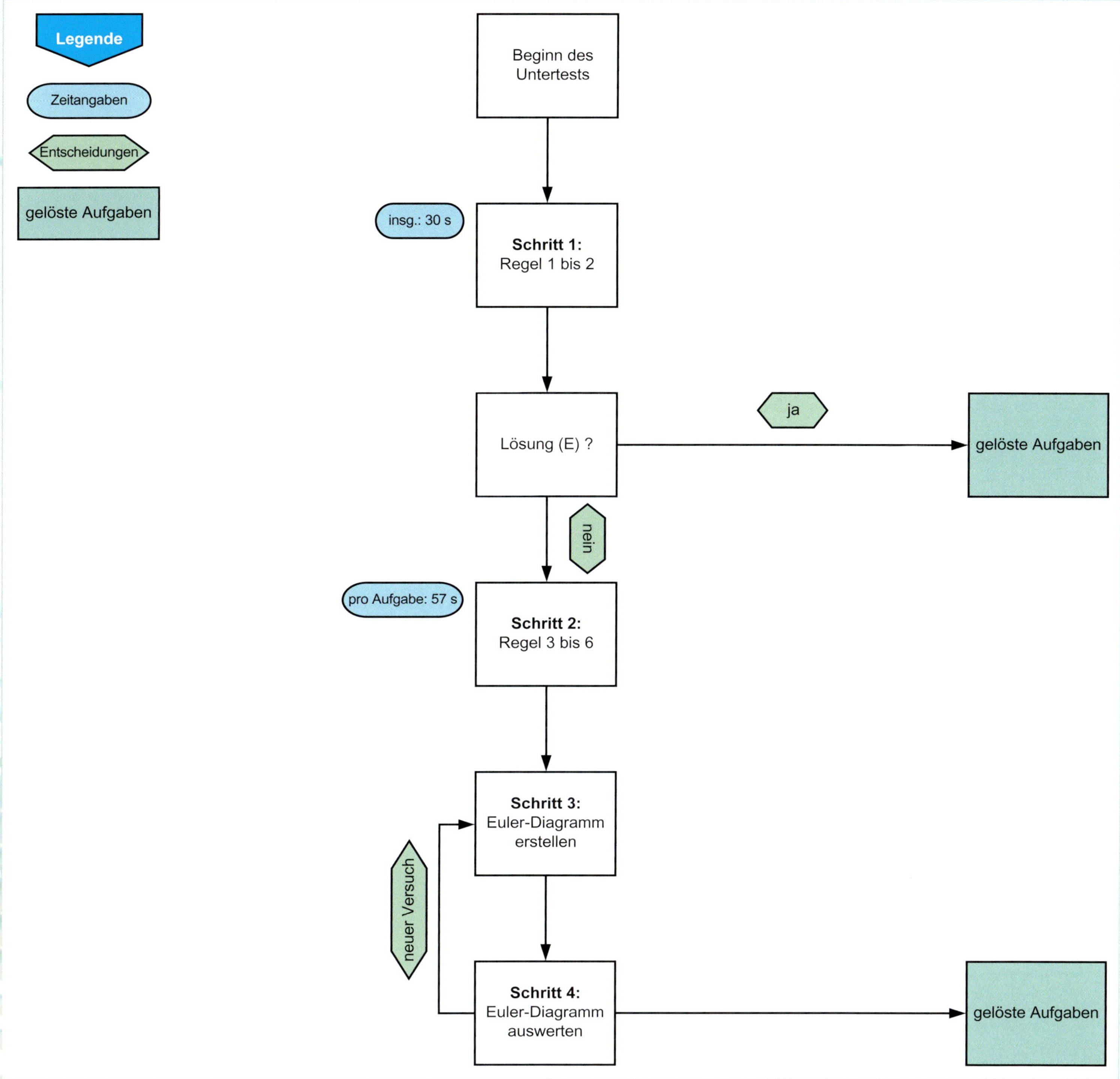

Abb. 10.15 Entscheidungsbaum *Implikationen erkennen* [P605]

TRICKKISTE Bei den ersten Malen, bei denen ihr Übungssets zum Thema *Implikationen erkennen* absolviert, empfehlen wir euch, die Prämissen immer mit den 27 gültigen Lösungen zu vergleichen und nachzuvollziehen.

Notizen

10.3 Beispielaufgaben

10.3.1 Aufgaben

Erstes Aufgabenset

1. Einige A sind B.
Alle A sind C.

(A) Alle C sind B.
(B) Einige B sind C.
(C) Alle B sind keine C.
(D) Einige C sind keine B.
(E) Keine Antwort ist richtig.

2. Einige CD sind SL.
Alle AL sind keine CD.

(A) Einige SL sind keine AL.
(B) Alle SL sind keine AL.
(C) Einige SL sind AL.
(D) Alle SL sind AL.
(E) Keine Antwort ist richtig.

3. Alle WK sind keine CX.
Alle KU sind keine WK.

(A) Einige CX sind keine KU.
(B) Alle KU sind CX.
(C) Alle CX sind keine KU.
(D) Einige KU sind CX.
(E) Keine Antwort ist richtig.

4. Einige Kartoffeln sind Zungen.
Alle Hanteln sind Zungen.

(A) Alle Kartoffeln sind Hanteln
(B) Einige Kartoffeln sind keine Hanteln
(C) Alle Kartoffeln sind keine Hanteln
(D) Einige Kartoffeln sind Hanteln
(E) Keine Antwort ist richtig.

5. Alle HP sind QE.
Einige QE sind keine SG.

(A) Einige HP sind keine SG.
(B) Alle SG sind HP.
(C) Alle HP sind SG.
(D) Einige SG sind HP.
(E) Keine Antwort ist richtig.

Notizen

6. Einige Nägel sind Laryngographen.
   Alle Nägel sind Hunde

   (A) Einige Hunde sind keine Laryngographen.
   (B) Alle Laryngographen sind Laryngoskope
   (C) Alle Hunde sind Laryngographen.
   (D) Einige Hunde sind Laryngographen.
   (E) Keine Antwort ist richtig.

7. Alle Schlüssel sind Schemel.
   Einige Schlüssel sind Heugabeln.

   (A) Einige Heugabeln sind keine Schemel.
   (B) Alle Heugabeln sind Schemel.
   (C) Alle Heugabeln sind keine Schemel.
   (D) Einige Heugabeln sind Schemel.
   (E) Keine Antwort ist richtig.

8. Einige L sind keine S.
   Einige C sind L.

   (A) Alle C sind keine S.
   (B) Einige S sind C
   (C) Alle S sind C
   (D) Einige C sind keine S.
   (E) Keine Antwort ist richtig.

9. Alle RV sind keine AP.
   Einige SW sind RV.

   (A) Einige SW sind keine AP.
   (B) Einige SW sind AP.
   (C) Alle SW sind AP.
   (D) Einige AP sind SW.
   (E) Keine Antwort ist richtig.

10. Alle Keller sind Hamster.
    Einige Traktoren sind Keller.

    (A) Alle Hamster sind keine Traktoren.
    (B) Einige Hamster sind Traktoren.
    (C) Einige Hamster sind keine Traktoren.
    (D) Alle Hamster sind Traktoren.
    (E) Keine Antwort ist richtig.

Zweites Aufgabenset

1. Einige Lampen sind Hammer.
   Einige Hände sind Lampen.

   (A) Einige Hände sind keine Hammer.
   (B) Alle Hände sind keine Hammer.
   (C) Einige Hammer sind Hände
   (D) Einige Hände sind Hammer.
   (E) Keine Antwort ist richtig.

2. Alle Suppen sind keine Tastaturen.
   Alle Zähne sind Suppen.

   (A) Alle Zähne sind keine Tastaturen.
   (B) Einige Zähne sind keine Tastaturen.
   (C) Einige Zähne sind Tastaturen.
   (D) Alle Zähne sind Tastaturen.
   (E) Keine Antwort ist richtig

3. Alle Männer sind Kläranlagen.
   Alle Finger sind keine Kläranlagen.

   (A) Alle Finger sind keine Männer.
   (B) Alle Männer sind Finger.
   (C) Einige Finger sind Männer.
   (D) Einige Männer sind Finger.
   (E) Keine Antwort ist richtig.

4. Einige Steckdosen sind Tische.
   Alle Steckdosen sind Zungen.

   (A) Einige Zungen sind keine Tische.
   (B) Einige Tische sind keine Zungen.
   (C) Einige Zungen sind Tische.
   (D) Alle Zungen sind Tische.
   (E) Keine Antwort ist richtig.

5. Einige Pizzen sind Taschen.
   Alle Socken sind Taschen.

   (A) Alle Socken sind keine Pizzen.
   (B) Einige Socken sind Pizzen.
   (C) Alle Pizzen sind Socken.
   (D) Einige Socken sind keine Pizzen.
   (E) Keine Antwort ist richtig.

Notizen

6. Alle Chips sind keine Pubs.
Einige Gabeln sind Pubs.

(A) Einige Gabeln sind keine Chips.
(B) Alle Gabeln sind Chips.
(C) Einige Gabeln sind Chips.
(D) Alle Chips sind Gabeln.
(E) Keine Antwort ist richtig.

7. Einige Bücher sind keine Inuits.
Alle Pizzen sind Inuits.

(A) Einige Bücher sind keine Pizzen.
(B) Alle Bücher sind keine Pizzen.
(C) Einige Bücher sind Pizzen.
(D) Alle Bücher sind Pizzen.
(E) Keine Antwort ist richtig.

8. Alle Jägermeister sind Nerds.
Einige Flaschen sind keine Nerds.

(A) Einige Flaschen sind Jägermeister.
(B) Einige Flaschen sind keine Jägermeister.
(C) Alle Flaschen sind Jägermeister.
(D) Alle Flaschen sind keine Jägermeister.
(E) Keine Antwort ist richtig.

9. Einige Hosen sind Beine.
Einige Biere sind Hosen.

(A) Einige Biere sind Beine.
(B) Alle Biere sind Beine.
(C) Einige Beine sind Biere.
(D) Alle Biere sind keine Beine.
(E) Keine Antwort ist richtig.

10. Alle Könige sind Waldmeister.
Einige Gangmember sind Könige.

(A) Einige Waldmeister sind keine Gangmember.
(B) Alle Waldmeister sind Gangmember.
(C) Einige Waldmeister sind Gangmember.
(D) Alle Waldmeister sind keine Gangmember.
(E) Keine Antwort ist richtig.

Drittes Aufgabenset

1. Alle Schuhe sind keine Ochsen.
   Einige Palmen sind Schuhe.

   (A) Einige Palmen sind Ochsen.
   (B) Alle Ochsen sind Palmen.
   (C) Einige Palmen sind keine Ochsen.
   (D) Einige Ochsen sind Palmen.
   (E) Keine der Antwortmöglichkeiten ist korrekt.

2. Alle Konten sind Messer.
   Alle Konten sind Hundertwasserhäuser.

   (A) Alle Messer sind Hundertwasserhäuser.
   (B) Alle Messer sind keine Hundertwasserhäuser.
   (C) Einige Hundertwasserhäuser sind Messer.
   (D) Alle Hundertwasserhäuser sind Messer.
   (E) Keine der Antwortmöglichkeiten ist korrekt.

3. Alle Londoner sind Drogen.
   Alle Drogen sind Dachlatten.

   (A) Alle Londoner sind Dachlatten.
   (B) Alle Londoner sind keine Dachlatten.
   (C) Einige Londoner sind Dachlatten.
   (D) Einige Londoner sind keine Dachlatten.
   (E) Keine der Antwortmöglichkeiten ist korrekt.

4. Alle Säfte sind Vektoren.
   Alle Staaten sind keine Vektoren.

   (A) Einige Säfte sind Staaten.
   (B) Alle Säfte sind keine Staaten.
   (C) Einige Staaten sind Säfte.
   (D) Alle Staaten sind Säfte.
   (E) Keine der Antwortmöglichkeiten ist korrekt.

5. Einige Gläser sind keine Mäuse.
   Alle Hunde sind Mäuse.

   (A) Alle Hunde sind Gläser.
   (B) Einige Hunde sind Gläser.
   (C) Einige Gläser sind keine Hunde.
   (D) Einige Gläser sind Hunde.
   (E) Keine der Antwortmöglichkeiten ist korrekt.

Notizen

6. Alle Turbinen sind keine Zähne.
Einige Zähne sind Hände.

(A) Alle Hände sind Turbinen.
(B) Einige Hände sind keine Turbinen.
(C) Einige Hände sind Turbinen.
(D) Alle Turbinen sind Hände.
(E) Keine der Antwortmöglichkeiten ist korrekt.

7. Alle Politiker sind keine Vektoren.
Einige Ochsen sind Politiker.

(A) Alle Vektoren sind keine Ochsen.
(B) Einige Vektoren sind keine Ochsen.
(C) Alle Ochsen sind Vektoren.
(D) Alle Ochsen sind keine Vektoren.
(E) Keine der Antwortmöglichkeiten ist korrekt.

8. Alle Araber sind Uhren.
Einige Klamotten sind Araber.

(A) Einige Uhren sind Klamotten.
(B) Einige Uhren sind keine Klamotten.
(C) Alle Uhren sind Klamotten.
(D) Alle Uhren sind keine Klamotten.
(E) Keine der Antwortmöglichkeiten ist korrekt.

9. Einige Staaten sind Teller.
Alle Staaten sind Kantone.

(A) Einige Teller sind Kantone.
(B) Einige Teller sind keine Kantone.
(C) Einige Kantone sind keine Teller.
(D) Alle Teller sind keine Kantone.
(E) Keine der Antwortmöglichkeiten ist korrekt.

10. Einige Kenner sind Polizisten.
Alle Meldezettel sind keine Kenner.

(A) Einige Polizisten sind Meldezettel.
(B) Alle Meldezettel sind keine Polizisten.
(C) Alle Meldezettel sind Polizisten.
(D) Alle Polizisten sind keine Meldezettel.
(E) Keine der Antwortmöglichkeiten ist korrekt.

Notizen

10.3.2 Lösungen

Aufgabenset 1

1 B; 2 A; 3 E; 4 E; 5 E; 6 D; 7 D; 8 E; 9 A; 10 B

Aufgabenset 2

11 E; 12 B; 13 A; 14 C; 15 E; 16 A; 17 A; 18 B; 19 E; 20 C

Aufgabenset 3

21 C; 22 C; 23 A; 24 B; 25 C; 26 B; 27 E; 28 A; 29 D; 30 E

Teil IV Sozial-emotionale Kompetenzen

IV

20-Tage-Lernplan		
Tag	**Thema**	**Übung**
Stichwort bzw. Testteil	Dieses Thema solltest du lernen/bearbeiten	Im Lernskript oder auf get-to-med
Tag 8 Emotionen erkennen	• Einlesen in die Theorien & Bearbeitungsstrategien • Übungen zu Emotionen erkennen	Im Lernskript
Tag 9 Soziales Entscheiden	• Einlesen in die Theorien & Bearbeitungsstrategien • Übungen zu Soziales Entscheiden	Im Lernskript
Tag 10 Sozial-emotionale Kompetenzen (SEK)	• Übungen zu Emotionen erkennen • Übungen zu Soziales Entscheiden	Im Lernskript
Tag 11 Simulation (SEK)	• Emotionen erkennen *10:50 – 11:05 Uhr* • Soziales Entscheiden *11:05 – 11:20 Uhr*	Im Lernskript (Abschnitt V *Testsimulationen*)

KAPITEL

11 Sozial-emotionale Kompetenzen

Sinan Barus

„Lupus est homo homini, non homo, quom qualis sit non novit."
„Ein Wolf ist der Mensch dem Menschen, kein Mensch, solange er nicht weiß, welcher Art der andere ist."
aus der Komödie *Asinaria* des Titus Maccius Plautus

Der Testteil „Sozial-emotionale Kompetenzen" hat einen Anteil von 10 % am MedAT und besteht aus zwei Teilen: den Aufgaben zum sozialen Entscheiden und denen zum Erkennen von Emotionen. Zu diesen beiden Teilen werden im Test **jeweils 10 Aufgaben** gestellt, die in **jeweils 15 Minuten** bearbeitet werden müssen. Die Teile wurden 2015 (*Soziales Entscheiden*) und 2017 (*Emotionen erkennen*) zum MedAT hinzugefügt (➤ 3.1.1).
Die sozial-emotionalen Kompetenzen werden zu den sogenannten **Soft Skills** gezählt. Zu den Soft Skills gehören Dinge wie persönliche Kompetenz (der Umgang mit sich selbst), die soziale Kompetenz (der Umgang mit anderen Menschen) oder auch die methodische Kompetenz (das Beherrschen und Erlernen von Methoden und Techniken).
Diesen Soft Skills stehen die **Hard Skills** gegenüber, die auch unter dem Begriff Fachkompetenz zusammengefasst werden. Diese Fähigkeiten umfassen spezifisches Fachwissen, Erfahrung, Verständnis und Fach- und Sachkunde, also Kenntnis von fachspezifischen Termini, Methoden, Themen, Standards und Gefahren und außerdem die fachgerechte Anwendung derselben.
Im Vergleich zum BMS (*Basiskenntnistest für Medizinische Studien*), also dem Testteil, in dem naturwissenschaftliches Fachwissen stellvertretend für die Hard Skills abgefragt wird,[1] stellen die allgemeinen kognitiven Fähigkeiten und sozialen Kompetenzen als Soft Skills also einen relativ harten Kontrast dar. Wissen und Fakten können wir uns vergleichsweise einfach aneignen, wenn wir uns eingehend und ausreichend strukturiert mit der Materie befassen. Dies begünstigt folglich auch die relativ leichte Abprüfbarkeit des entsprechenden Fachwissens. Im Gegensatz hierzu stellen die Soft Skills eine Gruppe von Fähigkeiten dar, die sich schlechter greifen und somit auch schlechter prüfen lassen. Die Natur dieser Fertigkeiten begründet auch, dass diese generell mit anderen Ansätzen trainiert werden müssen als beispielsweise reines Faktenwissen. Es sei aber gesagt, dass sie sehr wohl erlernbar sind.
Sozial-emotionale Kompetenzen sind, wie bereits erwähnt, relativ schlecht greif- und quantifizierbare Fähigkeiten. Es erscheint allerdings sinnvoll, dass in Hinblick auf das spätere Tätigkeitsfeld auch solche Kompetenzen von Medizinstudenten gefordert werden. Mediziner treten jeden Tag in Kontakt mit Menschen und sehen sich mit Situationen konfrontiert, die einen richtigen Umgang und sozial-emotional intelligentes Entscheiden erfordern, sei es bei einer durchdachten Anamnese, einem Aufklärungsgespräch oder dem Gespräch mit den Angehörigen. Die Rolle, die Einfühlungsvermögen sowie soziale und emotionale Intelligenz in diesem Zusammenhang spielen, wird zwar gemeinhin oft diskutiert, aber generell eher schlecht gefördert, gelehrt und unterstützt.
An dieser Stelle soll auch das Biopsychosoziale Modell der Medizin Erwähnung finden, das besagt, dass die biomedizinisch-naturwissenschaftliche Betrachtungsweise um die Körper-Seele-Einheit erweitert werden sollte, um ein möglichst umfassendes Bild vom Menschen, seiner Funktionsweise und seinen Krankheiten zeichnen zu können. Dieses Modell, mit dem ihr im Studium noch des Öfteren in Berührung kommen werdet, liegt vor allem auch den psychologischen Theorien zur Kognition und zu den sozial-emotionalen Fähigkeiten des Menschen zugrunde, mit denen wir uns in diesem Kapitel befassen werden.

[1] Tafrali/Windisch/Hagen: MedAT 2020/2021 – Das Lernskript für den BMS. 2. Aufl. München 2020.

NICE TO KNOW/FUN FACT Das **Biopsychosoziale Modell** (➤ Abb. 11.1) sieht sich als mittlerweile notwendige Ergänzung zum biomedizinisch-naturwissenschaftlichen Ansatz in der Medizin. Es besagt, dass die naturwissenschaftlich geprägten Vorstellungen des menschlichen Körpers und der Entstehung seiner Krankheiten um die sogenannte Körper-Seele-Einheit (*body mind unity*) erweitert werden müssen, um einen möglichst ganzheitlichen Blick auf Gesundheit und Pathologien des Menschen erlangen zu können. Psychische Vorgänge haben hierdurch immer eine physiologische Entsprechung. Der Mensch kann auch nicht mehr als alleinstehende Entität betrachtet werden, sondern muss immer im Kontext mit Körper, Seele und Umwelt, in die er eingebettet ist, bewertet werden. Hieraus ergeben sich natürlich auch Konsequenzen für Diagnostik, Therapie und Behandlung, sowie auch für das Arzt-Patienten-Verhältnis. Es ist Aufgabe des Arztes, alle Faktoren in seine Überlegungen mit einzubeziehen und dementsprechend anzuwenden.

Darüber hinaus sind eben genau diese Kompetenzen gute und wichtige Fähigkeiten für mündige Menschen im Allgemeinen. Wir sind alle an einem guten und angemessenen Umgang interessiert, der ein angenehmes Miteinander der Menschen möglich macht. Gesellschaftliche Stabilität und Produktivität sind in hohem Maße auch von der umfassenden Bildung der Menschen abhängig, die nicht nur Fachwissen beinhaltet, wie das Eingangszitat andeutet. Nicht nur deshalb ist es wichtig, dass sich jeder Mensch die Entwicklung dieser Fähigkeiten zum Ziel setzt und gerade junge Menschen das Studium als Lebensabschnitt begreifen, in dem sie sich mit **kritischem und immer fragendem Blick** mit sich selbst und mit ihrem Umfeld auseinandersetzen sollten, um später einen Beitrag zum Wohle aller Menschen leisten zu können.

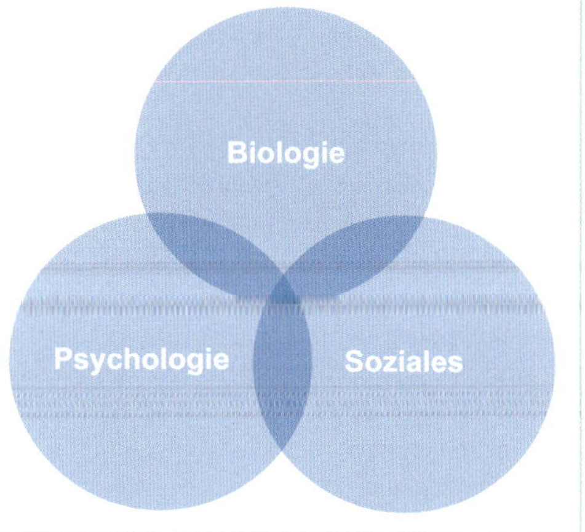

Abb. 11.1 Biopsychosoziales Modell [P604]

Es lässt sich wohl über den Sinn und die Möglichkeit diskutieren, gerade solche Fähigkeiten in einem Test abzuprüfen, nicht aber über die Bedeutung, die sozial-emotionale Kompetenzen im Leben eines jeden Einzelnen von uns haben.

Aus all dem Genannten ergibt sich auch, dass wir in diesem Kapitel vergleichsweise viel Theorie und viele Modelle kennenlernen werden, die sich vielleicht nicht immer 1:1 auf die Aufgaben anwenden lassen. Dies ist vor allem der schlechten Greifbarkeit und damit auch schlechten Abprüfbarkeit der Fähigkeiten dieses Testteils geschuldet. Seid deshalb dazu eingeladen, diese Informationen als Mehrwert zu sehen, den ihr auch als Grundlage für das eigene Denken benutzen könnt und der im Gegensatz zum sturen Lernen auf den Test hin steht.

Auch wenn wir euch gerne für das Bestehen des MedAT so konkrete Unterstützung wie möglich mitgeben wollen – um einen etwas ausführlicheren theoretischen Unterbau kommen wir nicht herum.

KAPITEL

12 Emotionen erkennen

Sinan Barus

12.1 Einführung

EMPFOHLENER ZEITPUNKT: TAG 8 Nach dem 20-Tage-Lernplan steht dieses Kapitel für **Tag 8** an. Ihr solltet Euch hierfür **einen ganzen Tag** Zeit nehmen.

Im Jahr 2017 wurden die sozial-emotionalen Kompetenzen um das *Erkennen von Emotionen* erweitert. Der Aufgabenstil des bereits 2015 eingeführten Untertests *Soziales Entscheiden* (➤ Kap. 13) wurde hier fortgeführt: Es wird eine Person in einer Situation beschrieben, als Antwortmöglichkeiten werden fünf Alternativen angegeben, wie sich die Person in der Situation fühlen könnte. Die Antworten werden in eine Antwortmatrix eingetragen und nach „eher wahrscheinlich" und „eher unwahrscheinlich" klassifiziert.

Wie viele Aufgaben muss man in welcher Zeit absolvieren?

- **10 Aufgaben** in **15 Minuten**
- Pro Aufgabe **1 Minute und 30 Sekunden**

Welche Fähigkeiten werden geprüft?

- **Einfühlungsvermögen**
- Fähigkeit zum **Herauslesen von Gefühlen** einer Person in einer Situationsbeschreibung

Wie sehen die Aufgaben aus?

Aufgabenstellung

Die Aufgabenstellung sieht **kurze Situationsbeschreibungen** vor, in denen Personen in **alltäglichen Situationen** dargestellt werden. Überwiegend sind dies Situationen, die prekäre und komplexe emotionale Zustände hervorrufen.

Antwortmöglichkeiten

Die Antwortmöglichkeiten umfassen **fünf Gefühle bzw. Emotionen,** die für die zuvor gegebene Situationsbeschreibung entweder der Möglichkeit „eher wahrscheinlich" oder „eher unwahrscheinlich" zugeordnet werden müssen. Dies ist also ein Untertest, der kein klassisches *Multiple Choice* verwendet; die Antwortmöglichkeiten müssen vielmehr in eine **Antwortmatrix** eingetragen werden.

Beispiel

Eine Aufgabe dieses Untertests könnte folgendermaßen aussehen:
Maria ist Studentin und hat dementsprechend begrenzte finanzielle Mittel. Um Geld zu sparen, fährt sie viel mit dem Fahrrad. Durch die häufige Nutzung ist dieses aber schon länger reparaturbedürftig, besonders die Bremsen sind in Mitleidenschaft gezogen und funktionieren nicht einwandfrei. Eines Tages, auf dem Weg zum Supermarkt, übersieht sie beim Abbiegen einen älteren Herrn, der gerade sehr langsam die Straße überquert. Sie verursacht wegen ihrer schlecht funktionierenden Bremsen einen Unfall, bei dem sich der ältere Mann den Oberschenkelknochen bricht und große Schmerzen hat. Wie fühlt sich Maria in dieser Situation?

	eher wahrscheinlich	eher unwahrscheinlich
Sie ist hoffnungsvoll.	☐	☐
Sie fühlt sich schuldig.	☐	☐
Sie empfindet Reue.	☐	☐
Sie ist verärgert.	☐	☐
Sie ist besorgt.	☐	☐

Notizen

Was muss man bei den Aufgaben beachten?

Laut den offiziellen Unterlagen des MedAT sollen diese Aufgaben die Fähigkeit prüfen, aus einer Beschreibung von Personen und Situationen herauszulesen, wie sich eine bestimmte Person in diesen Situationen wahrscheinlich fühlt. Für den Aufbau einer vertrauensvollen Beziehung sei es eine wesentliche Voraussetzung, dass man sich in andere Personen einfühlen könne. Das ist im Grunde natürlich nicht verkehrt, aber auch bei diesem Untertest zeigt sich die durchaus schwierige Abprüfbarkeit von Aspekten dieses Themas, da sich diverse Fragen aufdrängen, die euch nach den ersten Übungs- und Beispielaufgaben vertraut vorkommen könnten, die Ihr Euch aber genau nicht stellen sollt.

Völlig verständlich, dass ihr euch einige der folgenden Fragen beim Bearbeiten stellen werdet, deshalb sind hier beispielhaft ein paar davon aufgeführt. Beachtet bitte, dass diese Fragen meistens **nicht relevant** sind. Wir haben sie deshalb aufgeführt, um euch die Identifizierung dieser Fragen etwas leichter zu machen.

- **Wie ist die Person in diese Situation gekommen?** Was hat dazu geführt? Was ist davor passiert? Wir können aus einer kurzen Situationsbeschreibung schlecht Informationen in dem Umfang entnehmen, wie wir sie vielleicht zur eindeutigen Beantwortung der Frage benötigen würden. Auch können wir die Situation und damit die Gefühle der Person schlechter in einen größeren Kontext einordnen. Dies kann allerdings unter Umständen wichtig sein, da Emotionen von verschiedenen Faktoren beeinflusst werden, wie wir noch sehen werden.
- **Wie ist die Person veranlagt?** Neigt die Person zu bestimmten Emotionen eher als zu anderen? Wie ist das Gemüt der Person? Zur Beantwortung der Fragen sind auch dies Überlegungen, die unter Umständen mit einbezogen werden müssen. Im Alltag tun wir dies ja immer ganz automatisch.
- **Was geschieht außerdem gerade noch?** Um uns ein möglichst umfassendes Bild von einer Situation machen zu können, sammeln wir als Menschen gerne so viele Informationen wie möglich.
- Was ist mit Mischemotionen, also **„gemischten Gefühlen"?** Emotionen sind doch nicht immer so klar, wie in den Antwortmöglichkeiten angegeben?
- **Was ist überhaupt eine Emotion? Was ein Gefühl?**
- Wie kann etwas derart Komplexes wie diese Fähigkeiten überhaupt sinnvoll abgefragt werden? **Was soll das überhaupt?**

Meist drängen sich Fragen dieser Art ohne unser Zutun auf und stehen uns bei der Beantwortung im Wege, ob wir es wollen oder nicht. Um das zu vermeiden, wollen wir uns einen Weg erarbeiten, wie sie an Bedeutung verlieren. Meist sind sie nämlich **irrelevant** und rauben uns nur Gedächtniskapazität und einen klaren Blick auf die Aufgabe.

Was auch uns schleierhaft geblieben ist, ist, wie eine vollständige und möglichst sinnvolle Abprüfbarkeit einer solch komplexen Fähigkeit möglich sein soll, wenn gerade die essenziellen Bestandteile seitens der Testersteller leider eliminiert werden.

Es geht bei den Aufgaben **ausschließlich um die gegebene Situation** und die darin agierenden Personen. Ihr solltet also ausschließlich mit den **vorliegenden Informationen** arbeiten, alle anderen sind irrelevant!

12.2 Lehrkapitel

12.2.1 Status praesens

Bevor wir mit den Bearbeitungsstrategien des Untertests *Emotionen erkennen* beginnen, möchten wir euch bitten, euch auf einem Timer **15 Minuten** einzustellen und das **erste Aufgabenset** aus dem ➤ 12.3 in dieser Zeit zu bearbeiten.

Fertig? Dann schreibt euch hier euer Ergebnis auf: ___ (10)

12.2.2 Anamnese

Ohne gezielte Vorbereitung werden euch einige Aufgaben sicher schwer gefallen sein. Dabei kann es insbesondere sein, dass ihr euch bei der einen oder anderen Aufgabe oder Antwortmöglichkeit einfach nicht ganz sicher wart – das ist völlig normal. Ihr solltet euch deshalb im Notizbereich unbedingt eure **Stärken und Schwächen** aufschreiben, die ihr bei der Bearbeitung dieses Untertests erkannt habt. Geht hierbei ehrlich, gewissenhaft und gründlich vor.

Auch fertig? Gut. Von diesem Punkt an solltet ihr die nächsten Kapitel stets mit dem Fokus auf das **Verbessern eurer Schwächen** bearbeiten.

12.2.3 Diagnostik

In diesen Kapiteln wollen wir uns sowohl mit den **Grundlagen** der Emotionen und Gefühle beschäftigen als auch mit den **Strategien,** die Bearbeitung dieses Untertests leichter machen. Hierzu müssen wir uns zunächst mit relativ viel trockender Theorie beschäftigen. Wenn ihr euch darauf einlasst, werdet ihr allerdings sehen, dass auch das sehr interessant sein kann und euch außerdem eine gute Basis für die Beantwortung der Aufgaben bieten kann.

Wie wir noch sehen werden, ist es richtig, dass Emotionen von **verschiedensten Faktoren** beeinflusst werden, nicht immer klar diskriminierbar sind und auch von äußeren Umständen abhängen. Das Innenleben des Menschen ist unheimlich komplex und kompliziert. Um dies zu verdeutlichen, werden wir im Folgenden zunächst die Emotionen klar von anderen, verwandten Begriffen wie zum Beispiel dem Gefühl abgrenzen. Wenn die Verwirrung beseitigt und der Blick wieder etwas klarer und fokussierter ist, lassen sich die meisten Aufgaben auch gut lösen.

Begriffsbestimmungen

Die in den folgenden Kapiteln benutzten begrifflichen Abgrenzungen sind **nicht eindeutig** und sollen auch nicht so verstanden werden, sondern zeichnen sich durch unzählige **Überschneidungen** und wechselwirkende **Zusammenhänge** aus, die auch in der Fachliteratur so beschrieben sind. Wir werden allerdings versuchen, etwas Licht in das Dunkel dieser psychologisch-theoretischen Untiefen zu bringen und die zahlreichen Verwirrungen etwas zu entzerren.

Empathie vs. Mitgefühl

Wichtig an dieser Stelle ist die Abgrenzung der Empathie vom Mitgefühl. Diese Begriffe werden oft gleich verwendet, bezeichnen aber völlig unterschiedliche Dinge (➤ Tab. 12.1).

DEFINITIONEN & INFORMATIONEN Unter **Empathie** versteht man die Fähigkeit und Bereitschaft zum Erkennen und Verstehen von Empfindungen, Gedanken, Emotionen, Motiven und Charakterzügen anderer Personen. Man kann sie also auch als Kompetenz der emotionalen Resonanz anderer bezeichnen. Die Grundlage für die Empathie bildet die **Selbstwahrnehmung:** Ein Mensch hat ein umso höheres empathisches Vermögen, je bewusster ihm die eigenen Emotionen sind. Die Empathie an sich ist nicht, wie weitläufig angenommen, mit einer positiven Gemütserregung verbunden, sondern bezeichnet tatsächlich nur die beschriebene Fähigkeit, die ohne Wertung und Färbung durch Gefühle auskommt.
Eng verbunden hiermit ist das **Mitgefühl,** das aber laut neuerer Hirnforschung eine klar abgrenzbare soziale Emotion darstellt. Mitgefühl geht mit einer echten positiven Gemütserregung einher und ist mit Belohnung, Zugehörigkeit und prosozialem Verhalten assoziiert. Es bildet die Grundlage für echte Anteilnahme und für die Bereitschaft, anderen zu helfen.
Die Empathie ist also die Voraussetzung für Mitgefühl, beide werden aber teilweise von unterschiedlichen biologischen Systemen und Hirnstrukturen unterstützt.

Tab. 12.1 Empathie vs. Mitgefühl

Empathie	Mitgefühl
Fähigkeit zur emotionalen Resonanz, Fähigkeit zur Einnahme der Sichtweise anderer	Grundlage für echte Anteilnahme und dafür, anderen zu helfen
ohne positive Gemütserregung	mit positiver Gemütserregung
ohne subjektive Wertung durch Gefühle	in erheblichem Maße durch Gefühle beeinflusst und subjektiv gefärbt, assoziiert mit prosozialem Verhalten

Es liegt auf der Hand, dass beides, wohlgemerkt in richtigem Maße, wichtige Fähigkeiten für Mediziner darstellen. Empathie und Mitgefühl als soziale Emotionen sind ein wichtiger Baustein für eine fruchtbare Arzt-Patient-Beziehung und darüber hinaus, wie alle sozial-emotionalen Kompetenzen, auch wichtige Aspekte der sozialen und emotionalen Intelligenz in allen Bereichen des Lebens.

Fühlen und Gefühl

DEFINITIONEN & INFORMATIONEN Das **Gefühl** ist ein Begriff aus der Psychologie und dient der Zusammenfassung und Beschreibung verschiedenster psychologischer Erfahrungen und Reaktionen. Zu diesen zählen beispielsweise Freude, Ärger, Wut, Angst, Eifersucht u. v. m.
Das **Fühlen** bezeichnet die Verarbeitung von Reizen, die uns durch unsere Sinnesorgane zugänglich gemacht werden.

Gefühle sind das Produkt des Prozesses des Fühlens, sie sind uns psychologisch zugänglich und erfahrbar, begründen sich jedoch nicht ausschließlich in reiner Reizverarbeitung, sondern auch in unserer **eigenen Beurteilung,** die Teil dieses Prozesses ist. Sie sind also auch genauso subjektiver Ausdruck des eigenen Ichs, wie sie das Produkt der Verarbeitung von Daten aus der Umwelt sind. Wie leicht zu erkennen ist, verschwimmt hier die Grenze zwischen Innen- und Außenleben des Menschen. Wir sind durch die konstante Interaktion mit unserem Umfeld und die wechselseitige Beeinflussung durch unser Umfeld tief in die Umwelt eingebettet, was auch unsere meist unbewussten Handlungsstrukturen in erheblichem Maße beeinflusst.
Neben diesem Einfluss auf unsere Sichtweise der Welt sind Gefühle ein maßgeblicher Faktor bei der Einordnung von Handlungen im Allgemeinen. „Etwas fühlt sich falsch an" ist nicht nur eine objektive Beschreibung einer Sache, die in der Außenwelt passiert, sondern ebenso eine psychologische Einordnung, die sich durch die Zuteilung eines Wertes durch die eigene Subjektivität ergibt. Klar ist außerdem, dass hierdurch Einfluss auf das darauffolgende, reaktive Handeln dieses Menschen genommen werden muss. Da Gefühle den jeweiligen Inhalten Werte zuteilen, sind sie eng mit dem Wertesystem eines Menschen und seinem daraus folgenden Handeln und ethischen Verhalten verknüpft.
Das Fühlen und das Gefühl sind also die **Grundlage** für viele weitere psychologische Vorgänge.

Notizen

Affekt

DEFINITIONEN & INFORMATIONEN Der **Affekt** basiert auf dem Begriff des Gefühls. Er bezeichnet eine vorübergehende, teils sehr heftige **„Gefühlswallung"**, die ihren Ursprung in äußeren Anlässen, aber auch in inneren psychischen Vorgängen haben kann.

Der Affekt ist aufgrund der zeitlich kürzeren Gefühlstönung allerdings abzugrenzen von der *Stimmung*. Er wird also im Vergleich (auch zur Emotion) eher kurz und intensiv erlebt. Des Weiteren ist der Affekt charakterisiert durch ein **tiefes Erleben** und ein **eingeengtes Bewusstsein.** Dies zieht nach sich, dass der Mensch den Affekt als **schwer kontrollierbar** erlebt und sich in seinem rationalen Urteilsvermögen sowie in seiner willkürlichen Kontrolle eingeschränkt sieht. Da der Affekt eng mit körperlichen Phänomenen assoziiert und auch eng mit dem Verhalten eines Menschen in Verbindung steht, wird dies sogar in der Gesetzgebung bei einer sog. Affekttat berücksichtigt, die unter Umständen sogar die Schuldfähigkeit eines Straftäters in Frage stellen kann.
Beschrieben nach dem *Affektsystem nach Krause* (s.u.) hat der Affekt drei Dimensionen:

- Die **expressive Komponente** verleiht dem jeweiligen Affekt einen Ausdruck, beispielsweise kann das Weinen ein Ausdruck von Trauer sein.
- Die **physiologische Komponente** bezeichnet die mit dem Affekt verbundenen körperlichen Vorgänge. Als Beispiel kann hier die Tachykardie, also die Erhöhung der Herzfrequenz bei Wut genannt werden.
- Die **motivationale Komponente** beinhaltet die Reaktionen, die aus dem Affekt heraus motiviert werden. Hierzu zählt zum Beispiel das Herumspringen eines freudigen Kindes.

Es wird hier bereits deutlich, dass der Affekt nicht eindeutig von der Emotion zu trennen ist. Er ist der Emotion zugeordnet und bringt diese in Gang, die Grenzen sind hierbei jedoch sehr unscharf.

Stimmung

DEFINITIONEN & INFORMATIONEN Als **Stimmung** bezeichnet man laut Definition eine Form des angenehmen oder unangenehmen Fühlens, das den **Hintergrund menschlichen Erlebens** bildet. Die Stimmung ist eine **länger anhaltende** Gemütsbewegung, also sozusagen die Gemütsverfassung, die immer positiv oder negativ behaftet ist.

Auf den Begriff des Gemüts werden wir später noch näher eingehen. Die Stimmung jedenfalls ist von vielen Faktoren abhängig, darunter zum Beispiel von Emotionen und Gefühlen, allerdings auch vom biologischen Zustand und der Befindlichkeit des Menschen.
Im Vergleich zu Emotionen und Gefühlen wird die Stimmung eher **schwächer und weniger intensiv** vom Individuum erlebt, sie bildet also eher einen länger andauernden, emotionalen Hintergrund. Die Stimmung stellt sozusagen die psychologische, eher diffuse und nicht klar abgrenzbare „Grundierung" dar, auf der sich das weitere Geschehen abspielt. Hierdurch kann sie unter Umständen auch großen Einfluss auf viele weitere psychologische und kognitive Aspekte nehmen, so wirkt sie sich beispielsweise auf Lernprozesse, Handlungsweisen und soziale Interaktionen, auf ethische und moralische Wertungen und sogar auf physiologische Prozesse aus.

Emotion

Auch wenn der Begriff schon gefallen ist: Um die Emotion sinnvoll und klar von anderen, aber doch eng verwandten Begriffen abgrenzen zu können, wollen wir uns noch etwas ausführlicher damit beschäftigen.

DEFINITIONEN & INFORMATIONEN Unter einer **Emotion** versteht man laut Definition eine Gemütsbewegung im Sinne eines Affektes, aber umfassend gesehen ein sehr komplexes Phänomen, das psychische, aber auch psychophysiologische Aspekte mit einschließt.

Die Emotion lässt sich also unter anderem durch ihre **Komplexität** vom Gefühl unterscheiden, das eher „nur" ein versprachlichtes Erleben von psychischem Vorgängen darstellt. Weiterhin ist sie dadurch abgrenzbar, dass sie immer **bewusst erlebt** wird, sich eher **weniger diffus** darstellt, da sie eine **klare Dauer,** einen Anfang und ein Ende hat, sich in ihrer Intensität zwischen Affekt und Stimmung bewegt und dass sie **objektbezogen** ist.
In ihren Qualitäten kann man Emotionen in sechs Komponenten unterteilen:

- Die **sensorische Komponente** bezeichnet das Aufnehmen von Reizen aus der Umwelt. Das Wahrnehmen eines Ereignisses kann eine emotionale Reaktion in Gang setzen und steht daher am Beginn der Emotionsentwicklung.
- Die **kognitive Komponente** erweitert das bloße Wahrnehmen eines Ereignisses um all die psychischen Vorgänge, die die menschliche Kognition kennzeichnen. Hierzu gehört zum Beispiel das Herstellen eines

Bezuges zum Reiz oder das subjektive Werten und Einordnen. Schon auf dieser Ebene gibt es eine Vielzahl von Faktoren, die den ganzen Prozess beeinflussen können, da die Kognition z. B. vom seelischen und körperlichen Zustand, vom persönlichen Wertesystem oder bevorzugten Handlungs- und Denkmuster abhängig ist. Diese Komponente entspricht außerdem dem Erleben der Emotion.

- Die **physiologische Komponente** beschreibt die Gesamtheit der physiologischen Prozesse, die der Prozess der Emotionsentstehung hervorruft (z. B. das Ausschütten von Neurotransmittern und Hormonen). Diese körperliche Reaktion ist abhängig von der vorhergehenden Bewertung und auch von der konkreten Situation. Dies ist eine weitere Abgrenzung zum Gefühl, dem Affekt oder zur Stimmung: Einer bestimmten körperlichen Reaktion lässt sich keine bestimmte Emotion zuordnen. Beispielsweise kann Tachykardie genauso durch Wut wie durch körperliche Aktivität bedingt sein.
- Die **motivationale Komponente** umfasst das Entstehen einer Handlungsintention, die sich in der Emotion als Reaktion auf ein Ereignis begründet sieht. Sie ist das Produkt der subjektiven Bewertung und wird gleichzeitig von der physiologischen Komponente beeinflusst.
- Die **expressive Komponente** bezieht sich schließlich auf die Art und Weise, wie sich eine Emotion ausdrückt. Gemeint ist hier hauptsächlich die nonverbale Ausdrucksweise von Emotionen. Die Basisemotionen (➢ Tab. 12.2, ➢ Abb. 12.1) sind jeweils an bestimmte neuronale Aktivierungsmuster gekoppelt, die auch in verschiedenen Individuen vergleichbar ähnlich aktiv werden und deshalb auch ähnliche bzw. gleiche Ausdrücke von Emotionen generieren. Beispielsweise ist Freude universell mit einem Hochziehen der Mundwinkel und dem Zeigen der Zähne, also dem Lächeln, verbunden. Diese Komponente ist auch maßgeblich an der Kommunikation mit anderen Menschen beteiligt.

Das, was wir als Emotion bezeichnen, ist also die Gesamtheit des dargestellten Prozesses. Es sollte nochmals erwähnt werden, dass es eine unvorstellbare Vielzahl von Faktoren gibt, die auf diesen Prozess einwirken können. Das Bild eines vereinfachten Prozesses, wie hier dargestellt, sollte mit Vorsicht genossen werden, da die Emotionsentstehung eher einem komplexen (nicht komplizierten) Prozess ähnelt.

DEFINITIONEN & INFORMATIONEN Es gibt einen bedeutenden Unterschied zwischen einem **komplizierten** und einem **komplexen System.** Dargestellt an einem Beispiel wird es vielleicht deutlicher: Das Einbahnstraßensystem von Florenz ist ein kompliziertes System. Komplex würde es, wenn sich die Richtungen der Einbahnstraßen abhängig vom Wetter ändern würden. Die Faktoren, die sich in einem komplexen System beeinflussen, sind also keineswegs feste Größen, sondern unterliegen teils unvorhersehbaren Schwankungen.

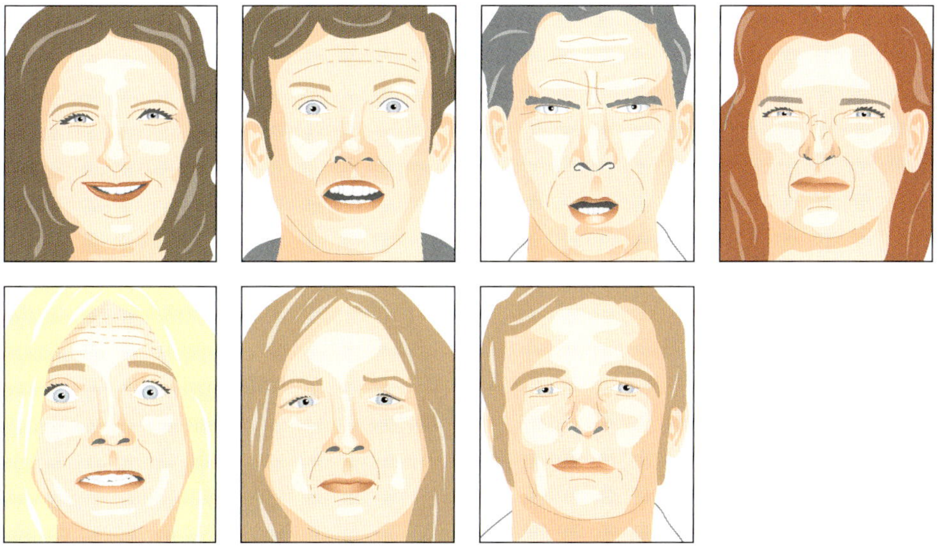

Abb. 12.1 Basisemotionen [L138]

Tab. 12.2 Die Basisemotionen nach Robert Plutchik

Emotion	Funktion
Angst	Schutz
Wut, Ärger	Zerstörung
Freude	Fortpflanzung
Trauer	Reintegration
Akzeptanz	Bindung
Ekel	Ablehnung
Erwartung	Erkundung
Überraschung	Orientierung

Emotionen haben weitreichenden Einfluss auf verschiedenste Bereiche unseres Lebens. Sie spielen eine zentrale Rolle in unserem **(unbewussten) Denken und Handeln,** sind also tief in uns verwurzelt und damit ein fundamentaler Bestandteil unseres Seins und unseres Uns-Selbst-Bewusstseins. Wir sind zutiefst soziale und emotionale Wesen, deren Denk- und Handlungsweisen von grundlegenden neuronalen Strukturen, die dies bedingen, bestimmt sind. Dies führt unter anderem dazu, dass emotional besetzte Inhalte und Ereignisse für uns eine relevantere Rolle spielen als solche, die es nicht sind. Emotionen beeinflussen unsere Aufmerksamkeit, unser Gedächtnis, die Urteile, die wir fällen, unser Denken und unsere Gesundheit, um nur einige Beispiele zu nennen. Sie sind also auch, oder besser gesagt in erster Linie, Richtungsweiser für unser Verhalten.

Klassifikation von Emotionen: Theorie der Basisemotionen

Auf der Suche nach einer Klassifikation von Emotionen findet sich immer wieder eine ganz bestimmte Theorie, wenn auch in verschiedenen Ausführungen. Diese Theorie nimmt an, dass es Basisemotionen (auch Grundgefühle genannt) gibt, die sich auf drei Analyseebenen der Psychologie, der motorischen, der physiologischen und der subjektiven Ebene, ähneln. Diese Emotionen sind solche, die kulturübergreifend als **wesentliche Bestandteile der menschlichen Existenz** angesehen werden. Sie sind außerdem mit spezifischen körperlichen Ausdrucksformen (z. B. Gesichtsausdrücken) verbunden und weisen auch gleiche bzw. ähnliche neuronale Aktivierungsmuster beim Erleben auf. Sie stellen sozusagen **evolutionär gewachsene, angeborene Standardantworten** auf Anforderungen der Verhaltenssteuerung dar, aus denen sich alle weiteren, komplexeren Emotionen zusammensetzen.
Aufgrund der Vielzahl von unterschiedlichen Forschungsergebnissen, die zu unterschiedlichen Mengen von Basisemotionen kommen, wollen wir uns hier einmal das relativ umfassende Schema von *Robert Plutchik* (1927–2006) anschauen. Laut seiner Forschung sind die Basisemotionen und ihre Funktionen die folgenden:
In seinem *Rad der Emotionen* stehen sich gegensätzliche Emotionen gegenüber, ähnliche Emotionen stehen nebeneinander (➢ Abb. 12.2). Laut Plutchik sind die Basisemotionen in ihrer Intensität abstufbar und von anderen Emotionen schlechter abgrenzbar, je weniger intensiv sie sind.

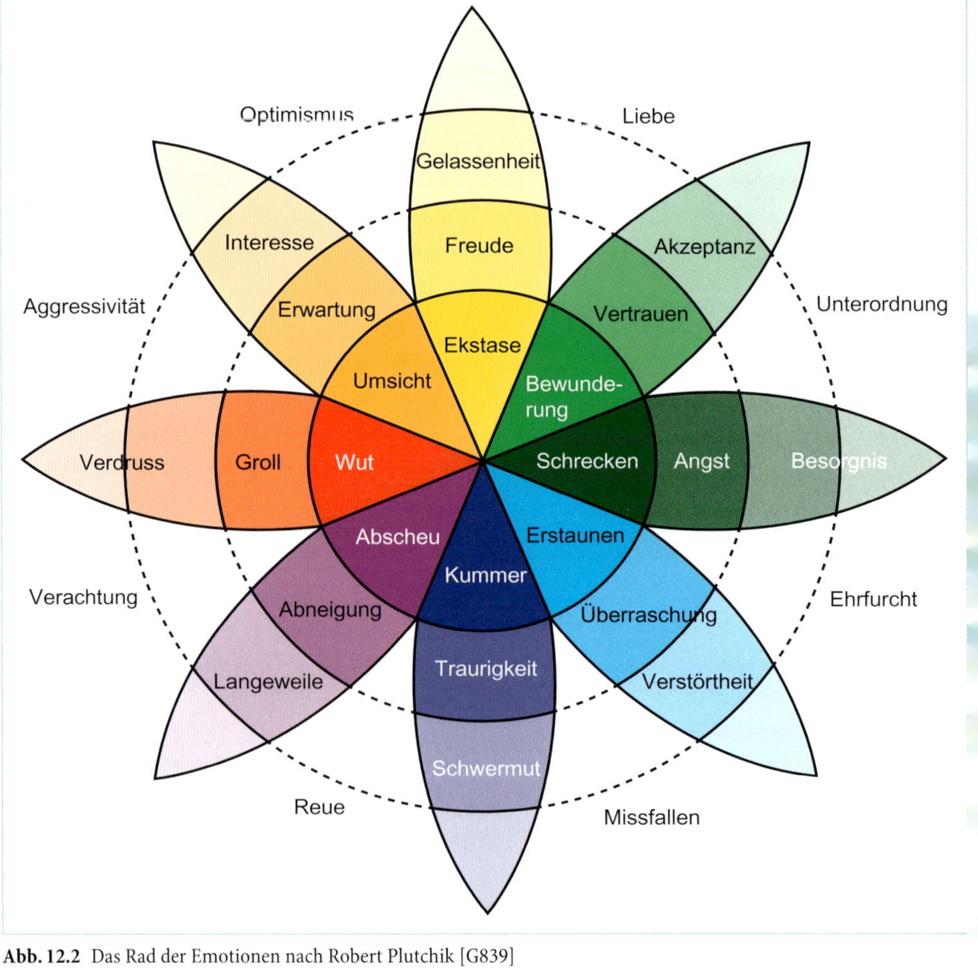

Abb. 12.2 Das Rad der Emotionen nach Robert Plutchik [G839]

Notizen

Affektivität/Gemüt

DEFINITIONEN & INFORMATIONEN Unter dem Begriff der **Affektivität** versteht man die **Gesamtheit des Gefühls- und Gemütslebens,** die sich aus Stimmung, Emotion und Motivation zusammensetzt, also die psychische und emotionale Gesamtsituation eines Menschen.

Die Affektivität eines Menschen ist auch eng mit dem verknüpft, was man als **Charakter** bezeichnet. Der etwas veraltete Begriff des Gemüts macht das auch noch einmal deutlich. Der Gesamtzustand des menschlichen Gefühlslebens ist also unterscheidbar von rein kognitiven Funktionen und den daraus folgenden Zuständen, die aber trotzdem die Grundlage für ihn bilden.

Verhalten

Das Verhalten soll an dieser Stelle nur kurz erwähnt werden; in erster Linie deshalb, weil unser Verhalten sehr stark von den bisher besprochenen psychischen Vorgängen abhängig ist. Emotionen haben einen großen Einfluss darauf, wie wir uns in bestimmten Situationen verhalten, genauso wie die Stimmung oder auch das Gemüt.

Forschungsergebnisse deuten darauf hin, dass die neuronalen Verschaltungen, die für die Entstehung von Emotionen verantwortlich sind, in einem phylogenetisch älteren Teil des Gehirns, vor allem im **limbischen System,** zu verorten sind. Dies erklärt auch den weitreichenden Einfluss, den Emotionen auf die kognitiven, biologischen und verhaltenssteuernden Vorgänge des Menschen haben. Sie sind so tief in uns und den Strukturen, die uns lenken und beeinflussen, verankert, dass wir dies gar nicht hinterfragen und auch oft nicht hinterfragen können, eben genau weil das, was wir sind und was uns ausmacht, so tief in Emotionen wurzelt.

Theorien und Modelle

Zur Entstehung von Gefühlen und Emotionen und zur Unterscheidung dieser Begrifflichkeiten gibt es verschiedene Theorien von einer Vielzahl von Autoren. Ein paar wenige sollen hier vorgestellt werden.

James-Lange-Theorie: Eine Ein-Komponenten-Theorie

Einen wesentlichen Beitrag zur Diskussion um die Emotionsentstehung leistet die *James-Lange-Theorie,* die fast gleichzeitig, aber unabhängig voneinander von *William James* im Jahre 1884 und *Carl Lange* im Jahre 1885 beschrieben worden ist. Sie besagt, dass Gefühle **Begleiterscheinungen körperlicher Vorgänge** seien, das heißt also, dass die Auslösung einer Emotion **unabhängig von ihrer kognitiven Bewertung** durch den sie erlebenden Menschen ist. Die Emotion sei sozusagen nur eine **psychisch-kognitive Folge der körperlichen Reaktion auf einen Reiz.** Man kann sich das ungefähr so vorstellen: In dem Moment, wenn beispielsweise ein Mensch einen Bären erblickt, erfolgen bei ihm zunächst reflexartige, körperliche Reaktionen, wie zum Beispiel das Weiten der Pupille, die Erhöhung der Herzfrequenz und das Zusammenziehen der Blutgefäße. Erst danach und wenn diese Reaktionen vom Menschen selbst bemerkt wurden, erfolgt die Bewertung, die letztendlich die Emotionsentwicklung weiterführt. James und Lange stützten dies erstens auf die zeitliche Trennung des emotionsauslösenden Reizes und seiner Bewertung, zweitens darauf, dass die Bewertung durchaus zur Emotion im Gegensatz stehen könne, und drittens auf die Möglichkeit, dass eine Emotion auch ohne eine Bewertung auftreten könne.

Diese Theorie stieß verständlicherweise auf einige Kritik, die wichtigste kam von Cannon und Bard.

Cannon-Bard-Theorie

Die *Cannon-Bard Theorie* (nach *Walter Cannon* und *Philip Bard*) ist eine Emotionstheorie, die eine Kritik an der James-Lange-Theorie darstellt. Sie besagt im Gegensatz zu dieser, dass sich die Emotionsentstehung **zeitgleich** mit der Bewertung durch das Individuum vollzieht. Die beiden Faktoren bedingen einander nicht, sondern seien **unabhängige Folgen auf denselben Reiz.** Sie sahen ihre Theorie durch einige wissenschaftliche Erkenntnisse bestätigt, wie zum Beispiel, dass die experimentelle Durchtrennung des Rückenmarks bei Hunden und Katzen und somit die Trennung des zentralen Nervensystems von vielen Reizen keine Änderung des emotionalen Erlebens nach sich zog. Des Weiteren würde die körperliche Reaktion auf einen Reiz mit anschließender Emotion zu lange dauern, um das plötzliche und spontane Auftreten von Emotionen erklären zu können. Und schließlich gäbe es keine Möglichkeit, von einem körperlichen Vorgang auf eine bestimmte Emotion zu schließen, da viele Emotionen mit denselben Reaktionen in Zusammenhang gebracht werden können.

Zwei-Komponenten-Theorie der Emotion nach Marañón

Die *Zwei-Komponenten-Theorie der Emotion* stellte der spanische Arzt *Gregorio Marañón* 1924 als Ergebnis seiner Forschungsbemühungen zur Psychologie und Psychopathologie vor. Marañón führte Forschungsreihen durch, in denen er gesunden und kranken Probanden parenteral Adrenalin applizierte und deren Reaktion und den Einfluss auf die Emotionsentstehung zu beurteilen versuchte. Er beobachtete nach der Verabreichung unterschiedlicher Dosen Adrenalin die Dauer, Latenzzeit, Intensität und Art

der Reaktion und fragte die Probanden zusätzlich nach empfundenen Emotionen. Die Reaktionen ließen sich auf der Ebene der Emotionen grob in zwei Klassen einteilen: 70 % der Befragten gaben an, vor allem körperliche Reaktionen zu verspüren, die aber auch mit Emotionen einhergingen. Diese Emotionen wurden allerdings als **unbestimmt und kalt** beschrieben, es wurde oft der Ausdruck der **„Als-ob-Gefühle"** verwendet („Als ob ich Angst hätte", „Als ob ich Freude empfände"). Die verbleibenden 30 % berichteten über **echte und vollständige Emotionen,** die meist negativ waren. Es gelang Marañón ebenfalls, Emotionen zu induzieren, indem er die Probanden aufforderte, vor und während des Verabreichens des Adrenalins an bestimmte Situationen, z. B. den Tod eines Familienangehörigen, zu denken. Es gelang ihm dadurch, die hervorgerufene Emotion auszulösen oder zu verstärken.
Hieraus schloss er, dass das Wahrnehmen körperlicher Veränderungen zwar eine notwendige Bedingung für die Entstehung von Emotionen sein müsse, jedoch keine hinreichende, sprich alleinige sein könne. Er postulierte daher eine Theorie, die zwei Komponenten der Emotionsentstehung, eine **körperliche und eine psychische,** berücksichtigte. Die körperliche Komponente besteht laut Marañón aus der Wahrnehmung der körperlichen Veränderungen, die psychische Komponente steht dagegen für die kognitiven Prozesse, die zur subjektiven Interpretation der Ereignisse durch das Individuum führen. Eine vollständiges Emotionserleben ist also erst dann möglich, wenn beide Komponenten vorhanden sind.

Zwei-Faktoren-Theorie der Emotion

Im Jahre 1964 stellte der US-amerikanische Sozialpsychologe *Stanley Schachter* eine Emotionstheorie vor, die unter anderem auf den genannten Vorläufertheorien basiert. Sie greift viele Punkte und Kritikpunkte ihrer Vorläufer auf und soll hier lediglich übersichtsweise besprochen werden. Laut dieser *Zwei-Faktoren-Theorie der Emotion* können Emotionen als Gefüge zwischen einer **physiologischen Veränderung und einer kontextabhängigen kognitiven Interpretation** verstanden werden. Zuerst erfolgt die Wahrnehmung der körperlichen Erregung, danach der Versuch der kognitiven Interpretation. Eine bahnbrechende Erkenntnis hierbei war, dass die Interpretation derselben physiologischen Veränderung **situationsabhängig** anders erfolgen kann. Ein flaues Gefühl im Magen kann beispielsweise je nach Situation als Angst oder Verliebtheit („Schmetterlinge im Bauch") interpretiert werden. Bestimmten Konstellationen oder Mustern von körperlichen Erregungszuständen sind nicht wie in Vorläufertheorien nur ganz bestimmte Emotionen zugeordnet.

Das Affektsystem nach Krause

Der deutsche Psychologe und Psychoanalytiker *Rainer Krause* ordnet die Affekte in seinem Affektsystem in ein **hierarchisches** Organisationsystem der Triebe ein (➤ Tab. 12.3). Dieses System beinhaltet unterschiedliche Komponenten, die dem jeweiligen Affekt zugrunde liegen können. Je nachdem, welche davon mit einbezogen werden, wird das „psychologische Produkt" im System eingeordnet. So bedarf es bei der Entstehung eines Affektes beispielsweise keiner höheren kognitiven Funktionen, da daran vor allem das limbische System beteiligt ist. Für die Entstehung eines Gefühls zählt im Gegensatz zum Affekt das bewusste Erleben zu den ebenfalls notwendigen Bedingungen. Im nächsten Schritt kann Empathie nur unter Einbezug alles sechs Komponenten empfunden werden.

Tab. 12.3 Das Affektsystem nach Rainer Krause

<table>
<tr><td>1. Expressive Komponente</td><td rowspan="3">Affekt</td><td rowspan="4">Gefühl</td><td rowspan="6">Empathie</td></tr>
<tr><td>2. Physiologische Komponente</td></tr>
<tr><td>3. Motivationale Komponente</td></tr>
<tr><td>4. Wahrnehmung/Bewusstes Erleben</td></tr>
<tr><td>5. Sprachliche Benennung</td></tr>
<tr><td>6. Inneres Bild und situative Bedeutung</td></tr>
</table>

Zusammenfassung

Wie wir gesehen haben, kann man sich in diesem Meer voller psychologischer Untiefen und Begrifflichkeiten tatsächlich leicht verirren, vor allem auch deshalb, weil es an vielen Stellen Berührungspunkte und Überschneidungen gibt. Die menschliche Psyche und ihre Mechanismen sind ein hochkomplexes Thema und liegen für uns Menschen in weiten Teilen noch vollkommen im Dunkeln. Alles, was wir daher tun können, ist, Heuristik zu betreiben und immer weiter Modelle zu entwickeln, die zumindest *nicht falsch* sind, und uns an Beschreibungen zu wagen, die der tatsächlichen Lage der Dinge so nahe wie möglich kommen.
Um dieses umfangreiche und anspruchsvolle Kapitel etwas verständlicher zu machen, könnte vielleicht folgende Analogie hilfreich sein (➤ Tab. 12.4):
Stellt euch die menschliche Psyche als ein Gemälde vor, dessen Künstler ihr seid. Das Fühlen bzw. das Gefühl sind so grundlegend und stellen die Basis für alles Weitere dar, dass wir sie als den Pinsel bezeichnen, mit dem wir das Gemälde entstehen lassen. Sie sind sozusagen das Malen an sich. Widmen wir uns nun dem Kunstwerk. Jedes Gemälde hat einen Hintergrund oder eine Grundierung, die über die Grundstimmung des Bildes maßgeblich entscheidet. In der Psyche entspräche dieser Hintergrund der Stim-

mung, die eben auch eine Art Hintergrund für das emotionale Erleben des Menschen bildet. Als nächstes fügen wir dem Bild mit jedem Pinselstrich bewusst konkrete Objekte mit relativ klaren Linien, also mit definierten Umrissen hinzu. Dies entspricht den Emotionen, die relativ klar definiert sind, einen Anfang und ein Ende haben und bewusst erlebt werden. Etwas chaotischer wird es nun, wenn uns Ausrutscher passieren oder wir in Wut sogar unbeabsichtigt Farbspritzer auf die Leinwand bringen. Diese größtenteils unkontrollierten Elemente des Gemäldes entsprechen den Affekten, die intensiv erlebt werden und sich der willentlichen Kontrolle meist entziehen. Die Art des Bildes, also ob es beispielsweise ein Stillleben, ein Portrait oder eine Bleistiftzeichnung wird, kann der Affektivität bzw. dem Gemüt zugeordnet werden. Je nachdem, welche Konstellation von Emotionen in seiner Gesamtheit gerade vorherrscht, werden wir uns für eine Art entscheiden. Nun bleibt noch das Verhalten. Das Verhalten können wir uns zum Beispiel als Verhalten beim Malen (z. B. ganz diszipliniert jeden Abend eine Stunde) vorstellen.

Tab. 12.4 Analogie: Die Psyche als Gemälde

Psychologie	Analogie
Psyche	Gemälde
Fühlen und Gefühl	Pinsel, das Malen an sich
Stimmung	Hintergrund, Grundierung
Emotion	konkrete Objekte
Affekt	Farbspritzer, Ausrutscher
Affektivität/Gemüt	Art des Bildes
Verhalten	Verhalten beim Malen

Im Folgenden stellen wir Euch nun eine umfangreiche Zusammenfassung der besprochenen Themen zur Verfügung (> Tab. 12.5):

Tab. 12.5 Zusammenfassung

Begriff	Merkmale	Beispiel
Fühlen/Gefühl	Psychologische Erfahrungen als Produkt der Verarbeitung von Reizen durch die Sinnesorgane wie auch der subjektiven Beurteilung; Zuordnung von Werten (Ethik); kognitive Erfahrung; Aufnahme und Kategorisierung	„sich gut/schlecht fühlen“, „etwas fühlt sich falsch/richtig an“, sich über etwas ärgern/freuen
Affekt	Überforderung der Willenskontrolle, geringe Latenz, intensiv	Rasende Wut, Gewalttat „aus dem Affekt“
Stimmung	Emotionaler Hintergrund, eher diffus, weniger intensiv, länger andauernd	„feeling blue“, gedrückte Stimmung an grauen Herbsttagen, Stimmungsaufhellung im Frühling
Emotion	wird bewusst erlebt, klare Dauer, objektbezogen, weniger intensiv als ein Affekt, aber intensiver als die Stimmung, Produkte des Fühlens	Ärger über ein Ereignis, Freude über ein Geschenk, Trauer um ein zerbrochenes Erbstück, Angst nachts im Wald
Affektivität/Gemüt	Gesamtheit des Gefühls- und Gemütslebens, psychische und emotionale Gesamtsituation des Menschen, eng verbunden mit Charakter und Persönlichkeitszügen	Ein „sonniges Gemüt“
Verhalten	enge Verknüpfung von Emotionen, psychischem Zustand und dem daraus resultierenden Verhalten	Ein verliebter Mensch („durch die rosarote Brille“) verhält sich in derselben Situation höchstwahrscheinlich anders als ein wütender

12.2.4 Therapie

Da auch ihr euch nun ausführlich mit dem Aufbau und den Hintergründen des Testteils *Emotionen erkennen* auseinandergesetzt habt, ist es euch sicher verständlich, dass es schwierig ist, an dieser Stelle eine Schritt-für-Schritt-Anleitung für die optimale Lösung der Aufgaben zu geben. Dafür sind die abgeprüften Fähigkeiten und der Prüfungsmodus leider einfach zu **ungreifbar** und zu **abstrakt.**
Auch deshalb haben wir versucht, euch so viel **Theorie** und fachlichen **„Unterbau“** zu vermitteln, also eine **breite Basis an Wissen,** aus der ihr **selbst schöpfen** könnt und sollt, wenn es an die Bearbeitung der Aufgaben geht.

AUFGEPASST! Da es sich beim *Emotionen erkennen* um das Abprüfen eines *Soft Skills* handelt, ist von euch sehr viel Transferleistung gefordert! Ihr müsst lernen, vernetzend zu denken und aus einer theoretischen Basis zu schöpfen, um Probleme lösen zu können!

Nichtsdestotrotz wollen wir euch hier ein paar praktische Tipps und Anweisungen für das Lösen der Aufgaben geben:

1. Die Antwortmöglichkeiten im MedAT orientieren sich, natürlich mit Ergänzungen, an den Basisemotionen und Grundgefühlen, deren Mischungen und Varianten. Deshalb wollen wir uns die Antwortmöglichkeiten, die im MedAT gerne verwendet werden, nun etwas genauer ansehen. Dies soll euch dabei helfen, um die geschilderten Situationen etwas besser einschätzen zu können. Damit ihr sie besser nachschlagen könnt und die Aufzählung übersichtlich bleibt, haben wir euch die Emotionen in einer Tabelle aufgelistet (➢ Tab. 12.6). Beachtet hierbei bitte, dass diese Liste unter Umständen nicht vollständig ist. Der Untertest *Emotionen erkennen* ist noch nicht sehr lange Bestandteil des MedAT und deshalb auch ein Teil, der ständig viel Veränderungen unterliegt. Eine vollständige Aufzählung aller jemals vorgekommenen Emotionen ist deshalb nicht möglich.

Tab. 12.6 Zusammenfassung der Antwortmöglichkeiten bei den *Emotionen erkennen*

Emotion/Gefühl	Merkmale
Abneigung	Bewusste Empfindung, etwas oder jemanden nicht zu mögen
Akzeptanz	Bereitschaft, etwas oder jemanden zu akzeptieren
Angst	Beklemmendes, banges Gefühl, bedroht zu sein
Ausgeglichenheit	Ruhiges und entspanntes Verhalten; Zustand, in dem man sich der Umwelt gegenüber neutral verhält und schwer reizbar ist; Gemütsruhe; oft mit Zufriedenheit assoziiert
Dankbarkeit	Positives Gefühl mit dankbarer Gesinnung in Anerkennung einer materiellen oder immateriellen Zuwendung, die man bekommen wird oder bereits bekommen hat
Eifersucht	Starke, übersteigerte Furcht, jemandes Liebe und Zuneigung mit einem oder mehreren anderen teilen zu müssen oder an andere zu verlieren
Ekel/Abscheu	Gefühl der starken Abneigung und des Widerwillens vor etwas, das man als widerlich empfindet
Empörung	Entrüstung als Reaktion auf Verstöße gegen moralische Konventionen
Enttäuschung	Gefühl, eine Hoffnung sei zerstört oder es sei einem unerwartet Kummer bereitet worden
Erleichterung	Gefühl einer inneren Freiheit oder Befreiung nach einer Belastung
Erwartung	Zustand des Wartens oder der Spannung
Freude	Gefühl des Frohseins, ausgelöst durch eine angenehme Situation oder durch die Erinnerung daran
Frustration	Gefühl der Enttäuschung und Machtlosigkeit, wenn unfreiwillig auf Erfüllung einer Erwartung oder eines Wunschs verzichtet werden muss
Herausforderung/Motivation	Gesamtheit der Motive und Gefühle, die zu einer Handlungsbereitschaft führen, zielgerichtet
Hoffnung	Vertrauen in die Zukunft; Zuversicht, Optimismus in Bezug auf die Zukunft, positive Erwartungshaltung
Liebe	Starkes Gefühl des Hingezogenseins, Empfinden einer starken Zuneigung zu einem anderen Menschen, die den Zweck oder Nutzen einer zwischenmenschlichen Beziehung übersteigt
Mitleid	Gefühlte Anteilnahme an Schmerz und Leid anderer
Neid	Empfindung oder Haltung, bei der jemand einem anderen einen Erfolg oder einen Besitz nicht gönnt oder Gleiches besitzen möchte
Reue	Tiefes Bedauern über eine als übel, unrecht oder falsch erkannte Handlungsweise
Scham	Gefühl der Verlegenheit, quälende Empfindung, ausgelöst durch das Bewusstsein, versagt zu haben, und das Gefühl, sich eine Blöße gegeben zu haben
Schuld	Eindruck, durch das eigene, falsche Denken und Handeln etwas Negatives verursacht oder nicht verhindert zu haben
Sorge/Besorgnis	Bedrückendes Gefühl der Unruhe und Angst, oft auch um etwas oder jemanden
Stolz	Gefühl einer großen Zufriedenheit mit sich selbst oder anderen; entspringt der Gewissheit, etwas Besonderes, Anerkennenswertes oder Zukunftsträchtiges geleistet zu haben; Selbstbewusstsein oder Freude über einen Besitz oder eine Leistung
Trauer	Seelischer Schmerz über einen Verlust oder ein Unglück
Überraschung	Erleben unvorhergesehener Situationen, Gefühle oder Begegnungen, positiv oder negativ, verknüpft mit Verwirrung
Verachtung	starke Geringschätzung basierend auf der Überzeugung des Unwertes von Personen oder Institutionen
Wut/Ärger	Gefühl des Unwillens, ausgelöst durch Missfallen, Enttäuschung oder Unzufriedenheit, Wut ist die Steigerung des Ärgers
Zufriedenheit	Innere Ausgeglichenheit, Zufriedenheit mit den gegebenen Verhältnissen, Leistungen oder Ähnlichem, eng verbunden mit Ausgeglichenheit
Zuversicht	Gefühl des festen Vertrauens auf etwas zu erwartendes Gutes

2. Benutzt nun diese Aufzählung, um die Antwortmöglichkeiten einer Aufgabe mit den jeweiligen Definitionen **abzugleichen** und zu **beurteilen,** wie gut oder ob diese überhaupt für die geschilderte Situation zutrifft. Bei zur Situation passenden Emotionen und solchen, die zur momentanen Situation der Person zutreffen, scheint eine Zuordnung zu „eher wahrscheinlich" nahe zu liegen. Bei völlig unpassenden Emotionen, also solchen, die nicht zur geschilderten Situation passen, scheint dagegen eine Zuordnung zu „eher unwahrscheinlich" nahe zu liegen. **Dies ist der wichtigste Schritt!**

AUFGEPASST! Versucht, euch die Definitionen der Emotionen so weit einzuprägen, dass ihr für jede der gegebenen Antwortmöglichkeiten die Definition der Emotion parat habt und sie mit dem möglichen Gefühlsleben der Person in der geschilderten Situation abgleichen könnt!

3. Sucht euch hierzu **Schlüsselwörter** in der Situationsbeschreibung, die Rückschlüsse auf das Gefühlsleben der Person in der geschilderten Situation zulassen könnten.
4. Da ihr die Liste im MedAT nicht habt, versucht, sie zu lernen und euch einzuprägen. Um euch dies einfacher zu machen, folgender Trick: Überlegt euch für jede Emotion eine ganz **persönliche Situation oder ein Ereignis,** das ihr damit verbindet. So könnt ihr verschiedene Gefühle ganz leicht mit der jeweiligen Definition verknüpfen.
5. Mag banal klingen, ist aber wichtig: Versucht, euch in die Situation **hineinzuversetzen,** allerdings nicht als „ihr selbst", sondern versucht, so gut es geht **neutral** die Position der beschriebenen Person einzunehmen. Dabei solltet ihr immer **Distanz** zu eurer eigenen Persönlichkeit wahren, denn es geht nicht darum, wie *ihr* entscheiden würdet, sondern die beschriebene Person. Dies ist natürlich schwer, da ihr kein umfangreiches und vollständiges Bild von dieser Person bekommt, sondern nur einen kleinen Ausschnitt. Deshalb:
6. Ruft euch nochmal die **irrelevanten Fragen** vom Anfang des Kapitels ins Gedächtnis (➢ 12.1). Versucht, diese so gut es geht zu ignorieren. Leider werdet ihr bei diesem Testteil dazu angehalten, Situationen einseitig und stur zu betrachten, anstatt sie differenziert und tiefgreifend anzugehen.
7. Dieser Punkt ist sehr wichtig: Es geht bei diesem Aufgabetypus **nicht um eine moralische Bewertung der Antwortmöglichkeiten,** sondern lediglich um eine **Kategorisierung** in *wahrscheinlich* und *unwahrscheinlich.* Beim Bearbeiten werdet ihr sicherlich ab und an denken, dass die eine Reaktion bzw. ein Gefühl besser sei als eine andere bzw. ein anderes. Solltet ihr euch dabei ertappen, macht euch sofort klar, dass dies **nicht gefragt und gefordert** ist und euch somit vom Ziel abbringt!

12.2.5 Empfehlung

Lernplan, Zeitmanagement und Intensität

Erinnert euch an eure Anamnese in ➢ 12.2.2. Wie geht es euch jetzt mit euren Schwächen – habt ihr sie verbessern können oder habt ihr sie sogar überwunden?
Außerdem fragt ihr euch bestimmt, **mit welchen Aufgaben, wann** und **wie intensiv** ihr diesen Untertest lernen solltet.

Welche Aufgaben?

Zu Beginn könnt ihr die übrig gebliebenen Beispielaufgaben dieses Kapitels (➢ 12.3) bearbeiten. Am Ende des Buches findet ihr außerdem weitere Aufgaben, die zu Test-„Simulationen" zusammengefasst sind. Auch diese sind zum Üben perfekt geeignet.

Wann?

Das *Wann* erübrigt sich, wenn ihr unsere Lernpläne benutzt, da hier jegliche Lernzeit Tag für Tag durchgetaktet ist. Solltet ihr euch dafür entscheiden, euren eigenen Lernplan zu nutzen, empfehlen wir euch, die Übungsaufgaben immer nach dem Lernen bzw. Üben vom BMS-Teil zu bearbeiten, da das dem Ablauf beim MedAT entspricht und sich auch in der Gewichtung niederschlägt.

Wie intensiv sollt ihr lernen?

Da ihr alle individuelle Stärken und Schwächen habt, geben wir keine genauen Zeiten an, wie viele Stunden ihr lernen sollt. Wichtig ist nur, dass ihr am Ball bleiben müsst, da sich dieser Untertest zwar mühsam und mit viel Energie, jedoch erfolgreich trainieren lässt. Nehmt euch hier insbesondere eure Notizen zu euren Stärken und Schwächen zur Hand, um eure Lernstrategie danach auszurichten und daran anpassen zu können. Falls ihr mit der von uns vorgegebenen Struktur (➢ 12.2.4) nicht zurecht kommt, überlegt euch eine eigene, die euch besser liegt und eure Stärken und Defizite besser abbildet.

12.3 Beispielaufgaben

Wollen wir uns nun einigen Beispielaufgaben widmen, um einen Eindruck vom Prüfungsmodus zu bekommen und ein Gespür für die Aufgaben zu entwickeln. An dieser Stelle ist es wichtig, noch einmal die Empathie zu erwähnen. Wie in der Einleitung bereits besprochen, bezeichnet die Empathie die Fähigkeit zur emotionalen Resonanz und zur Übernahme der Sichtweise anderer. Genau dies wird bei den Aufgaben zum Erkennen von Emotionen gefordert. Es ist besonders wichtig, dass ihr euch in verschiedene Personen und Situationen hineinversetzen könnt, um aus der Beschreibung auf die Gefühle der Person schließen zu können.
Schauen wir uns einmal die originale Arbeitsanweisung aus den Beispielen des *Virtuellen Medizinischen Campus der österreichischen Universitäten* an:

„Bei den folgenden Aufgaben finden Sie kurze Situationsbeschreibungen, in denen geschildert wird, wie bestimmte Personen eine Situation sehen. Aus diesen Informationen sollen Sie herausfinden, wie sich eine bestimmte Person in dieser Situation wahrscheinlich fühlt. Unterhalb der Situationsbeschreibungen finden Sie fünf Möglichkeiten, wie sich die Person in dieser Situation fühlen könnte. Sie sollten für jede der Möglichkeiten angeben, ob sie eher wahrscheinlich oder eher unwahrscheinlich ist.
Aus theoretischen Modellen und empirischen Studien ist bekannt, welche Emotionen in den betreffenden Situationsbeschreibungen eher wahrscheinlich und welche eher unwahrscheinlich auftreten. Eine Aufgabe gilt als richtig gelöst, wenn Sie alle eher wahrscheinlich auftretenden Emotionen und alle eher unwahrscheinlich auftretenden Emotionen richtig erkannt haben.
Bitte überlegen Sie nun anhand der vorgegebenen Informationen, welche Emotionen in der betreffenden Situation bei einer bestimmten Person eher wahrscheinlich und welche eher unwahrscheinlich sind. Orientieren Sie sich dabei bitte nur an den Situationsbeschreibungen und den Informationen, die Sie über die betreffenden Personen haben. Es geht nicht darum, wie Sie sich in der betreffenden Situation fühlen würden. Sie sollen sich vielmehr in eine bestimmte Situation und Person hineinversetzen und anhand der vorliegenden Informationen entscheiden, welche Emotionen eher wahrscheinlich und welche eher unwahrscheinlich auftreten."

AUFGEPASST! Vergesst also nie: Es geht nicht darum, wie IHR euch in der angegebenen Situation fühlen würdet, sondern darum, euch in die Situation und in die Person hineinzuversetzen und **nur die vorhandenen** Informationen zur Beantwortung der Aufgabe zu benutzen. **Nehmt keine moralische Bewertung der Emotionen vor!**

AUFGEPASST! Es ist wichtig, dass ihr euch, wie in der Arbeitsanweisung beschrieben, bei **jeder** der Antwortmöglichkeiten **für eine Zuordnung entscheidet.** Tut ihr dies nicht, wird die **gesamte** Aufgabe mit **null Punkten** bewertet! Dies geschieht außerdem auch, wenn ihr einer oder mehreren Antwortmöglichkeiten **beide Zuordnungen** zuweist.

Alles klar? Dann bearbeiten wir folgende Beispiele. Versucht dabei, die Aufgaben zunächst ohne das Lesen der Erklärungen zu lösen und erst danach zu schauen, ob und warum ihr falsch oder richtig gelegen habt.

12.3.1 Aufgaben

Musteraufgaben

Beispielaufgabe 1

Anna und Markus sind ein frisch verheiratetes, junges Ehepaar. Schon seit Zeiten vor ihrer Heirat versuchten sie, bisher immer erfolglos, Kinder zu bekommen. Nach Beratung bei diversen Ärzten und frustrierenden Besuchen in Fertilitätskliniken hatten sie die Hoffnung schon so gut wie aufgegeben und versucht, sich mit der Kinderlosigkeit abzufinden, als Anna unerwartet doch noch schwanger wird. Wie fühlt sich Markus in dieser Situation?

	eher wahrscheinlich	eher unwahrscheinlich
Er ist überrascht.	☐	☐
Er ist stolz.	☐	☐
Er ist erfreut.	☐	☐
Er ist hoffnungsvoll.	☐	☐
Er fühlt sich schuldig.	☐	☐

Wollen wir uns nun mit der Besprechung und Erklärung der Antworten dieser Aufgabe befassen:
Aus der Situationsbeschreibung erfahren wir, dass Markus sich als Ehepartner von Anna, als Teil des Ehepaars, genau wie sie ein Kind wünscht. Da er nach den unzähligen frustranen Versuchen und Arztbesuchen die längste Zeit in dem Glauben gelebt hat, sein Leben kinderlos führen zu müssen, können wir annehmen, dass er sowohl überrascht als auch erfreut ist, als er erfährt, dass seine Frau schwanger ist. Wichtige Signalwörter in der Situationsbeschreibung sind **„erfolglos"** und **„unerwartet"**. Menschen sind normalerweise *überrascht,* wenn etwas Unerwartetes, oft Positives, geschieht. Markus wird in dieser Situation wahrscheinlich überrascht sein, da er nicht mehr damit gerechnet hatte, ein Kind zu bekommen und schon begann, sich mit der Kinderlosigkeit abzufinden, als sich die Umstände plötzlich völlig änderten. Eng hiermit verbunden ist natürlich auch die Freude über die Erfüllung des langjährigen Kinderwunsches, weshalb es wahrscheinlich ist, dass er sich *freut.*
Richtig wäre also, bei „Er ist überrascht" und bei „Er ist erfreut" die Antwort „eher wahrscheinlich" zu geben.
Wir erfahren aus der Situationsbeschreibung außerdem, dass der Kinderwunsch der beiden eine lange gehegte Hoffnung war, die sich nun erfüllt hat. Markus wird sich also wohl eher nicht hoffnungsvoll fühlen. Menschen fühlen sich für gewöhnlich hoffnungsvoll, wenn sie einen Glauben oder eine Erwartung, meist gepaart mit positiven Gefühlen, an die Zukunft haben, ohne dass Gewissheit darüber besteht, ob sich diese Hoffnung bewahrheiten wird oder nicht. Dies trifft auf die gegebene Situation nicht (mehr) zu. Wir erfahren nur etwas über den nun erfüllten Kinderwunsch, über andere Aspekte im Leben von Markus könnten wir nur Mutmaßungen anstellen.
Ähnlich verhält es sich mit dem Stolz. Man ist stolz auf etwas, wenn man von einem Gefühl der großen Zufriedenheit mit sich selbst oder anderen erfüllt ist. Hierbei ist die Freude an die Gewissheit gebunden, etwas Besonderes oder Anerkennenswertes geleistet zu haben. Auch dies trifft in dieser Situation eher nicht zu, da Markus die Schwangerschaft seiner Frau eher nicht als eine außergewöhnliche Leistung seinerseits betrachten wird. Abgesehen vom Geschlechtsverkehr und seinem Timing ist die Schwangerschaft ein Vorgang, der willentlich nur sehr wenig von den Betroffenen kontrolliert werden kann, also wahrscheinlich auch wenig als wirkliche Errungenschaft betrachtet werden wird.
Und schließlich wird Markus sich auch nicht schuldig fühlen, da Menschen sich schuldig fühlen, wenn sie den Eindruck haben, durch das eigene, falsche Denken und Handeln etwas Negatives verursacht oder nicht verhindert zu haben. Auch das trifft auf Markus in der geschilderten Situation nicht zu.
Richtig wäre also, bei „Er ist stolz", „Er ist hoffnungsvoll" und bei „Er fühlt sich schuldig" die Antwort „eher unwahrscheinlich" zu geben. Die richtig ausgefüllte Antwortmatrix würde folgendermaßen aussehen:

	eher wahrscheinlich	eher unwahrscheinlich
Er ist überrascht.	☒	☐
Er ist stolz.	☐	☒
Er ist erfreut.	☒	☐
Er ist hoffnungsvoll.	☐	☒
Er fühlt sich schuldig.	☐	☒

Notizen

Musteraufgabe 2

Sophie und Hannes, langjährige Schulfreunde, haben beide nach dem Ablegen der Matura die Ambition, Medizin zu studieren, und nahmen im vergangenen Jahr am MedAT teil. Sophie war immer eine strebsame Schülerin und musste dies auch sein, da ihr das Lernen nicht unbedingt leichtfällt. Trotzdem schaffte sie es bisher, gute Noten zu schreiben, was sie sich allerdings immer hart, lange und ausdauernd erarbeiten musste. Hannes hingegen erbrachte auch ohne große Anstrengungen meist gute Leistungen in der Schule. Er schaffte den MedAT folglich auch mit nur zwei Wochen Vorbereitungszeit gleich beim ersten Versuch. Sophie hingegen schaffte dies auch trotz intensivem Lernen über drei Monate nicht. Wie fühlt sich Sophie in dieser Situation?

	eher wahrscheinlich	**eher unwahrscheinlich**
Sie ist stolz.	☐	☐
Sie bereut etwas.	☐	☐
Sie ist frustriert.	☐	☐
Sie empfindet Verachtung.	☐	☐
Sie ist zuversichtlich.	☐	☐

Widmen wir uns auch hier der Erklärung und Besprechung der Antwortmöglichkeiten:
Aus der Situationsbeschreibung erfahren wir, dass Sophie trotz harter und andauernder Bemühungen ihr Ziel, den MedAT erfolgreich zu schreiben, verfehlt hat. Sie wird deshalb wohl *frustriert* sein.
Es wäre daher richtig, bei „Sie ist frustriert" die Antwort „eher wahrscheinlich" zu geben.
Wir erfahren, dass Sophie den MedAT nicht erfolgreich abgelegt hat. Sie wird sich deshalb wohl kaum stolz fühlen, da sie dies nicht als erfolgreiche Leistung ihrerseits werten wird.
Reue empfinden Menschen im Falle der Unzufriedenheit, der Abscheu, des Schmerzes und Bedauerns über das eigene, fehlerhafte Tun und Lassen. Hiermit verbunden ist die Gewissheit über dessen Unwert oder Unrecht und meist auch der Willensvorsatz zur Besserung. Sophie allerdings hat sich nichts vorzuwerfen: Sie hat monatelang hart gelernt und ihr Bestes gegeben. Reue wird sie demnach nicht empfinden.
Auch Verachtung wird Sophie wohl eher nicht empfinden. Verachtung ist das Gefühl der starken Geringschätzung, Abscheu oder Missachtung gegenüber einer Person oder Institution. Hierfür hat Sophie keine Gründe. Erst recht nicht gegenüber Hannes, der ihr langjähriger Schulfreund ist.
Um zu beurteilen, ob Sophie zuversichtlich ist oder nicht, liegen uns in der Situationsbeschreibung nicht genügend Informationen vor. Wir erfahren sehr wenig über ihre aktuelle Situation, die Handlungsalternativen oder wie sie die Zukunft sieht. Daher können wir nicht sagen, ob sie zuversichtlich ist oder nicht.
Es wäre also richtig, bei „Sie ist stolz", „Sie bereut etwas", „Sie empfindet Verachtung" und bei „Sie ist zuversichtlich" die Antwort „eher unwahrscheinlich" zu geben. Die richtig ausgefüllte Antwortmatrix würde folgendermaßen aussehen:

	eher wahrscheinlich	**eher unwahrscheinlich**
Sie ist stolz.	☐	☒
Sie bereut etwas.	☐	☒
Sie ist frustriert.	☒	☐
Sie empfindet Verachtung.	☐	☒
Sie ist zuversichtlich.	☐	☒

Weitere Aufgaben zum Selbstüben

Nach den zwei Beispielaufgaben mit ausführlicher Beantwortung folgen auf den nächsten Seiten noch einige Beispielaufgaben, die ihr selbst beantworten könnt. Die Lösungen findet ihr am Ende des Kapitels. Bei den Lösungen wird es sicherlich teilweise unterschiedliche Sichtweisen auf die korrekten Antworten geben, was – wie schon öfter betont – der schlechten Greifbarkeit der Thematik und auch den extrem unterschiedlichen Denkweisen und Lösungsansätzen geschuldet ist. Jeder Mensch ist von seinem Gedankengebäude her unterschiedlich, vor allem was das Soziale und den Charakter angeht. Diese Aufgaben und damit auch die Lösungen stellen lediglich einen Versuch dar, dies so weit und so gut wie möglich zu objektivieren.

Beispielaufgabe 3

Melanie ist Studentin und hat sich kürzlich von ihrem festen Freund getrennt. Die Beziehung war eine Fernbeziehung, was Melanie auf Dauer nicht ertragen konnte. Als sie in den Semesterferien wieder einmal zu Besuch in ihrem Heimatort ist, lernt sie Martin kennen, der sich in sie verliebt und gerne eine Beziehung mit ihr eingehen möchte. Melanie lehnt das mit der Begründung ab, dann wieder eine Fernbeziehung führen zu müssen. Ein paar Wochen später erfährt Martin, dass Melanie wieder einen festen Freund hat. Dieser kommt aus dem gleichen Ort wie er und wohnt nur ein paar Straßen weiter. Wie fühlt sich Martin in dieser Situation?

	eher wahrscheinlich	eher unwahrscheinlich
Er fühlt sich schuldig.	□	□
Er ist eifersüchtig.	□	□
Er ist traurig.	□	□
Er ist hoffnungsvoll.	□	□
Er ist verärgert.	□	□

Beispielaufgabe 4

Maria ist Studentin und hat dementsprechend begrenzte finanzielle Mittel. Um Geld zu sparen, fährt sie viel mit dem Fahrrad. Durch die häufige Nutzung ist dieses aber schon länger reparaturbedürftig, besonders die Bremsen sind in Mitleidenschaft gezogen und funktionieren nicht einwandfrei. Eines Tages, auf dem Weg zum Supermarkt, übersieht sie beim Abbiegen einen älteren Herrn, der gerade sehr langsam die Straße überquert. Sie verursacht wegen ihrer schlecht funktionierenden Bremsen einen Unfall, bei dem sich der ältere Mann den Oberschenkelknochen bricht und große Schmerzen hat. Wie fühlt sich Maria in dieser Situation?

	eher wahrscheinlich	eher unwahrscheinlich
Sie ist hoffnungsvoll.	□	□
Sie fühlt sich schuldig.	□	□
Sie empfindet Reue.	□	□
Sie ist verärgert.	□	□
Sie ist besorgt.	□	□

Beispielaufgabe 5

Laura und Paul sind Kommilitonen und Freunde. Sie treffen sich oft in der Bibliothek ihrer Universität, um gemeinsam zu lernen. Als Paul eine kleine Pause machen möchte, findet er auf dem Weg zu Cafeteria einen 20-Euro-Schein und steckt ihn ein, da er nicht weiß, wem er gehört. In der Cafeteria bezahlt er damit seinen Kaffee und ein Brötchen. Als Laura später zu ihm stößt, erzählt sie ihm etwas besorgt, dass ihr 20 Euro fehlen, die sie nur lose in eine Außentasche ihres Rucksacks gesteckt hatte und für ihr Mittagessen ausgeben wollte. Paul traut sich nun nicht mehr, seiner Freundin zu sagen, dass er die 20 Euro gefunden hat, auch deshalb, weil er das Geld schon ausgegeben hat. Wie fühlt sich Paul in dieser Situation?

	eher wahrscheinlich	eher unwahrscheinlich
Er schämt sich.	□	□
Er ist besorgt.	□	□
Er ist traurig.	□	□
Er bereut etwas.	□	□
Er fühlt sich schuldig.	□	□

Notizen

Beispielaufgabe 6

Ann-Kathrin ist berufstätig und wohnt und arbeitet im Ausland. Sie führt dort ein glückliches Leben. Als sie seit längerer Zeit wieder einmal ihre Eltern in der Heimat besucht, begegnet sie beim Einkaufen ihrer alten Schulfreundin Brigitte, die während der Schulzeit ihre beste Freundin war, mit der sie aber seitdem keinen Kontakt mehr hatte. Ann-Kathrin bleibt stehen und möchte sie begrüßen und sich mit ihr austauschen, wird allerdings von Brigitte, die sich in Begleitung von mehreren Freundinnen befindet und auch sogleich weiterläuft, kaum beachtet. Wie fühlt sich Ann-Kathrin in dieser Situation?

	eher wahrscheinlich	**eher unwahrscheinlich**
Sie ist enttäuscht.	☐	☐
Sie ist neidisch.	☐	☐
Sie ist eifersüchtig.	☐	☐
Sie ist traurig.	☐	☐
Sie ist hoffnungsvoll.	☐	☐

Beispielaufgabe 7

Daniel ist Neurowissenschaftler und beschäftigt sich mit der Integration der verschiedenen Hirnfunktionen zu einem funktionierenden System. Heute soll er eine Präsentation über sein Fachgebiet für die Max-Planck-Gesellschaft halten, die er sicher beherrscht. Er hat die Präsentation gut vorbereitet und auf einen USB-Stick kopiert. Außerdem hat er etliche Male überprüft, ob dieser funktioniert und ob sich die Präsentation vom USB-Stick aus öffnen lässt. Als er den USB-Stick kurz vor seinem Vortrag an den auf dem Podium vorhandenen Computer anschließen möchte, während das ganze Publikum wartet, funktioniert dieser nicht und die Präsentation lässt sich nicht öffnen. Wie fühlt sich Daniel in dieser Situation?

	eher wahrscheinlich	**eher unwahrscheinlich**
Er ist überrascht.	☐	☐
Er ist empört.	☐	☐
Er ist traurig.	☐	☐
Er ist zuversichtlich.	☐	☐
Er schämt sich.	☐	☐

Beispielaufgabe 8

Manfred und Alexander sind beste Freunde. Alexander erzählt Manfred aufgeregt und freudig von einer verheirateten Frau, die er auf einer Geschäftsreise kennengelernt hat, und dass er nun eine Affäre mit ihr begonnen habe. Manfred ließ sich allerdings erst vor ein paar Monaten von seiner Frau scheiden, da sie ihn mit einem anderen Mann betrogen hatte. Wie fühlt sich Manfred in dieser Situation?

	eher wahrscheinlich	**eher unwahrscheinlich**
Er ist traurig.	☐	☐
Er empfindet Mitleid.	☐	☐
Er ist empört.	☐	☐
Er ist eifersüchtig.	☐	☐
Er empfindet Verachtung.	☐	☐

Notizen

Beispielaufgabe 9

Franziska ist 6 Jahre alt und hat sich zu Weihnachten eine Puppe gewünscht, die sie schon oft in einem Schaufenster gesehen hat. Nachdem an Weihnachten alle Geschenke ausgepackt wurden, war für sie keine Puppe dabei. Gerade als sie enttäuscht und schmollend den Raum verlassen möchte, zieht ihre Mutter unter dem Tisch ein weiteres Geschenk für sie hervor. Darin ist ihre lang ersehnte Puppe eingepackt. Wie fühlt sich Franziska in dieser Situation?

	eher wahrscheinlich	**eher unwahrscheinlich**
Sie ist erleichtert.	☐	☐
Sie freut sich.	☐	☐
Sie fühlt sich schuldig.	☐	☐
Sie ist stolz.	☐	☐
Sie ist überrascht.	☐	☐

Beispielaufgabe 10

Susanne arbeitet in einem großen Unternehmen und möchte Karriere machen. Sie hat deshalb in letzter Zeit sehr viel Stress. Auf ihrem Nachhauseweg mit dem Auto nach einem langen Arbeitstag ist sie sichtlich unkonzentriert und verursacht einen Autounfall, bei dem sie das Auto einer jungen Familie von der Straße abdrängt. Sie überstand den Unfall unbeschadet, alle Insassen des anderen Fahrzeugs wurden allerdings verletzt ins Krankenhaus transportiert. Bei Susanne herrscht Ungewissheit über die Schwere der Verletzungen, die sie durch den Unfall bei der Familie verursacht hat. Hierüber macht sie sich viele Gedanken. Ein paar Tage später erfährt sie, dass die Familie glücklicherweise nur leicht verletzt gewesen und schon wieder nach Hause entlassen worden sei. Wie fühlt sich Susanne in dieser Situation?

	eher wahrscheinlich	**eher unwahrscheinlich**
Sie fühlt sich schuldig.	☐	☐
Sie fühlt sich innerlich ausgeglichen.	☐	☐
Sie ist besorgt.	☐	☐
Sie ist erleichtert.	☐	☐
Sie ist überrascht.	☐	☐

Notizen

12.3.2 Lösungen

Lösung zur Beispielaufgabe 3

	eher wahrscheinlich	eher unwahrscheinlich
Er fühlt sich schuldig.	☐	☒
Er ist eifersüchtig.	☒	☐
Er ist traurig.	☒	☐
Er ist hoffnungsvoll.	☐	☒
Er ist verärgert.	☒	☐

Lösung zur Beispielaufgabe 4

	eher wahrscheinlich	eher unwahrscheinlich
Sie ist hoffnungsvoll.	☐	☒
Sie fühlt sich schuldig.	☒	☐
Sie empfindet Reue.	☒	☐
Sie ist verärgert.	☐	☒
Sie ist besorgt.	☒	☐

Lösung zur Beispielaufgabe 5

	eher wahrscheinlich	eher unwahrscheinlich
Er schämt sich.	☒	☐
Er ist besorgt.	☐	☒
Er ist traurig.	☐	☒
Er bereut etwas.	☒	☐
Er fühlt sich schuldig.	☒	☐

Lösung zur Beispielaufgabe 6

	eher wahrscheinlich	eher unwahrscheinlich
Sie ist enttäuscht.	☒	☐
Sie ist neidisch.	☐	☒
Sie ist eifersüchtig.	☐	☒
Sie ist traurig.	☒	☐
Sie ist hoffnungsvoll.	☐	☒

Lösung zur Beispielaufgabe 7

	eher wahrscheinlich	eher unwahrscheinlich
Er ist überrascht.	☒	☐
Er ist empört.	☐	☒
Er ist traurig.	☐	☒
Er ist zuversichtlich.	☐	☒
Er schämt sich.	☐	☒

Lösung zur Beispielaufgabe 8

	eher wahrscheinlich	eher unwahrscheinlich
Er ist traurig.	☐	☒
Er empfindet Mitleid.	☐	☒
Er ist empört.	☒	☐
Er ist eifersüchtig.	☐	☒
Er empfindet Verachtung.	☒	☐

Lösung zur Beispielaufgabe 9

	eher wahrscheinlich	eher unwahrscheinlich
Sie ist erleichtert.	☐	☒
Sie freut sich.	☒	☐
Sie fühlt sich schuldig.	☐	☒
Sie ist stolz.	☐	☒
Sie ist überrascht.	☒	☐

Lösung zur Beispielaufgabe 10

	eher wahrscheinlich	eher unwahrscheinlich
Sie fühlt sich schuldig.	☒	☐
Sie fühlt sich innerlich ausgeglichen.	☐	☒
Sie ist besorgt.	☐	☒
Sie ist erleichtert.	☒	☐
Sie ist überrascht.	☐	☒

Notizen

KAPITEL 13 Soziales Entscheiden

Sinan Barus

13.1 Einführung

EMPFOHLENER ZEITPUNKT: TAG 9 Nach dem 20-Tage-Lernplan steht dieses Kapitel für **Tag 9** an. Ihr solltet Euch hierfür **einen ganzen Tag** Zeit nehmen.

Mit den Aufgaben des *Sozialen Entscheidens* soll laut den Testerstellern des MedAT herausgefunden werden, wie in sozialen Situationen Entscheidungen getroffen werden und welche Überlegungen hierbei angestellt werden. Weiter heißt es, dass Menschen in Alltagssituationen und auch im Beruf Entscheidungen treffen und dabei Informationen einholen und bedenken müssen. Außerdem könnten Menschen aus bereits getroffenen Entscheidungen lernen, damit sie zukünftig in neuen Situationen leichter Entscheidungen treffen können. Bei diesen Entscheidungen ist die priorisierte Reihung der Alternativen wichtig – genau das soll mit diesem Test erfasst werden. In den Aufgaben werden Situationen beschrieben, in die ihr euch im Test hineinversetzen sollt, um die als Antwortmöglichkeiten gegebenen Überlegungen ihrer Wichtigkeit nach zu ordnen. Es soll hierbei laut den Testentwicklern nicht um die Antwort selbst, sondern um die dabei angestellten Überlegungen gehen. Dies aber soll interessanterweise mit Hilfe eines Prüfungsmodus umgesetzt werden, der nur die Antworten prüft und keine richtigen Teilantworten zulässt geschweige denn Argumente prüft, sondern nur eine einzige Reihung als richtig ansieht. Dies spiegelt sich auch in sehr unterschiedlichen Testvaliditäten wider. Eine Variante des Tests, der in Belgien zur Zulassung zum Medizinstudium eingesetzt wurde, zeigte eine Korrelation von 0,10 mit der Prüfungsleistung und eine Korrelation von nur 0,08 mit den „interpersonellen Fähigkeiten“.

DEFINITIONEN & INFORMATIONEN Die **Validität** ist ein statistisches Maß dafür, wie stark die durch eine Methode gemessenen Daten auch tatsächlich die zu messende Größe repräsentieren. In unserem Fall bedeutet das vereinfacht: In welchem Maße prüft der Untertest tatsächlich die sozial-emotionalen Kompetenzen des Prüflings?

Zur erschwerten Messbarkeit von solchen Fähigkeiten trägt außerdem die Idee der sozialen Erwünschtheit zu. Dies bedeutet, dass die Testergebnisse durch Antworttendenzen verfälscht werden, die nicht auf den eigenen Intentionen, sondern auf der angenommenen Akzeptanz durch andere basieren. Der Proband gibt also unter Umständen Antworten, von denen er *glaubt,* sie seien sozial erwünschter als die eigene „wahre“ Antwort. Von außen gibt es in solchen Testsituationen kaum eine Möglichkeit, entscheiden zu können, aus welcher Intention heraus der Befragte seine Antwort gibt.

Wieviele Aufgaben muss man in welcher Zeit absolvieren?

- **10 Aufgaben** in **15 Minuten**
- Pro Aufgabe **1 Minute und 30 Sekunden**

Was wird geprüft?

- Art der **Überlegungen bei sozialen Entscheidungen**
- Fähigkeit zum **Einholen von Informationen** und **Priorisieren** bestimmter Überlegungen zum **Treffen von Entscheidungen**
- Fähigkeit zum **Lernen aus bereits getroffenen Entscheidungen**

Wie sehen die Aufgaben aus?

Aufgabenstellung

Trotz der schwierigen Abprüfbarkeit muss es wohl aus Sicht der Prüfungskommission einen Prüfungsmodus für diese Fähigkeiten geben, der hier auf eben diese Weise umgesetzt wurde. Es handelt sich bei der Art der Aufgaben dieses Untertests um einen sogenannten **Situational Judgement Test,** also einen Test zur Situationsbeurteilung. Der Aufbau der Aufgaben ist wie folgt: Es wird eine Situation beschrieben, mit der als Antwortmöglichkeiten fünf verschiedene Überlegungen assoziiert sind. Diese sollen nun nach

ihrer moralischen Wichtigkeit geordnet und in eine Antwortmatrix, also in Form von Kreuzen eine Tabelle, eingetragen werden. Dabei muss eine eindeutige Rangfolge festgelegt werden.
Dieser und der Teil *Emotionen erkennen* sind die einzigen Testteile, die **nicht im Multiple-Choice-Modus** beantwortet werden sollen.

Antwortmöglichkeiten

Interessanterweise scheinen die Antwortmöglichkeiten mehr oder weniger den verschiedenen Stadien im **Stufenmodell der Moralentwicklung nach Lawrence Kohlberg** zu entsprechen, weshalb wir dieses später noch in aller Ausführlichkeit behandeln werden. Die Antwortmöglichkeiten lassen sich den Stufen im Modell zuordnen, das so zu einem Leitfaden für das moralische „Ranking" der Aussagen wird. Dies hilft euch immens bei der Angabe der von der Prüfungskommission *gewünschten* Antwort. Natürlich soll sich euer Arbeiten mit den Aufgaben dadurch nicht auf eine reine Textanalyse reduzieren, vielmehr soll euch das Stufenmodell als Orientierungshilfe dienen. Wir werden uns deshalb im Folgenden mit vielen verschiedenen Aspekten der gesamten Thematik beschäftigen.

Beispiel

Eine Aufgabe dieses Untertests könnte folgendermaßen aussehen:
Marius fährt mit seinem Auto zur Arbeit, als er eine Unfallstelle passiert und eine leblose Person auf dem Boden liegen sieht. Ersthelfer oder medizinisches Personal sind nicht in Sicht. Er ist in Eile und daher unsicher, wie er reagieren soll. Wie relevant sollten ihrer Meinung nach die folgenden Überlegungen, die Marius bei seiner Entscheidung angestellt haben könnte, sein?
Überlegungen:
(A) „Würden meine Freunde und Bekannten mich als Held sehen, wenn ich anhalten würde?"
(B) „Würden andere für mich anhalten, wenn ich der Verunglückte wäre?"
(C) „Würde ich mich in Gefahr begeben, wenn ich an der Unfallstelle exponiert wäre?"
(D) „Würde es nicht meine Pflicht sein, Menschen in Not zu helfen?"
(E) „Würde es nicht zum Problembewusstsein für fehlende Courage in der Zivilbevölkerung beitragen und andere dazu motivieren, Ersthelfer zu sein, wenn ich der Person helfen würde?"

	1	2	3	4	5
A					
B					
C					
D					
E					

Was muss man bei den Aufgaben beachten?

1. Es ist wichtig, dass ihr euch, wie in der Arbeitsanweisung beschrieben, für eine **eindeutige** Ordnung entscheidet. Jede Wichtigkeitsstufe darf nur **einmal** vergeben werden, außerdem müssen auch **alle fünf** Wichtigkeitsstufen einmal vergeben worden sein. Sollte dies nicht der Fall sein, solltet ihr also eine Stufe doppelt oder mehrfach vergeben oder einer oder mehreren Überlegungen keine Stufe zugeordnet haben, so wird die **gesamte Aufgabe mit null Punkten** gewertet!
2. Es geht bei den Aufgaben **ausschließlich um die gegebene Situation** und die darin agierenden Personen. Ihr solltet also ausschließlich mit den **vorliegenden Informationen** arbeiten, alle anderen sind irrelevant!

13.2 Lehrkapitel

13.2.1 Status praesens

Bevor wir mit den Bearbeitungsstrategien des Untertests *Sozialen Entscheidens* beginnen, möchten wir euch bitten, euch auf einem Timer **15 Minuten** einzustellen und das **erste Aufgabenset** aus dem ➤ 13.3 in dieser Zeit zu bearbeiten.
Fertig? Dann schreibt euch hier euer Ergebnis auf: ____ (10)

13.2.2 Anamnese

Ohne gezielte Vorbereitung werden euch einige Aufgaben sicher schwer gefallen sein. Dabei kann es insbesondere sein, dass ihr euch bei der einen oder anderen Aufgabe oder Antwortmöglichkeit einfach nicht ganz sicher wart – das ist völlig normal. Ihr solltet euch deshalb im Notizbereich in der Randspalte unbedingt eure **Stärken und Schwächen** aufschreiben, die ihr bei der Bearbeitung dieses Untertests erkannt habt. Geht hierbei ehrlich, gewissenhaft und gründlich vor.
Auch fertig? Gut. Von diesem Punkt an solltet ihr die nächsten Kapitel stets mit dem Fokus auf das **Verbessern eurer Schwächen** bearbeiten.

13.2.3 Diagnostik

In den folgenden Kapiteln wollen wir uns mit den Grundlagen dieses Testteils beschäftigen.

Moral und Ethik

Zunächst einmal erscheint es vielleicht sinnvoll, auf die Begriffe *Moral* und *Ethik* einzugehen und den Unterschied zwischen beiden zu klären.

DEFINITIONEN & INFORMATIONEN Unter **Moral** versteht man laut Definition die **Gesamtheit von ethisch-sittlichen Normen,** Grundsätzen und Werten, die das zwischenmenschliche Verhalten einer Gesellschaft regulieren und die von ihr als verbindlich akzeptiert werden.
Die Moral stellt also ein Normensystem dar, dessen Gegenstand das richtige Handeln von Menschen in einer Gesellschaft ist.
Die **Ethik** ist im Gegensatz hierzu die philosophische Disziplin oder auch die eigenständige Lehre, die das sittliche Verhalten des Menschen selbst zum Gegenstand hat.
Die Ethik ist also die **wissenschaftliche Beschäftigung mit der Moral** und steht somit eine Reflexionsstufe über ihr, da sie diverse Moralen reflektiert, analysiert und systematisiert. Die Moral ist umgekehrt die **Anwendung der Ethik.**

Man unterscheidet drei Teilbereiche der Ethik (➤ Tab. 13.1). Die *deskriptive Ethik* beschäftigt sich mit der Frage, welche Normensysteme die Menschen de facto vertreten, unternimmt also den Versuch einer empirischen Beschreibung der Moral. Die *normative Ethik* fragt, welche Normensysteme die Menschen vertreten sollten und versucht, Prinzipien, Kriterien und Maßstäbe moralisch richtigen Handelns zu finden. Es bleibt die *Metaethik,* auch theoretische Ethik genannt, die sich mit der Frage befasst, wie ethische und moralische Urteile selbst zu verstehen sind.

Tab. 13.1 Teilbereiche der Ethik

Teilbereich	Typische Frage
Deskriptive Ethik	Sehen Menschen Lügen immer als falsch an?
Normative Ethik	Ist Lügen immer falsch?
Metaethik	Ist Lügen moralisch immer falsch? Wie könnte dies begründet werden? Unter welchen Bedingungen ist es richtig oder falsch?

Soziale Normen

Diese wissenschaftlichen Theorien und philosophischen Tätigkeitsfelder stehen über dem, was für uns im Alltag tatsächlich als relevant und vor allem erfahr- und anwendbar erlebt wird, nämlich den sozialen Normen. Sie sind sozusagen die **Anwendung der Moral** und deren unterschiedliche Auslegungen, mit denen wir uns tagtäglich konfrontiert sehen. Soziale Normen machen das geregelte Zusammenleben von Menschen und somit eine strukturierte Gesellschaft erst möglich. Sie können hierbei unterschiedlichste Ausprägungen haben und sich uns auf unterschiedlichen Ebenen präsentieren, die von ungeschriebenen Gesetzen, also sozial und gesellschaftlich anerkannten Gepflogenheiten, über Regeln und Verbote bis hin zum tatsächlich geschriebenen Gesetz reichen können. Obwohl sich viele dieser Normen beim Vergleich der verschiedenen Kulturen und Völker auf der Erde ähneln, sind die meisten doch sehr kulturspezifisch und lassen sich schlecht vergleichen.

FUN FACT „Andere Länder, andere Sitten"

Dieser wohl jedem bekannte Spruch lässt sich leicht erklären, indem wir unterschiedliche soziale Normen und deren kulturspezifische Entwicklung betrachten. Wichtig ist, dass es auf der Stufe der Moral hierbei kein „besser" oder „schlechter" gibt. Dies ist eine Frage, die nur die Ethik beantworten kann.

Die Moralentwicklung nach Piaget

Jean Piaget (1896–1980) war ein Schweizer Biologe, der sich zeitlebens mit kognitiver Entwicklungspsychologie und genetischer Epistemologie, einem Zweig der philosophischen Erkenntnistheorie, beschäftigte. Ihm wird auf beiden Gebieten bahnbrechende Pionierarbeit zugeschrieben, deren Bedeutung sich unter anderem in der Anerkennung von über 30 Ehrendoktorwürden niederschlägt. Einer der zentralen Gedanken in Piagets Werk ist der vom Menschen als **„offenes, biologisches System"** (➤ Abb. 13.1). Der Mensch sei ein Organismus, der sich frei wandelt, anpasst und auf Umwelteinflüsse reagiert, sich allerdings immer durch seine biologischen Grenzen beschränkt sieht. Folglich müsse man auch die Identität, das Lernen, die Intelligenz und vor allem die Erkenntnis immer vor dem **Hintergrund der Biologie** und der Interaktion des Menschen mit seiner Umwelt sehen. Das fundamentale Erkenntnisproblem sah er in der Diskrepanz zwischen dem handelnden und denkenden Subjekt und den Objekten seiner Erfahrungen. Er versuchte daher, die Erkenntnis, den Wissenserwerb und sämtliche kognitiven Funktionen unter Berücksichtigung der Biologie auf eine **empirische Grundlage** zu stellen.

Notizen

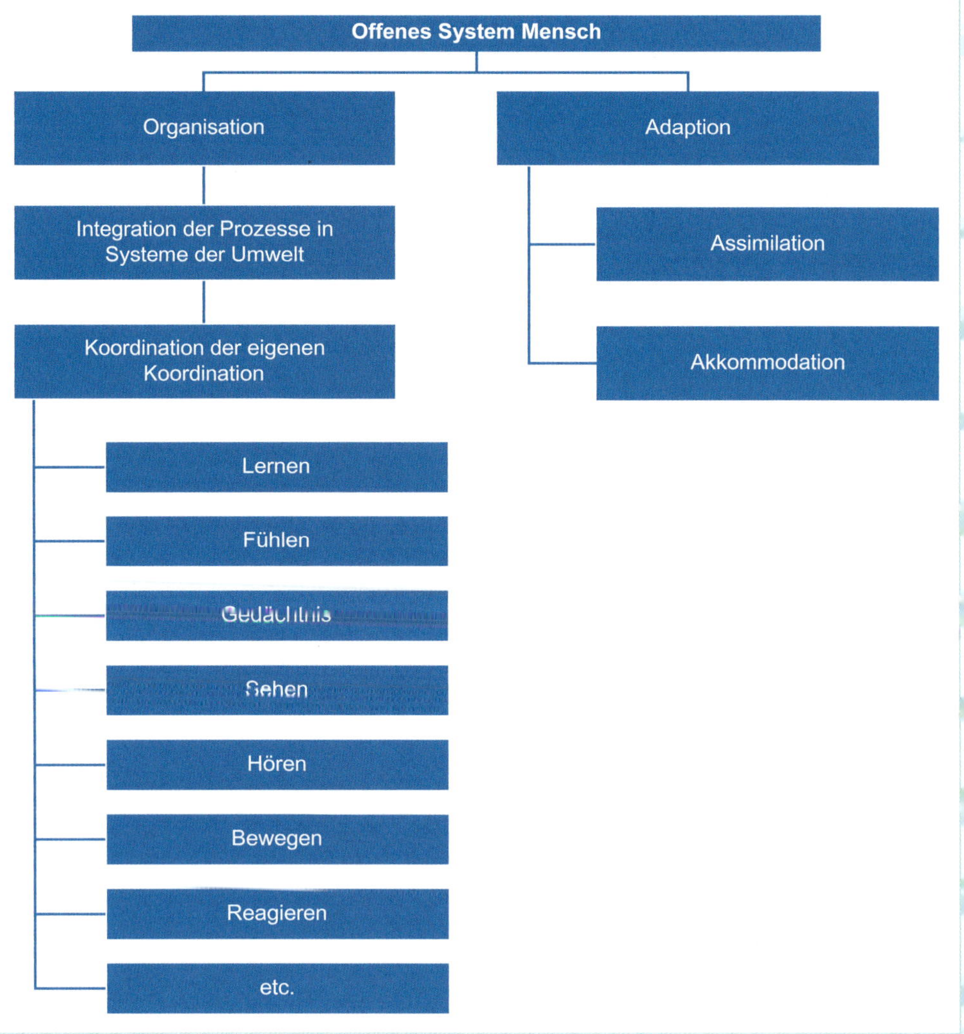

Abb. 13.1 Piagets Modell vom offenen System [P604]

DEFINITIONEN & INFORMATIONEN Unter **Moralentwicklung** versteht man die Entwicklung des Moralbewusstseins des Menschen. Sie ist ein wesentlicher Bestandteil der Sozialisation. Es wird davon ausgegangen, dass sich diese Entwicklung zwar kontinuierlich vollzieht, aber grob in Stadien einteilen lässt. Diese Stadien haben je nach Theorie unterschiedliche Charakteristika.

In seinem Werk finden sich als Konzepte mit besonderer Bedeutung immer wieder die Begriffe **Adaptation** (Assimilation und Akkommodation) und **Organisation.** Unter Adaptation versteht man hierbei die Tendenz zur Anpassung an die Umgebung, die in zwei komplementäre Prozesse unterteilt werden kann: *Assimilation* (Anpassung des eigenen Verhaltens an die Umwelt) und *Akkommodation* (Anpassung der Umwelt an das eigene Verhalten). Die Organisation beschreibt die Integration der eigenen, gelernten Prozesse in kohärente Systeme der Umwelt.

Stufenmodell der kognitiven Entwicklung

Die besprochenen Tendenzen beeinflussen laut Piaget die psychologische Struktur des Menschen, die aus Verhaltens- und kognitiven Schemata, also abstrahierten Denk- und Verhaltensmustern besteht und je nach momentanem Entwicklungsstadium unterschiedlich gewichtet sind. Er beschreibt die kognitive Entwicklung des Menschen in **vier Stadien** (➢ Tab. 13.2):

1. **Stadium der sensomotorischen Intelligenz (0–2 Jahre):** Auf dieser Stufe verfügt das Kind nur über angeborene Reflexe und eignet sich über Kreis- und Rückkopplungsprozesse (Wahrnehmung-Handlung-Wirkung) kognitive Schemata an, die nur von sensomotorischen abgeleitet sind. Es entwickelt sich die sensomotorische Koordination, die Objektpermanenz und die praktische Intelligenz.
2. **Stadium der präoperationalen Intelligenz (2–7 Jahre):** Dieses Stadium ist gekennzeichnet durch Egozentrismus und kann unterteilt werden in die Substadien des symbolischen bzw. vorbegrifflichen Denkens und des anschaulichen Denkens. Auf dieser Stufe wird außerdem das Sprach- und Vorstellungsvermögen erworben. Durch das *symbolische Denken* kann nun zwischen einem Objekt und einer mentalen Simulation, also einem Symbol des Objekts unterschieden werden. Im Gegensatz hierzu entwickelt das Kind im Stadium des *anschaulichen Denkens* echte Begriffe und versucht, Kausalitäten und Kategorien zu finden.

Tab. 13.2 Das Stufenmodell der kognitiven Entwicklung nach Piaget

Entwicklungsstufe	Merkmale
Sensomotorisch (0–2 Jahre)	Reflexe, Objektpermanenz, sensomotorische Koordination, praktische Intelligenz
Präoperational (2–7 Jahre)	Egozentrismus, Vorstellung und Sprache
Konkret-operational (7–11 Jahre)	Logisches Denken (konkret)
Formal-operational (ab 11 Jahren)	Logisches Denken (hypothetisch)

3. **Stadium der konkret-operationalen Intelligenz (7–11 Jahre):** Die Kognition ist auf dieser Stufe zwar immer noch an anschauliche und erfahrbare Inhalte gebunden, wird jedoch durch den Erwerb der Fähigkeit zum logischen Denken in Bezug auf konkrete Sachverhalte erweitert. Das Kind kann also Merkmale zueinander in Beziehung setzen und erwirbt dadurch die Fähigkeit zum Vorausdenken und Reflektieren.
4. **Stadium der formal-operationalen Intelligenz (ab 11 Jahren):** Auf dieser Stufe vollzieht sich die Entwicklung des logischen Denkens des dritten Stadiums weiter zum hypothetisch-deduktiven Denken des vierten Stadiums. Das Kind kann nun mit hypothetischen Abstrahierungen und Hypothesen umgehen und diese theoretisch analysieren. Dies entspricht der höchsten Form des logischen Denkens.

All diesen Stufen ist gemein, dass sie in allen Kulturen vorkommen und aufeinander folgen; es kann kein Stadium übersprungen werden. Die Reifung des Menschen innerhalb dieser Stufen geschieht außerdem zum großen Teil durch die bereits vorgestellten Prozesse Assimilation und Akkommodation.

Stufenmodell der moralischen Entwicklung

Bei seinen Untersuchungen zur moralischen Entwicklung des Menschen konzentrierte sich Piaget hauptsächlich auf den Sinn der Kinder für soziale Gerechtigkeit, die Entwicklung ihrer moralischen Vorstellungen und auf die Frage nach dem Moralbegriff in den unterschiedlichen Entwicklungsstadien. Beim Entwurf seines Modells berücksichtigte er außerdem, ob Kinder bestehende Regeln beachteten oder hinterfragten und ob sie sich der Bedeutung von Regeln überhaupt bewusst waren. Als Ergebnis seiner Forschung konnte er auch die moralische Entwicklung in, je nach Quelle, **drei bis vier Stadien unterteilen.** Diese Stufen und ihre Entwicklung ähneln denen des Modells der kognitiven Entwicklung, da sie eine sehr starke Korrelation aufweisen und auch qualitativ sehr eng miteinander verknüpft sind (➤ Tab. 13.3).

1. **Prämoralisches oder amoralisches Stadium, einfacher moralischer Realismus (bis zum 5. Lebensjahr):** In diesem Stadium orientieren sich die Kinder in ihren Handlungen ausschließlich am Konzept der **Strafe.** Alles, was keine Strafe nach sich zieht, ist erlaubt; alles, was bestraft wird, ist verboten.
2. **Stadium der heteronomen Moral (5–7/8 Jahre):** Auf dieser Entwicklungsstufe werden Regeln zwar als solche erkannt, allerdings nicht ihrer Struktur oder ihrem Sinn nach verstanden, sondern lediglich befolgt. Die Moral des Kindes und auch die Konzepte von Gerechtigkeit und Strafe sind fremdbestimmt und übernommen und leiten sich ausschließlich von den bereits aufgestellten Regeln einer **Autorität** ab. Diese Regeln werden als unveränderbar begriffen. Eine Handlung wird anhand ihrer Folgen moralisch eingestuft.
3. **Phase des Übergangs (7/8–10 Jahre):** Die Fähigkeit zur Reflexion und moralischen Einordnung der eigenen Gedanken und Handlungen beginnt, sich zu entwickeln. Die Kinder erkennen zunehmend, dass Regeln **veränderbar** und durch den Konsens einer Gruppe zustande gekommen sind.
4. **Stadium der autonomen Moral (ab 11/12 Jahren):** Erst ab diesem Stadium sind Kinder zur vollständigen Beurteilung der eigenen Handlung in der Lage. Als Folge entwickelt sich ein Moralbegriff, der nicht mehr von Autoritäten bestimmt wird, damit **selbstbestimmt** ist und folglich erarbeitet werden muss. Regeln werden als veränderliche Produkte sozialer Interaktion wahrgenommen und müssen je nach Kontext, Entstehung, Sinn und Inhalt unterschiedlich bewertet werden.

Vielleicht wird das Stufenmodell anhand des folgenden Beispiels von Piaget selbst noch konkreter: Piaget erzählte einem 6-jährigen Kind zwei Geschichten und versuchte im anschließenden Gespräch, die moralische Urteilsfähigkeit des Kindes zu erfragen.

Tab. 13.3 Das Stufenmodell der moralischen Entwicklung nach Piaget

Entwicklungsstufe	Merkmale
Amoralisch/prämoralisch, einfacher moralischer Realismus (bis 5 Jahre)	• Orientierung an Strafe • Verboten ist, was bestraft wird • Erlaubt ist, was nicht bestraft wird
Heteronom (5–7/8 Jahre)	• Fremdbestimmte, übernommene Moral • Regeln werden als unveränderlich wahrgenommen • Orientierung an Autoritäten
Übergang (7/8–10 Jahre)	• Erkennen der Veränderlichkeit von Regeln
Autonom (ab 11/12 Jahren)	• Selbstbestimmte, erarbeitete Moral • Veränderliche Regeln als Produkt sozialer Interaktion • Beurteilung der Moral unabhängig von Autoritäten • Berücksichtigung der Absicht der handelnden Person

Notizen

„Ein kleiner Junge namens Hans ist in seinem Zimmer. Man ruft ihn zum Essen. Er geht ins Speisezimmer. Aber hinter der Tür stand ein Stuhl. Auf dem Stuhl war ein Tablett und auf dem Tablett standen fünfzehn Tassen. Hans konnte nicht wissen, dass all dies hinter der Tür war. Er tritt ein: Die Tür stößt an das Tablett und bums!, die fünfzehn Tassen sind zerbrochen."

„Es war einmal ein kleiner Junge, der hieß Heinz. Eines Tages war seine Mama nicht da und er wollte Marmelade aus dem Schrank nehmen. Er stieg auf einen Stuhl und streckte den Arm aus. Aber die Marmelade war zu hoch und er konnte nicht drankommen. Als er doch versuchte, daran zu kommen, stieß er an eine Tasse. Die Tasse ist heruntergefallen und zerbrochen."

Und so lief das anschließende Gespräch:
„Sind diese Kinder beide gleich schlimm?"
- *„Beide sind gleich schlimm."*

„Du würdest sie genauso bestrafen?"
- *„Nein, den, der fünfzehn Teller zerbrochen hat."*

„Ist es schlimmer oder weniger schlimm als das andere?"
- *„Ein wenig schlimmer. Es hat fünfzehn Teller zerbrochen."*

„Warum hat es sie zerbrochen?"
- *„Weil es nicht wusste, dass da fünfzehn Teller waren."*

„Und das andere, würdest du es mehr oder weniger bestrafen?"
- *„Das erste hat viel zerbrochen, das andere weniger."*

„Wie würdest du sie bestrafen?"
- *„Das, welches die fünfzehn Tassen zerbrochen hat: zwei Ohrfeigen; das andere: eine!"*

Es wird deutlich, dass das Konzept einer Regel und das einer Strafe zwar begriffen, allerdings nicht differenziert und dem Sinn nach verstanden wurde. Das Kind bildet seinen Moralbegriff vollständig durch den moralischen Zwang einer Autorität und sieht dies als etwas Unveränderliches, Äußerliches und objektiv Gegebenes. Ausschließlich die Handlungsfolgen sind ausschlaggebend für die moralische Qualität einer Handlung.

Die Stufentheorie der Moralentwicklung nach Kohlberg

Auch *Lawrence Kohlberg* (1927–1987), ein US-amerikanischer Psychologe und Professor in Harvard, beschäftigte sich intensiv mit dem menschlichen Moralbegriff und stellte als Ergebnis seiner Forschungen ein Stufenmodell vor, das auf dem des Schweizers Piaget aufbaut. Moralisches Denken und seine Entwicklung sieht Kohlberg dabei eng mit dem Begriff der **Gerechtigkeit** verknüpft; für ihn stellt die Entwicklung also eine Änderung in der Denkweise darüber dar, wie moralische Ansprüche gerecht verhandelt werden können. Seine Forschungen basierten hierbei auf **Dilemmasituationen,** in die er seine Probanden versetzte und anhand deren Antworten er versuchte, deren moralische Urteilsfähigkeit abzuschätzen und einzuordnen.

FUN FACT Das wohl berühmteste Dilemma Kohlbergs ist das „Heinz-Dilemma":

Eine Frau, die an einer besonderen Krebsart erkrankt war, lag im Sterben. Es gab eine Medizin, von der Ärzte glaubten, sie könne die Frau retten. Es handelte sich um eine besondere Form von Radium, die ein Apotheker in der gleichen Stadt erst kürzlich entdeckt hatte. Die Herstellung war teuer, doch der Apotheker verlangte zehnmal mehr dafür, als ihn die Produktion gekostet hatte. Er hatte 2.000 Dollar für das Radium bezahlt und verlangte 20.000 Dollar für eine kleine Dosis des Medikaments.
Heinz, der Ehemann der kranken Frau, suchte all seine Bekannten auf, um sich das Geld auszuleihen, und er bemühte sich auch um eine Unterstützung durch die Behörden. Doch er bekam nur 10.000 Dollar zusammen, also die Hälfte des verlangten Preises. Er erzählte dem Apotheker, dass seine Frau im Sterben lag und bat, ihm die Medizin billiger zu verkaufen bzw. ihn den Rest später bezahlen zu lassen. Doch der Apotheker sagte: „Nein, ich habe das Mittel entdeckt und ich will damit viel Geld verdienen."
Heinz hat nun alle legalen Mittel erschöpft; er ist ganz verzweifelt und überlegt, ob er in die Apotheke einbrechen und das Medikament für seine Frau stehlen soll.

An das Dilemma schloss sich ein ausführliches Interview mit verschiedenen Fragen an, anhand deren Beantwortung Kohlberg versuchte, etwas über das moralische Denken der befragten Personen herauszufinden. Im Falle des Heinz-Dilemmas waren einige Fragen beispielsweise so geartet:
- Sollte Heinz in die Apotheke einbrechen?
- Warum? Warum nicht?
- Macht es einen Unterschied, ob Heinz seine Frau liebt oder nicht?
- Warum? Warum nicht?
- Angenommen, die Person, die im Sterben liegt, ist ein Fremder: Sollte Heinz das Medikament dann stehlen?
- Warum? Warum nicht?
- Stehlen ist gegen das Gesetz. Ist diese Handlungsweise deshalb moralisch falsch?

Es wird deutlich, dass bei der Beantwortung dieser Fragen zahlreiche völlig verschiedene Faktoren auf das moralische Urteil von Menschen Einfluss nehmen und somit berücksichtigt werden müssen. Prinzipiell stehen sich zwei oder mehrere moralische Normen gegenüber, die nicht in Einklang miteinander gebracht werden können. Hierbei ist die schlussendlich gewählte Alternative zweitrangig. Kohlberg interessierte sich für die Struktur der moralischen Argumente, die Begründung und die Denkweise, die dazu geführt hatte, und nicht dafür, ob die Entscheidung moralisch „gut" oder „schlecht" war. Hieraus konnte er auf die Stufe der moralischen Entwicklung rückschließen. Er beobachtete, dass sich die Antworten, trotz sehr unterschiedlicher und individueller Färbung, in Kategorien einteilen ließen (➤ Tab. 13.4):

Präkonventionelle Ebene In diesem Stadium ist die moralische Einordnung vorrangig durch eine starke Orientierung an den **Konsequenzen,** die eine Handlung nach sich zieht, bestimmt. Autoritäten verleihen den Handlungen Prädikate wie „gut" und „böse" oder „richtig" und „falsch", die als gegeben betrachtet werden.

1. Stufe Kennzeichen dieser ersten Stufe der Moralentwicklung sind die **heteronome Moral** und der **Egozentrismus.** Als richtig wird erfahren, was keine von einer Autorität auferlegte Strafe nach sich zieht. Das bedeutet, dass keine tiefere Auseinandersetzung mit der Struktur und dem Sinn einer moralischen Ordnung zur Entwicklung dieses Moralbegriffs geführt hat und die folgende Handlung eine Achtung dieser Ordnung darstellt, sondern dass umgekehrt die Konsequenzen einer Handlung zu einer moralischen Einordnung führen. Die daraus resultierenden Handlungen sind rein egoistisch, also an der Befriedigung der eigenen Bedürfnisse und vor allem an der **Strafvermeidung** orientiert. Eine andere soziale Perspektive kann noch nicht eingenommen werden, der Moral- und Gerechtigkeitsbegriff wird also fast ausschließlich von **Autoritäten** abgeleitet (heteronom = unselbstständig, abhängig).

2. Stufe Auf dieser Stufe erkennen Kinder Handlungen als gegenseitige, soziale **Interaktionen,** die dann als Maßstab für das eigene Handeln interpretiert werden. Ganz nach dem Motto „Wie du mir, so ich dir" sind soziale Interaktionen also eine Art Tauschhandel, deren Motivation sich allerdings nicht aus tieferen Motiven wie z. B. einer eigenen Moralstruktur, Dankbarkeit oder Loyalität, sondern aus der **instrumentellen Befriedigung der eigenen Bedürfnisse** und aus der **Gegenseitigkeit** der erfahrenen Handlungen ableiten lässt. Die Kinder erkennen außerdem, dass der Gerechtigkeitsbegriff unterschiedlich ausgelegt werden kann, der Standpunkt bleibt allerdings weiter individualistisch.

Konventionelle Ebene Ist die Moralentwicklung eines Menschen auf diese Stufe vorangeschritten, so stellt die **Konformität** des eigenen moralischen Standpunktes mit dem einer Gruppe und die **Erwartungshaltung anderer** den hauptsächlichen Maßstab für das eigene Handeln dar. Die Motivation kann auch unabhängig von den direkten Konsequenzen einer Handlung entstehen.

3. Stufe Zum ersten Mal ändert sich ab hier die Perspektive, von der aus soziale Handlungen betrachtet werden. Es kann also auch die Sichtweise des Gegenübers verstanden und nachvollzogen werden, um die **Absichten und Motive** des Handelns verstehen zu können. Die eigenen Handlungen und moralischen Bewertungen werden mit denen anderer verglichen. Hieraus folgt auch, dass die Erwartungen der Bezugspersonen erkannt werden können und sich das Handeln an der Erfüllung dieser Erwartungen orientiert, um anerkannt und gelobt zu werden („good boy"/„nice girl").

4. Stufe Die vierte Stufe ist geprägt vom Erkennen und Befolgen von für das Funktionieren einer Gesellschaft notwendigen **moralischen und sozialen Normen.** Der Gerechtigkeits- und Moralbegriff wird nun auch unter Berücksichtigung von Erwartungen gebildet, die nicht von Bezugspersonen und Autoritäten abhängig sind. Es wird erkannt, dass Regeln im Dienste des Zusammenlebens stehen und deshalb befolgt werden müssen. **Recht und Ordnung** wie auch Pflicht sind Begriffe, die mit den Moralvorstellungen auf dieser Stufe assoziiert sind.

Zwischen-/Übergangsstufe

4½. Stufe Um zur nächsten Stufe zu gelangen, müssen auf dieser Stufe **Normen und Autoritäten** hinterfragt werden. Dadurch kann es passieren, dass, von außen betrachtet, moralische Urteile gemäß einer vermeintlich niedrigeren Stufe gefällt werden, da die Begründung bzw. die Rechtfertigung der Entscheidungen durch ein Gedankengebäude einer höheren Stufe noch nicht entwickelt wurde, der Wille zum Hinterfragen allerdings schon vorhanden ist.

Postkonventionelle Ebene Der Moralbegriff dieser Stufe ist dahingehend weiterentwickelt worden, dass eine Loslösung vom ausschließlichen Orientieren an sozialen Normen erfolgt ist. Autoritäten und sozial akzeptierte Normen werden **kritisch geprüft und hinterfragt,** bevor sie in eigene Moralvorstellungen übernommen werden. Es wird versucht, Prinzipien und Werte auf ein Fundament zu stellen, das seine Gültigkeit auch außerhalb der Gruppe, in der es akzeptiert wird, behält.

5. Stufe Die bestehenden Normen werden hinterfragt und müssen gut begründet sein, um dieser kritischen Prüfung standhalten zu können. Bei den Überlegungen zur Gerechtigkeit fließen ganz **persönliche Werte und Meinungen** ebenso mit ein wie die Gedanken zur Relativität ebendieser.

6. Stufe Die getroffenen Entscheidungen werden auf dieser Stufe nun von **abstrakten und ethischen Prinzipien** abgeleitet, die sich von konkreten moralischen Regeln klar abgrenzen lassen. Es wird vom

Tab. 13.4 Die Stufentheorie der Moralentwicklung nach Lawrence Kohlberg

Entwicklungsniveau	Stufe	Merkmal
Präkonventionelle Ebene	1. Stufe	Orientierung an Autorität, Strafe und Gehorsam, heteronome Moral
	2. Stufe	Instrumentell-relativistische, individualistische Moral, naiver Egoismus
Konventionelle Ebene	3. Stufe	Interpersonal-normative Moral, sozialer Vergleich an Bezugspersonen
	4. Stufe	Sozialsystemorientierte Moral, Orientierung an Gesetz und Ordnung
Zwischen-/Übergangsstufe	4½. Stufe	Hinterfragen von Normen und Autoritäten
Postkonventionelle Ebene	5. Stufe	Legalistische Orientierung am Sozialvertrag, Menschenrechte und Wohlfahrt
	6. Stufe	Orientierung am universalen ethischen Prinzip, allgemeine ethische Prinzipien als Fundament der Moral

Standpunkt von selbst gewählten, widerspruchsfreien und allgemeingültigen ethischen Prinzipien aus argumentiert. Diese Stufe erreichen nur sehr wenige Menschen.

Diese Theorie Kohlbergs findet bis heute viel Zustimmung, aber auch einiges an **Kritik.** Einer der wichtigsten Punkte der Kritiker ist die Kulturabhängigkeit der Moral und der damit verbundenen Ziele des Handelns. Es mag zwar in allen Kulturen und Subkulturen eine Entwicklung der Moral geben, diese ist jedoch oft unterschiedlich aufgebaut und hat unterschiedliche Endpunkte. Was in Westeuropa als moralisch und angebracht gilt, muss es Asien nicht unbedingt sein. In der Geschäftswelt werden Handlungsweisen einer anderen Stufe verfolgt als im Gerichtssaal oder am Familientisch.
Ein weiterer, oft vorgebrachter Kritikpunkt ist der, dass dieses Stufenmodell lediglich kognitive Aspekte beschreibe, andere mögliche Dimensionen der Moralentwicklung würden nicht berücksichtigt.
Nichtsdestotrotz ist das Stufenmodell der Moralentwicklung nach Lawrence Kohlberg weithin akzeptiert und eine wichtige Theorie in der Entwicklungspsychologie und in der Moralphilosophie.

13.2.4 Therapie

Da auch ihr euch nun ausführlich mit dem Aufbau und den Hintergründen des Testteils *Emotionen erkennen* auseinandergesetzt habt, ist es euch sicher verständlich, dass es schwierig ist, an dieser Stelle eine Schritt-für-Schritt-Anleitung für die optimale Lösung der Aufgaben zu geben. Dafür sind die abgeprüften Fähigkeiten und der Prüfungsmodus leider einfach zu **ungreifbar** und zu **abstrakt.**
Auch deshalb haben wir versucht, euch so viel **Theorie** und fachlichen **„Unterbau“** zu vermitteln, also eine **breite Basis an Wissen,** aus der ihr **selbst schöpfen** könnt und sollt, wenn es an die Bearbeitung der Aufgaben geht.

AUFGEPASST! Da es sich beim *Sozialen Entscheiden* um das Abprüfen eines *Soft Skills* handelt, ist von euch sehr viel Transferleistung gefordert! Ihr müsst lernen, vernetzend zu denken und aus einer theoretischen Basis zu schöpfen, um Probleme lösen zu können!

Nichtsdestotrotz wollen wir euch hier ein paar praktische Tipps und Anweisungen für das Lösen der Aufgaben geben.

Vor dem Test

1. **Das Stufenmodell lernen.**
   Das Stufenmodell nach Lawrence Kohlberg scheint den Testerstellern als maßgebliche Orientierung gedient zu haben. Daher eignet es sich hervorragend auch zur Beantwortung der Fragen, da sich jede Antwortmöglichkeit einer Stufe in Kohlbergs Modell zuordnen lässt. Ihr solltet das Modell und die Merkmale der Stufen daher gelernt und gut im Kopf haben, damit ihr die Antwortmöglichkeiten im Test in die richtige Reihenfolge bringen könnt. **Beachtet hierbei, dass die 6. Stufe des Modells keine Entsprechung findet, die Rangfolge der Antwortmöglichkeiten endet bei der 5. Stufe!**

AUFGEPASST! Lernt das Stufenmodell, dies ist essenziell wichtig!

Während des Tests bzw. beim Lösen der Aufgaben

TRICKKISTE Zur besseren Übersichtlichkeit und damit ihr beim Denken und Merken keinen Knoten in die Hirnwindungen bekommt, empfehlen wir euch, Notizen zu machen bzw. Stufen und Ränge **aufzuschreiben.**

2. **Stufe 1 und Stufe 5**
   Identifiziert zunächst die Aussagen, die sich Stufe 1 und Stufe 5 zuordnen lassen, also die moralisch **„wertvollste"** und die moralisch **„am wenigsten wertvolle"** Antwortmöglichkeit. Dies ist als erster Schritt am einfachsten, da diese Möglichkeiten wohl am einfachsten zu identifizieren sind.

AUFGEPASST! Die Antwortmöglichkeiten sind immer nach dem gleichen Prinzip strukturiert. Vor allem für die Aussagen an den Enden des moralischen Spektrums ist dies besonders prägnant:
Die moralisch wertvollste Aussage (**Stufe 5** im Stufenmodell) ist diejenige, die das **Wohl eines anderen Menschen** miteinbezieht. Sie zeigt, dass über soziale Konventionen hinaus reflektiert und gedacht wird.
Die moralisch am wenigsten wertvolle Aussage (**Stufe 1** im Stufenmodell) ist diejenige, die **Strafe bzw. Vermeidung von Strafe und negativen Konsequenzen** beinhaltet. Es geht also nur um Gehorsam gegenüber einer Autorität. Reflektiert oder hinterfragt wird nichts.

3. **Stufe 3**
   Identifziert im nächsten Schritt die Aussage der 3. Stufe des Stufenmodells. Diese ist ebenfalls sehr gut zu erkennen, da sie immer den Vergleich mit Bezugspersonen beinhaltet. Sie stellt also immer die Frage „Wie würde XY an meiner Stelle entscheiden?".

AUFGEPASST! Auch die Mitte des moralischen Spektrums lässt sich einfach und gut identifizieren:
Die Aussage der mittleren Stufe (**Stufe 3** im Stufenmodell) ist diejenige, die einen Vergleich mit einer Bezugsperson anstellt. Die Bezugspersonen können hierbei zum Beispiel Eltern, Geschwister oder andere Familienmitglieder, Kollegen, Freunde, Vorgesetzte, Passanten oder auch die Gesellschaft im Allgemeinen sein.
Oft wird auch die Überlegung angestellt, wie es sich verhalten würde, wenn die Situation umgekehrt wäre. Dies sind Signale für die 3. Stufe.
Allgemeiner gesagt wird ein *Vergleich* mit den moralischen Prinzipien anderer angestellt.

4. **Vervollständigen**
   Es fehlen euch nun noch die Zuordnungen zur 2. und 4. Stufe. Nachdem ihr die 1., 3. und 5. Stufe schon identifiziert habt, sollte dies ein leichtes sein: Nehmt euch die beiden übrig gebliebenen Aussagen und **vergleicht sie miteinander.** Die moralisch „wertvollere" ist die der höheren, also der 4. Stufe, die „weniger wertvolle" die der niedrigeren, also der 2. Stufe. Auf diese Weise ergibt sich die korrekte Reihung dann meist sogar schon intuitiv.

AUFGEPASST! Der Vollständigkeit halber auch hier die Merkmale der Aussagen der 2. und 4. Stufe:
Die Aussage der **4. Stufe** ist diejenige, die sich an **Regeln** orientiert. Diese Regeln können hierbei Recht und Gesetz, ethische Berufsordnungen (z.B. ärztliche Schweigepflicht) oder ganz allgemein sozial akzeptierte Normen sein.
Die Aussage der **2. Stufe** ist diejenige, die den eigenen Vorteil beinhaltet. Sie ist sozusagen als die **„egoistische Aussage"** zu identifizieren.

5. **Abgleichen mit Stufenmodell**
   Im nächsten Schritt empfehlen wir euch, eure Zuordnungen nochmals mit den Stufen des Modells nach Kohlberg **abzugleichen.** Vergewissert euch dabei, dass ihr nichts durcheinander gebracht habt und geht eure Zuordnungen systematisch durch. Dies dauert nicht sehr lange, dient aber dazu, Leichtsinnsfehler zu vermeiden. Auch dies wird euch leichter fallen, wenn ihr euch Notizen zu den Aufgaben gemacht habt.
6. **Richtig eintragen**
   Nachdem ihr die Antworten nun erfolgreich in die richtige Reihung gebracht habt, bleibt das Übertragen in die Antwortmatrix. Hierbei müsst ihr unbedingt beachten, dass die Aussage, die ihr Stufe 5 im Modell zugeordnet habt, Rang 1 (am wichtigsten) erhält, die der Stufe 4 zugeordnete Rang 2 usw. bis hin zur Stufe 1, die den 5. und letzten Rang (am wenigsten wichtig) erhält. Die Reihungen verhalten sich also genau umgekehrt zueinander. Macht euch den Unterschied zwischen Stufe (Modell nach Kohlberg) und Rang (Antwortmöglichkeiten im MedAT, moralische „Güte") unbedingt bewusst, damit ihr keine Übertragungsfehler macht!

Tab. 13.5 Richtiges Eintragen der Antwortmöglichkeiten

Stufe im Modell nach Kohlberg	Rang in der Antwortmatrix
5. Stufe, **Wohl eines anderen Menschen**	1
4. Stufe, **Regeln**	2
3. Stufe, **Vergleich mit Bezugsperson**	3
2. Stufe, **eigener Vorteil, Egoismus**	4
1. Stufe, **Strafe und Gehorsam**	5

AUFGEPASST! Es ist absolut wichtig, dass ihr beim Eintragen eurer Antworten in die Antwortmatrix nicht durcheinander kommt. Macht euch klar, welcher Rang in der Reihung der Antwortmöglichkeiten welcher Stufe entspricht. Danach könnt ihr ganz entspannt übertragen. An dieser Stelle hilft euch Stufe Nummer 3, da sich hier Stufe und Rang entsprechen.
Auch dieser Schritt wird euch sehr viel leichter fallen, wenn ihr euch zuvor Notizen gemacht habt.

13.2.5 Empfehlung

Lernplan, Zeitmanagement und Intensität

Erinnert euch an eure Anamnese in ➤ 13.2.2. Wie geht es euch jetzt mit euren Schwächen – habt ihr sie verbessern können oder habt ihr sie sogar überwunden?
Außerdem fragt ihr euch bestimmt, **mit welchen Aufgaben, wann** und **wie intensiv** ihr diesen Untertest lernen solltet.

Welche Aufgaben?

Zu Beginn könnt ihr die übrig gebliebenen Beispielaufgaben dieses Kapitels (➤ 13.3) bearbeiten. Am Ende des Buches findet ihr außerdem weitere Aufgaben, die zu Test-„Simulationen" zusammengefasst sind. Auch diese sind zum Üben perfekt geeignet.

Wann?

Das *Wann* erübrigt sich, wenn ihr unsere Lernpläne benutzt, da hier jegliche Lernzeit Tag für Tag durchgetaktet ist. Solltet ihr euch dafür entscheiden, euren eigenen Lernplan zu nutzen, empfehlen wir euch, die Übungsaufgaben immer nach dem Lernen bzw. Üben vom BMS-Teil zu bearbeiten, da das dem Ablauf beim MedAT entspricht und sich auch in der Gewichtung niederschlägt.

Wie intensiv sollt ihr lernen?

Da ihr alle individuelle Stärken und Schwächen habt, geben wir keine genauen Zeiten an, wie viele Stunden ihr lernen sollt. Wichtig ist nur, dass ihr am Ball bleiben müsst, da sich dieser Untertest zwar mühsam und mit viel Energie, jedoch erfolgreich trainieren lässt. Nehmt euch hier insbesondere eure Notizen zu euren Stärken und Schwächen zur Hand, um eure Lernstrategie danach auszurichten und daran anpassen zu können. Falls ihr mit der von uns vorgegebenen Struktur (➤ 13.2.4) nicht zurecht kommt, überlegt euch eine eigene, die euch besser liegt und eure Stärken und Defizite besser abbildet.
Auch hier handelt es sich um ein sog. *Soft Skill,* also eine Fähigkeit, die schlecht greif- und abprüfbar ist. Dies bedeutet unter Umständen auch, dass das Erlernen und Verbessern Durchhaltevermögen und Disziplin erfordern, da langfristig gearbeitet und gedacht werden muss.

13.3 Beispielaufgaben

Um das Modell weiter zu erläutern und die trockene Theorie mit ein wenig Praxis zu verknüpfen, wollen wir im Folgenden eine Beispielaufgabe ausführlich unter Zuhilfenahme des Stufenmodells beantworten. Hierzu ist es hilfreich, dass wir uns die originale Arbeitsanweisung aus den Beispielen des *Virtuellen Medizinischen Campus der österreichischen Universitäten* anschauen:

Bei den folgenden Aufgaben finden Sie Beschreibungen von unterschiedlichen sozialen Alltags- und Berufssituationen, in denen eine Person eine Entscheidung treffen muss. Unterhalb der Situationsbeschreibungen finden Sie fünf mögliche Überlegungen, die bei der Entscheidung eine Rolle spielen könnten. Versetzen Sie sich bitte in die jeweiligen Entscheidungssituationen. Überlegen Sie dabei, wie wichtig die einzelnen Überlegungen aus Ihrer Sicht für diese Entscheidungssituation wären. Ordnen Sie die fünf Überlegungen nach ihrer Wichtigkeit.
Wie wichtig sind Ihrer Meinung nach die folgenden Überlegungen für diese Entscheidungssituation? Ordnen Sie die Überlegungen a) bis e) der Wichtigkeit nach, wobei 1 die Ihrer Meinung nach (relativ) wichtigste und 5 die für Sie am wenigsten wichtige Überlegung ist. Hierbei ist es wichtig, dass Sie sich für eine eindeutige Ordnung der Wichtigkeit der Überlegungen entscheiden. Dies bedeutet also, Sie können nicht zwei Überlegungen auf die gleiche Wichtigkeitsstufe stellen.

AUFGEPASST! Es ist wichtig, dass ihr euch, wie in der Arbeitsanweisung beschrieben, für eine **eindeutige** Ordnung entscheidet. Jede Wichtigkeitsstufe darf nur **einmal** vergeben werden, außerdem müssen auch **alle fünf** Wichtigkeitsstufen einmal vergeben worden sein. Sollte dies nicht der Fall sein, solltet ihr also eine Stufe doppelt oder mehrfach vergeben oder einer oder mehreren Überlegungen keine Stufe zugeordnet haben, so wird die **gesamte Aufgabe mit null Punkten** gewertet!

AUFGEPASST! Beim Durchgehen der Aufgaben kann man in Hinblick auf die eigentliche Fragestellung verwirrt werden. Dazu also noch folgende Erläuterung:
Man würde nach dem Durcharbeiten der psychologischen Grundlagen und des Stufenmodells erwarten, dass sich die geschilderte Person aufgrund der von ihr persönlich durchlaufenen Entwicklung für eine der Antwortmöglichkeiten entscheidet und dann so handelt, je nachdem, auf welcher Stufe der moralischen Entwicklung sie sich eben befindet.
Menschen entscheiden jedoch nicht immer nur stur nach der Stufe, auf der sie sich befinden, es gibt hier teils weitreichende **Überschneidungen.** Gerade bei Überlegungen, die zu Entscheidungen führen, wird oft auf **mehreren Stufen** gedacht. Man darf sich das Modell nicht als starre Struktur vorstellen, sondern muss es eher als **volatilen Rahmen** für moralische Entscheidungen sehen.
Dies schlägt sich auch in den Aufgaben nieder. Hier verhält es sich nämlich so, dass man sich vorstellen muss, dass dieselbe Person in der geschilderten Situation **alle Überlegungen miteinbezieht.** Es geht also für euch nicht darum, die Frage zu beantworten, wie sich die Personen entscheidet oder moralisch gesehen entscheiden soll, sondern lediglich darum, die **Möglichkeiten in eine Reihung zu bringen, die die moralische Wertigkeit der einzelnen Aussagen widerspiegelt.**

13.3.1 Aufgaben

Setzen wir dies nun an folgendem Beispiel um. Bearbeitet die Aufgabe hierbei zunächst, ohne die Erklärungen gelesen zu haben, und schaut hinterher, ob ihr richtig gelegen habt.

Musteraufgaben

Beispielaufgabe 1

Carla ist alleinerziehende Mutter und hat kürzlich ihren Job verloren. Glücklicherweise hat sie schon eine neue Stelle gefunden, die sie jedoch erst in zwei Monaten antreten kann. Daher ist sie momentan sehr knapp bei Kasse. Als sie mit der Straßenbahn zum Einkaufen fahren möchte, sieht sie, wie einem Herrn am Bahnsteig das Portemonnaie aus der Hosentasche rutscht und zu Boden fällt. Sie bemerkt, dass in dem Portemonnaie über 200 Euro stecken, als sie es kurz darauf aufhebt. Carla ist unsicher, wie sie reagieren soll. Wie relevant sollten ihrer Meinung nach die folgenden Überlegungen, die Carla bei ihrer Entscheidung angestellt haben könnte, sein?

Überlegungen:

(A) „Würde ich nicht die Verpflichtung haben, dem Eigentümer das Portemonnaie zurückzugeben?"
(B) „Würde mir das Geld bei meinen momentanen Geldsorgen weiterhelfen?"
(C) „Benötigt der Mann das Geld eventuell dringender als ich?"
(D) „Würde jemand herausfinden, dass ich das Geld gefunden habe?"
(E) „Wie würde meine beste Freundin an meiner Stelle entscheiden?"

	1	2	3	4	5
A					
B					
C					
D					
E					

Schauen wir uns die Aufgabe und ihre Antwortmöglichkeiten nun etwas genauer an:

Überlegung A: *„Würde ich nicht die Verpflichtung haben, dem Eigentümer das Portemonnaie zurückzugeben?"*
Diese Aussage impliziert, dass Carla ein **Pflichtbewusstsein** gegenüber **Regeln der Gesellschaft** hat und dieses in ihre Überlegung mit einbezieht. In diesem Falle sind dies Ehrlichkeit und eine negative moralische Einstellung gegenüber Diebstahl. Sie stellt diese Regeln allerdings nicht in Frage. Die Überlegung spricht für ein schon relativ hohes Maß an Selbstreflektion und reiferer moralischer Entwicklung, weshalb wir ihr den **2. Rang** zuordnen.

Überlegung B: *„Würde mir das Geld bei meinen momentanen Geldsorgen weiterhelfen?"*
Es lässt sich erkennen, dass Carla hier über einen eigenen Vorteil, den sie aus der Situation ziehen könnte, nachdenkt. Der alleinige Gedanke an die **Befriedigung eigener Bedürfnisse** lässt erkennen, dass die Entwicklung der moralischen Urteilsfähigkeit noch nicht allzu weit fortgeschritten sein kann, weshalb wir dieser Überlegung den **4. Rang** zuordnen.

Überlegung C: *„Benötigt der Mann das Geld eventuell dringender als ich?"*
Carla zeigt hier, dass sie in der Lage ist, sich unter Berücksichtigung der sozialen Normen in eine andere Person einzufühlen. Sie versucht dabei, die **Tragweite ihres Handelns** abzuschätzen und berücksichtigt dabei die **Konsequenzen,** die ihrer Entscheidung folgen könnten. Die Orientierung erfolgt dabei nicht mehr nur an Gesetz und Ordnung. Ihre moralische Entwicklung scheint sehr weit vorangeschritten zu sein. Daher ordnen wir dieser Überlegung den **1. Rang** zu.

Überlegung D: *„Würde jemand herausfinden, dass ich das Geld gefunden habe?"*

Notizen

Diese Aussage zeigt, dass eine Überlegung stattfindet, die sich lediglich an **Autorität, Strafe und Gehorsam** orientiert. Wenn niemand herausfinden würde, dass Carla das Geld genommen hat, wäre es in ihren Augen moralisch „erlaubt", da dies keine Strafe nach sich ziehen würde. Die moralische Entwicklung steckt bei einem Menschen, der nach diesen Überlegungen handelt, im wahrsten Sinne des Wortes noch in den Kinderschuhen. Daher ordnen wir dieser Überlegung den **5. Rang** zu.

Überlegung E: *„Wie würde meine beste Freundin an meiner Stelle entscheiden?"*

Mit dieser Überlegung zeigt Carla, dass sie darüber nachdenkt, ihr moralisches Urteil mit den Werten einer **Bezugsperson** zu vergleichen. Sie orientiert sich damit an den interpersonellen **Erwartungen** dieser Bezugsperson und versucht abzuschätzen, wie ihre beste Freundin in dieser Situation wohl handeln würde und was diese gutheißen würde. Dieser Art von Überlegung ordnen wir den **3. Rang** zu.

Die richtig ausgefüllte Antwortmatrix dieser Aufgabe würde damit wie folgt aussehen:

	1	2	3	4	5
A		X			
B				X	
C	X				
D					X
E			X		

Nachdem wir versucht haben, das obenstehende Beispiel nach unserem eigenen Moralbewusstsein und Empfinden zu bearbeiten, wollen wir im nächsten Beispiel versuchen, unser Wissen aus den Lehrkapiteln bei der Lösung der Aufgabe anzuwenden und bei unseren Entscheidungen zu bedenken.

Beispielaufgabe 2

Felix ist Topmanager und gerade auf dem Weg zu einem Geschäftstermin, zu dem er verspätet eintreffen wird. Er stand schon eine geraume Zeit im Stau und quält sich in seinem Porsche gerade durch den dichten Stadtverkehr. In einer ruhigen und abgelegenen Seitenstraße übersieht er beim Abbiegen ein Auto und fährt dieses leicht an. Er sieht, dass am fremden Auto ein Schaden entstanden ist, nicht jedoch an seinem Porsche. Er ist unsicher, wie er reagieren soll. Wie relevant sollten ihrer Meinung nach die folgenden Überlegungen, die Felix bei seiner Entscheidung angestellt haben könnte, sein?

Überlegungen:

(A) „Bin ich verpflichtet, den Unfall anzuzeigen?"
(B) „Wer würde denn bei so einem kleinen Unfall schon anhalten?"
(C) „Würde mich jemand anzeigen, falls ich gesehen wurde?"
(D) „Würde ich dem Besitzer des geschädigten Wagens viele Umstände bereiten?"
(E) „Könnte ich die Situation so hindrehen, dass es aussieht, als sei der Besitzer des fremden Wagens der Verursacher des Unfalls gewesen?"

	1	2	3	4	5
A					
B					
C					
D					
E					

Wollen wir uns nun auch hier die Aufgabe und die zugehörigen Überlegungen einmal etwas genauer anschauen:

Überlegung A: *„Bin ich verpflichtet, den Unfall anzuzeigen?"*

Felix überlegt hier, ob es eine **soziale Regel oder sogar ein Gesetz** gibt, das ihm bei seiner Orientierung helfen würde, **ohne sie Infrage stellen** zu wollen. Er fragt sich, ob es eine Pflicht gibt, der er nachzukommen hat, um die Konsequenzen seiner Handlung regelrecht zu tragen. In diesem Falle wären dies einerseits die Ehrlichkeit gegenüber sich selbst und gegenüber dem Geschädigten, andererseits das Gesetz, das vorschreibt, in einem solchen Falle Meldung machen zu müssen. Aus diesen Gründen können wir diese Überlegung der **Stufe 4** auf der „Konventionellen Ebene" in Kohlbergs Stufenmodell zuordnen. Die Orientierung an Gesetz und Ordnung ohne ein Infragestellen steht im Vordergrund. Damit geht **Rang 2** einher.

Überlegung B: *„Wer würde denn bei so einem kleinen Unfall schon anhalten?"*

Diese Überlegung zeigt, dass Felix sein Handeln gerne gegen das einer **Bezugsperson** abwägen würde, also einen **sozialen Vergleich** anstellen möchte. Er versucht dadurch, sich an den Erwartungen dieser

Bezugsperson zu orientieren und zu mutmaßen, ob andere Personen in derselben Situation nicht ähnlich handeln würden. Dies steht für eine normativ-interpersonelle Entwicklungsstufe der Moral und passt damit zur **3. Stufe** der „Konventionellen Ebene" des Modells nach Kohlberg. Dies ergibt **Rang 3** in der Reihung der Antworten.

Überlegung C: *„Würde mich jemand anzeigen, falls ich gesehen wurde?"*
Durch diese Überlegung zeigt Felix, dass er sich in seinem Moralempfinden lediglich an **Autorität, Strafe und Gehorsam** orientiert. Die Handlungsalternative wäre in seinen Augen moralisch in Ordnung und erlaubt, wenn sie keine Strafe (durch eine Autorität) nach sich ziehen würde. Erlaubt ist also, was keine Strafe einer Autorität nach sich zieht, verboten hingegen, was eine Strafe zur Folge hat. Dies spricht für eine Zuordnung zur **Stufe 1** auf der „Präkonventionellen Ebene" im Stufenmodell. Für die Reihung der Antworten bedeutet dies **Rang 5.**

Überlegung D: *„Würde ich dem Besitzer des geschädigten Wagens viele Umstände bereiten?"*
Felix zeigt hier, dass er in der Lage ist, sich unter Berücksichtigung der sozialen Normen in eine andere Person **einzufühlen.** Er versucht dabei, die **Tragweite seines Handelns** abzuschätzen und berücksichtigt auch die **Konsequenzen,** die seiner Entscheidung folgen könnten. Seine Überlegung impliziert außerdem, dass er bereit ist, geltende soziale Normen in Hinblick auf ihre Sinnhaftigkeit und ihren Zweck zu **hinterfragen.** Die Orientierung erfolgt dabei nicht mehr ausschließlich an Gesetz und Ordnung und dem Befolgen dieser Regeln. Dies passt zur **Stufe 5** auf der „Postkonventionellen Ebene" im Stufenmodell nach Kohlberg und bedeutet daher **Rang 1** bei der Wichtigkeit der Überlegungen.

Überlegung E: *„Könnte ich die Situation so hindrehen, dass es aussieht, als sei der Besitzer des fremden Wagens der Verursacher des Unfalls gewesen?"*
Diese Aussage impliziert, dass Felix nur über den **Vorteil,** den er persönlich aus der Situation ziehen könnte, nachdenkt. Er erkennt zwar die Existenz einer anderen Person und damit sein Handeln als gegenseitige Interaktion, ist allerdings nicht in der Lage, die Situation aus der Sicht seines Gegenübers wahrzunehmen. Die Motivation seiner Überlegung begründet sich nicht in tieferen Motiven, wie einem eigenen Wertesystem, oder an allgemeinen moralischen Ordnungen, sondern lediglich an der **instrumentellen Befriedigung seiner eigenen Bedürfnisse.** Diese Befriedigung der eigenen Bedürfnisse steht für den naiven Egoismus der **Stufe 2** auf der „Präkonventionellen Ebene" in Kohlbergs Stufenmodell. Dies ergibt **Rang 4** bei der Reihung der Überlegungen.
Die richtig ausgefüllte Antwortmatrix dieser Aufgabe würde damit wie folgt aussehen:

	1	2	3	4	5
A		X			
B			X		
C					X
D	X				
E				X	

Und nun weitere Aufgaben zum Selbstüben

Nach der etwas ausführlicheren Beantwortung folgen auf den nächsten Seiten noch einige Beispielaufgaben, die ihr selbst beantworten könnt. Die Lösungen findet ihr wieder am Ende des Kapitels. Es gilt auch hier, wie schon beim vorhergehenden Testteil: Bei den Lösungen wird es sicherlich sehr viele unterschiedliche Sichtweisen auf die korrekten Antworten geben, was wie schon öfter betont der schlechten Greifbarkeit der Thematik und auch den extrem unterschiedlichen Denkweisen und Lösungsansätzen geschuldet ist. Jeder Mensch ist, vor allem was das Soziale und den Charakter angeht, von seinem Gedankengebäude her zum Teil sehr unterschiedlich. Das Stufenmodell gibt jedoch einen sehr guten Anhaltspunkt und dient dazu, die Aufgaben und deren Antworten zu objektivieren.

AUFGEPASST! Das Stufenmodell nach Lawrence Kohlberg lässt sich sehr gut einsetzen, um diese Form von Aufgaben zu beantworten. Versucht, jeder Überlegung aus der Fragestellung eine Stufe des Modells zuzuordnen. So habt ihr einen objektiven Anhaltspunkt und könnt die Aussagen viel besser und direkter miteinander vergleichen und sie schließlich in die richtige Reihenfolge bringen.
Beachtet hierbei, dass sich die Reihung der Überlegungen umgekehrt zur Zuordnung zu einer Stufe verhält, d. h. je höher die Stufe im Modell nach Kohlberg, desto niedriger die Zahl bei der Reihung (= höhere Priorität).

Notizen

Beispielaufgabe 3

Sandra ist Kassiererin in einem Supermarkt. An die Reihe kommt eine etwas ungepflegt aussehende Frau, die in der Gegend als Obdachlose bekannt ist. Als sie ihren bescheidenen Einkauf bei Sandra bezahlen möchte, fällt ihr auf, dass ihr 1 Euro fehlt. Sandra könnte das Geld aus eigener Tasche bezahlen, ist sich allerdings unschlüssig, wie sie sich verhalten soll. Wie relevant sollten Ihrer Meinung nach die folgenden Überlegungen, die Sandra bei ihrer Entscheidung angestellt haben könnte, sein?

Überlegungen:

(A) „Hat man nicht die Verpflichtung, den Armen zu helfen?"
(B) „Wie würden meine Kolleginnen in dieser Situation handeln?"
(C) „Könnte ich im Gegenzug für den Euro etwas von ihr verlangen?"
(D) „Wäre meine Handlung vielleicht eine große Erleichterung für die Frau?"
(E) „Würde ich eine Verwarnung von der Filialleitung riskieren?"

	1	2	3	4	5
A					
B					
C					
D					
E					

Beispielaufgabe 4

Hans und Stefan sind beste Freunde. Beide sind verheiratet und auch mit den Frauen des jeweils anderen sehr gut befreundet. Stefan langweilt sich schon lange in seiner Ehe, hat eine Affäre mit einer anderen Frau begonnen und erzählt nun Hans davon. Er bittet ihn, seiner Frau nichts zu erzählen. Als Hans in den nächsten Tagen zufällig seiner guten Freundin und Frau von Stefan begegnet, klagt sie, dass sich ihr Mann in den letzten Tagen sehr seltsam verhalte, und fragt ihn, ob er vielleicht um die Gründe wisse. Hans, der von Stefans Geheimnis weiß, ist unsicher, wie er reagieren soll. Wie relevant sollten Ihrer Meinung nach die folgenden Überlegungen, die Hans bei seiner Entscheidung angestellt haben könnte, sein?

Überlegungen:

(A) „Könnte ich von Stefan etwas für mein Schweigen verlangen?"
(B) „Muss man nicht immer die Wahrheit sagen?"
(C) „Könnte ich Stefans Verhalten und damit auf lange Sicht seine Ehe und sein Verhältnis zu seiner Frau verbessern, wenn ich ihr davon erzähle und die beiden gezwungen sind, darüber zu reden?"
(D) „Könnte ich einen anderen Freund einweihen, der in einer ähnlichen Situation war?"
(E) „Könnte ich der Frau von Stefan anonym eine Nachricht schicken, um Stefans Ungnade zu entgehen?"

	1	2	3	4	5
A					
B					
C					
D					
E					

Beispielaufgabe 5

Daniel ist Richter am Gericht und muss über einen jungen Mann urteilen, der zum wiederholten Male straffällig geworden ist. Seiner Meinung nach sind die vorangegangenen Urteile seiner Kollegen viel zu mild ausgefallen. Er überlegt, ob er seine Position dazu nutzen sollte, den Täter zu einer höheren Strafe zu verurteilen, als eigentlich gedacht, um der Ernsthaftigkeit der Situation und dem Gesetzesverstoß Nachdruck zu verleihen. Daniel ist unsicher, wie er sich verhalten soll. Wie relevant sollten ihrer Meinung nach die folgenden Überlegungen, die Daniel bei seiner Entscheidung angestellt haben könnte, sein?

Überlegungen:

(A) „Könnte ich einen Schöffen mit ins Boot holen?“

(B) „Verbietet meine Berufsordnung nicht eigentlich ein solches Handeln?“

(C) „Könnte meine Entscheidung dazu beitragen, dass aus dem jungen Mann wieder ein sozial verträgliches Mitglied der Gesellschaft wird, das die gesellschaftlichen Regeln beachtet? Trägt dies nicht zur Stabilität der Gesellschaft bei?“

(D) „Unrecht darf man mit Unrecht begegnen.“

(E) „Als Richter bin ich die höchste Instanz der bürgerlichen Judikative und muss daher keine Überprüfung meiner Entscheidung fürchten. Ich kann entscheiden, wie ich möchte.“

	1	2	3	4	5
A					
B					
C					
D					
E					

Beispielaufgabe 6

Matthias ist Fondsmanager bei einer großen Bank und verkauft Aktienpakete an seine Kunden, deren Geld er dann verwaltet. Mit Hilfe neuester Fachliteratur hat er eine neue Anlagestrategie entwickelt, die 2,5 % mehr Gewinn einbringt als einige seiner älteren Produkte. Durch einen Druckfehler steht in einem Flyer der Bank, dass sich mit der neuen Strategie 25 % mehr Gewinn erwirtschaften ließen. Dementsprechend viele Kunden möchten Matthias‘ sagenhaftes Paket kaufen. Matthias weiß von dem Druckfehler und ist unsicher, wie er sich verhalten soll. Wie relevant sollten ihrer Meinung nach die folgenden Überlegungen, die Matthias bei seiner Entscheidung angestellt haben könnte, sein?

Überlegungen:

(A) „Würde ich mehr Geld verdienen, wenn ich die Kunden nicht auf den Druckfehler aufmerksam machen würde?“

(B) „Sollte man nicht immer ehrlich sein?“

(C) „Würde mich einer meiner Kunden auf den Fehler aufmerksam machen, wenn es umgekehrt wäre?“

(D) „Was würde passieren, wenn die Kunden nach dem Kauf herausfinden würden, dass es nicht 25 %, sondern nur 2,5 % Steigerung waren?“

(E) „Sollte ich den Kunden nicht die Wahrheit sagen, damit ein gesundes Vertrauensverhältnis zwischen Bank und Kunde ent- und bestehen kann?“

	1	2	3	4	5
A					
B					
C					
D					
E					

Beispielaufgabe 7

Konrad ist Hausarzt in einer kleinen Stadt. Einer seiner Patienten kommt zu ihm in die Praxis und erzählt ihm am Ende des Besuchs von einer Straftat, die er plant zu begehen. Konrad ist unsicher, wie er reagieren soll. Wie relevant sollten ihrer Meinung nach die folgenden Überlegungen, die Konrad bei seiner Entscheidung angestellt haben könnte, sein?

Überlegungen:

(A) „Ist es nicht verboten, die ärztliche Schweigepflicht zu brechen, die auch gilt, wenn es um nichtmedizinische Dinge geht?"

(B) „Sollte ich die Situation nicht der Polizei schildern, um die Straftat möglicherweise noch verhindern zu können?"

(C) „Könnte ich durch mein Schweigen die Gunst meines Patienten gewinnen, damit er mich in seinem Umfeld empfiehlt?"

(D) „Sollte ich nicht die Erwartungen des Patienten an mein Schweigen erfüllen und sein Vertrauen nicht missbrauchen?"

(E) „Mach ich mich strafbar, indem ich den Plan meines Patienten nicht melde?"

	1	2	3	4	5
A					
B					
C					
D					
E					

Beispielaufgabe 8

Sonja arbeitet in einer Textilfabrik. Sie bemerkt, dass der Grenzwert einer Chemikalie um ein Vielfaches überschritten wurde und eine gesundheitliche Gefahr für die Arbeiter darstellt. Als die sie diese Tatsache dem Management der Fabrik melden möchte, wird sie mit Ausflüchten vertröstet. Zwei Wochen später findet sie in ihrem Briefkasten das Kündigungsschreiben der Fabrik. Sie ist wütend und unsicher, wie sie sich verhalten soll. Wie relevant sollten ihrer Meinung nach die folgenden Überlegungen, die Sonja bei ihrer Entscheidung angestellt haben könnte, sein?

Überlegungen:

(A) „Würden meine Kolleginnen genauso handeln?"

(B) „Sollte sich nicht auch diese Fabrik an die gesetzlichen Grenzwerte für die Chemikalie halten müssen?"

(C) „Sind nicht alle Arbeiter in Gefahr, wenn sie dauernd der Chemikalie ausgesetzt sind?"

(D) „Um Genugtuung zu erhalten, könnte ich die Information über die Grenzwertüberschreitung doch an die Presse weitergeben."

(E) „Würde ich ein schlechtes Arbeitszeugnis bekommen, wenn ich die Sache nicht auf sich beruhen lasse?"

	1	2	3	4	5
A					
B					
C					
D					
E					

Beispielaufgabe 9

Marius fährt mit seinem Auto zur Arbeit, als er eine Unfallstelle passiert und eine leblose Person auf dem Boden liegen sieht. Ersthelfer oder medizinisches Personal sind nicht in Sicht. Er ist in Eile und daher unsicher, wie er reagieren soll. Wie relevant sollten ihrer Meinung nach die folgenden Überlegungen, die Marius bei seiner Entscheidung angestellt haben könnte, sein?

Überlegungen:

(A) „Würden meine Freunde und Bekannten mich als Held sehen, wenn ich anhalten würde?"
(B) „Würden andere für mich anhalten, wenn ich der Verunglückte wäre?"
(C) „Würde ich mich in Gefahr begeben, wenn ich an der Unfallstelle exponiert wäre?"
(D) „Würde es nicht meine Pflicht sein, Menschen in Not zu helfen?"
(E) „Würde es nicht zum Problembewusstsein für fehlende Courage in der Zivilbevölkerung beitragen und andere dazu motivieren, Ersthelfer zu sein, wenn ich der Person helfen würde?"

	1	2	3	4	5
A					
B					
C					
D					
E					

Beispielaufgabe 10

Die kleine Anja ist 6 Jahre alt und hilft ihrer Mama beim Backen von Keksen. Die Kekse möchte die Mutter am nächsten Tag bei der Arbeit im Büro verteilen, um sich für die Unterstützung der Kollegen beim letzten Projekt zu bedanken. Anja durfte bereits einen Keks probieren und würde gerne noch ein paar mehr essen, was ihr die Mutter allerdings verboten hat. Als das Telefon klingelt, ist Anja ganz alleine mit den fertig gebackenen Keksen in der Küche. Sie überlegt nun, was sie tun soll. Wie relevant sollten ihrer Meinung nach die folgenden Überlegungen, die Anja bei ihrer Entscheidung angestellt haben könnte, sein?

Überlegungen:

(A) „Würde Mama sehr böse werden, wenn ich einen Keks essen würde?"
(B) „Würde ich meine Lust auf Kekse stillen können, wenn ich jetzt noch ein paar essen würde?"
(C) „Würde Papa sehr enttäuscht von mir sein, wenn er mitbekommen würde, dass ich heimlich einen Keks genommen habe?"
(D) „Würde ich nicht gegen etwas verstoßen, was man nicht tut, nämlich Kekse zu essen, obwohl es einem verboten wurde?"
(E) „Würde ich Mama viel Kummer bereiten, wenn sie morgen nicht genügend Kekse für ihre Kollegen hätte?"

	1	2	3	4	5
A					
B					
C					
D					
E					

Notizen

13.3.2 Lösungen

Lösung zur Beispielaufgabe 3

	1	2	3	4	5
A	X				
B			X		
C				X	
D		X			
E					X

Lösung zur Beispielaufgabe 7

	1	2	3	4	5
A		X			
B	X				
C				X	
D			X		
E					X

Lösung zur Beispielaufgabe 4

	1	2	3	4	5
A				X	
B		X			
C	X				
D			X		
E					X

Lösung zur Beispielaufgabe 8

	1	2	3	4	5
A			X		
B		X			
C	X				
D				X	
E					X

Lösung zur Beispielaufgabe 5

	1	2	3	4	5
A			X		
B		X			
C	X				
D				X	
E					X

Lösung zur Beispielaufgabe 9

	1	2	3	4	5
A					X
B			X		
C				X	
D		X			
E	X				

Lösung zur Beispielaufgabe 6

	1	2	3	4	5
A				X	
B		X			
C			X		
D					X
E	X				

Lösung zur Beispielaufgabe 10

	1	2	3	4	5
A					X
B				X	
C			X		
D		X			
E	X				

Teil V Testsimulationen

Im Folgenden findet ihr drei komplette Testsimulationen, mit denen ihr noch einmal eure Fähigkeiten überprüfen könnt.

Wollt ihr eine vollständige Testsimulation (inklusive BMS) durchführen, könnt ihr, bevor ihr die folgenden Kapitel durcharbeitet, auf der Lernplattform für den Band 1 eine komplette BMS-Testsimulation absolvieren – sofern ihr auch das Lernskript für den BMS besitzt. Ihr findet dort übrigens auch einen zusätzlichen 30-Tage- und einen 60-Tage-Lernplan für den BMS.

V

20-Tage-Lernplan		
Tag	**Thema**	**Übung**
Stichwort bzw. Testteil	Dieses Thema solltest du lernen/bearbeiten	Im Lernskript oder auf get-to-med
Tag 12 Simulation (Gesamt)	• Textverständnis *9:00 – 9:30 Uhr* • Figuren zusammensetzen *9:30 – 9:45 Uhr* • Gedächtnis & Merkfähigkeit A *9:45 – 9:53 Uhr* • Zahlenfolgen *09:53 – 10:08 Uhr* • Wortflüssigkeit *10:08 – 10:23 Uhr* • Gedächtnis & Merkfähigkeit B *10:23 – 10:38 Uhr* • Implikationen erkennen *10:38 – 10:48 Uhr* • *Mittagspause 10:48 – 11:30 Uhr* • Soziales Entscheiden *11:30 – 11:45 Uhr* • Emotionen erkennen *11:45 – 12:00 Uhr*	Im Lernskript (Abschnitt V *Testsimulationen*)
Tag 13 Simulation (Gesamt)	• Textverständnis *9:00 – 9:30 Uhr* • Figuren zusammensetzen *9:30 – 9:45 Uhr* • Gedächtnis & Merkfähigkeit A *9:45 – 9:53 Uhr* • Zahlenfolgen *09:53 – 10:08 Uhr* • Wortflüssigkeit *10:08 – 10:23 Uhr* • Gedächtnis & Merkfähigkeit B *10:23 – 10:38 Uhr* • Implikationen erkennen *10:38 – 10:48 Uhr* • *Mittagspause 10:48 – 11:30 Uhr* • Soziales Entscheiden *11:30 – 11:45 Uhr* • Emotionen erkennen *11:45 – 12:00 Uhr*	Im Lernskript (Abschnitt V *Testsimulationen*)
Tag 14 Simulation (Gesamt)	• Textverständnis *9:00 – 9:30 Uhr* • Figuren zusammensetzen *9:30 – 9:45 Uhr* • Gedächtnis & Merkfähigkeit A *9:45 – 9:53 Uhr* • Zahlenfolgen *09:53 – 10:08 Uhr* • Wortflüssigkeit *10:08 – 10:23 Uhr* • Gedächtnis & Merkfähigkeit B *10:23 – 10:38 Uhr* • Implikationen erkennen *10:38 – 10:48 Uhr* • *Mittagspause 10:48 – 11:30 Uhr* • Soziales Entscheiden *11:30 – 11:45 Uhr* • Emotionen erkennen *11:45 – 12:00 Uhr*	Auf der Lernplattform
Tag 15 Simulation (Gesamt)	• Textverständnis *9:00 – 9:30 Uhr* • Figuren zusammensetzen *9:30 – 9:45 Uhr* • Gedächtnis & Merkfähigkeit A *9:45 – 9:53 Uhr* • Zahlenfolgen *09:53 – 10:08 Uhr* • Wortflüssigkeit *10:08 – 10:23 Uhr* • Gedächtnis & Merkfähigkeit B *10:23 – 10:38 Uhr* • Implikationen erkennen *10:38 – 10:48 Uhr* • *Mittagspause 10:48 – 11:30 Uhr* • Soziales Entscheiden *11:30 – 11:45 Uhr* • Emotionen erkennen *11:45 – 12:00 Uhr*	Auf der Lernplattform
Tag 16 Simulation (Gesamt)	• Textverständnis *9:00 – 9:30 Uhr* • Figuren zusammensetzen *9:30 – 9:45 Uhr* • Gedächtnis & Merkfähigkeit A *9:45 – 9:53 Uhr* • Zahlenfolgen *09:53 – 10:08 Uhr* • Wortflüssigkeit *10:08 – 10:23 Uhr* • Gedächtnis & Merkfähigkeit B *10:23 – 10:38 Uhr* • Implikationen erkennen *10:38 – 10:48 Uhr* • *Mittagspause 10:48 – 11:30 Uhr* • Soziales Entscheiden *11:30 – 11:45 Uhr* • Emotionen erkennen *11:45 – 12:00 Uhr*	Auf der Lernplattform

20-Tage-Lernplan *(Forts.)*		
Tag	**Thema**	**Übung**
Tag 17 Simulation (Gesamt)	• BMS *9:00 – 10:15 Uhr* • Textverständnis *10:15 – 10:50 Uhr* • *Mittagspause 10:50 – 12:00 Uhr* • Figuren zusammensetzen *12:00 – 12:20 Uhr* • Gedächtnis & Merkfähigkeit A *12:20 – 12:28 Uhr* • Zahlenfolgen *12:28 – 12:43 Uhr* • Wortflüssigkeit *12:43 – 13:03 Uhr* • Gedächtnis & Merkfähigkeit B *13:03 – 13:18 Uhr* • Implikationen erkennen *13:18 – 13:28 Uhr* • Emotionen erkennen *13:28 – 13:43 Uhr* • Soziales Entscheiden *13:43 – 13:58 Uhr*	Auf der Lernplattform
Tag 18 Simulation (Gesamt)	• BMS *9:00 – 10:15 Uhr* • Textverständnis *10:15 – 10:50 Uhr* • *Mittagspause 10:50 – 12:00 Uhr* • Figuren zusammensetzen *12:00 – 12:20 Uhr* • Gedächtnis & Merkfähigkeit A *12:20 – 12:28 Uhr* • Zahlenfolgen *12:28 – 12:43 Uhr* • Wortflüssigkeit *12:43 – 13:03 Uhr* • Gedächtnis & Merkfähigkeit B *13:03 – 13:18 Uhr* • Implikationen erkennen *13:18 – 13:28 Uhr* • Emotionen erkennen *13:28 – 13:43 Uhr* • Soziales Entscheiden *13:43 – 13:58 Uhr*	Auf der Lernplattform
Tag 19 Simulation (Gesamt)	• BMS *9:00 – 10:15 Uhr* • Textverständnis *10:15 – 10:50 Uhr* • *Mittagspause 10:50 – 12:00 Uhr* • Figuren zusammensetzen *12:00 – 12:20 Uhr* • Gedächtnis & Merkfähigkeit A *12:20 – 12:28 Uhr* • Zahlenfolgen *12:28 – 12:43 Uhr* • Wortflüssigkeit *12:43 – 13:03 Uhr* • Gedächtnis & Merkfähigkeit B *13:03 – 13:18 Uhr* • Implikationen erkennen *13:18 – 13:28 Uhr* • Emotionen erkennen *13:28 – 13:43 Uhr* • Soziales Entscheiden *13:43 – 13:58 Uhr*	Auf der Lernplattform
Tag 20 Simulation (Gesamt)	• BMS *9:00 – 10:15 Uhr* • Textverständnis *10:15 – 10:50 Uhr* • *Mittagspause 10:50 – 12:00 Uhr* • Figuren zusammensetzen *12:00 – 12:20 Uhr* • Gedächtnis & Merkfähigkeit A *12:20 – 12:28 Uhr* • Zahlenfolgen *12:28 – 12:43 Uhr* • Wortflüssigkeit *12:43 – 13:03 Uhr* • Gedächtnis & Merkfähigkeit B *13:03 – 13:18 Uhr* • Implikationen erkennen *13:18 – 13:28 Uhr* • Emotionen erkennen *13:28 – 13:43 Uhr* • Soziales Entscheiden *13:43 – 13:58 Uhr*	Auf der Lernplattform

Notizen

KAPITEL

14 Testsimulation 1

14.1 Textverständnis

Zeit: 35 Minuten für 12 Aufgaben

Text 1: Blutkreislauf und Strömungseigenschaften des Blutes

Der Blutkreislauf übernimmt den Transport von Gasen, Stoffen und Blutzellen im Blut. Dabei ist die vom Herzen ausgeworfene Blutmenge die treibende Kraft. Der Kreislauf wird in ein Hochdruck- und in ein Niederdrucksystem unterteilt. Hochdrucksystem: Arterien und Arteriolen, linker Ventrikel in der Systole, Kapillaren. Niederdrucksystem: Venen und Venolen, Lungenstrombahn, rechter Vorhof und rechter Ventrikel, linker Vorhof, linker Ventrikel in der Diastole, Kapillaren. Die Arterien dienen der Druckspeicherung, die Venen der Volumenspeicherung. Die Compliance C ist dabei ein Maß für die Dehnbarkeit, der Volumenelastizitätskoeffizient E hingegen für die Steifheit der Gefäßwände. Geringe Dehnbarkeit der Gefäße (niedrige Compliance) bedeutet hoher Elastizitätskoeffizient und umgekehrt. Im Normalfall herrscht im Gefäßsystemeine laminare Strömung. Dabei bewegen sich die Flüssigkeitsteilchen geradlinig, und die Geschwindigkeit nimmt von der Gefäßwand zur Mitte hin immer weiter zu, wohingegen die Reibung zur Mitte hin immer mehr abnimmt. Es gilt (mit Einschränkung) das Hagen-Poiseuille-Gesetz, das die Abhängigkeit der Strömungsgeschwindigkeit V vom Gefäßradius r, von der Gefäßlänge l, der Druckdifferenz ΔP und der Blutviskosität η widerspiegelt. Zu einer turbulenten Strömung kommt es vor allem in großen Gefäßen, bei großen Strömungsgeschwindigkeiten sowie niedriger Viskosität des Blutes. Mit Hilfe der Reynolds-Zahl lässt sich einschätzen, ob eine Strömung laminar oder turbulent ist. Dabei werden der Radius r, die Strömungsgeschwindigkeit v, die Massendichte des Blutes ρ und die Blutviskosität η berücksichtigt. Liegt die Reynolds-Zahl über 200, sind einzelne Turbulenzen vorhanden. Bei einem Wert über 2000 besteht eine vollständige turbulente Strömung. Der Strömungswiderstand ist bei turbulenter Strömung weitaus höher als bei laminarer Strömung. Sämtliche Flüssigkeiten besitzen einen festen Wert für ihre Viskosität η (Zähigkeit). Blut stellt eine Ausnahme dar, da es aus Plasma und verformbaren, korpuskulären Bestandteilen besteht. Man spricht daher von scheinbarer Viskosität. Im Gegensatz zu Wasser (K = 1 mPa × s) besitzt Blut eine Viskosität von 3-5 mPa × s. Bei kleinen Gefäßen mit einem Durchmesser von < 300 µm kommt es zu einer Strömung der Erythrozyten zur Gefäßmitte (axiale Migration). Die Erythrozyten gleiten quasi auf einem Plasmafilm, der die Reibung zur Gefäßwand hin minimiert, wodurch die Viskosität um etwa 50 % sinkt (Fåhraeus-Lindqvist-Effekt). Sinkt der Gefäßdurchmesser unter 10 µm, so bleibt für den Plasmafilm kein Platzübrig und die Erythrozyten sind gezwungen, sich reversibel wie Geldrollen aneinanderzulagern. Dies bedingt eine plötzlich stark ansteigende Viskosität (Rouleaux-Phänomen).

aus: Hamsch, BASICS Physiologie. Elsevier, München 2009, S. 34.

Notizen

Aufgabe 1

Welche der folgenden Aussagen lassen sich aus dem Inhalt dieses Textes ableiten?

1. Kapillaren können sowohl dem Hoch- als auch dem Niederdrucksystem zugerechnet werden.
2. Hohe Compliance bedeutet hoher Elastizitätskoeffizient, da die Gefäße dann eine hohe Dehnbarkeit besitzen, also eher elastisch sind.
3. Bei Betrachtung eines Gefäßlängsschnitts ist die Fließgeschwindigkeit bei laminarer Strömung des Blutes in der Mitte des Gefäßes am größten.
4. Die Reynolds-Zahl gibt an, wie viele Turbulenzen pro betrachtetem Abschnitt des Gefäßes auftreten.

(A) 1. und 3. sind richtig.
(B) 1., 2. und 3. sind richtig.
(C) Alle sind richtig.
(D) 1. und 2. sind richtig.
(E) 1., 2. und 4. sind richtig.

Aufgabe 2

Welche der folgenden Aussagen lassen sich aus dem Inhalt dieses Textes ableiten?

1. Bei einer Reynolds-Zahl von 34 kann von einer laminaren Strömung ausgegangen werden.
2. Die Reibung ist bei laminarer Strömung in der Mitte eines Gefäßes am kleinsten.
3. Der Fåhraeus-Lindqvist-Effekt beschreibt eine Besonderheit des Blutes, keine feste Viskosität η zu besitzen, sondern eine scheinbare Viskosität, die dadurch zustande kommt, dass Erythrozyten auf einem Plasmafilm, der der Gefäßwand anliegt, gleiten.
4. Das Niederdrucksystem dient der Volumenspeicherung von Blut.

(A) 1., 2. und 4. sind richtig.
(B) 2., 3. und 4. sind richtig.
(C) 1., 2. und 3. sind richtig.
(D) Alle sind richtig.
(E) 1. und 4. sind richtig.

Aufgabe 3

Welche der folgenden Aussagen lassen sich aus dem Inhalt dieses Textes ableiten?

1. Das Hagen-Poiseuille-Gesetz beschreibt die verschiedenen Faktoren, die zum Effekt der scheinbaren Viskosität des Blutes führen.
2. Bei turbulenter Strömung sinkt der Strömungswiderstand eines Gefäßes, da das Blut einen Gefäßabschnitt wesentlich schneller durchströmt.
3. Unter einem Gefäßdurchmesser von 10 μm lagern sich Erythrozyten wie Geldrollen aneinander, um den engen Gefäßabschnitt passieren zu können.

(A) Alle sind richtig.
(B) 2. und 3. sind richtig.
(C) 1. und 2. sind richtig.
(D) 2. ist richtig.
(E) 3. ist richtig.

Text 2: Das kleinste Element des Lebens

Eine Zelle ist die kleinste strukturelle Einheit eines Lebewesens, die sich selbst erhalten und reproduzieren kann. Sie besitzt einen eigenen Stoffwechsel und ist ein offenes biologisches System, da sie im ständigen Stoff-, Energie- und Informationsaustausch mit ihrer Umwelt steht. Die Organisationsstufe der Zellen eines Organismus erlaubt zwei Unterteilungen: Ein Prokaryot ist ein Einzeller und besteht aus einer Prokaryozyte (Prozyte) ohne Nukleus (Zellkern). Eukaryoten sind Organismen, die aus einer oder mehreren Eukaryozyten (Euzyten) aufgebaut sind, welche einen echten, von einer Doppelmembran umschlossenen Nukleus besitzen. Synonym zu den Begriffen Prokaryot und Eukaryot werden in der Literatur Prokaryont und Eukaryont verwendet. Prokaryoten sind insgesamt einfacher aufgebaut als Eukaryoten (griech. eu = echt; karyon = Kern). Jede Zelle ist von einer (Zyto-) Plasmamembran umgeben. Sie dient als Barriere und ist selektiv durchlässig für bestimmte Stoffe. Der gesamte innere Bereich zwischen Plasmamembran und Nukleus wird als Zytoplasma bezeichnet. Es enthält die Zellorganellen, und hier finden zahlreiche Stoffwechselvorgänge statt. Ähnlich den Organen des menschlichen Körpers übernehmen die Organellen verschiedene Aufgaben. Im Zellinneren grenzen Membransysteme Kompartimente voneinander ab, so dass verschiedene Reaktionsräume entstehen. So können in einer Zelle gleichzeitig unterschiedliche Stoffwechselvorgänge ablaufen. Die Vorgänge in einer Zelle werden durch den Nukleus gesteuert. In ihm befindet sich die Desoxyribonukleinsäure (DNA), die sämtliche Erbinformationen enthält. Abschriften der DNA, in Form von Ribonukleinsäure (RNA), gelangen zu den Ribosomen, wo die Information zur Proteinbiosynthese verwendet wird. Bestimmte Ribosomen schwimmen frei im Zytoplasma, andere sitzen auf der Oberfläche des endoplasmatischen Retikulums (ER), einem Netzsystem aus Membranen. Dieses wird raues ER genannt, während das ribosomenfreie als glattes ER bezeichnet wird. Das ER ist der Bildungsort von Organellmembranen und deren Bausteinen. Vom ER schnüren sich Blasen ab, sog. Vesikel, die zu ihren Bestimmungsorten transportiert und dort eingefügt werden. Sie können z. B. Proteine enthalten und zum Golgi-Apparat, einem weiteren Membransystem, wandern. Hierbei handelt es sich um Stapel aus flachen, membranumgrenzten Reaktionsräumen. Die eingehenden Proteine werden hier modifiziert und in Golgi-Vesikeln zum Bestimmungsort transportiert. Der hierbei entstehende Membranverlust wird durch ankommende Vesikel des ER ausgeglichen. Der Hauptteil der von der Zelle benötigten Energie wird in Mitochondrien gewonnen, die in fast jeder Zelle vorkommen. In diesen Organellen findet die Zellatmung statt. Zwei weitere von Membranen umgebene Organellen sind die Lysosomen, die Verdauungsenzyme enthalten, und die Peroxisomen (Microbodies), in denen bestimmte Stoffwechselprozesse, z.B. der Fettsäureabbau, ablaufen. Die hohe Formstabilität einer Zelle wird durch das Zytoskelett gewährleistet.

aus: Sonnleitner/Rojacher, BASICS Biologie. Elsevier, München 2009, S. 2.

Notizen

Aufgabe 4
Welche der folgenden Aussagen lassen sich aus dem Inhalt dieses Textes ableiten?
1. Proteinbiosynthese findet im Zytoplasma statt.
2. Prokaryonten sind Einzeller und besitzen einen Zellkern, Eukaryonten hingegen sind Organismen.
3. Membranen existieren um und in der Zelle.
4. Im glatten ER werden Proteine modifiziert.

(A) 1. und 3. sind richtig.
(B) 3. und 4. sind richtig.
(C) 1., 2. und 3. sind richtig.
(D) 2., 3. und 4. sind richtig.
(E) 2. und 3. sind richtig.

Aufgabe 5
Welche der folgenden Aussagen lassen sich aus dem Inhalt dieses Textes ableiten?
1. Prokaryonten sind einfacher aufgebaut als Eukaryoten und besitzen daher keine Zytoplasmamembran.
2. Vesikel, die sich am Golgi-Apparat abschnüren, verursachen einen Membranverlust, der durch ankommende Vesikel ausgeglichen wird.
3. An den Ribosomen wird die DNA benutzt, um die darin enthaltenen Informationen zur Proteinbiosynthese zu benutzen.

(A) 1. ist richtig.
(B) 1. und 2. sind richtig.
(C) Alle sind richtig.
(D) 2. und 3. sind richtig.
(E) 2. ist richtig.

Aufgabe 6
Welche der folgenden Aussagen lassen sich aus dem Inhalt dieses Textes ableiten?
1. In einer Zelle können gleichzeitig unterschiedliche Stoffwechselvorgänge ablaufen, da durch Membranen getrennte Kompartimente voneinander abgegrenzt sind.
2. Das endoplasmatische Retikulum ist ein Netzsystem aus Membranen, auf dem auch Ribosomen sitzen können.
3. Membranumgrenzte Räume können sich in Zellen aneinanderlagern.
4. Die Aufgaben von Organellen innerhalb der Zelle lassen sich mit den Aufgaben der Organe im menschlichen Körper unterscheiden.

(A) 1., 2. und 3. sind richtig.
(B) 1., 2. und 4. sind richtig.
(C) Alle sind richtig.
(D) 1. und 2. sind richtig.
(E) 2. und 3. sind richtig.

Text 3: Membransysteme und deren Aufbau

Alle Zellen sind von einer Plasmamembran (Zellmembran) umgeben. Sie besteht größtenteils aus Phospholipiden und Proteinen. Die Phospholipide besitzen ein hydrophiles (Wasser anziehendes) und ein hydrophobes (Wasser abstoßendes) Ende und werden deshalb als amphipatisch bezeichnet. Sie bilden eine 6-10 nm dicke Doppelschicht, wobei die hydrophoben Schwänze zueinander und die hydrophilen Köpfe nach außen zeigen. Die Plasmamembran umschließt das Zytoplasma und trennt es damit vom extrazellulären Raum. Sie dient als selektive Barriere und zum Schutz der Zelle. Zum einen ist sie eine passive Schranke, die Stoffe je nach ihrem Konzentrationsgradienten passieren lässt, zum anderen kann sie aktiv bestimmte Stoffe nach innen oder außen transportieren. Sie erhält also ein intrazelluläres Milieu aufrecht, das sich vom umgebenden Medium unterscheidet. Prinzipiell sind alle Plasmamembranen nach dem gleichen Konzept aufgebaut. In die Phospholipid-Doppelschicht sind Transmembranproteine eingelagert, die beispielsweise Transport- oder Rezeptorfunktionen besitzen. Betrachtet man die Membran, entsteht der Eindruck eines Mosaiks. Weil sie kein starres Gebilde darstellt, sondern die Doppelschicht aus Phospholipiden flüssig ist, spricht man von einem Flüssig-Mosaik-Modell (engl. Fluid-mosaic-model). Um die richtige Fluidität der Plasmamembran bei unterschiedlichen Temperaturen zu gewährleisten, sind Cholesterinmoleküle in die Membran eingelagert. Bei niedrigen Temperaturen erhöht das Cholesterin die Membranfluidität, bei hohen Temperaturen senkt es diese. In eukaryotischen Zellen kann der Anteil von Cholesterin in der Plasmamembran relativ hoch sein, z. B. bis zu 30 % bei Erythrozyten. Ebenfalls in die Plasmamembran integriert sind Glykolipide. Sie bestehen aus hydrophoben Fettsäuren und hydrophilen Zuckerketten. Glykolipide sind nur in die äußere Membranschicht eingelagert, und ihre Zuckerketten ragen in den extrazellulären Raum. Zusammen mit den Zuckerstrukturen der Glykoproteine bilden sie die Glykokalix. Die Lipide und Proteine der Plasmamembran werden im ER gebildet und im Golgi-Apparat modifiziert. Epithelzellen, z.B. im Darm, besitzen häufig Membranausstülpungen, um ihre Oberfläche zu vergrößern und somit die Resorption zu verbessern. Diese sog. Mikrovilli werden durch Aktinfilamente des Zytoskeletts gestützt und bedecken als Bürstensaum die Zelloberfläche.

aus: Sonnleitner/Rojacher, BASICS Biologie. Elsevier, München 2009, S. 4.

Aufgabe 7

Welche der folgenden Aussagen lassen sich aus dem Inhalt dieses Textes ableiten?

1. Phospholipide bilden eine 6-10 mm dicke Doppelschicht, wobei die hydrophoben Schwänze zueinander und die hydrophilen Köpfe nach außen zeigen.
2. Damit Membranen bei unterschiedlichen Temperaturen eine adäquate Fluidität aufweisen, sind sie von Glykolipiden durchsetzt.
3. Mikrovilli sind Ausstülpungen des Golgi-Apparats, werden von Aktinfilamenten des Zytoskeletts gestützt und vergrößern als Bürstensaum die Oberfläche von Zellen.

(A) Alle sind richtig.
(B) Keine ist richtig.
(C) 1. ist richtig.
(D) 1. und 2. sind richtig.
(E) 1. und 3. sind richtig.

Aufgabe 8

Welche der folgenden Aussagen lassen sich aus dem Inhalt dieses Textes ableiten?

1. Phospholipide besitzen ein hydrophiles, also Wasser abstoßendes, und ein hydrophobes, also Wasser anziehendes Ende und sind daher amphipatisch.
2. Bei niedrigen Temperaturen senkt Cholesterin die Membranfluidität, bei hohen Temperaturen erhöht es diese.
3. Glykolipide sind Teil der Glykokalix.
4. Plasmamembranen sind von Zelle zu Zelle und je nach Aufgabe immer nach unterschiedlichen Konzepten aufgebaut.

(A) 1. und 3. sind richtig.
(B) Alle sind richtig.
(C) 3. ist richtig.
(D) 1., 2. und 3. sind richtig.
(E) 1. ist richtig.

Aufgabe 9

Welche der folgenden Aussagen lassen sich aus dem Inhalt dieses Textes ableiten?

1. Membranen sind keine starren Gebilde, da die Doppelschicht aus Glykolipiden flüssig ist. Deshalb spricht man auch vom Flüssig-Mosaik-Modell.
2. Die Bausteine, aus denen Membranen aufgebaut sind, werden im ER gebildet.
3. Die Plasmamembran umschließt die Zelle und ist damit in der Lage, ein intrazelluläres Milieu aufrecht zu erhalten, das sich vom extrazellulären unterscheidet.

(A) 2. und 3. sind richtig
(B) Alle sind richtig.
(C) 1. und 2. sind richtig.
(D) 1. und 3. sind richtig.
(E) 2. ist richtig.

Text 4: Ökologische Systeme

Die Ökologie beschäftigt sich mit den Wechselwirkungen zwischen Organismen und deren Umgebung. Die Umwelt umfasst Faktoren, welche die Lebewesen beeinflussen. Man unterteilt diese in zwei Bereiche: Abiotische Faktoren wie Temperatur, Nährstoffe, Wasser oder Licht und biotische Faktoren wie andere Organismen in der Umgebung eines Individuums. Ein Ökosystem besteht demnach aus einer Lebensgemeinschaft, der Biozönose, die durch abiotische Faktoren beeinflusst wird. Innerhalb eines Ökosystems existieren Energie- und Stoffkreisläufe. Je nachdem, welche Energie- und Kohlenstoffquelle Organismen nutzen, werden sie in unterschiedliche Gruppen eingeteilt: Produzenten sind autotrophe Organismen, die energiereiche organische Stoffe aufbauen, welche von heterotrophen Organismen verwertet werden können. Produzenten nutzen meist die Sonnenenergie, um durch Fotosynthese aus anorganischem Kohlenstoffdioxid organischen Traubenzucker und dessen Folgeprodukte zu synthetisieren. In seltenen Fällen können Mikroorganismen aber auch chemische Energiequellen (Nitrobacter spp., Energiequelle: Nitrit) zur Synthese von organischen Stoffen verwenden. Fast sämtliche für Organismen nutzbare Energie stammt jedoch direkt oder indirekt von der Sonne. Zu den Produzenten zählen Pflanzen, Algen, Cyanobakterien (Blaualgen) sowie einige weitere autotrophe Bakterienarten. Konsumenten sind heterotrophe Organismen. Sie müssen organische Substanzen aufnehmen, um daraus Energie und Kohlenstoff zu gewinnen, und sind somit stets auf Produzenten angewiesen. Man unterteilt sie in folgende Kategorien: Primärkonsumenten (Konsumenten 1. Ordnung) sind herbivor, d.h., sie ernähren sich von Pflanzen (also von Produzenten). Sekundärkonsumenten (Konsumenten 2. Ordnung) sind karnivore Organismen. Sie ernähren sich als Fleischfresser von den Primärkonsumenten. Teilweise wird eine weitergehende Hierarchisierung in Tertiärkonsumenten (fressen Karnivoren) etc. vorgenommen. Destruenten sind ebenfalls heterotrophe Organismen. Sie leben im Boden, Schlamm oder auf dem Meeresgrund und ernähren sich von abgestorbenem Material (sog. Detritus = zerfallene organische Substanz). Dieses enthält immer noch energiereiche organische Substanzen, die je nach Destruentenart zu anorganischen Stoffen wie Kohlenstoffdioxid, Methan oder anderen energieärmeren Verbindungen abgebaut werden. Zu den Destruenten werden Pilze, bestimmte Wirbellose und viele Bakterienarten gezählt. Die chemischen Grundstoffe bleiben innerhalb eines Stoffkreislaufs größtenteils erhalten. Bei der Umwandlung von energiereichen zu energiearmen Stoffen geht aber ein Großteil der Energie in Form von Wärme verloren. Nur ein geringer Prozentsatz der in Organismen chemisch gebundenen Energie kann so durch einen Konsumenten oder Destruenten verwertet werden.

aus: Sonnleitner/Rojacher, BASICS Biologie. Elsevier, München 2009, S. 98.

Aufgabe 10

Welche der folgenden Aussagen lassen sich aus dem Inhalt dieses Textes ableiten?

1. Produzenten sind in Ökosystemen heterotrophe Organismen, die energiereiche organische Stoffe aufbauen.
2. Autotrophe Organismen nutzen meist die Sonnenenergie, um damit Fotosynthese betreiben zu können.
3. Fast die gesamte für Organismen nutzbare Energie stammt direkt oder indirekt von der Sonne.
4. Heterotrophe und herbivore Konsumenten werden in der Ökologie als Konsumenten 2. Ordnung klassifiziert.

(A) Alle sind richtig.
(B) 1., 2. und 3. sind richtig.
(C) 1., 2. und 4. sind richtig.
(D) 2., 3. und 4. sind richtig.
(E) 2. und 3. sind richtig.

Aufgabe 11

Welche der folgenden Aussagen lassen sich aus dem Inhalt dieses Textes ableiten?

1. Autotrophe Produzenten müssen organische Stoffe (z.B. Traubenzucker) aufnehmen, um damit Fotosynthese betreiben zu können.
2. Die Temperatur gehört zu den abiotischen Faktoren eines Ökosystems.
3. Destruenten sind Tertiärkonsumenten, da sie heterotroph und zur Nahrungsaufnahme auf die gestorbenen Konsumenten 2. Ordnung, also die karnivoren Sekundärkonsumenten, angewiesen sind.
4. Bei der Umwandlung von energiereichen zu energiearmen Stoffen kann nur ein geringer Teil der Energie durch Konsumenten oder Destruenten verwertet werden.

(A) 1., 2. und 4. sind richtig.
(B) Alle sind richtig.
(C) 2., 3. und 4. sind richtig.
(D) 2. und 4. sind richtig.
(E) 1. und 4. sind richtig.

Aufgabe 12

Welche der folgenden Aussagen lassen sich aus dem Inhalt dieses Textes ableiten?

1. Die Biozönose umschließt die biotischen Faktoren eines Ökosystems.
2. Organismen innerhalb eines Ökosystems benutzen verschiedene Energie- und Stoffkreisläufe. Diese Tatsache wird auch zur Einteilung der Organismen herangezogen.
3. Die autotrophen Blaualgen werden in einem Ökosystem zu den Produzenten gezählt.

(A) 1. und 2. sind richtig.
(B) 2. und 3. sind richtig.
(C) Alle sind richtig.
(D) 3. ist richtig.
(E) 1. und 3. sind richtig.

Notizen

14.2 Figuren zusammensetzen

Zeit: 20 Minuten für 15 Aufgaben

Aufgabe 13

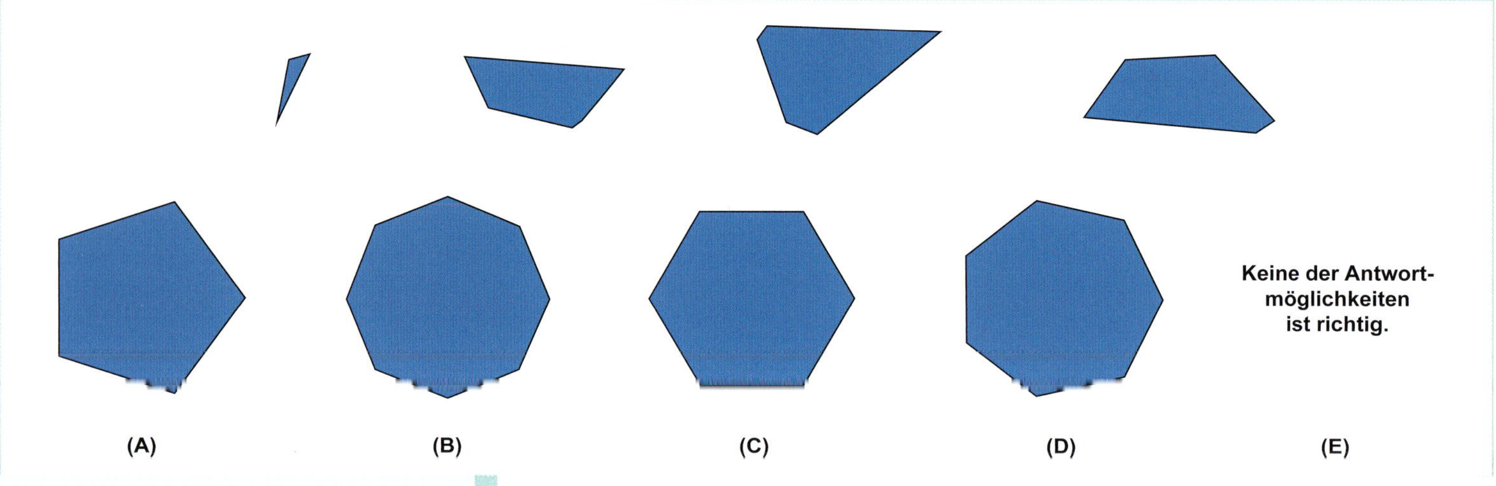

Aufgabe 14

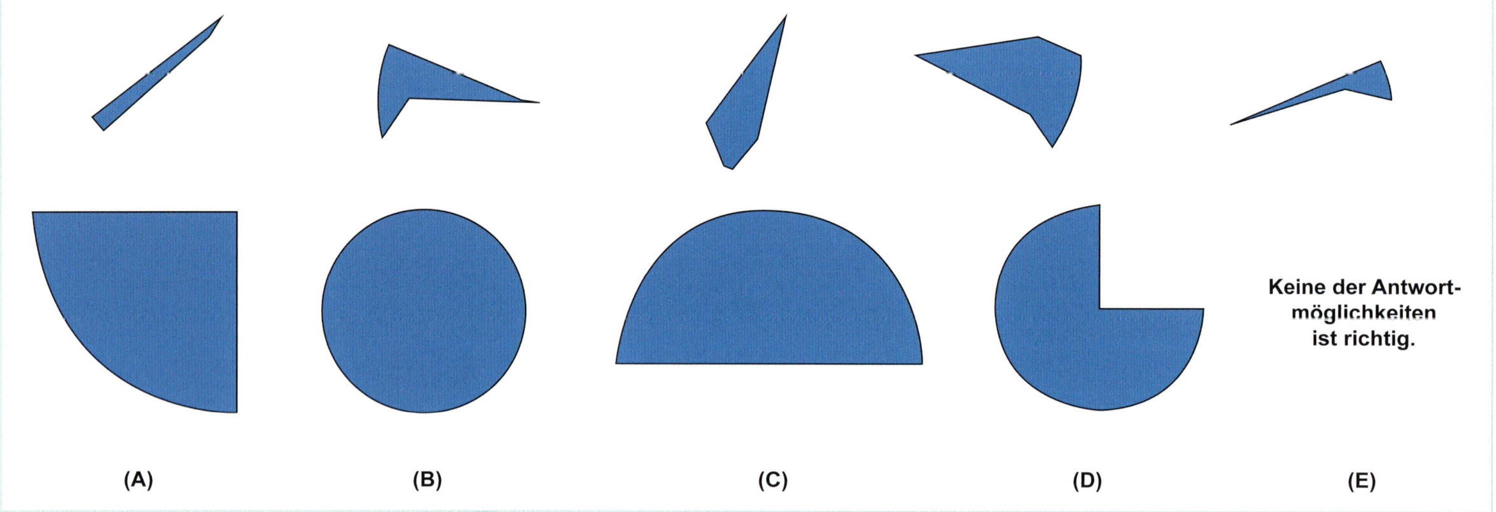

Aufgabe 15

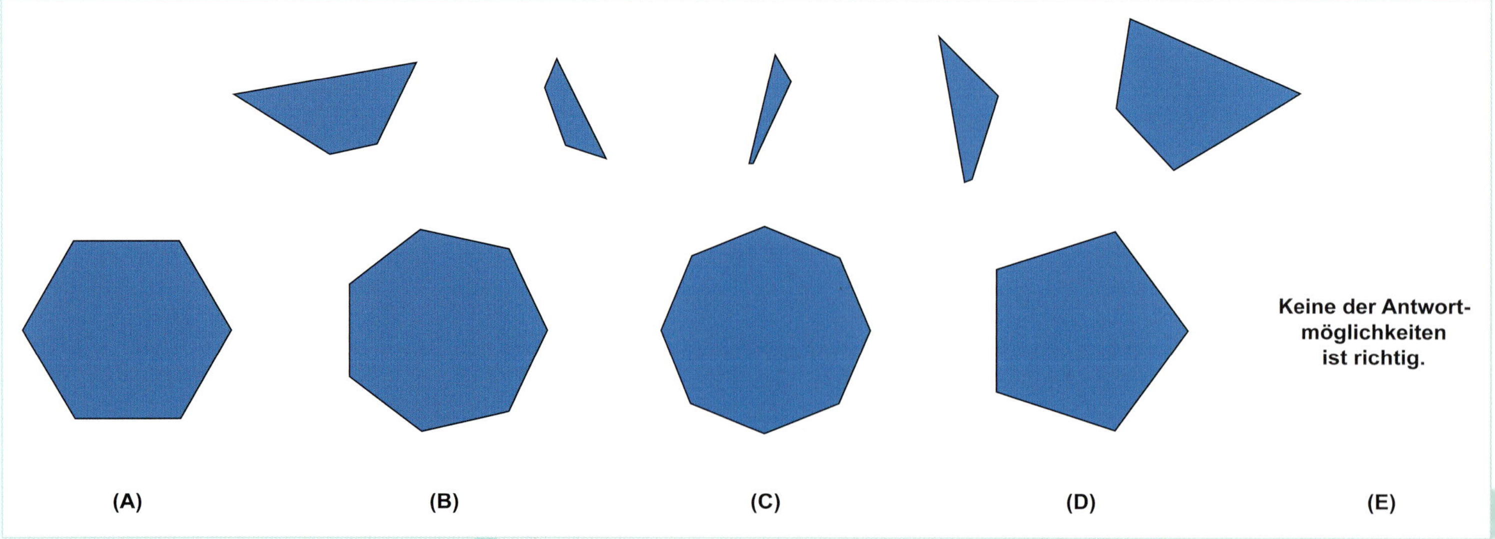

[Abb.: Deniz Tafrali, Graz]

Notizen

Aufgabe 16

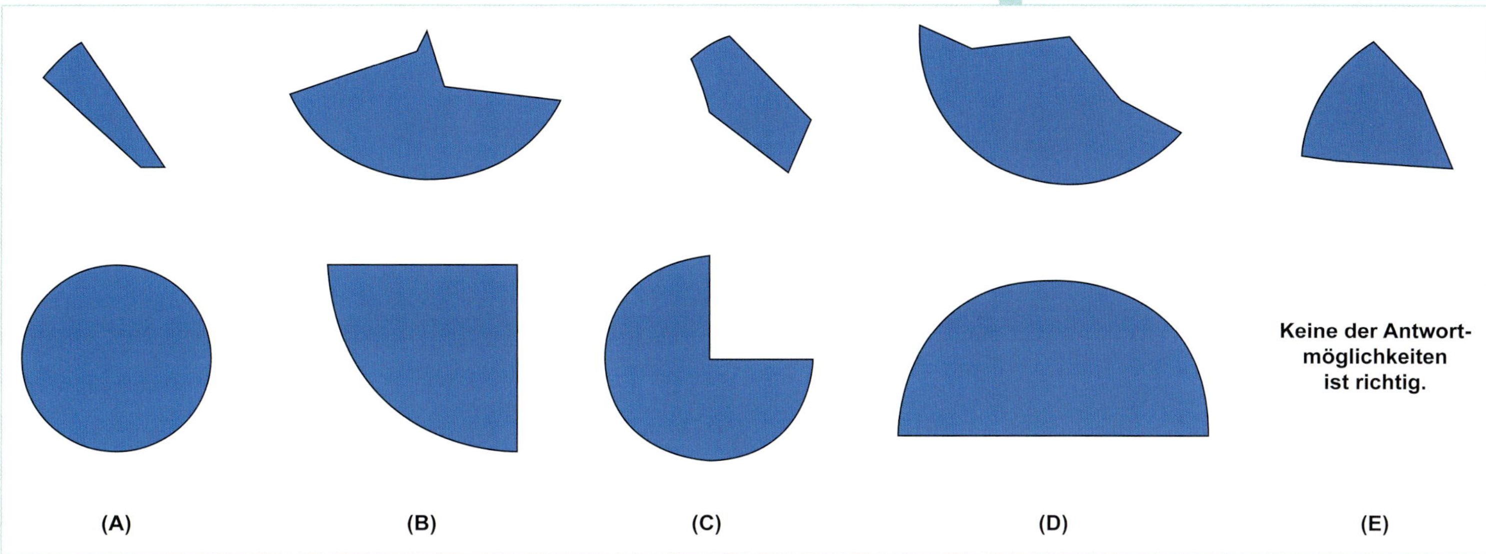

Aufgabe 17

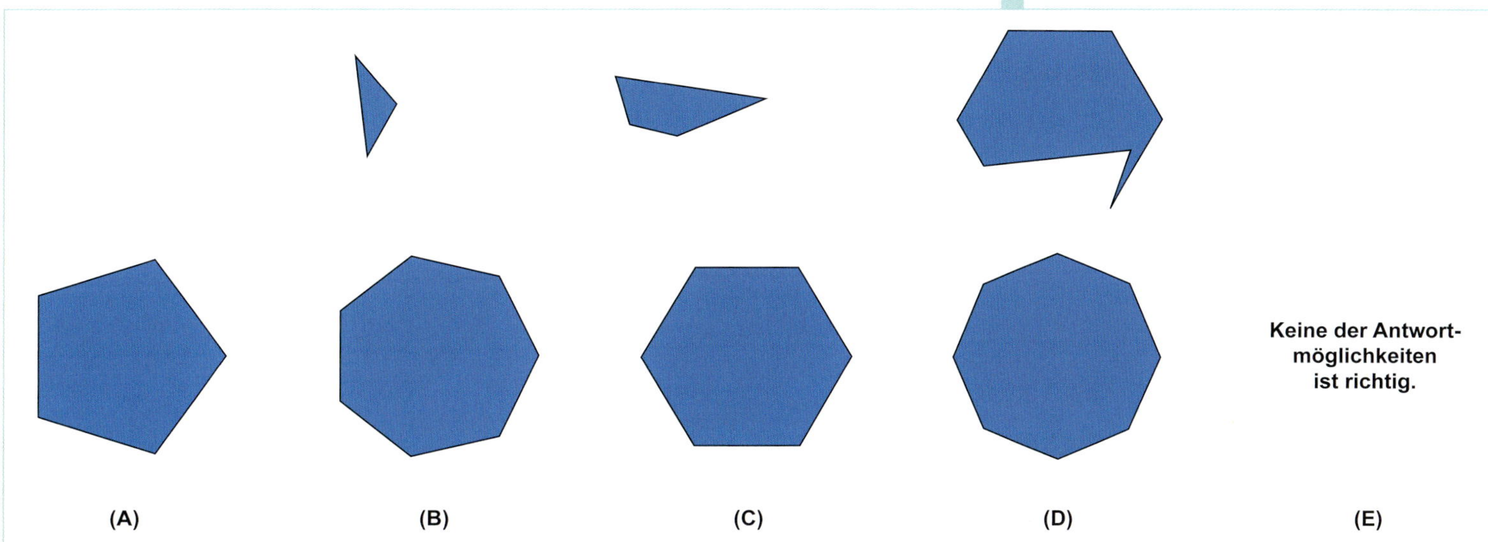

Aufgabe 18

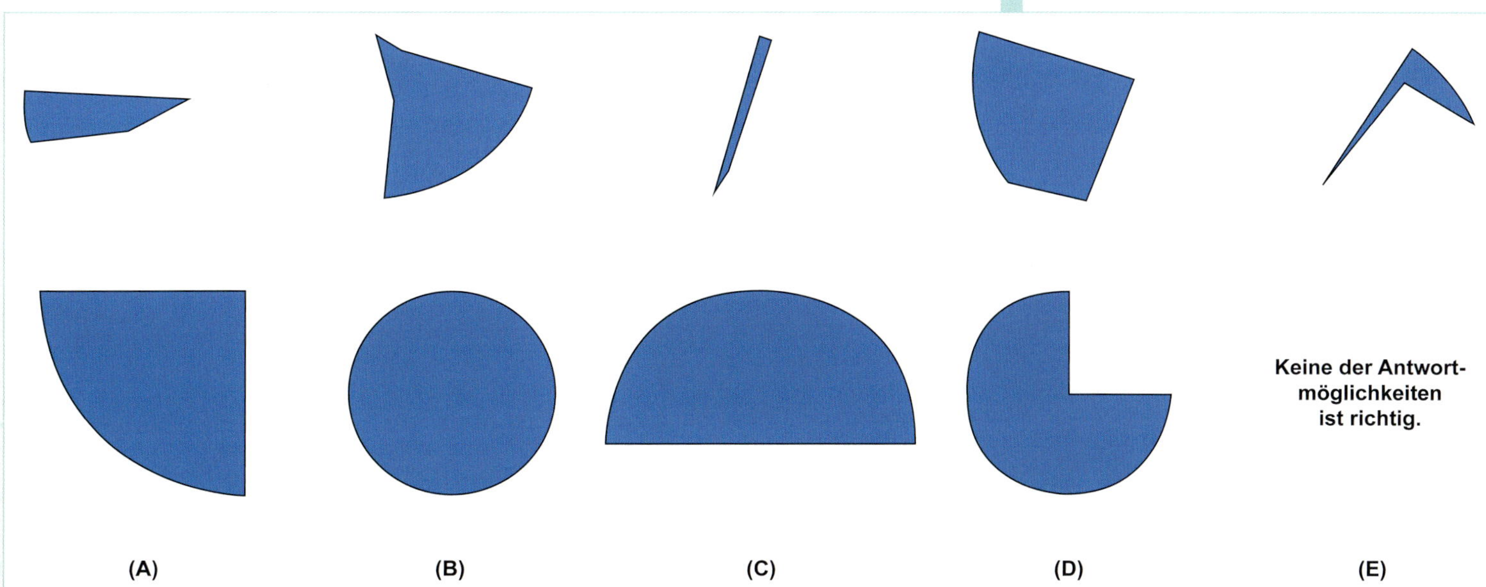

[Abb.: Deniz Tafrali, Graz]

Aufgabe 19

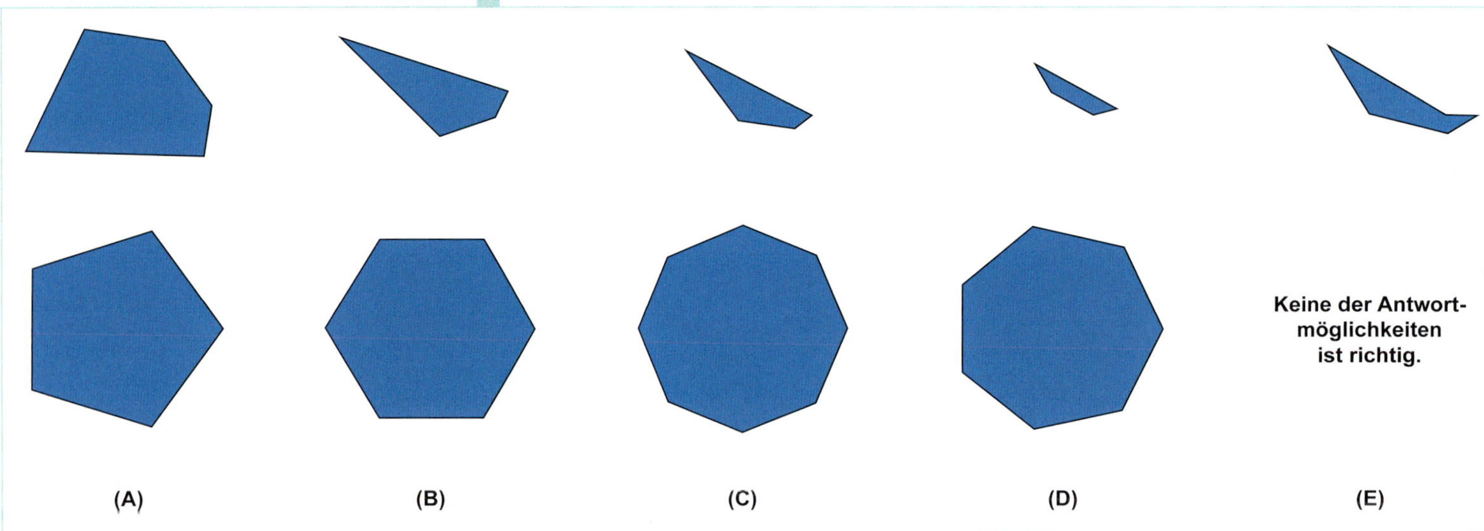

Aufgabe 20

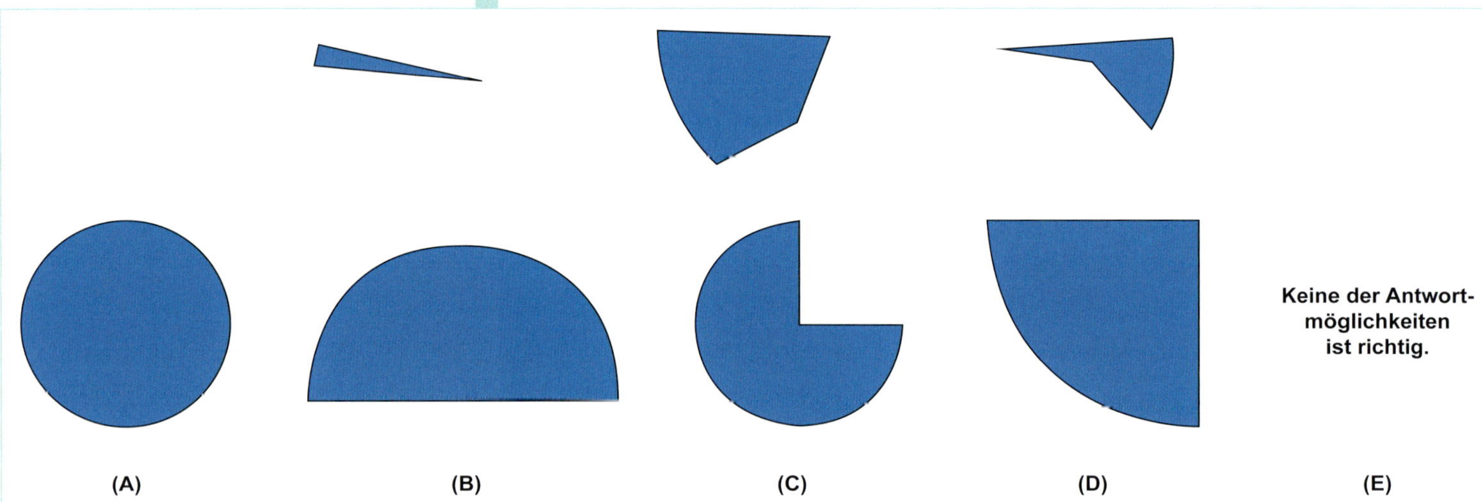

Aufgabe 21

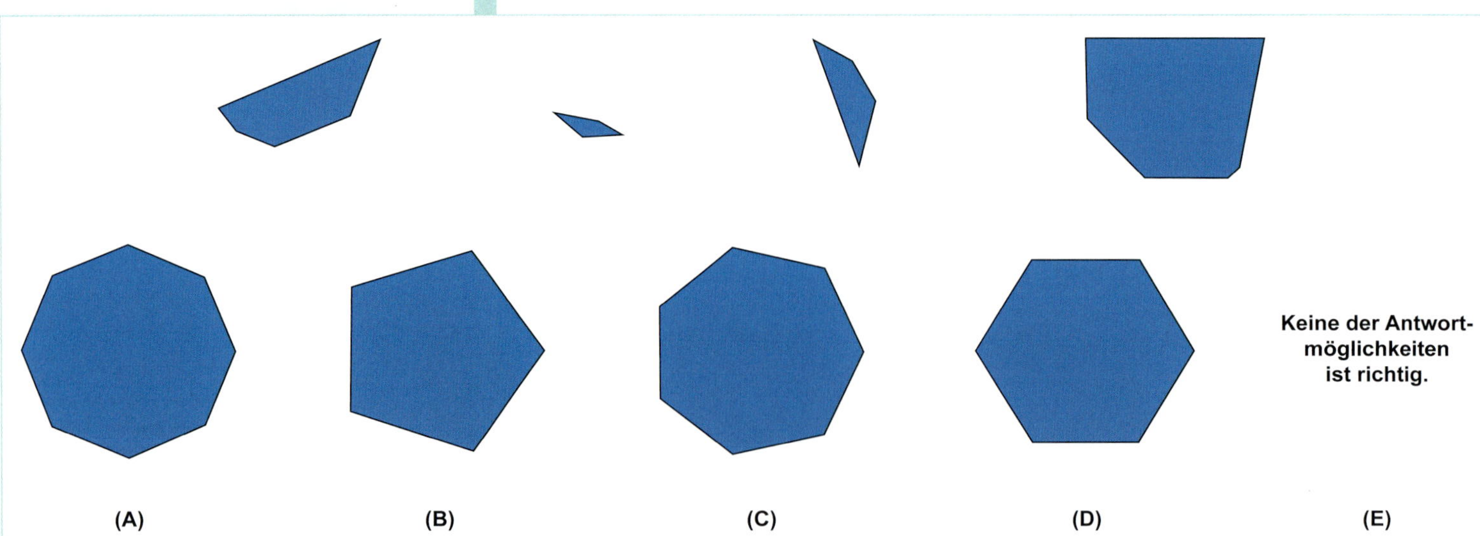

[Abb.: Deniz Tafrali, Graz]

Notizen

Aufgabe 22

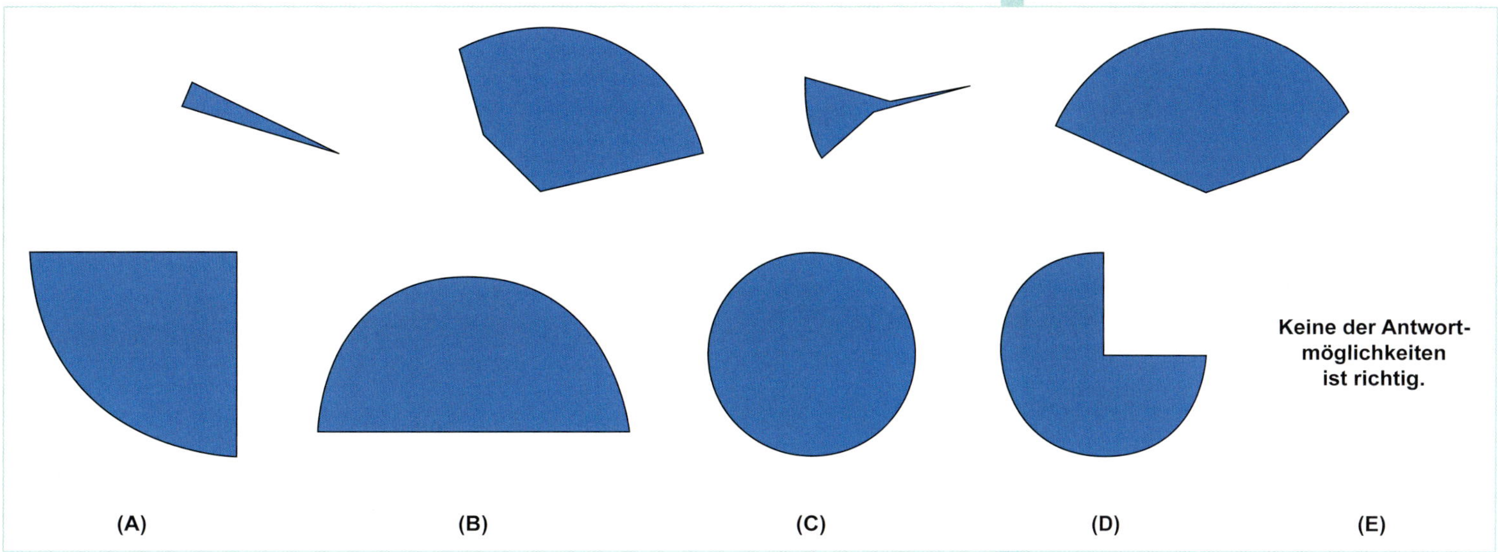

Aufgabe 23

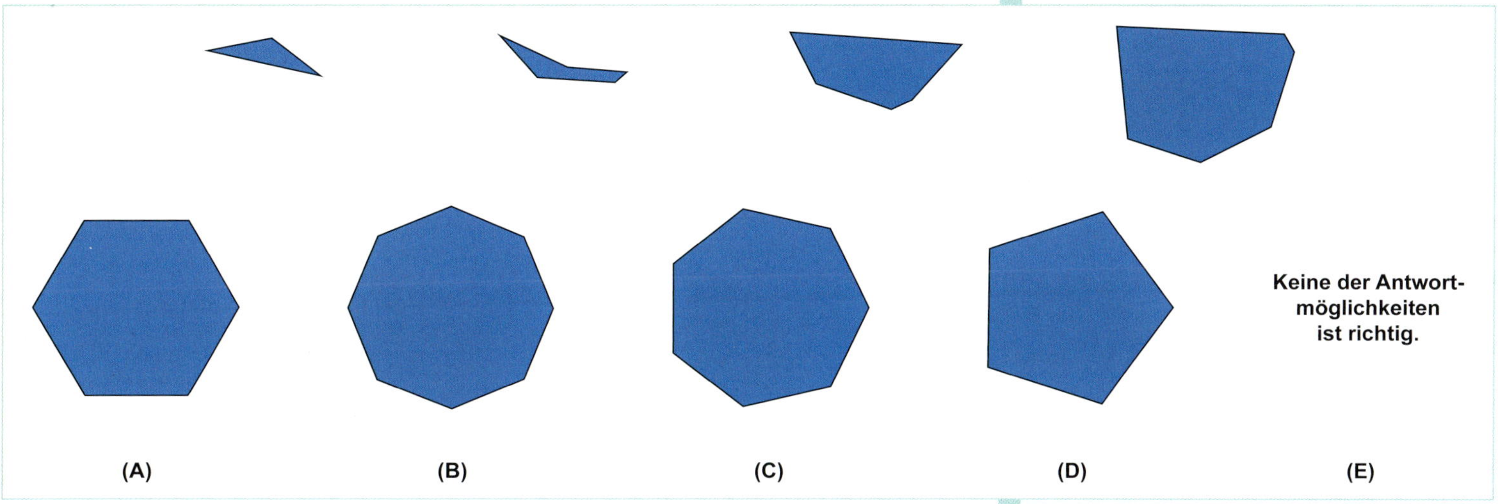

Aufgabe 24

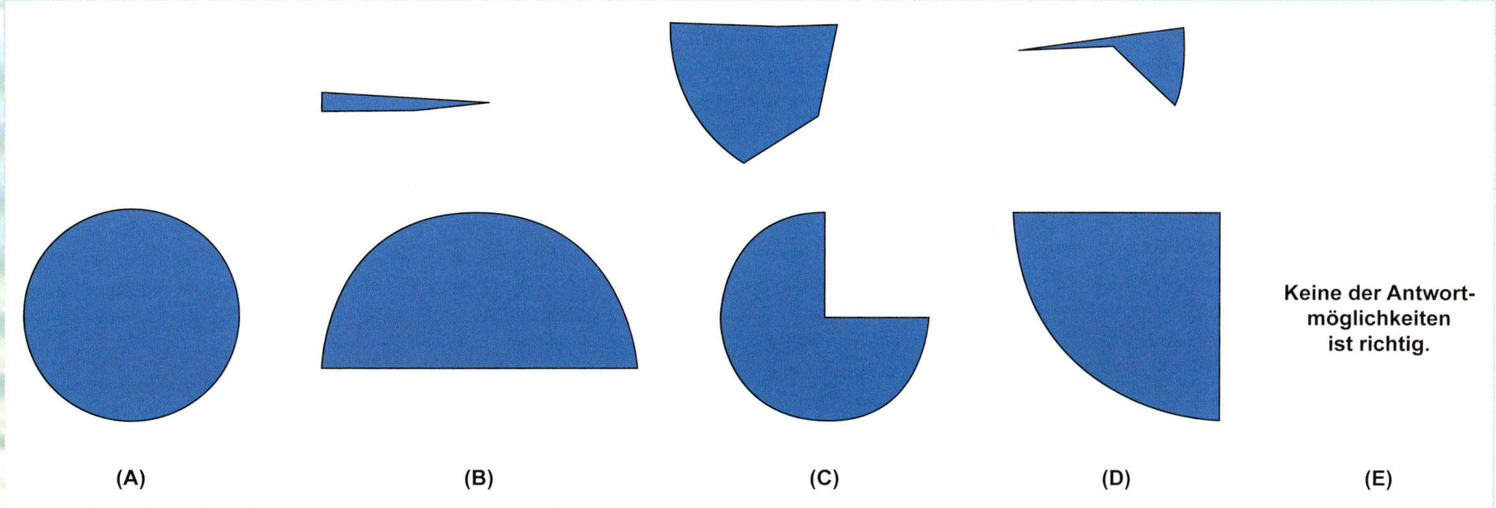

[Abb.: Deniz Tafrali, Graz]

Aufgabe 25

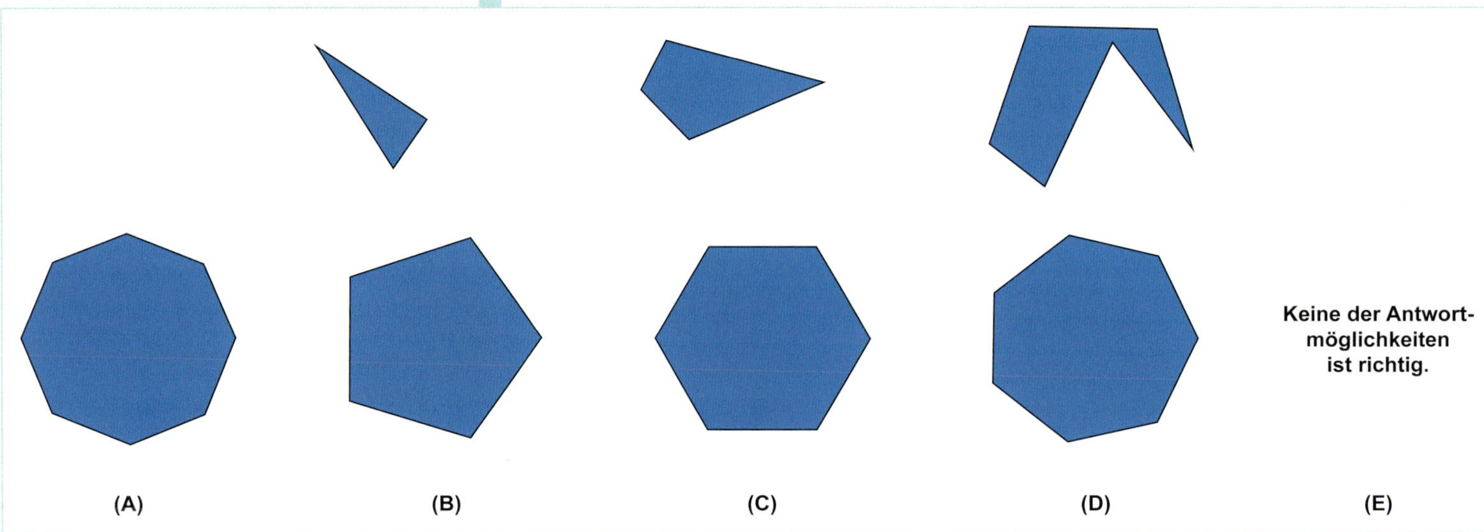

Aufgabe 26

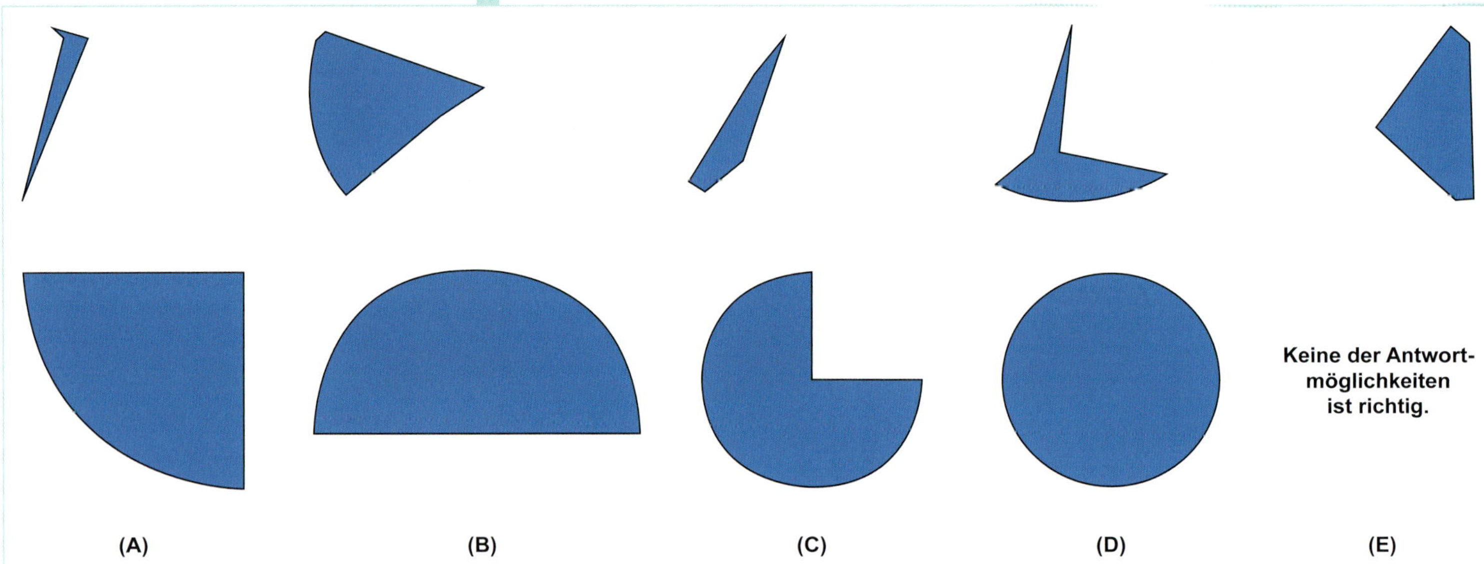

Aufgabe 27

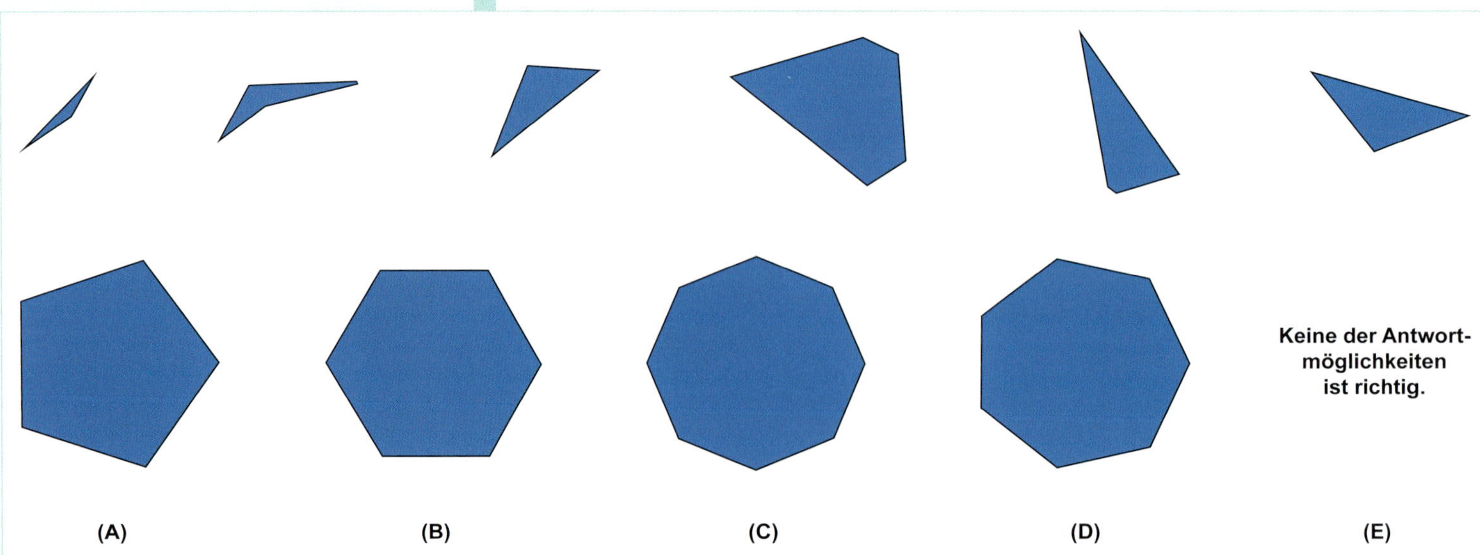

[Abb.: Deniz Tafrali, Graz]

Notizen

14.3 Gedächtnis und Merkfähigkeit – Lernphase

Zeit: 8 Minuten für 8 Allergieausweise

ALLERGIEAUSWEIS

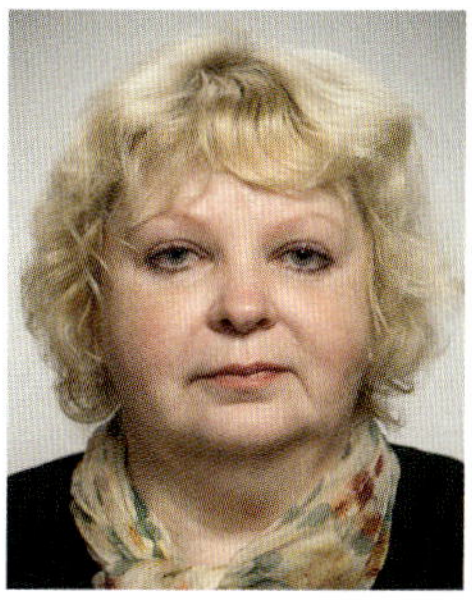

Name: SDALIH
Geburtsdatum: 07. Februar
Medikamenten: ja
Blutgruppe: 0
Allergien: Blütenpollen, Katzenhaar
Ausweisnummer: 54689
Land: Schweden

ALLERGIEAUSWEIS

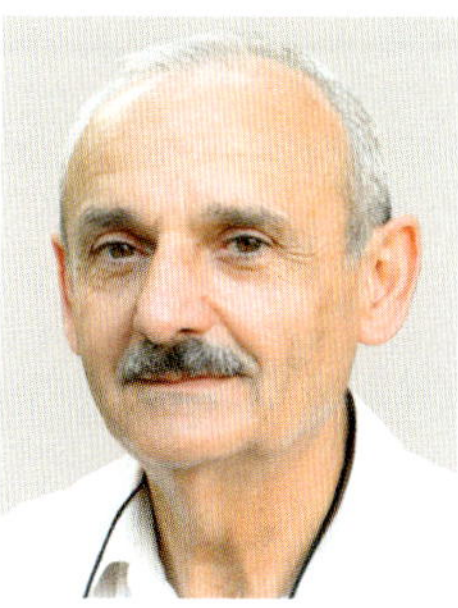

Name: ASJKÖD
Geburtsdatum: 14. November
Medikamenten: nein
Blutgruppe: AB
Allergien: Zolpidem, Hausstaub
Ausweisnummer: 45672
Land: Sri Lanka

Abb.: Deniz Tafrali, Graz; Fotos: Colourbox.com]

Notizen

ALLERGIEAUSWEIS

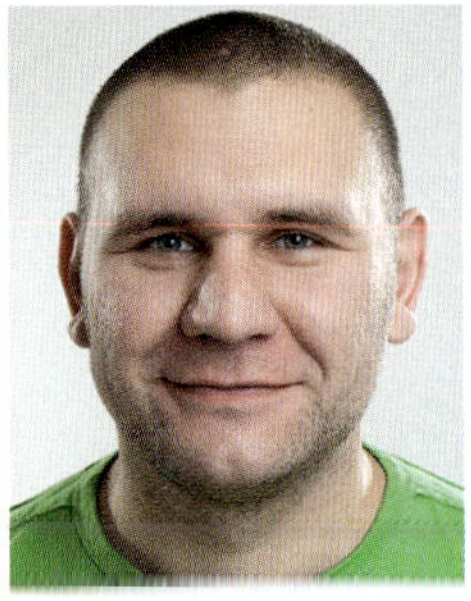

Name: LPOSHG

Geburtsdatum: 18. August

Medikamenten: nein

Blutgruppe: A

Allergien: Seide, Calciumsulfat

Ausweisnummer: 45769

Land: Kroatien

ALLERGIEAUSWEIS

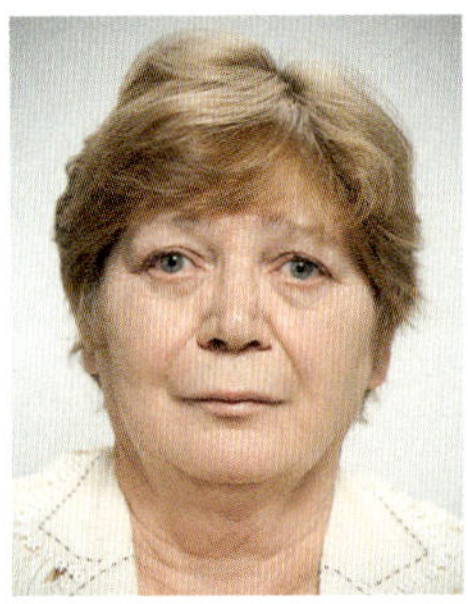

Name: ASHILK

Geburtsdatum: 22. August

Medikamenten: nein

Blutgruppe: AB

Allergien: Lidocain

Ausweisnummer: 14789

Land: Slowenien

[Abb.: Deniz Tafrali, Graz; Fotos: Colourbox.com]

Notizen

ALLERGIEAUSWEIS

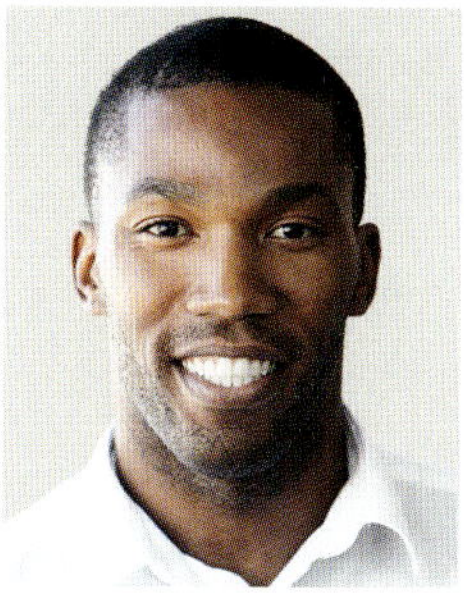

Name: DHERGO
Geburtsdatum: 30. Oktober
Medikamenten: nein
Blutgruppe: AB
Allergien: Aspirin
Ausweisnummer: 64359
Land: Vereinigtes Königreich

ALLERGIEAUSWEIS

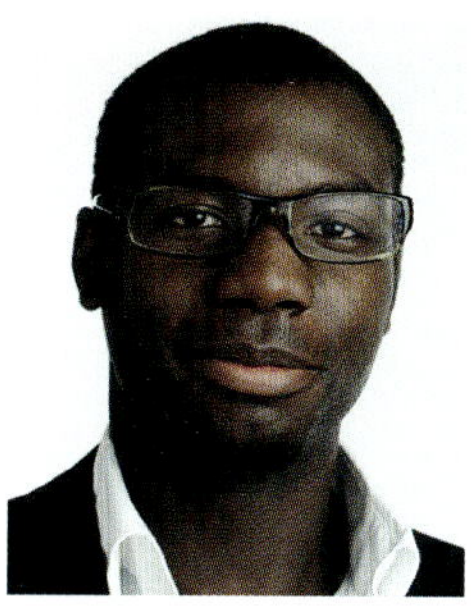

Name: KLIPOJ
Geburtsdatum: 28. März
Medikamenten: ja
Blutgruppe: B
Allergien: Flamingofedern
Ausweisnummer: 45123
Land: Kanada

Abb.: Deniz Tafrali, Graz; Fotos: Colourbox.com]

Notizen

ALLERGIEAUSWEIS

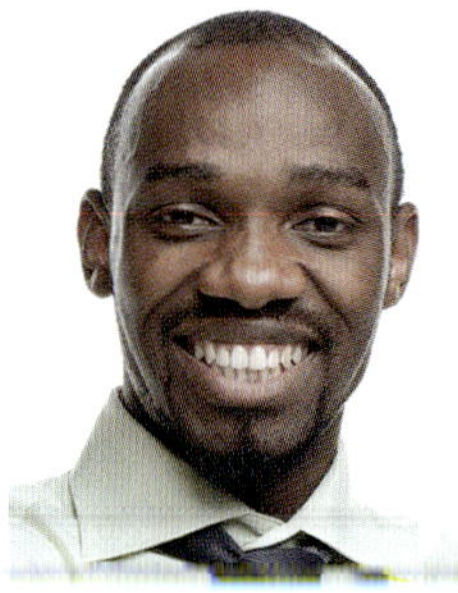

Name: GUWLIH
Geburtsdatum: 04. Juli
Medikamenten: ja
Blutgruppe: A
Allergien: Hausstaub, Hunde
Ausweisnummer: 98576
Land: Thailand

ALLERGIEAUSWEIS

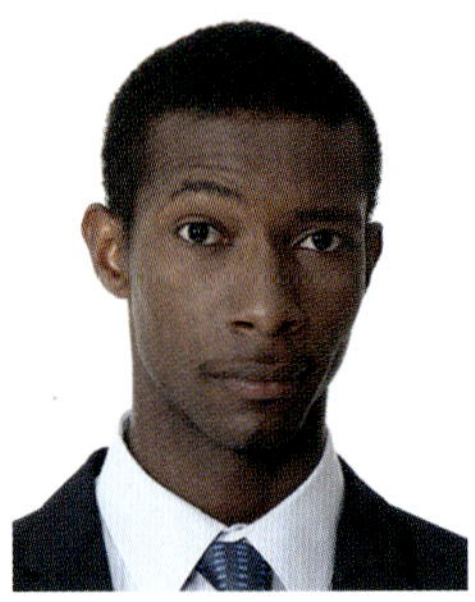

Name: KLOJNI
Geburtsdatum: 20. Oktober
Medikamenten: ja
Blutgruppe: B
Allergien: Eiche
Ausweisnummer: 12546
Land: Trinidad und Tobago

[Abb.: Deniz Tafrali, Graz; Fotos: Colourbox.com

Notizen

14.4 Zahlenfolgen

Zeit: 15 Minuten für 10 Aufgaben

28. −3 9 5 −15 −19 57 53

(A) −159, −163
(B) 636, 652
(C) −159, 163
(D) −163, −163
(E) Keine der Antwortmöglichkeiten ist korrekt.

29. −1708 852 −428 212 −108 52 −28

(A) 12, 8
(B) −3, 2
(C) −24, 16
(D) 12, −8
(E) Keine der Antwortmöglichkeiten ist korrekt.

30. −3 7 −23 67 −203 607 −1823

(A) −16401, 49209
(B) 5464, −16403
(C) 5467, −16403
(D) 5467, 16403
(E) Keine der Antwortmöglichkeiten ist korrekt.

31. −92 −89 −86 −83 −80 −77 −74

(A) −71, −71
(B) −74, −68
(C) −77, −74
(D) −71, −68
(E) Keine der Antwortmöglichkeiten ist korrekt.

32. 331776 −82944 27648 −6912 1728 −432 144

(A) 4.5, −1.5
(B) −36, −12
(C) −36, 12
(D) 144, −48
(E) Keine der Antwortmöglichkeiten ist korrekt.

33. −2 −6 −8 −12 −14 −18 −20

(A) −28, −30
(B) −26, −26
(C) −24, −28
(D) −24, −26
(E) Keine der Antwortmöglichkeiten ist korrekt.

34. 4 16 20 23 27 108 111

(A) 444, 448
(B) 450, 454
(C) 447, 448
(D) 444, 451
(E) Keine der Antwortmöglichkeiten ist korrekt.

35. 2 4 8 5 9 18 15

(A) 27, 34
(B) 30, 31
(C) 30, 34
(D) 24, 28
(E) Keine der Antwortmöglichkeiten ist korrekt.

36. 129 132 −66 33 36 −18 9

(A) 12, −6
(B) 12, −3
(C) 15, −6
(D) 36, −18
(E) Keine der Antwortmöglichkeiten ist korrekt.

37. −3 6 4 6 4 −8 −6

(A) 16, 14
(B) 12, 12
(C) 12, 10
(D) 14, 10
(E) Keine der Antwortmöglichkeiten ist korrekt.

14.5 Wortflüssigkeit

Zeit: 20 Minuten für 15 Aufgaben

38. R T E L R U I K E S

(A) Anfangsbuchstabe: E
(B) Anfangsbuchstabe: T
(C) Anfangsbuchstabe: U
(D) Anfangsbuchstabe: K
(E) Keine der Antwortmöglichkeiten ist korrekt.

39. K S A T A T N I R

(A) Anfangsbuchstabe: T
(B) Anfangsbuchstabe: R
(C) Anfangsbuchstabe: I
(D) Anfangsbuchstabe: A
(E) Keine der Antwortmöglichkeiten ist korrekt.

40. U B M G D N I M A

(A) Anfangsbuchstabe: I
(B) Anfangsbuchstabe: G
(C) Anfangsbuchstabe: D
(D) Anfangsbuchstabe: U
(E) Keine der Antwortmöglichkeiten ist korrekt.

41. B S E U T W L H

(A) Anfangsbuchstabe: U
(B) Anfangsbuchstabe: W
(C) Anfangsbuchstabe: H
(D) Anfangsbuchstabe: S
(E) Keine der Antwortmöglichkeiten ist korrekt.

42. O I I A S Z T S L

(A) Anfangsbuchstabe: S
(B) Anfangsbuchstabe: O
(C) Anfangsbuchstabe: I
(D) Anfangsbuchstabe: A
(E) Keine der Antwortmöglichkeiten ist korrekt.

43. H E I C N A R A

(A) Anfangsbuchstabe: N
(B) Anfangsbuchstabe: E
(C) Anfangsbuchstabe: H
(D) Anfangsbuchstabe: A
(E) Keine der Antwortmöglichkeiten ist korrekt.

44. A A T B B S

(A) Anfangsbuchstabe: A
(B) Anfangsbuchstabe: S
(C) Anfangsbuchstabe: B
(D) Anfangsbuchstabe: T
(E) Keine der Antwortmöglichkeiten ist korrekt.

45. E Z E L L

(A) Anfangsbuchstabe: E
(B) Anfangsbuchstabe: Z
(C) Anfangsbuchstabe: L
(D) Anfangsbuchstabe:
(E) Keine der Antwortmöglichkeiten ist korrekt.

46. G E I D U N H E T S

(A) Anfangsbuchstabe: G
(B) Anfangsbuchstabe: T
(C) Anfangsbuchstabe: E
(D) Anfangsbuchstabe: H
(E) Keine der Antwortmöglichkeiten ist korrekt.

47. O F A E T F K L R

(A) Anfangsbuchstabe: E
(B) Anfangsbuchstabe: T
(C) Anfangsbuchstabe: K
(D) Anfangsbuchstabe: F
(E) Keine der Antwortmöglichkeiten ist korrekt.

48. N A E D A T N B Z

(A) Anfangsbuchstabe: E
(B) Anfangsbuchstabe: Z
(C) Anfangsbuchstabe: T
(D) Anfangsbuchstabe: D
(E) Keine der Antwortmöglichkeiten ist korrekt.

49. E T T X L I D E

(A) Anfangsbuchstabe: L
(B) Anfangsbuchstabe: X
(C) Anfangsbuchstabe: E
(D) Anfangsbuchstabe: T
(E) Keine der Antwortmöglichkeiten ist korrekt.

50. Z R A U G A E T N

(A) Anfangsbuchstabe: U
(B) Anfangsbuchstabe: A
(C) Anfangsbuchstabe: R
(D) Anfangsbuchstabe: G
(E) Keine der Antwortmöglichkeiten ist korrekt.

51. N M F P A K A H

(A) Anfangsbuchstabe: H
(B) Anfangsbuchstabe: M
(C) Anfangsbuchstabe: K
(D) Anfangsbuchstabe: N
(E) Keine der Antwortmöglichkeiten ist korrekt.

52. N A C A S A V O

(A) Anfangsbuchstabe: O
(B) Anfangsbuchstabe: C
(C) Anfangsbuchstabe: A
(D) Anfangsbuchstabe: S
(E) Keine der Antwortmöglichkeiten ist korrekt.

Notizen

14.6 Gedächtnis und Merkfähigkeit: Reproduktionsphase

Zeit: 15 Minuten für 25 Aufgaben

53. Wann hat die Person mit der Aspirin-Allergie Geburtstag?

(A) 07. Februar
(B) 30. Oktober
(C) 14. November
(D) 04. Juli
(E) Keine der Antwortmöglichkeiten ist korrekt.

54. Woher kommt SDALIH?

(A) Schweden
(B) Vereinigtes Königreich
(C) Slowenien
(D) Trinidad und Tobago
(E) Keine der Antwortmöglichkeiten ist korrekt.

55. Welche Allergie/n hat die folgende Person?

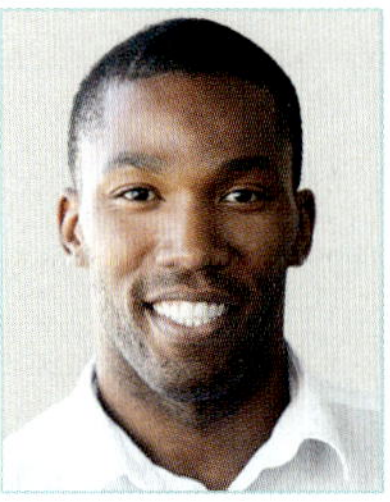

(A) Lidocain
(B) Aspirin
(C) Seide, Calciumsulfat
(D) Eiche
(E) Keine der Antwortmöglichkeiten ist korrekt.

56. Welche Blutgruppe hat folgende Person?

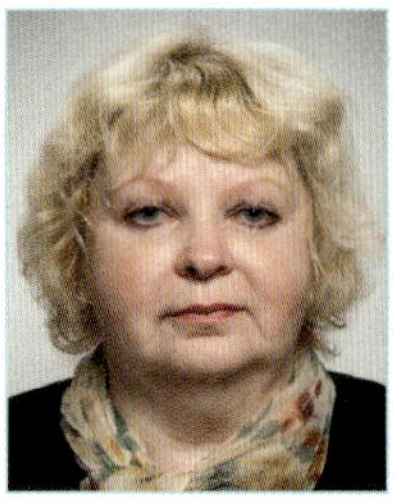

(A) B
(B) A
(C) AB
(D) 0
(E) Keine der Antwortmöglichkeiten ist korrekt.

57. Wann hat die Person mit der Eiche-Allergie Geburtstag?

(A) 28. März
(B) 22. August
(C) 18. August
(D) 30. Oktober
(E) Keine der Antwortmöglichkeiten ist korrekt.

[Fotos: Colourbox.com]

Notizen

58. Woher kommt KLIPOJ?

(A) Trinidad und Tobago
(B) Vereinigtes Königreich
(C) Kanada
(D) Kroatien
(E) Keine der Antwortmöglichkeiten ist korrekt.

59. Welche Ausweisnummer hat die Person aus Thailand?

(A) 98576
(B) 64359
(C) 54689
(D) 14789
(E) Keine der Antwortmöglichkeiten ist korrekt.

60. Welche Person nimmt keine Medikamente ein?

(A) SDALIH
(B) KLIPOJ
(C) GUWLIH
(D) DHERGO
(E) Keine der Antwortmöglichkeiten ist korrekt.

61. Welche Person mit der unten aufgeführten Ausweisnummer hat eine Hunde-Allergie?

(A) 98576
(B) 45769
(C) 45672
(D) 12546
(E) Keine der Antwortmöglichkeiten ist korrekt.

62. Wann hat die Person aus Sri Lanka Geburtstag?

(A) 30. Oktober
(B) 14. November
(C) 18. August
(D) 20. Oktober
(E) Keine der Antwortmöglichkeiten ist korrekt.

63. Welche Ausweisnummer hat die Person aus dem Vereinten Königreich?

(A) 64359
(B) 54689
(C) 45672
(D) 98576
(E) Keine der Antwortmöglichkeiten ist korrekt.

64. Woher kommt LPOSHG?

(A) Slowenien
(B) Schweden
(C) Sri Lanka
(D) Kanada
(E) Keine der Antwortmöglichkeiten ist korrekt.

65. Welche Ausweisnummer hat die Person aus Kanada?

(A) 98576
(B) 45769
(C) 45672
(D) 45123
(E) Keine der Antwortmöglichkeiten ist korrekt.

66. Welche Person nimmt Medikamente ein?

(A) LPOSHIG
(B) ASHILK
(C) DHERGO
(D) ASJKÖD
(E) Keine der Antwortmöglichkeiten ist korrekt.

67. Wie heißt die Person, die am 18. August Geburtstag feiert?

(A) LPOSCHIG
(B) LPOSHG
(C) LPOSHIG
(D) LOSHIG
(E) Keine der Antwortmöglichkeiten ist korrekt.

Notizen

68. Welche Ausweisnummer hat die in Trinidad und Tobago geborene Person?

(A) 01. Oktober
(B) 10. Oktober
(C) 20. Oktober
(D) 30. Oktober
(E) Keine der Antwortmöglichkeiten ist korrekt.

69. Wie heißt die Person mit der Ausweisnummer 45672?

(A) ASJKÖD
(B) DHERGO
(C) ASHILK
(D) SDALIH
(E) Keine der Antwortmöglichkeiten ist korrekt.

70. Wann hat die folgende Person Geburtstag?

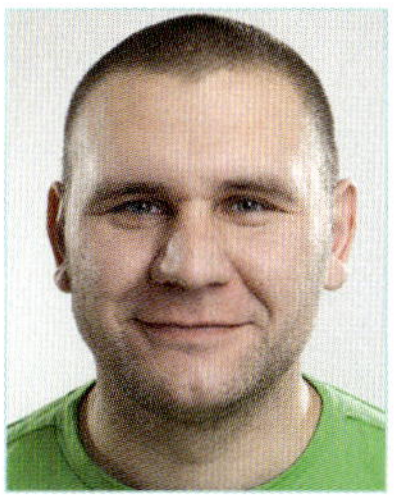

(A) 28. März
(B) 04. Juli
(C) 30. Oktober
(D) 20. Oktober
(E) Keine der Antwortmöglichkeiten ist korrekt.

71. Welche Person mit der unten aufgeführten Ausweisnummer hat eine Zolpidem-Allergie?

(A) 12546
(B) 45672
(C) 54689
(D) 98576
(E) Keine der Antwortmöglichkeiten ist korrekt.

72. Wann hat die Person mit der Hausstaub- und Hunde-Allergie Geburtstag?

(A) 28. März
(B) 04. Juli
(C) 30. Oktober
(D) 20. Oktober
(E) Keine der Antwortmöglichkeiten ist korrekt.

[Foto: Colourbox.com]

Notizen

73. Woher kommt ASJKÖD?

(A) Slowenien
(B) Schweden
(C) Sri Lanka
(D) Kanada
(E) Keine der Antwortmöglichkeiten ist korrekt.

74. Welche Ausweisnummer hat die Person aus Schweden?

(A) 12546
(B) 45672
(C) 54689
(D) 98576
(E) Keine der Antwortmöglichkeiten ist korrekt.

75. Welche Blutgruppe hat folgende Person?

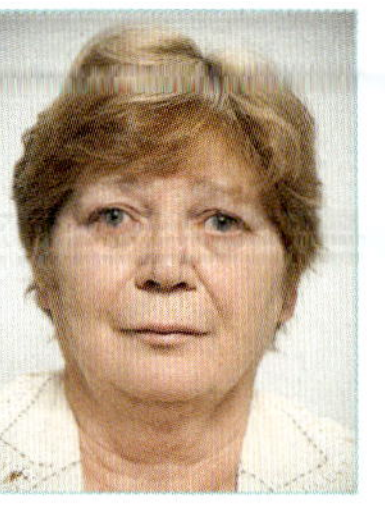

(A) B
(B) A
(C) AB
(D) 0
(E) Keine der Antwortmöglichkeiten ist korrekt.

76. Wann hat die Person mit der Flamingofeder-Allergie Geburtstag?

(A) 28. März
(B) 20. Oktober
(C) 07. Februar
(D) 14. November
(E) Keine der Antwortmöglichkeiten ist korrekt.

77. Wie heißt die Person mit der Ausweisnummer 64359?

(A) ASHILK
(B) DHERGO
(C) KLIPOJ
(D) SDALIH
(E) Keine der Antworten ist korrekt.

[Foto: Colourbox.com]

Notizen

14.7 Implikationen erkennen

Zeit: 10 Minuten für 10 Aufgaben

78. Alle Unterkiefer sind Schränke.
Alle Schränke sind Hinterwäldler.

(A) Einige Hinterwäldler sind Unterkiefer.
(B) Einige Hinterwäldler sind keine Unterkiefer.
(C) Einige Unterkiefer sind keine Hinterwäldler.
(D) Keine Hinterwäldler sind Unterkiefer.
(E) Keine der Antwortmöglichkeiten ist korrekt.

79. Alle Stiere sind Weltverbesserer.
Einige Weltverbesserer sind Penisse.

(A) Einige Stiere sind keine Penisse.
(B) Einige Penisse sind Stiere.
(C) Alle Stiere sind Penisse.
(D) Alle Penisse sind Stiere.
(E) Keine der Antwortmöglichkeiten ist korrekt.

80. Keine Rasenmäher sind Säfte.
Alle Säfte sind Türsteher.

(A) Keine Rasenmäher sind Türsteher.
(B) Einige Rasenmäher sind Türsteher.
(C) Einige Türsteher sind keine Rasenmäher.
(D) Alle Rasenmäher sind Türsteher.
(E) Keine der Antwortmöglichkeiten ist korrekt

81. Keine Streber sind Nägel.
Alle Nägel sind Tiere.

(A) Einige Tiere sind keine Streber.
(B) Einige Streber sind Tiere.
(C) Einige Tiere sind Streber.
(D) Alle Streber sind Tiere.
(E) Keine der Antwortmöglichkeiten ist korrekt

82. Einige Juden sind Säcke.
Keine Säcke sind Hüte.

(A) Alle Hüte sind Juden.
(B) Einige Hüte sind Juden.
(C) Einige Juden sind Hüte.
(D) Einige Juden sind keine Hüte.
(E) Keine der Antwortmöglichkeiten ist korrekt

83. Alle Zähne sind Nieren.
Einige Nieren sind Skripten.

(A) Einige Zähne sind keine Skripten.
(B) Einige Skripten sind Zähne.
(C) Alle Zähne sind Skripten.
(D) Alle Skripten sind Zähne.
(E) Keine der Antwortmöglichkeiten ist korrekt.

84. Alle Zugführer sind Bauarbeiter.
Einige Bauarbeiter sind Vaginae.

(A) Einige Zugführer sind keine Vaginae.
(B) Einige Vaginae sind Zugführer.
(C) Alle Zugführer sind Vaginae.
(D) Alle Vaginae sind Zugführer.
(E) Keine der Antwortmöglichkeiten ist korrekt.

85. Keine Deutsche sind Österreicher.
Alle Österreicher sind Finger.

(A) Einige Deutsche sind Finger.
(B) Einige Finger sind keine Deutsche.
(C) Einige Finger sind Deutsche.
(D) Alle Deutsche sind Finger.
(E) Keine der Antwortmöglichkeiten ist korrekt

86. Keine Manschettenknöpfe sind Tasten.
Einige Tasten sind Lumpen.

(A) Einige Manschettenknöpfe sind Lumpen.
(B) Einige Lumpen sind Manschettenknöpfe.
(C) Alle Manschettenknöpfe sind Lumpen.
(D) Einige Lumpen sind keine Manschettenknöpfe.
(E) Keine der Antwortmöglichkeiten ist korrekt

87. Einige Bettkanten sind keine Südländer.
Alle Südländer sind Türken.

(A) Einige Türken sind Bettkanten.
(B) Alle Türken sind Bettkanten.
(C) Alle Bettkanten sind Türken.
(D) Einige Türken sind keine Bettkanten.
(E) Keine der Antwortmöglichkeiten ist korrekt.

14.8 Emotionen erkennen

Zeit: 15 Minuten für 10 Aufgaben

Aufgabe 88
Markus trifft bei einem gemütlichen Beisammensein mit seinen Freunden einen alten Schulfreund wieder, den er seit langer Zeit nicht mehr gesehen hat. Dieser hatte sein Kommen ursprünglich abgesagt. Wie fühlt Markus sich in dieser Situation?

	eher wahrscheinlich	eher unwahrscheinlich
Er ist überrascht.	☐	☐
Er ist dankbar.	☐	☐
Er freut sich.	☐	☐
Er ist hoffnungsvoll.	☐	☐
Er ist erleichtert.	☐	☐

Aufgabe 88
Die kleine Maria hat sich schon lange eine neue Puppe zu Weihnachten gewünscht. Als am Weihnachtsabend die Geschenke ausgepackt werden, findet Maria unter ihren Geschenken nicht die gewünscht Puppe, stattdessen hat ihre ältere Schwester die besagte Puppe geschenkt bekommen. Wie fühlt sich Maria in dieser Situation?

	eher wahrscheinlich	eher unwahrscheinlich
Sie ist erleichtert.	☐	☐
Sie ist überrascht.	☐	☐
Sie ist hoffnungsvoll.	☐	☐
Sie ist glücklich.	☐	☐
Sie ist traurig.	☐	☐

Aufgabe 90
Fabian musste eine Prüfung im Studium nun schon zum dritten Mal widerholen. Dies war sein letzter Versuch; besteht er diese Prüfung nicht, wird er exmatrikuliert. Seinem Gefühl nach lief die Prüfung nicht sehr gut und er erwartet, die Prüfung nicht bestanden zu haben und somit sein Studium beenden zu müssen. Ein paar Tage nach der Prüfung werden ihm die Prüfungsergebnisse übermittelt, aus denen er erfährt, dass er die Prüfung bestanden habe. Wie fühlt sich Fabian in dieser Situation?

	eher wahrscheinlich	eher unwahrscheinlich
Er fühlt sich angespannt.	☐	☐
Er ist erleichtert.	☐	☐
Er ist hoffnungsvoll.	☐	☐
Er ist frustriert.	☐	☐
Er fühlt sich motiviert.	☐	☐

Aufgabe 91
Julia ist eine sehr ehrgeizige Medizinstudentin, die sehr stolz auf ihre guten Leistungen an der Universität ist. Sie ist der Meinung, dass sie sich all ihre Fähigkeiten alleine angeeignet habe und sieht sich als Einzelkämpferin, die immer in direkter Konkurrenz zu ihren Kommilitonen steht. Während einer Prüfung bemerkt sie, wie ihre Sitznachbarin versucht, bei ihr abzuschreiben. Wie fühlt sich Julia in dieser Situation?

	eher wahrscheinlich	eher unwahrscheinlich
Sie ist verärgert.	☐	☐
Sie fühlt Verachtung.	☐	☐
Sie ist eifersüchtig.	☐	☐
Sie ist frustriert.	☐	☐
Sie ist überrascht.	☐	☐

Aufgabe 92

Luisa hat sich bei einem Sportunfall das Bein gebrochen und musste operiert werden. Nach der Operation muss sie noch einige Tage in der Klinik bleiben und soll in dieser Zeit Gehhilfen verwenden, wenn sie aufstehen und sich bewegen möchte. Als sie in der Nacht aufstehen möchte, um zur Toilette zu gehen, stolpert sie in der Dunkelheit mit ihren Gehhilfen und stürzt zu Boden. Nach einer weiteren Untersuchung wird ihr mitgeteilt, dass das kürzlich operierte Bein erneut gebrochen sei und sie noch einmal operiert werden müsse. Wie fühlt sich Luisa in dieser Situation?

	eher wahrscheinlich	eher unwahrscheinlich
Sie fühlt sich schuldig.	☐	☐
Sie bereut etwas.	☐	☐
Sie ist zuversichtlich.	☐	☐
Sie ist besorgt.	☐	☐
Sie ist frustriert.	☐	☐

Aufgabe 93

Lukas hat am MedAT teilgenommen und erfährt bei Bekanntgabe der Testergebnisse, dass er den Test beim ersten Versuch bestanden hat und nun sein Traumstudium beginnen kann. Ein paar Tage später wird ihm mitgeteilt, dass es ein Problem beim Versenden der Ergebnisse gab und er fälschlicherweise ein falsches Ergebnis zugesendet bekam. Das richtige Ergebnis würde lauten, dass er den MedAT nicht bestanden habe und somit das Medizinstudium nicht beginnen könne. Wie fühlt sich Lukas in dieser Situation?

	eher wahrscheinlich	eher unwahrscheinlich
Er fühlt sich motiviert und herausgefordert.	☐	☐
Er ist frustriert.	☐	☐
Er ist überrascht.	☐	☐
Er ist hoffnungsvoll.	☐	☐
Er ist neidisch.	☐	☐

Aufgabe 94

Anna hat einen Hund, den sie über alles liebt. Als sie aus einem zweiwöchigen Urlaub wieder nach Hause zurückkehrt, freut sie sich riesig, ihren Hund wieder zu sehen. Allerdings wird ihr dann von ihren Eltern mitgeteilt, dass ihr Hund während ihrer Abwesenheit angefahren wurde und eingeschläfert werden musste. Wie fühlt sich Anna in dieser Situation?

	eher wahrscheinlich	eher unwahrscheinlich
Sie ist frustriert.	☐	☐
Sie ist wütend.	☐	☐
Sie ist traurig.	☐	☐
Sie fühlt sich schuldig.	☐	☐
Sie ist besorgt.	☐	☐

Aufgabe 95

Hanna und Sophie sind die ganze Schulzeit hindurch beste Freundinnen gewesen. Als Hanna nach der Schule ihren Heimatort zum Studieren verlässt, bleibt Sophie dort wohnen. Sophie bemüht sich sehr darum, den Kontakt zu Hanna zu halten, was allerdings von Hanna nicht erwidert wird. Bald verlieren sich die beiden aus den Augen und haben kaum noch Kontakt. Wie fühlt sich Sophie in dieser Situation?

	eher wahrscheinlich	eher unwahrscheinlich
Sie ist traurig.	☐	☐
Sie ist eifersüchtig.	☐	☐
Sie ist neidisch.	☐	☐
Sie ist enttäuscht.	☐	☐
Sie empfindet Mitleid.	☐	☐

Aufgabe 96

Christine hat ihrer besten Freundin Janina ein Geschenk von ihrer letzten Auslandsreise mitgebracht und möchte ihr dies nun an ihrem Geburtstag überreichen. Sie hat sich mit dem Geschenk sehr viel Mühe gegeben und hat etwas besorgt, von dem sie sich sicher ist, dass es Janina sicher sehr gut gefallen wird. Janina bedankt sich, öffnet das Geschenk aber nicht. Auf Christines Bitte hin, sie möge es doch gleich öffnen, sagt Janina ihr, dass sie erst noch die Wohnung von den Spuren der nächtlichen Geburtstagsfeier säubern müsse, das sei gerade wichtiger. Wie fühlt sich Christine in dieser Situation?

	eher wahrscheinlich	eher unwahrscheinlich
Sie fühlt sich hoffnungsvoll.	☐	☐
Sie ist enttäuscht.	☐	☐
Sie bereut etwas.	☐	☐
Sie ist verärgert.	☐	☐
Sie ist traurig.	☐	☐

Aufgabe 97

Karina trifft nach sehr langer Zeit erstmals wieder auf ihre ehemals beste Freundin Iris, nachdem die Freundschaft nach Streitereien zu Ende gegangen war. Iris hatte damals eine Affäre mit dem Freund von Karina begonnen und lebt noch heute mit ihm in einer Beziehung. Nun haben sie sich zufällig in der Stadt getroffen. Wie fühlt sich Karina in dieser Situation?

	eher wahrscheinlich	eher unwahrscheinlich
Sie ist eifersüchtig.	☐	☐
Sie ist besorgt.	☐	☐
Sie schämt sich.	☐	☐
Sie fühlt sich abgeneigt.	☐	☐
Sie bereut etwas.	☐	☐

14.9 Soziales Entscheiden

Zeit: 15 Minuten für 10 Aufgaben

Aufgabe 98

Timo sitzt in einer Vorlesung seiner Universität, die heute von einem Gastdozenten gelesen wird. Im Laufe der Vorlesung wird er durch Nachdenken über das Gesagte darauf aufmerksam, dass vieles von dem, was der Gastdozent sagt, falsch ist. Er blättert in seinem Skript und den mitgebrachten Büchern und hat die berichtigten Informationen schnell ermittelt. Timo sitzt mitten im Hörsaal, umgeben von seinen Kommilitonen. Er ist unsicher, wie er reagieren soll. Wie relevant sollten ihrer Meinung nach die folgenden Überlegungen, die Timo bei seiner Entscheidung angestellt haben könnte, sein?

Überlegungen:

(A) „Würde der Dozent mich zurechtweisen, wenn ich ihn auf seine Fehler aufmerksam machen würde?"

(B) „Wäre ich nicht immer dazu verpflichtet, auf Irrtümer und Falschaussagen hinzuweisen?"

(C) „Könnte ich nicht auch von anderen erwarten, dass sie mich informieren, wenn uns eine falsche Information gegeben wird?"

(D) „Könnte ich die Tatsache, dass nur ich von den falschen Informationen weiß, dazu benutzen, dass ich in der Klausur besser bin als meine Kommilitonen?"

(E) „Würde ich meine Kommilitonen durch mein Schweigen einer fairen Möglichkeit, die Klausur zu bestehen, berauben?"

	1	2	3	4	5
A					
B					
C					
D					
E					

Aufgabe 99

Anna sitzt mit ihrer kleinen Tochter im Wartebereich der Ambulanz des Krankenhauses in der Stadt, da ihre Tochter einen Sportunfall hatte. Vor den zweien sind zunächst noch viele Patienten an der Reihe, weshalb sie sich auf eine lange Wartezeit einstellen müssen. Da erblickt Anna plötzlich einen Bekannten, mit dem sie sich sehr gut versteht und der als Arzt in der Ambulanz tätig ist. Sie könnte sicherlich ein Gespräch mit ihm beginnen und so eine Verkürzung der Wartezeit herbeiführen. Anna ist unsicher, wie sie reagieren soll. Wie relevant sollten ihrer Meinung nach die folgenden Überlegungen, die Anna bei ihrer Entscheidung angestellt haben könnte, sein?

Überlegungen:

(A) „Würde einer der anderen Patienten vielleicht dringlicher als meine Tochter eine Untersuchung und Behandlung benötigen?"

(B) „Würde mich die Leitung der Ambulanz für mein Verhalten zurechtweisen?"

(C) „Könnte ich durch das Initiieren eines Gesprächs schneller an die Reihe kommen und bei der Behandlung bevorzugt werden?"

(D) „Sollte man sich nicht den gültigen Regeln und somit der Reihenfolge der Patienten fügen, auch wenn dies lange Wartezeiten bedeutet?"

(E) „Was hätte mein Vater früher in dieser Situation getan, wenn ich verletzt gewesen wäre?"

	1	2	3	4	5
A					
B					
C					
D					
E					

Notizen

Aufgabe 100

Günther ist Buchkenner und auf der Suche nach einer sehr seltenen Erstauflage eines Buchs. Er begibt sich auf seiner Suche dabei in ein Antiquariat seiner Stadt, das von einem alten, ärmlichen und mittlerweile etwas verwirrten Mann geleitet wird, dessen einzige Liebe den Dingen aus der Vergangenheit, die in seinem Antiquariat stehen, gilt. Günther entdeckt tatsächlich das gesuchte Buch und schätzt seinen Preis auf realistische 850€, um eine Verhandlungsbasis zu haben. An der Kasse angekommen, sagt ihm der alte Mann, das Buch koste 130€. Günther weiß sicher, dass das Buch mehr wert ist. Günther ist unsicher, wie er reagieren soll. Wie relevant sollten ihrer Meinung nach die folgenden Überlegungen, die Günther bei seiner Entscheidung angestellt haben könnte, sein?

Überlegungen:

(A) „Könnte ich mir von dem gesparten Geld noch ein anderes Buch kaufen?"
(B) „Wäre es nicht meine Pflicht, die Wahrheit zu sagen?"
(C) „Was würde meine Frau an meiner Stelle tun?"
(D) „Hätte der alte Mann das Geld, das ich mir sparen würde, nicht nötiger als ich?"
(E) „Würde jemand dahinterkommen, dass ich den alten Mann um den wahren Wert des Buches betrogen habe?"

	1	2	3	4	5
A					
B					
C					
D					
E					

Aufgabe 101

Katharina ist Studentin und wie immer knapp bei Kasse. Abends findet sie auf dem Weg von der Bibliothek nach Hause einen 50€-Schein auf dem Boden. Sie ist unsicher, wie sie reagieren soll. Wie relevant sollten ihrer Meinung nach die folgenden Überlegungen, die Katharina bei ihrer Entscheidung angestellt haben könnte, sein?

Überlegungen:

(A) „Was würde meinen Mitbewohner in dieser Situation tun?"
(B) „Hat man nicht die Pflicht, Fundsachen von diesem Wert abzugeben?"
(C) „Hätte ein Obdachloser, der den Schein finden würde, wenn ich ihn nicht nehme, das Geld vielleicht nötiger als ich?"
(D) „Könnte ich mir davon morgen ein Mittagessen kaufen?"
(E) „Mache ich mich strafbar, wenn ich das Geld nehme?"

	1	2	3	4	5
A					
B					
C					
D					
E					

Aufgabe 102

Stefan schlendert an einem Samstag durch die Stadt, als er sieht, wie ein junger Mann um die Ecke gerannt kommt und versucht, einer alten Dame ihre Handtasche zu entreißen. Er ist unsicher, wie er reagieren soll. Wie relevant sollten ihrer Meinung nach die folgenden Überlegungen, die Stefan bei seiner Entscheidung angestellt haben könnte, sein?

Überlegungen:

(A) „Würden mich meine Freunde als Held sehen, wenn ich der alten Dame helfen würde?“

(B) „Würde mich ein Polizist, der den Vorfall später untersuchen könnte, zurechtweisen?“

(C) „Wäre es nicht meine bürgerliche Pflicht, der alten Dame zu helfen?“

(D) „Würden mich die anderen Passanten vor einem solchen Überfall schützen?“

(E) „Wäre ich nicht verpflichtet, der alten Dame zu helfen, um als gutes Beispiel für Zivilcourage zu stehen und so der Gesellschaft förderlich zu sein?“

	1	2	3	4	5
A					
B					
C					
D					
E					

Aufgabe 103

Holger ist Fußballspieler und für ein wichtiges Spiel aufgestellt. Im Laufe des Spiels, das für Holgers Mannschaft sehr gut läuft, erläuft sich ein Gegenspieler eine gute Chance. Holger kann ihn nur noch dadurch stoppen, indem er ihn foult. Der Schiedsrichter entscheidet nach dem Foul auf Schwalbe des Gegenspielers. Holger hat seinen Gegenspieler sicher gefoult. Er ist unsicher, wie er reagieren soll. Wie relevant sollten ihrer Meinung nach die folgenden Überlegungen, die Holger bei seiner Entscheidung angestellt haben könnte, sein?

Überlegungen:

(A) „Wie würden sich meine Mitspieler in dieser Situation verhalten?“

(B) „Wäre es nicht meine Pflicht, als gutes Beispiel für Fairness im Sport voranzugehen?“

(C) „Würde mein Respekt bei den Spielern und Zuschauern steigen, wenn ich den Schiedsrichter auf seine Fehlentscheidung aufmerksam machen würde?

(D) „Würde ich nicht generell die Verpflichtung haben, die Wahrheit zu sagen?“

(E) „Würde ich eine Strafe bekommen, wenn der Schiedsrichter seine Fehlentscheidung erkennen würde?“

	1	2	3	4	5
A					
B					
C					
D					
E					

Aufgabe 104

Ann-Kathrin ist auf dem Weg zu einer wichtigen Prüfung und hat es daher ziemlich eilig. An einer Kreuzung sieht sie, dass ein alter Mann mit Gehwagen Schwierigkeiten hat, die Straße zu überqueren. Ann-Kathrin ist unsicher, wie sie reagieren soll. Wie relevant sollten ihrer Meinung nach die folgenden Überlegungen, die Ann-Kathrin bei ihrer Entscheidung angestellt haben könnte, sein?

Überlegungen:

(A) „Ist das Wohl des alten Mannes nicht viel wichtiger als eine Prüfung?"

(B) „Würde ich von der Prüfung ausgeschlossen, wenn ich zu spät käme?"

(C) „Würde ich nicht generell die Verpflichtung haben, Hilfsbedürftigen zu helfen?"

(D) „Würden meine Kommilitonen dem alten Mann an meiner Stelle helfen?"

(E) „Würde ich meine Prüfungszeit vielleicht über das Maß der Verspätung hinaus verlängern können, wenn ich meine gute Tat erwähnte?"

	1	2	3	4	5
A					
B					
C					
D					
E					

Aufgabe 105

Sven ist Neurologe an einer großen Universitätsklinik und klärt einen älteren, schwerhörigen Patienten über die Risiken einer Lumbalpunktion, also die Entnahme von Nervenwasser durch einen Stich in den Rücken, auf. Der Patient willigt ein, stellt jedoch kurz vor Durchführung der Prozedur Fragen, die Sven darauf schließen lassen, dass der Patient nicht verstanden hat, wie die Lumbalpunktion ablaufen soll und sich der Risiken nicht bewusst ist. Sven ist unsicher, wie er reagieren soll. Wie relevant sollten ihrer Meinung nach die folgenden Überlegungen, die Sven bei seiner Entscheidung angestellt haben könnte, sein?

Überlegungen:

(A) „Würde ich durch eine schnelle Durchführung der Prozedur einen weiteren Patienten abrechnen können, ohne mich wegen seiner Unwissenheit länger mit ihm beschäftigen zu müssen?"

(B) „Würden meine Kollegen die Prozedur an meiner Stelle fortsetzen?"

(C) „Würde es nicht meine ärztliche Pflicht sein, den Patienten vollständig aufzuklären, bevor ich einen Eingriff vornehme?"

(D) „Würde sich der Patient nicht viel wohler fühlen, wenn er wüsste, was auf ihn zukommt?"

(E) „Könnte ich verklagt werden, wenn ich die Prozedur trotz fehlender vollständiger Aufklärung des Patienten vornehme?"

	1	2	3	4	5
A					
B					
C					
D					
E					

Aufgabe 106

Christoph und Sina sind 15 Jahre alte Zwillinge und sind beide am Abend auf einer Party im Nachbardorf. Christoph sieht seine Schwester an diesem Abend dabei, wie sie mit ihren Freundinnen Alkohol trinkt, obwohl ihnen das von ihren Eltern strengstens verboten wurde und der Verzicht auf Alkohol eine der Bedingungen für die Erlaubnis, zur Party gehen zu dürfen, war. Christoph ist unsicher, wie er reagieren soll. Wie relevant sollten ihrer Meinung nach die folgenden Überlegungen, die Christoph bei seiner Entscheidung angestellt haben könnte, sein?

Überlegungen:

(A) „Würde ich nicht generell die Verpflichtung haben, die Wahrheit zu sagen?"

(B) „Würde ich langfristig nicht dazu beitragen, dass meine Schwester sich schadet, wenn ich zulassen würde, dass sie weiter heimlich Alkohol trinkt?"

(C) „Würde ich mir die Gunst meiner Eltern sichern können, wenn ich ihnen erzähle, dass Sina gegen die Regeln verstoßen hat?"

(D) „Würde meine Schwester es meinen Eltern erzählen, wenn sie mich erwischen würde?"

(E) „Würde ich dafür bestraft werden, wenn ich es meinen Eltern nicht erzähle und sie doch von Sinas Vergehen erfahren?"

	1	2	3	4	5
A					
B					
C					
D					
E					

Aufgabe 107

Anita ist bei einer großen Unternehmensberatung angestellt und arbeitet viel und hart. Von ihrem Chef bekommt sie nach einem besonders erfolgreichen eine Beförderung, die allerdings, falls sie sich entscheidet, diese anzunehmen, mit einem Ortswechsel verbunden wäre. Sie und ihr Mann haben eine Familie gegründet und fühlen sich in der Region sehr wohl. Anita ist unsicher, wie sie reagieren soll. Wie relevant sollten ihrer Meinung nach die folgenden Überlegungen, die Anita bei ihrer Entscheidung angestellt haben könnte, sein?

Überlegungen:

(A) „Würde mein Mann die Stelle annehmen, wenn er von seinem Arbeitgeber ein solches Angebot bekäme?"

(B) „Würde ich durch die Beförderung mehr Geld verdienen?"

(C) „Wäre ich nicht dazu verpflichtet, das Wohl meiner Familie an erster Stelle zu berücksichtigen?"

(D) „Würde ich meiner Familie mit meiner Entscheidung schaden?"

(E) „Würde meine Familie es mir übelnehmen, wenn ich über ihren Kopf hinweg eine Entscheidung treffen würde?"

	1	2	3	4	5
A					
B					
C					
D					
E					

KAPITEL 15 Testsimulation 2

15.1 Textverständnis

Zeit: 35 Minuten für 12 Aufgaben

Text 1: Was eine Kläranlage mit Biologie zu tun hat

Am Beispiel einer Kläranlage lassen sich die einzelnen Schritte im Abbauprozess von organischem Material verdeutlichen. Eine Kläranlage besteht aus mindestens zwei Stufen: In der mechanischen Stufe werden gröbere Verschmutzungen beseitigt, während in der biologischen Stufe organische Materialien abgebaut werden. Viele Kläranlagen besitzen zudem weitere Stufen, bei denen auf die spezielle Anforderungen des regionalen Abwassers eingegangen wird. Am Beispiel der biologischen Stufe, die aus Belebungsbecken, Nachklärbecken und Faulturm besteht, lassen sich in überschaubarem Maßstab die natürlichen Abbauprozesse nachvollziehen. Das in der mechanischen Stufe bereits vorgeklärte Abwasser läuft in das Belebungsbecken, wo aerobe Bakterien Kohlenstoffverbindungen zu Kohlenstoffdioxid abbauen. Damit ideale Bedingungen herrschen, wird in das Becken Sauerstoff eingeblasen. Neben den Bakterien befinden sich in diesem Becken auch Protozoen, die als Indikatoren für die richtigen Bedingungen dienen. Bakterien, Protozoen und organische Substanzen bilden zusammen die sog. Belebtschlammflocken. Aus dem Belebungsbecken fließt das Abwasser mit dem Belebtschlamm in das Nachklärbecken. In diesem Becken steht das Wasser, so dass sich die Flocken absetzen können. Ein Teil des entstehenden Schlamms wird zurück in das Belebungsbecken gepumpt, der restliche Anteil wird mit Schlämmen aus der mechanischen Stufe im Faulturm eingelagert. Dort finden unter Ausschluss von Sauerstoff anaerobe Abbauprozesse statt, bei denen hauptsächlich Methan entsteht. Anthropogene Eingriffe in die Stoffkreisläufe können das natürliche Gleichgewicht stören. In Gewässern stellen Stickstoff und Phosphor begrenzende Faktoren für das Pflanzen- und Algenwachstum dar. Durch Düngung in der Landwirtschaft werden Verbindungen dieser Elemente in großen Mengen in Gewässer gespült. Die eingetragenen mineralischen Nährstoffe fördern das Algenwachstum derart, dass die Primärkonsumenten diese nicht mehr verzehren können. Es kann zur Eutrophierung eines Gewässers kommen. Ein nährstoffarmer (oligotropher) kann so zu einem nährstoffreichen (eutrophen) See werden (das Gewässer „kippt"). Sterben die Algenmassen ab, sinken sie zu Boden, wo sie von Destruenten unter Sauerstoffverbrauch abgebaut werden. Ist der Sauerstoff aufgebraucht, bauen Bakterien unter anaeroben Bedingungen die organische Masse weiter ab. Hierbei entstehen Fäulnisgase wie Methan, Ammoniak und Schwefelwasserstoff, die für höhere Organismen z. T. toxisch sind.

aus: Sonnleitner/Rojacher, BASICS Biologie. Elsevier, München 2009, S. 99.

Aufgabe 1

Welche der folgenden Aussagen lassen sich aus dem Inhalt dieses Textes ableiten?

1. Die biologische Stufe einer Kläranlage besteht aus dem Belebungsbecken, in dem aerobe Bakterien Kohlenstoffverbindungen zu Kohlenstoffdioxid abbauen, und dem Nachklärbecken.
2. Belebtschlammflocken werden durch eine mechanische Stufe im Nachklärbecken gesiebt und dann zurück ins Belebungsbecken gepumpt.
3. Protozoen sind Bestandteil der Belebtschlammflocken.

(A) 1. und 2. sind richtig.
(B) 3. ist richtig.
(C) 1. ist richtig.
(D) 1. und 3. sind richtig.
(E) Alle sind richtig.

Aufgabe 2

Welche der folgenden Aussagen lassen sich aus dem Inhalt dieses Textes ableiten?

1. Im Faulturm einer Kläranlage befinden sich Bakterien.
2. Stickstoff und Phosphor stellen in Gewässern begrenzende Faktoren für das Pflanzen- und Algenwachstum dar, weshalb ein vermehrter Eintrag dieser Stoffe durch die Landwirtschaft zu einer Limitierung des Algenwachstums führt.
3. Das „Kippen" eines Gewässers kann durch menschliche Eingriffe in Stoffkreisläufe ausgelöst werden.
4. Ist der Sauerstoff in einem Gewässer aufgebraucht, so sterben die Algen ab, da sie auf den Sauerstoff angewiesen sind.

(A) 1., 2. und 3. sind richtig.
(B) 1., 3. und 4. sind richtig.
(C) 3. und 4. sind richtig.
(D) 2., 3. und 4. sind richtig.
(E) 1. und 3. sind richtig.

Aufgabe 3

Welche der folgenden Aussagen lassen sich aus dem Inhalt dieses Textes ableiten?

1. Fäulnisgase wie Methan entstehen sowohl im Faulturm einer Kläranlage, wie auch in einem eutrophen See.
2. In das Belebungsbecken einer Kläranlage wird Sauerstoff eingeblasen, um ideale Bedingungen zu schaffen.
3. Neben der biologischen Stufe einer Kläranlage existiert mindestens noch eine weitere, mechanische Stufe.
4. Natürliche Abbauprozesse können in überschaubaren Maßstäben in der biologischen Stufe einer Kläranlage beobachtet werden.

(A) 1., 2. und 3. sind richtig.
(B) Alle sind richtig.
(C) 2. und 3. sind richtig.
(D) 1., 3. und 4. sind richtig.
(E) 2., 3. und 4. sind richtig.

Text 2: Populationen und deren Gleichgewicht

„Unter einer Population versteht man eine lokal begrenzte Gruppe von Individuen, die der gleichen Art angehören und sich untereinander fortpflanzen können“. Der Beitrag, den ein Individuum durch eigene Fortpflanzung oder durch die Unterstützung von Verwandten zum Genbestand der Folgegeneration leistet, wird als biologische Fitness bezeichnet. Hierbei ist es nicht nur wichtig, möglichst viele Nachkommen zu produzieren, vielmehr muss sichergestellt werden, dass eine möglichst große Anzahl von Nachkommen das fortpflanzungsfähige Alter erreicht. Die Populationsgröße ist die Gesamtzahl an Individuen einer Population, wogegen die Populationsdichte die Anzahl der Individuen auf der zur Verfügung stehenden Fläche beschreibt. Eine Population ist kein statisches Gebilde. Verschiedene Faktoren können ihre Dichte beeinflussen bzw. begrenzen; diese werden in dichteunabhängige und dichteabhängige Faktoren unterteilt. Wissenschaftler diskutieren bis heute kontrovers, ob dichteunabhängige oder dichteabhängige Faktoren das Wachstum einer Population begrenzen. Als relativ gesichert gilt, dass Begrenzungsfaktoren artspezifisch sind und meist Faktoren beider Gruppen eine Rolle spielen. Nimmt die Populationsdichte ein bestimmtes Maß an, so verändert sie sich kaum noch. Begrenzende Faktoren verhindern ein weiteres Wachstum der Population, da sie negativ rückkoppelnd auf die Reproduktionsrate wirken. Diese entspricht dann in etwa der Sterberate, so dass ein dynamisches Gleichgewicht entsteht. Anhand des Wachstums einer Bakterienkolonie in einem statischen Medium lassen sich die Wachstumsphasen in einer Population verdeutlichen. Bei einigen Tierarten, wie z.B. bei diversen Nagetier- oder Insektenarten, kommt es zu auffälligen periodischen Schwankungen der Individuenzahl. Dieses Phänomen wird als Massenwechsel bezeichnet. Die Ursache ist weitgehend ungeklärt. Wahrscheinlich sind je nach Art unterschiedliche Faktoren für einen solchen Massenwechsel verantwortlich. Eine mögliche Hypothese geht von Zusammenhängen zwischen Räuber- und Beutepopulation aus. Steigt die Population der Beutetiere, so wächst auch die Anzahl von Räubern, die ihrerseits wiederum die Zahl der Beutetiere dezimiert. Neuere Forschungen zeigten aber, dass die Anzahl der Räuber nicht der alleinige Faktor zur Regulation der Beutetierdichte sein kann. In einer anderen Hypothese wird davon ausgegangen, dass die periodischen Schwankungen in den Lebensbedingungen der jeweiligen Art zu suchen sind. Günstige Lebensbedingungen resultieren in einer hohen Reproduktionsrate, wohingegen dichtebegrenzende Faktoren wie Stress, Konkurrenz und Krankheiten erst mit einer Verzögerung negativ rückkoppelnd auf die Reproduktionsrate wirken. Die Population ist zu diesem Zeitpunkt schon sehr stark angewachsen. Je nach Art können die Folgen eines solchen sprunghaften Anstiegs der Individuenzahl unterschiedliche Konsequenzen haben.

aus: Sonnleitner/Rojacher, BASICS Biologie. Elsevier, München 2009, S. 100 f.

Aufgabe 4

Welche der folgenden Aussagen lassen sich aus dem Inhalt dieses Textes ableiten?

1. Eine Voraussetzung für ein Individuum, einer bestimmten Population anzugehören ist unter anderem, dass es sich mit den anderen Individuen dieser Population fortpflanzen kann.
2. Zur biologischen Fitness gehört unter anderem die Produktion möglichst vieler Nachkommen, die das fortpflanzungsfähige Alter erreichen.
3. Die Anzahl der Individuen, die zur Betrachtung einer Population zusammengefasst werden, ist festgesetzt und unterliegt damit keinen Schwankungen, wohingegen sich die Populationsdichte durch die Veränderung des zur Verfügung stehenden Raums ständig ändert.
4. Begrenzungsfaktoren von Populationen sind artübergreifend meistens dieselben.

(A) Alle sind richtig.
(B) 1. und 2. sind richtig.
(C) 1., 2. und 3 sind richtig.
(D) 2. und 3. sind richtig.
(E) 2. und 4. sind richtig.

Aufgabe 5

Welche der folgenden Aussagen lassen sich aus dem Inhalt dieses Textes ableiten?

1. Einige Populationen unterliegen dem Phänomen des sog. Massenwechsels.
2. Ein Grund für den Massenwechsel bei einigen Tierarten ist die stark schwankende biologische Fitness.
3. Bestandteil eines dynamischen Gleichgewichts ist eine negative Rückkopplung, die das Wachstum einer Population reguliert.
4. Begrenzungsfaktoren für das Wachstum einer Population können dichteabhängig wie auch dichteunabhängig sein.

(A) 1., 3. und 4. sind richtig.
(B) 1. und 4. sind richtig.
(C) 1. und 3. sind richtig.
(D) 1., 2. und 4. richtig.
(E) 1., 2. und 3. sind richtig.

Aufgabe 6

Welche der folgenden Aussagen lassen sich aus dem Inhalt dieses Textes ableiten?

1. Räuber- und Beutepopulationen beeinflussen einander.
2. Wachstumsphasen von Populationen können anhand des Wachstums von Bakterienkolonien untersucht werden.
3. Günstige Lebensbedingungen senken die Reproduktionsrate, da die biologische Fitness der überlebenden Nachkommen höher ist.

(A) 1. ist richtig.
(B) Alle sind richtig.
(C) 2. ist richtig.
(D) 1. und 2. sind richtig.
(E) 1. und 3. sind richtig.

Notizen

Text 3: Atome und die Welt des Kleinsten

Atome bestehen aus Elementarteilchen: Protonen (p+), Neutronen (n) und Elektronen (e-). Diese unterscheiden sich durch ihre Ladung und Masse voneinander. Protonen und Elektronen tragen die gleiche Ladung von $1{,}6 \times 10^{19}$ C (Coulomb). Bei den Protonen ist diese Ladung positiv, bei den Elektronen negativ. Die Neutronen sind, wie sich aufgrund ihres Namens vermuten lässt, in ihrer Ladung neutral. Da die absolute Ladung zu unhandlich ist, verwendet man an ihrer Stelle die relative Ladung. Für ein Proton ist die relative Ladung +1 und für ein Elektron -1. Die Masse der Protonen und Neutronen ist gleich, sie wiegen jeweils $1{,}66 \times 10^{-24}$ g. Da auch diese Zahl zu unhandlich ist, wird an ihrer Stelle die relative Masse verwendet. Dabei dient das Kohlenstoffatom ^{12}C als Bezugswert. Ein Proton und ein Neutron wiegen jeweils ungefähr 1/12 vom Kohlenstoffatom, also nahezu 1. Die Elektronen sind viel leichter und wiegen nur $\frac{1}{2000}$ eines Protons. Im Kern befinden sich die Protonen und Neutronen, deshalb trägt er fast das ganze Gewicht des Atoms. Die Atomhülle wiegt dagegen im Vergleich zum Kern so gut wie nichts. Bei den Größenverhältnissen ist es umgekehrt: Der Kern ist im Vergleich zur Hülle winzig klein. Er hat einen Durchmesser von nur 10^{-15} m, das Atom von 10^{-10} m. Das Verhältnis ist ungefähr so wie ein Tischtennisball in einer Sporthalle. Den Elektronen steht somit ein riesiger Raum zur Verfügung, in dem sie sich bewegen. Diese Elektronenhülle um das Atom dient auch als Abstandshalter zwischen den einzelnen Atomkernen. Der Kern ist durch die Protonen positiv geladen. Die Neutronen dienen als eine Art Abstandshalter zwischen den Protonen innerhalb des Kerns. Die Hülle ist negativ geladen, da sich in ihr die Elektronen aufhalten. Nach außen hin ist die Ladung eines Atoms neutral, da in einem Atom immer gleich viele Elektronen wie Protonen vorkommen. Die Anzahl der Protonen im Kern wird durch die Kernladungszahl beschrieben. Nach ihr werden die Atome in aufsteigender Reihenfolge im Periodensystem angeordnet. Deshalb wird sie auch Ordnungszahl genannt. Wasserstoff hat z.B. die Ordnungszahl 1, Helium 2 und Sauerstoff 8. Da Atome nach außen neutral sind, kommen immer gleich viele Elektronen wie Protonen vor, somit entspricht die Ordnungszahl gleichzeitig auch der Anzahl der Elektronen eines Atoms. Beispiel: Kohlenstoff hat die Ordnungszahl 6. Er steht also an sechster Stelle im Periodensystem. Damit ist auch klar, dass er 6 Protonen in seinem Kern enthält und 6 Elektronen in seiner Hülle. Seine relative Atommasse liegt bei 12,011. Während die Atommasse der Protonen und Neutronen bei ca. 1 liegt, ist die Masse des Elektrons zu vernachlässigen. Daraus lässt sich schließen, dass neben den 6 Protonen noch 6 Neutronen im Kern vorliegen müssen. Die Gesamtzahl der Neutronen und Protonen bezeichnet man auch als Massenzahl. Sie entspricht annäherungsweise der Atommasse.

aus: Meyer, BASICS Chemie. Elsevier, München 2010, S. 6.

Aufgabe 7

Welche der folgenden Aussagen lassen sich aus dem Inhalt dieses Textes ableiten?

1. Um einen Bezugswert für die relative Masse zu bekommen, wurde die Masse eines ^{12}C Kohlenstoffatoms als relative Masse 1 definiert.
2. Ein Sauerstoffatom hat die relative Masse 8.
3. Die Anzahl der Teilchen im Kern eines Atoms gibt gleichzeitig die Kernladungszahl dieses Atoms an.
4. Es gibt drei Arten von Elementarteilchen, aus denen die Atome aufgebaut sind.

(A) 2. und 4. sind richtig.
(B) Alle sind richtig.
(C) 1., 2. und 3. sind richtig.
(D) 4. ist richtig.
(E) 1., 2. und 4. sind richtig.

Aufgabe 8

Welche der folgenden Aussagen lassen sich aus dem Inhalt dieses Textes ableiten?

1. Protonen und Elektronen besitzen die gleiche Masse von ca. $1{,}66 \times 10^{-24}$ g.
2. Ein Elektron wiegt nur einen Bruchteil eines ^{12}C Kohlenstoffatoms.
3. Die Atomhülle wiegt ein Vielfaches weniger als der Atomkern, was sich auch in den Größenverhältnissen widerspiegelt.
4. Damit sich die Ladungen ausgleichen und das Atom nach außen hin elektrisch neutral erscheint, müssen stets genauso viele Neutronen wie negativ geladene Elektronen vorhanden sein.

(A) 1. und 2. sind richtig.
(B) 1., 2. und 3. sind richtig.
(C) 2. ist richtig.
(D) 2. und 3. sind richtig.
(E) 2., 3. und 4. sind richtig.

Aufgabe 9

Welche der folgenden Aussagen lassen sich aus dem Inhalt dieses Textes ableiten?

1. Der Raum, den Elektronen in einem Atom zur Verfügung haben, hat eine Ausdehnung von 10^{-15} m.
2. Die Anzahl der Neutronen in einem Atomkern ist festgelegt durch die Anzahl der Protonen.
3. Bei der Abschätzung der Atommasse kann die Masse der Elektronen weitgehend vernachlässig werden.

(A) 1. ist richtig.
(B) 3. ist richtig.
(C) 2. ist richtig.
(D) Keine ist richtig.
(E) 1. und 3. sind richtig.

Text 4: Die Aggregatzustände

Materie kann in drei Aggregatzuständen vorliegen: fest, flüssig und gasförmig. Daneben gibt es noch den Plasmazustand bei extrem tiefen Temperaturen. Geht ein Aggregatzustand in einen anderen über, so gibt es dafür feststehende Begriffe. In welchem Zustand ein Stoff vorliegt, hängt von seinen Umgebungsbedingungen, wie Temperatur und Druck ab. Bei dem Versuch, eine Eisenstange zu verbiegen, bedarf es einer enormen Kraft. Auf Ebene der Atome bedeutet dies, dass sich die einzelnen Teilchen des Feststoffes nur sehr schwer gegeneinander verschieben lassen. Will man die Stange gar durchbrechen – also die Teilchen voneinander lösen –, so muss man eine noch größere Kraft aufwenden. Zwischen den Atomen wirken starke Anziehungskräfte, die sie auf ihren Plätzen festhalten, so dass sie sich nicht frei bewegen, sondern lediglich um sich selbst rotieren können. Bei den Feststoffen unterscheidet man die kristallinen und die amorphen Feststoffe. Bei den kristallinen stehen die Atome nicht nur sehr dicht, sondern zusätzlich auch sehr geordnet zueinander. Der Feststoff hat eine definierte Form und ein definiertes Volumen. Ein typisches Beispiel sind Kristalle. Die amorphen Stoffe zeigen keine solch geordnete Struktur, weshalb sie auch keine definierte Form annehmen, z.B. Pulver. In Flüssigkeiten zeigen die Atome mehr Eigenbewegung als in Feststoffen. Die Atome bewegen sich stärker gegeneinander und haben damit eine höhere kinetische Energie. Dadurch beansprucht jedes Atom mehr Raum für sich und der Abstand zwischen ihnen wird größer. Flüssigkeiten können daher keine feste Form annehmen, sondern passen sich jeder Gefäßform an. Ihr Volumen bleibt dabei – egal in welcher Form – gleich. Die Anziehungskräfte der Atome sind gering – dadurch lassen sich Flüssigkeiten gut teilen –, aber noch vorhanden, was sich am Zusammenhalt eines Tropfens zeigt. Dies wird als Oberflächenspannung bezeichnet. Gas lässt sich im Gegensatz zu Flüssigkeiten und Feststoffen gut komprimieren und nimmt jeden zur Verfügung stehenden Raum ein. Dies lässt sich dadurch erklären, dass die Atome eines Gases einen sehr großen Abstand voneinander haben. Die Anziehungskräfte zwischen ihnen sind äußerst gering, und die einzelnen Atome haben die Möglichkeit, sich frei und ungeordnet zu bewegen. Somit haben Gase keine feste Form. Die Geschwindigkeit der Atome eines Gases wird durch die kinetische Energie beschrieben. Sie steigt mit der Temperatur an. Je wärmer es ist, desto schneller bewegen sich die Atome, das Gas dehnt sich aus. Treffen die Atome dabei auf eine Begrenzung, so erzeugen sie durch ihren Aufprall einen Druck.

aus: Meyer, BASICS Chemie. Elsevier, München 2010, S. 10.

Aufgabe 10

Welche der folgenden Aussagen lassen sich aus dem Inhalt dieses Textes ableiten?

1. Flüssigkeiten sind in dem Volumen, das sie einnehmen, veränderbar.
2. Die kinetische Energie der Atome eines Gases steigt mit der Temperatur.
3. In Feststoffen lassen sich die Teilchen nur schwer gegeneinander verschieben.

(A) 2. und 3. sind richtig.
(B) Alle sind richtig.
(C) 2. ist richtig.
(D) 3. ist richtig.
(E) 1. und 2. sind richtig.

Aufgabe 11

Welche der folgenden Aussagen lassen sich aus dem Inhalt dieses Textes ableiten?

1. Atome in Feststoffen sind großen Anziehungskräften ausgesetzt und können lediglich um sich selbst rotieren.
2. Die Teilchen in Gasen haben einen großen Abstand voneinander und lassen sich daher gut komprimieren.
3. Der Druck, den Gase erzeugen, ist eine Folge von Teilchen, die angetrieben durch ihre kinetische Energie auf eine Begrenzung treffen.

(A) 1. und 2. sind richtig.
(B) 1. und 3. sind richtig.
(C) Alle sind richtig.
(D) 2. und 3. sind richtig.
(E) 3. ist richtig.

Aufgabe 12

Welche der folgenden Aussagen lassen sich aus dem Inhalt dieses Textes ableiten?

1. Um eine Eisenstange brechen zu können, muss man große Kräfte aufbringen, um die starken Anziehungskräfte zwischen den Atomen des Feststoffs zu überwinden.
2. In Flüssigkeiten sind die Teilchen zwar weiter voneinander entfernt als in Feststoffen, besitzen jedoch eine geringere kinetische Energie, da die Atome in Feststoffen um sich selbst rotieren und somit eine hohe kinetische Energie besitzen.
3. Gase passen sich jeder Gefäßform an.
4. Amorphe Stoffe werden trotz ihrer fehlenden geordneten Struktur zu den Feststoffen gezählt.

(A) 1., 2. und 4. sind richtig.
(B) Alle sind richtig.
(C) 1., 2. und 3. sind richtig.
(D) 2., 3. und 4. sind richtig.
(E) 1., 3. und 4. sind richtig.

Notizen

15.2 Figuren zusammensetzen

Zeit: 20 Minuten für 15 Aufgaben

Aufgabe 13

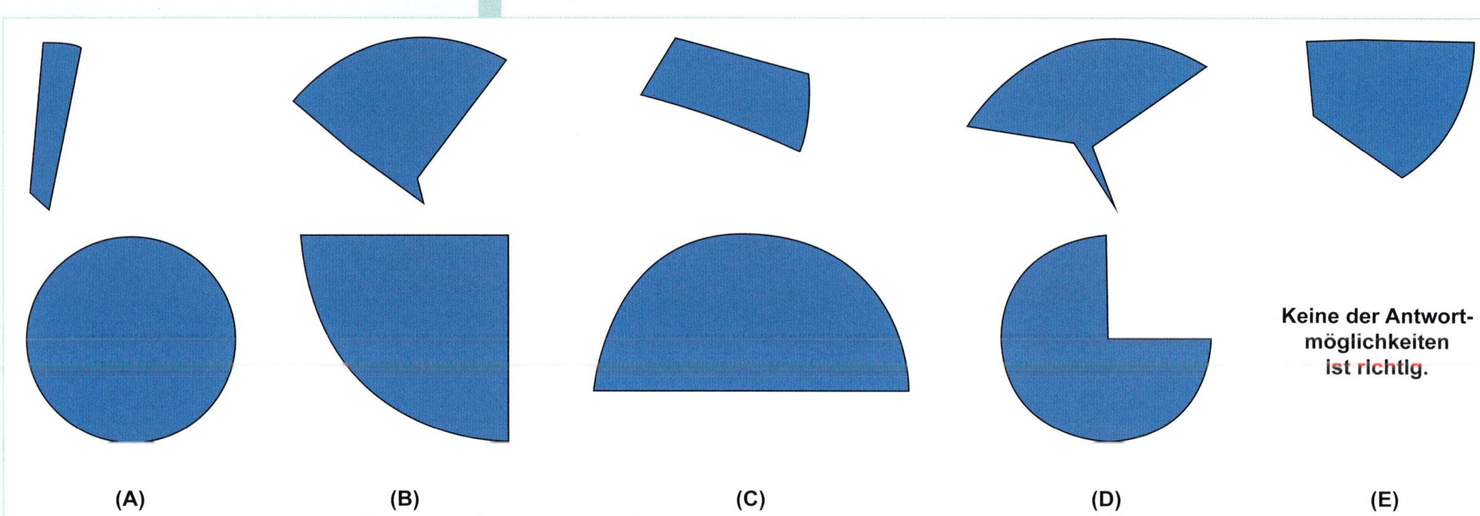

Aufgabe 14

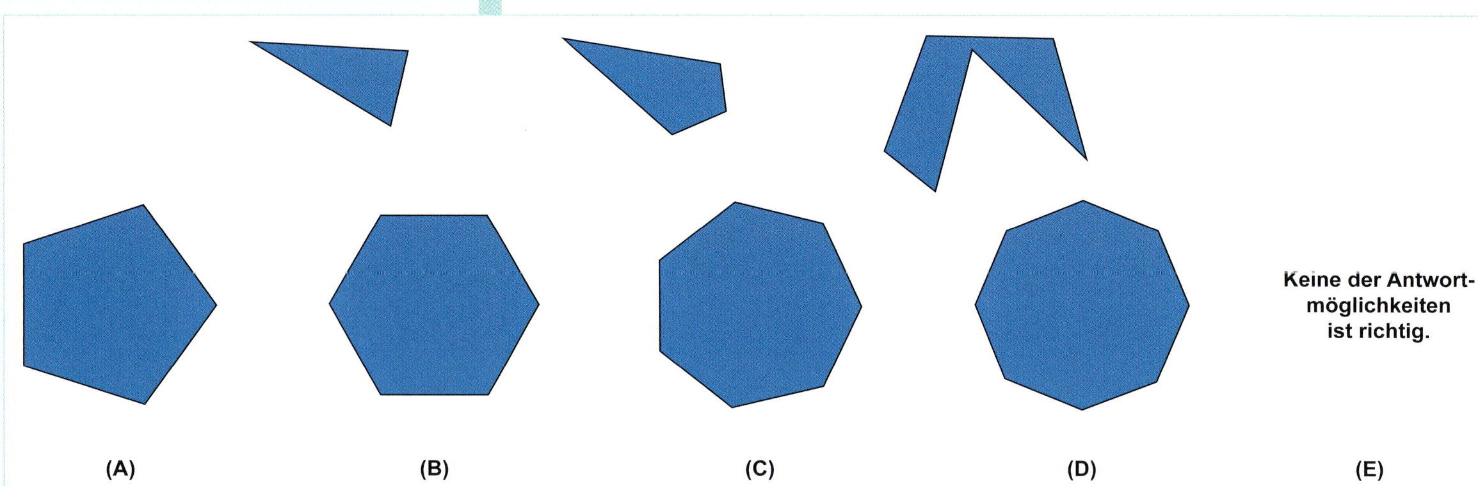

Aufgabe 15

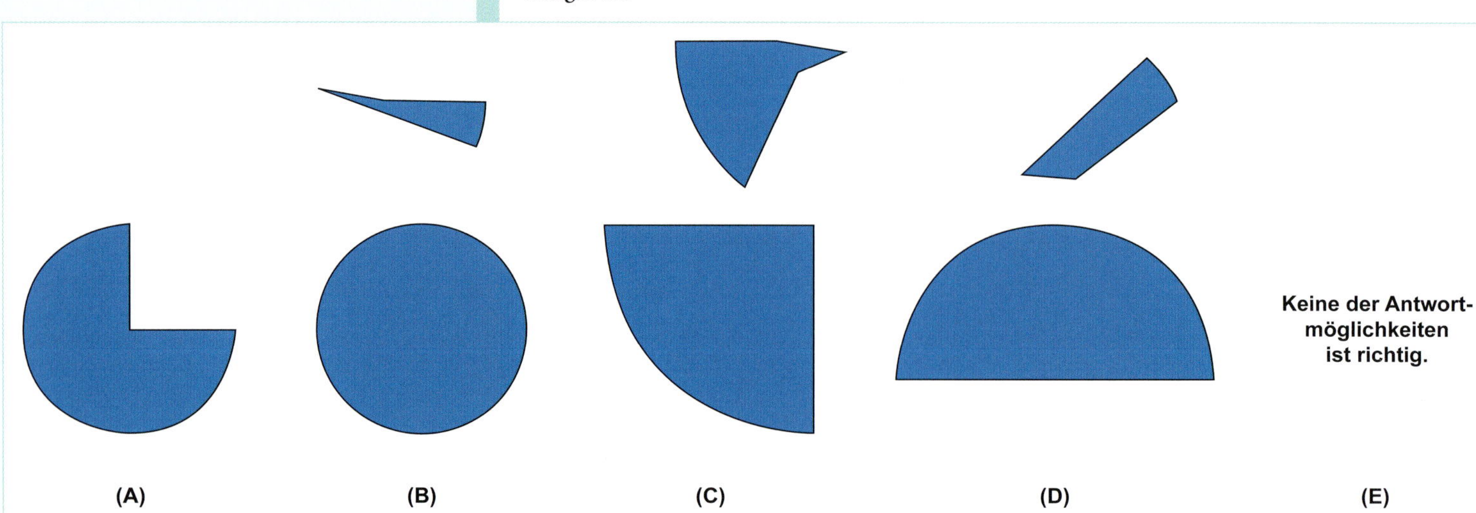

[Abb.: Deniz Tafrali, Graz]

Notizen

Aufgabe 16

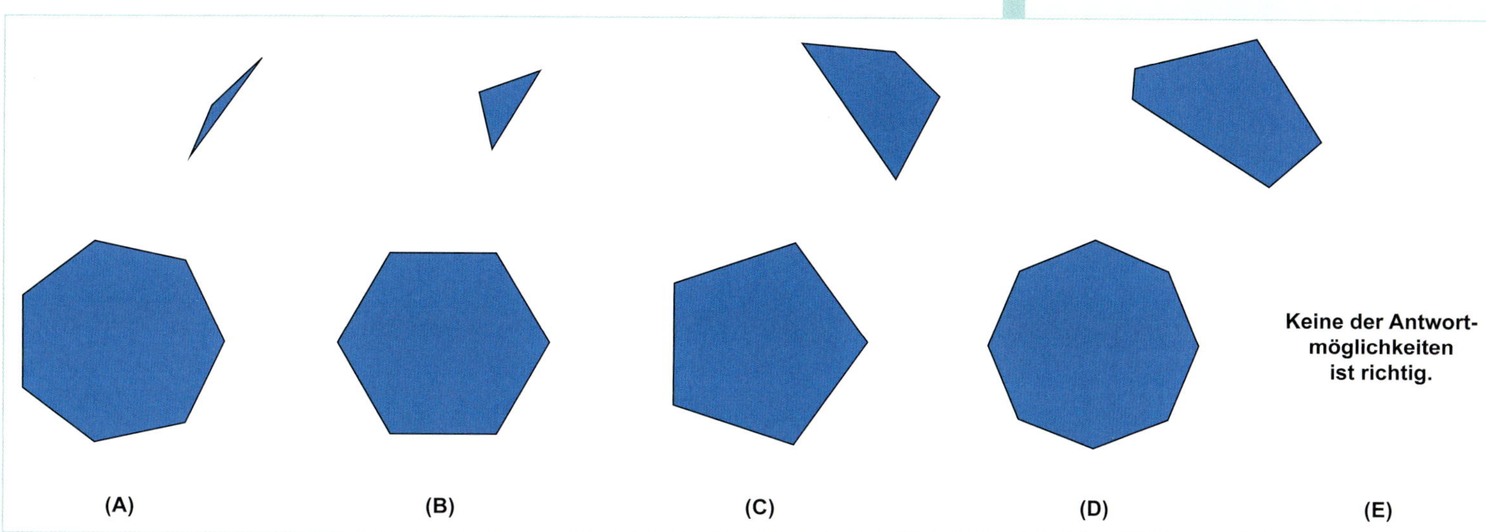

Aufgabe 17

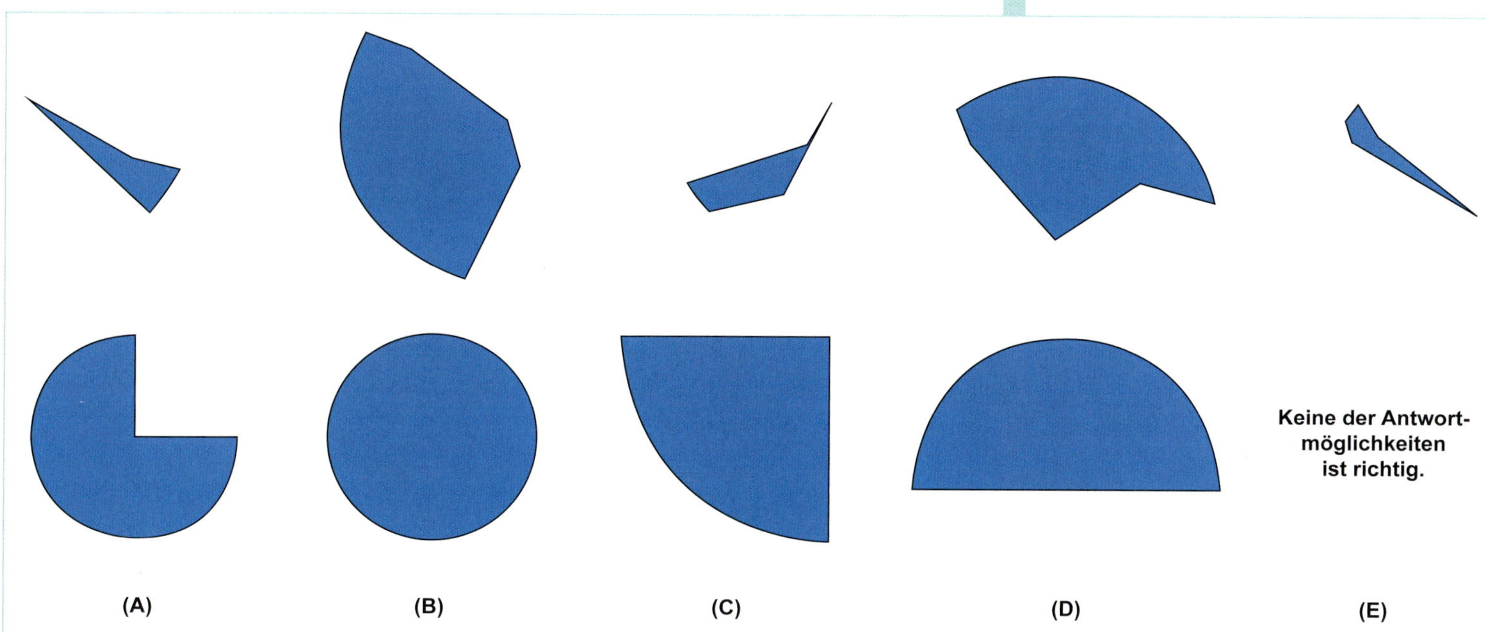

Aufgabe 18

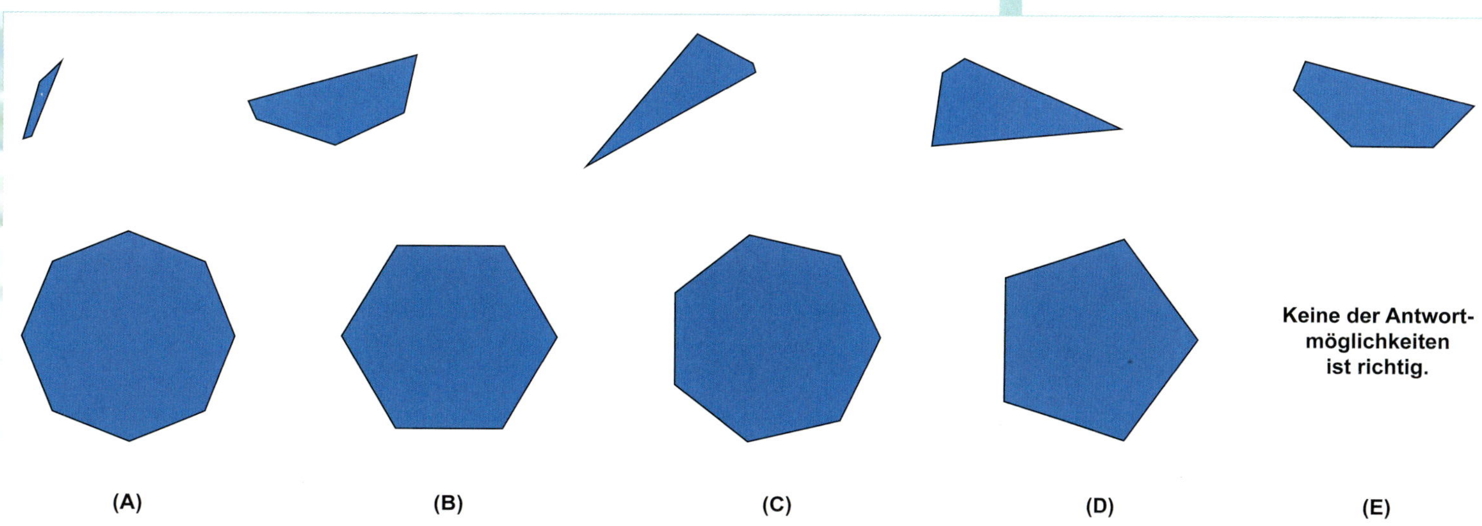

[Abb.: Deniz Tafrali, Graz]

Aufgabe 19

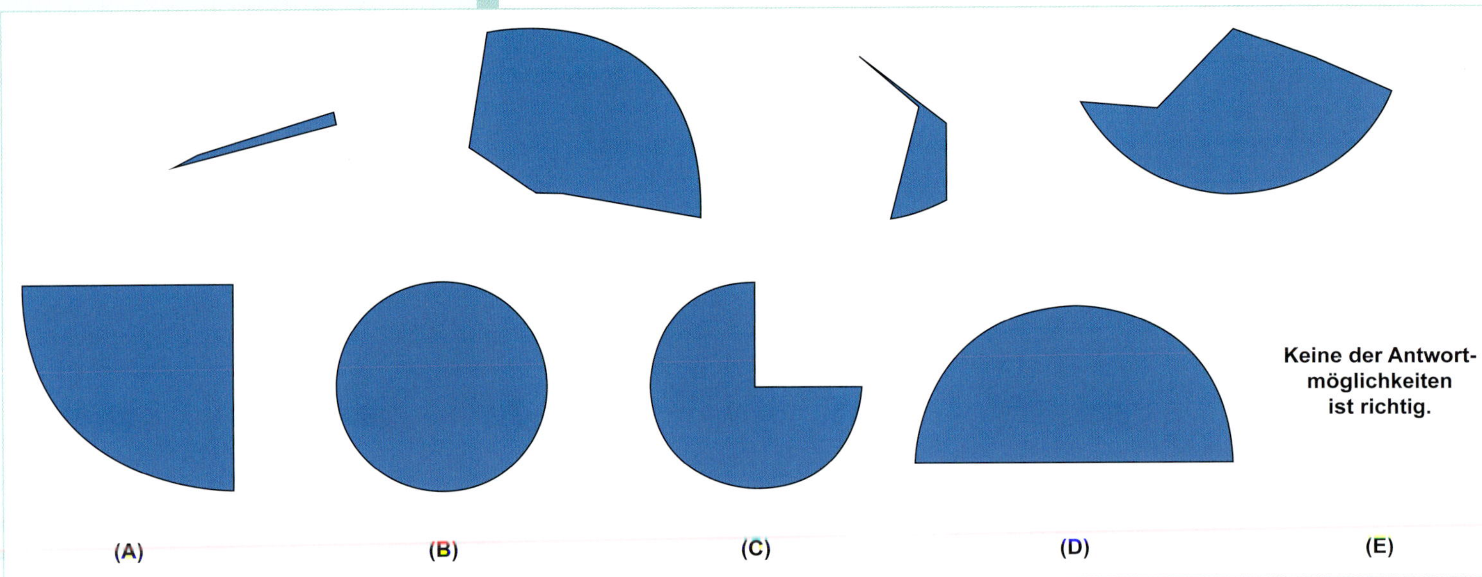

Aufgabe 20

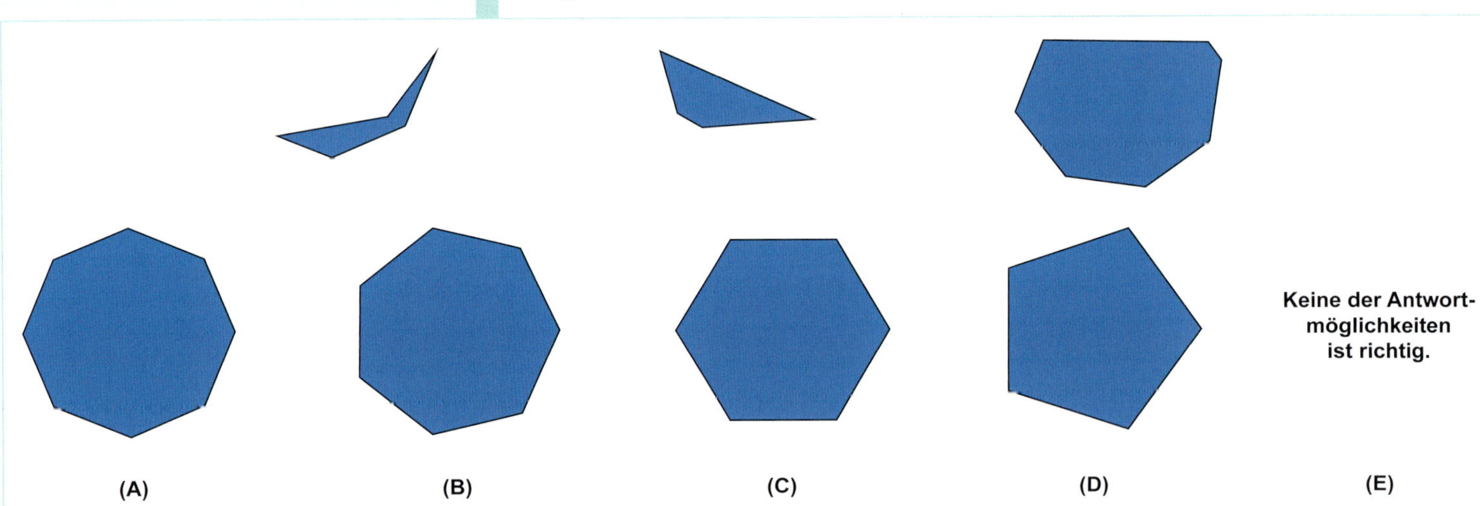

Aufgabe 21

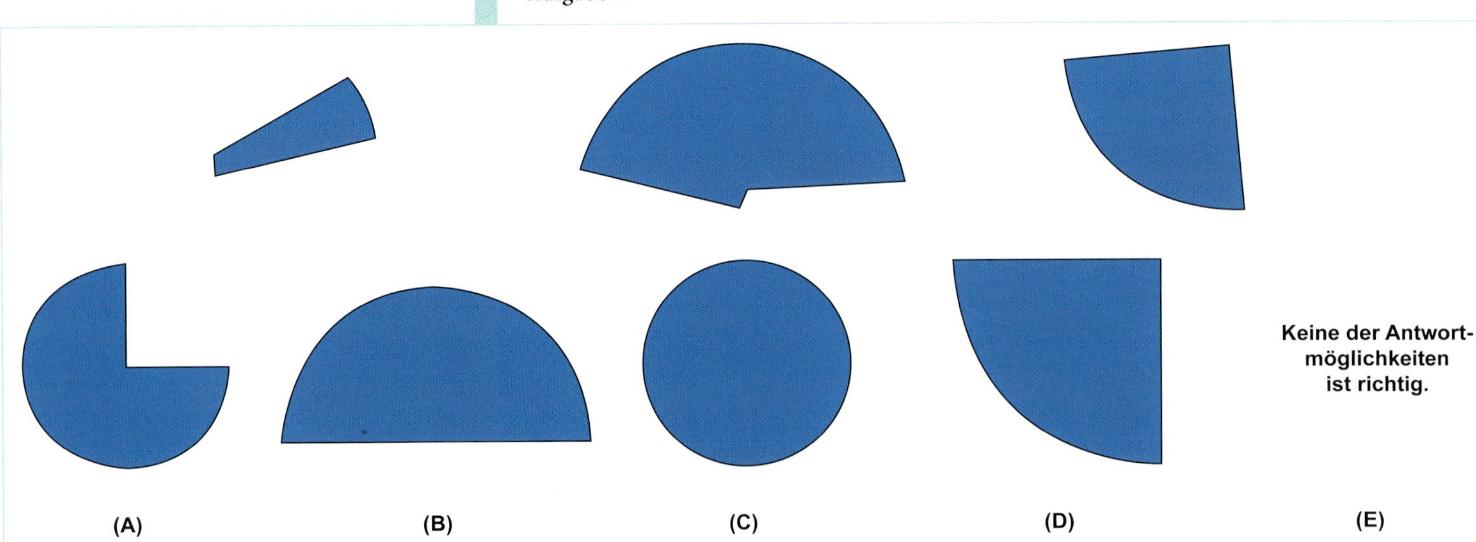

[Abb.: Deniz Tafrali, Graz]

Aufgabe 22

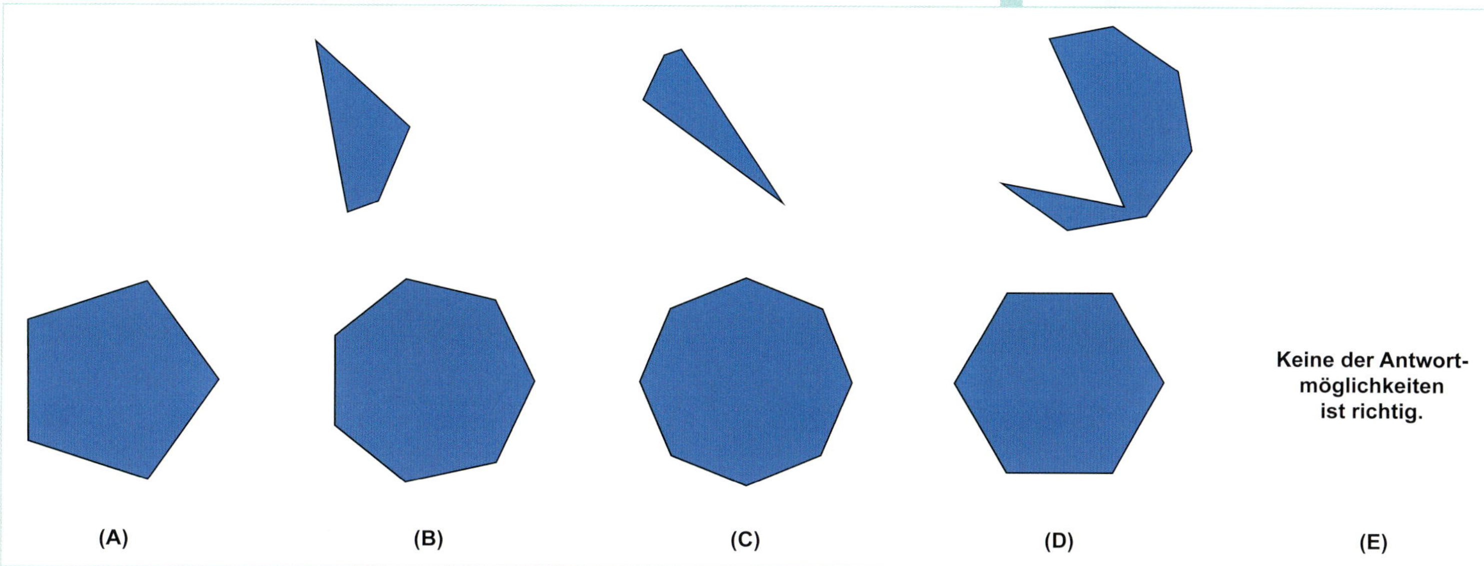

Aufgabe 23

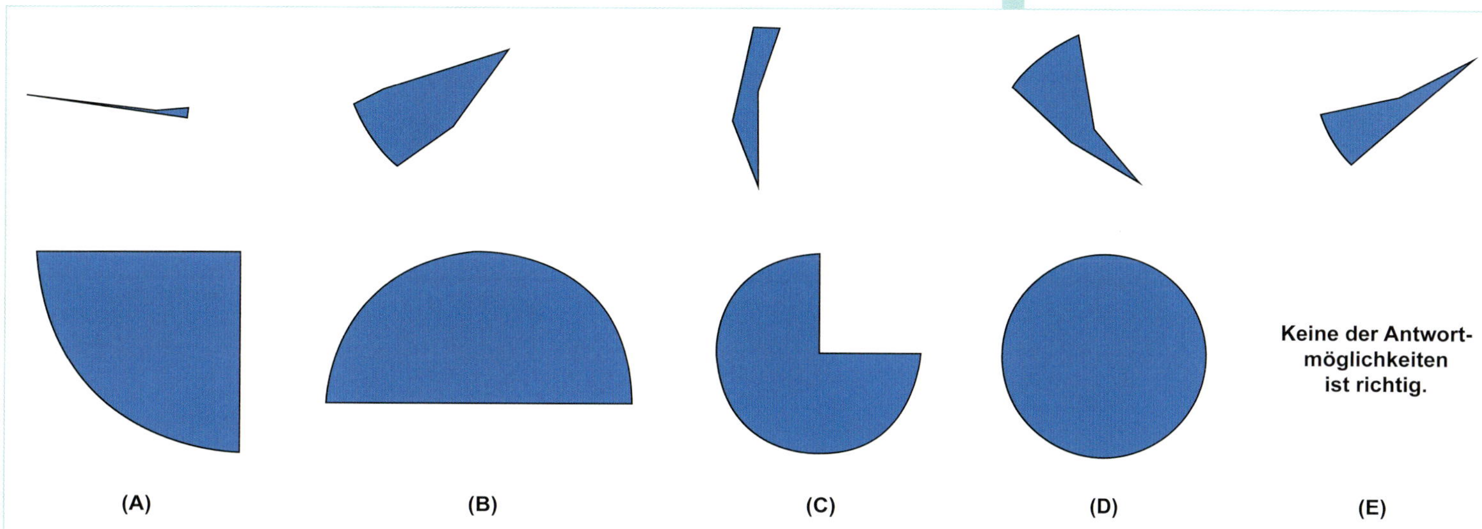

Aufgabe 24

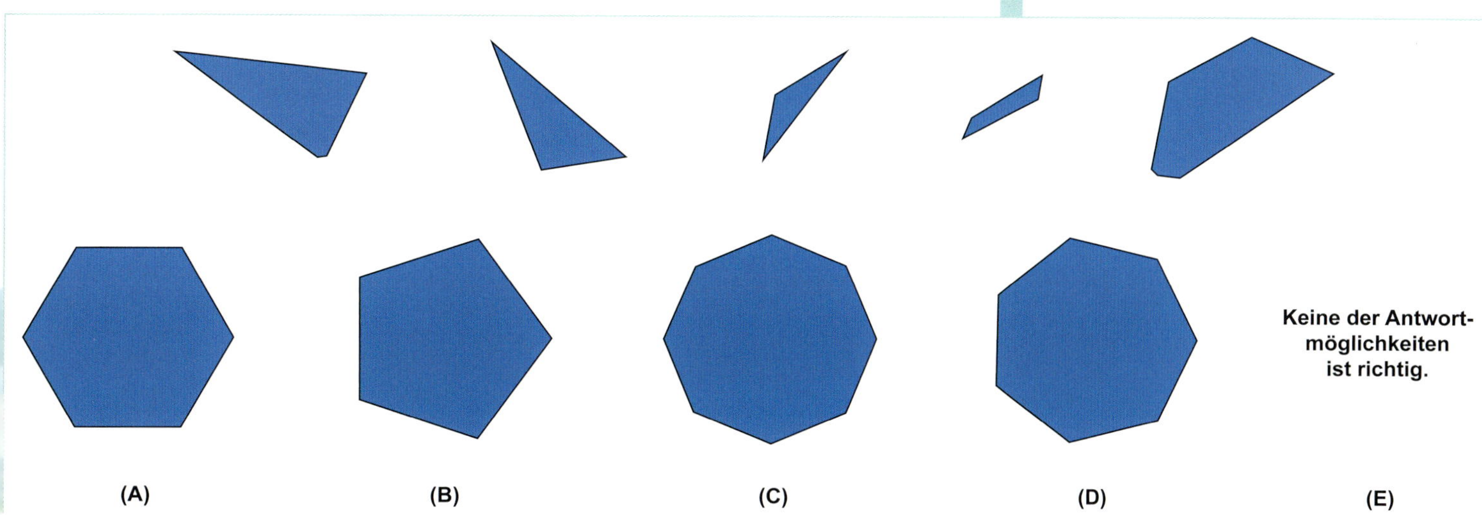

[Abb.: Deniz Tafrali, Graz]

Aufgabe 25

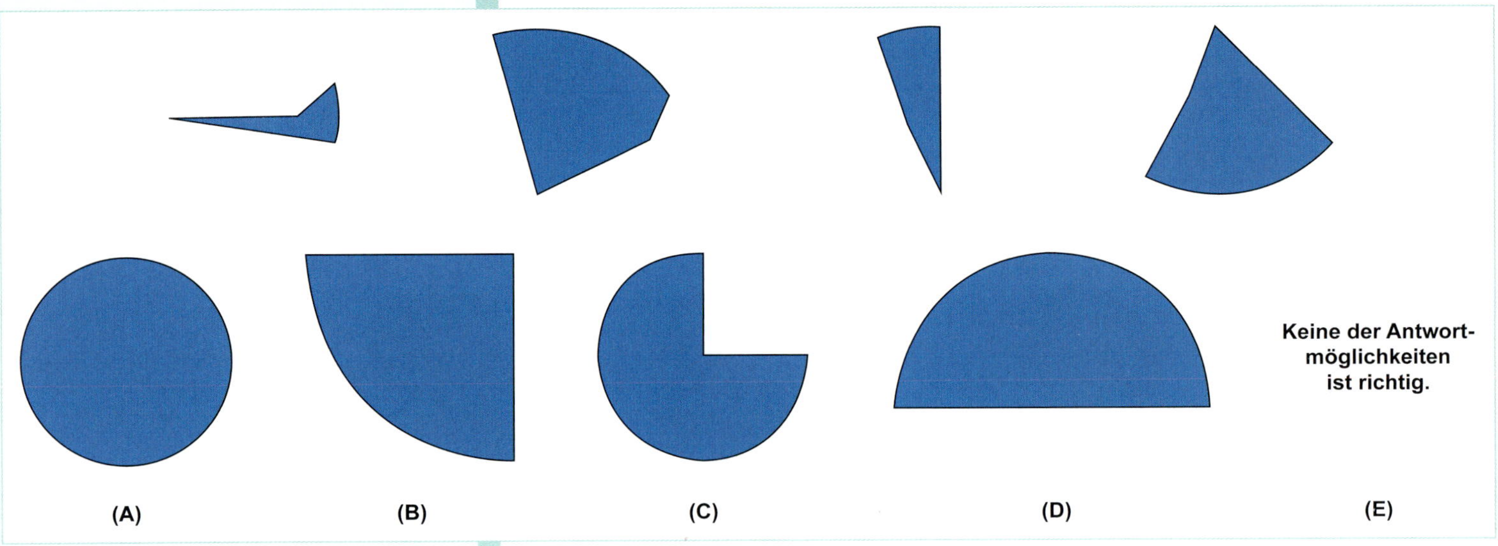

Aufgabe 26

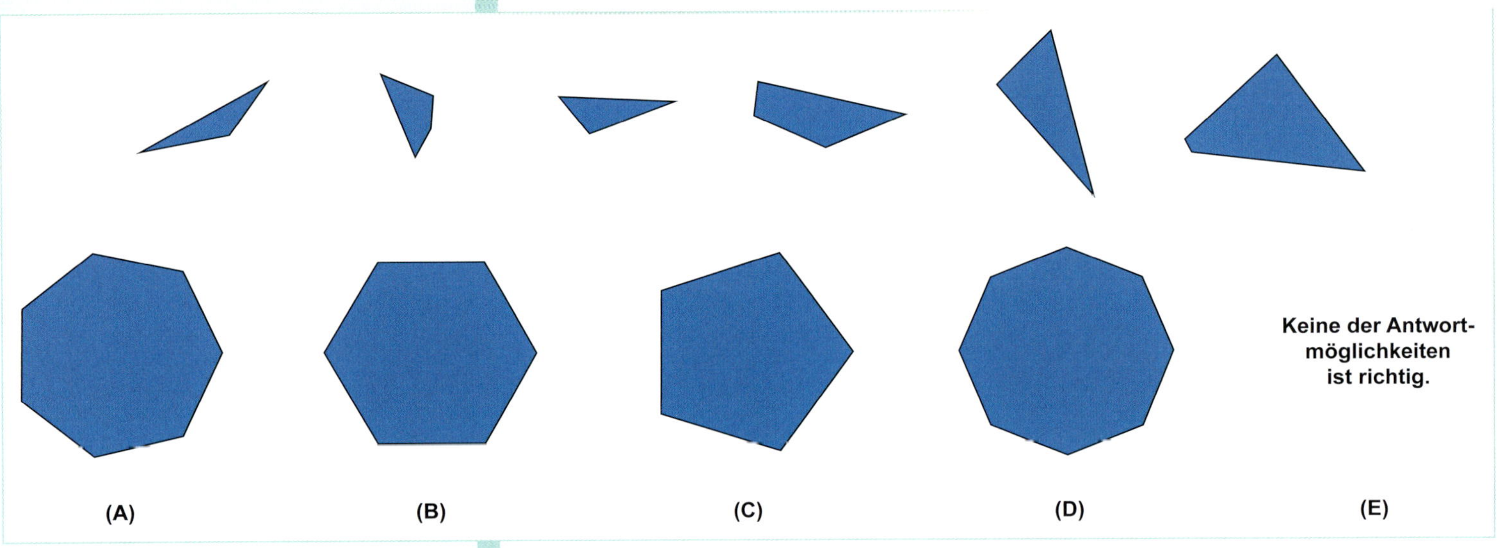

Aufgabe 27

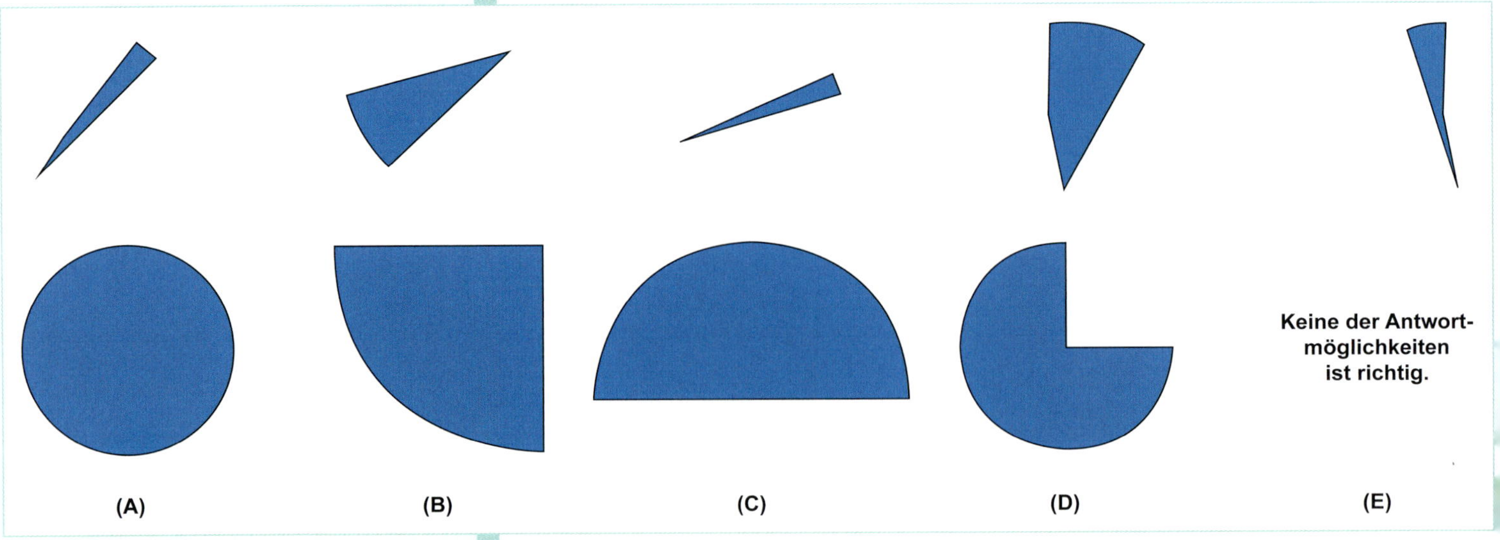

[Abb.: Deniz Tafrali, Graz]

Notizen

15.3 Gedächtnis und Merkfähigkeit: Lernphase

Zeit: 8 Minuten für 8 Allergieausweise

ALLERGIEAUSWEIS

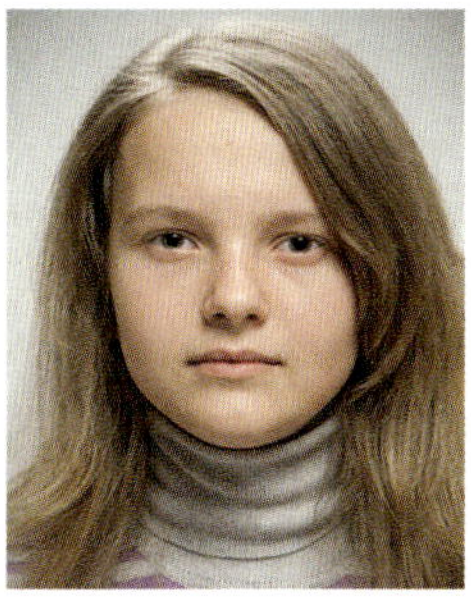

Name: JULKIOP
Geburtsdatum: 12. April
Medikamenten: ja
Blutgruppe: AB
Allergien: Milben, Mehl
Ausweisnummer: 14255
Land: Deutschland

ALLERGIEAUSWEIS

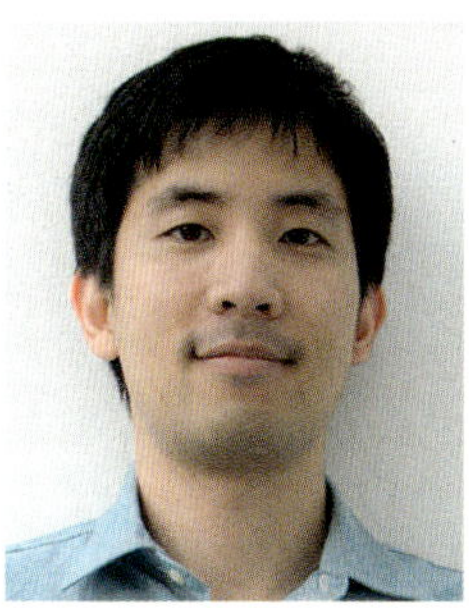

Name: LIKOLJ
Geburtsdatum: 11. Jänner
Medikamenten: ja
Blutgruppe: A
Allergien: Nadelbäume
Ausweisnummer: 47896
Land: Eritrea

[Abb.: Deniz Tafrali, Graz; Foto: Colourbox.com]

ALLERGIEAUSWEIS

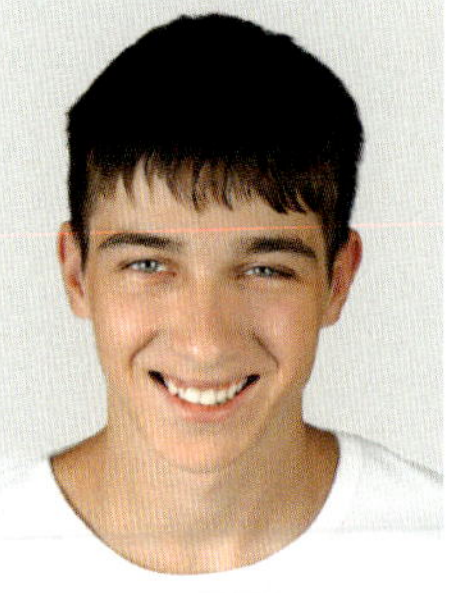

Name: VIUDAO

Geburtsdatum: 20. September

Medikamenten: ja

Blutgruppe: AB

Allergien: Chrom, Hamster

Ausweisnummer: 47561

Land: Italien

ALLERGIEAUSWEIS

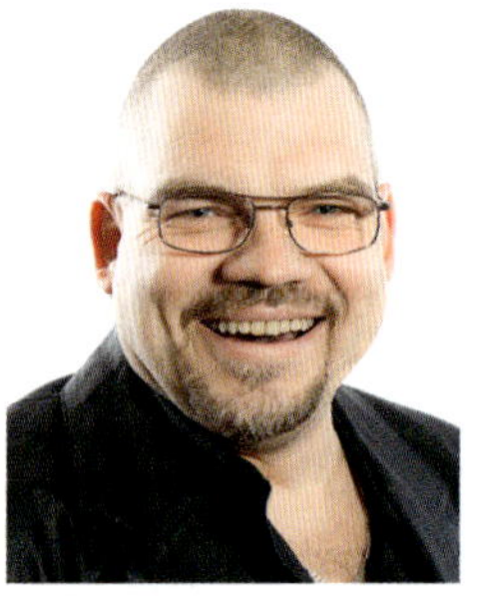

Name: NURIHA

Geburtsdatum: 01. Mai

Medikamenten: nein

Blutgruppe: A

Allergien: Ibuprofen

Ausweisnummer: 66647

Land: Vatikan

[Abb.: Deniz Tafrali, Graz; Foto: Colourbox.com]

Notizen

ALLERGIEAUSWEIS

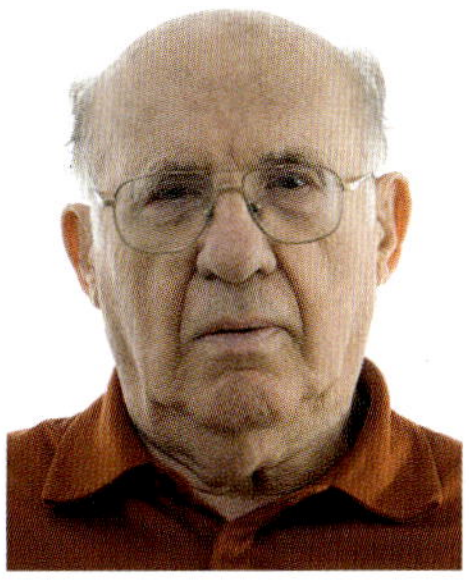

Name: RAFUHI
Geburtsdatum: 15. April
Medikamenten: ja
Blutgruppe: AB
Allergien: Chrom, Methylphenidat
Ausweisnummer: 32326
Land: Ghana

ALLERGIEAUSWEIS

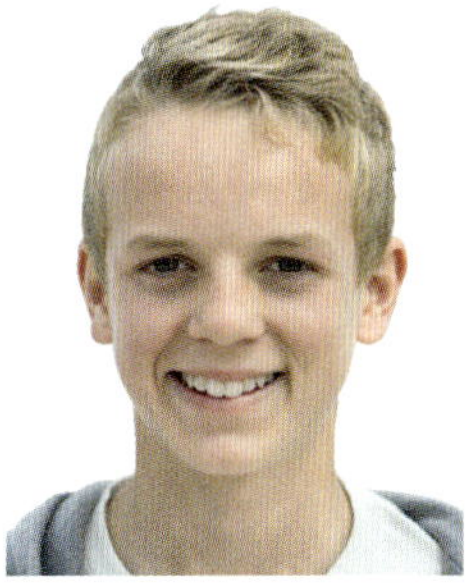

Name: HADFUIS
Geburtsdatum: 25. Dezember
Medikamenten: nein
Blutgruppe: 0
Allergien: Cashew
Ausweisnummer: 78452
Land: Südafrika

[Abb.: Deniz Tafrali, Graz; Foto: Colourbox.com]

ALLERGIEAUSWEIS

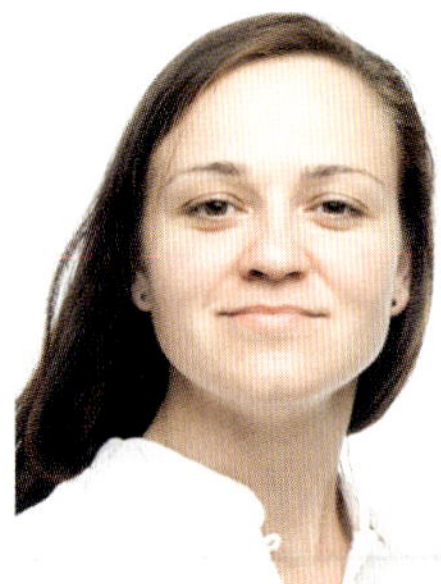

Name: HADFUIS
Geburtsdatum: 25. Dezember
Medikamenten: nein
Blutgruppe: 0
Allergien: Cashew
Ausweisnummer: 78452
Land: Südafrika

ALLERGIEAUSWEIS

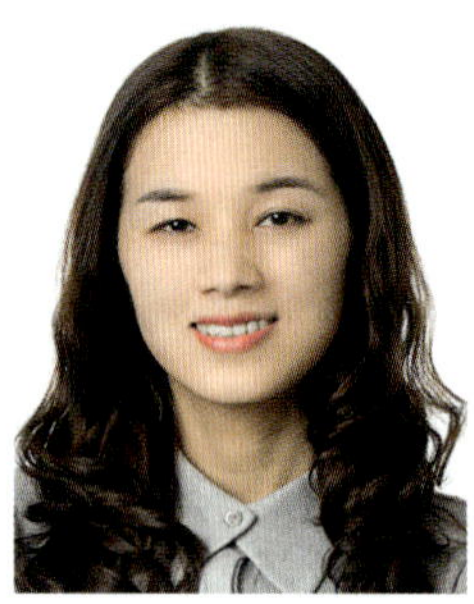

Name: LKIOLJU
Geburtsdatum: 19. September
Medikamenten: ja
Blutgruppe: AB
Allergien: Urea
Ausweisnummer: 66354
Land: Griechenland

[Abb.: Deniz Tafrali, Graz; Foto: Colourbox.com]

15.4 Zahlenfolgen

Zeit: 15 Minuten für 10 Aufgaben

28. 16 20 24 28 32 36 40

(A) 44, 52
(B) 48, 48
(C) 52, 56
(D) 44, 48
(E) Keine der Antwortmöglichkeiten ist korrekt.

29. 2048 1024 512 256 128 64 32

(A) 16, 8
(B) 32, 16
(C) 18, 8
(D) 16, 10
(E) Keine der Antwortmöglichkeiten ist korrekt.

30. −2 −4 −8 −16 −32 −64 −128

(A) −254, −512
(B) −512, −1024
(C) −256, −510
(D) −256, −512
(E) Keine der Antwortmöglichkeiten ist korrekt.

31. −2 8 −32 128 −512 2048 −8192

(A) 32768, −131072
(B) −131072, 524288
(C) 32764, −131072
(D) 32768, 131072
(E) Keine der Antwortmöglichkeiten ist korrekt.

32. −70 −85 −100 −115 −130 −145 −160

(A) −175, −190
(B) −175, −205
(C) −205, −220
(D) −190, −190
(E) Keine der Antwortmöglichkeiten ist korrekt.

33. 24 27 34 39 46 49 54

(A) 57, 59
(B) 52, 64
(C) 47, 54
(D) 57, 64
(E) Keine der Antwortmöglichkeiten ist korrekt.

34. −67 −58 −46 −37 −25 −16 −4

(A) 5, 5
(B) −19, −7
(C) −7, 17
(D) 5, 17
(E) Keine der Antwortmöglichkeiten ist korrekt.

35. 4 −8 32 −64 256 −512 2048

(A) −4100, 16384
(B) 16384, −65536
(C) 4096, −16384
(D) −4096, 16384
(E) Keine der Antwortmöglichkeiten ist korrekt.

36. −3 6 −18 −54 162 −324 −972

(A) 1944, −5829
(B) 1947, −5832
(C) 5832, −17496
(D) 1944, −5832
(E) Keine der Antwortmöglichkeiten ist korrekt.

37. 3 12 −2 7 −7 2 −12

(A) −3, −3
(B) −3, −17
(C) 11, −17
(D) 25, 11
(E) Keine der Antwortmöglichkeiten ist korrekt.

15.5 Wortflüssigkeit

Zeit: 20 Minuten für 15 Aufgaben

38. E T S R A G M I

(A) Anfangsbuchstabe: M
(B) Anfangsbuchstabe: G
(C) Anfangsbuchstabe: A
(D) Anfangsbuchstabe: T
(E) Keine der Antwortmöglichkeiten ist korrekt.

39. L I E T R E D

(A) Anfangsbuchstabe: L
(B) Anfangsbuchstabe: E
(C) Anfangsbuchstabe: I
(D) Anfangsbuchstabe: D
(E) Keine der Antwortmöglichkeiten ist korrekt.

40. U S S O S I E P N N

(A) Anfangsbuchstabe: S
(B) Anfangsbuchstabe: I
(C) Anfangsbuchstabe: P
(D) Anfangsbuchstabe: O
(E) Keine der Antwortmöglichkeiten ist korrekt.

41. T P L S A A

(A) Anfangsbuchstabe: P
(B) Anfangsbuchstabe: A
(C) Anfangsbuchstabe: L
(D) Anfangsbuchstabe: T
(E) Keine der Antwortmöglichkeiten ist korrekt.

42. Y J O E C K

(A) Anfangsbuchstabe: O
(B) Anfangsbuchstabe: J
(C) Anfangsbuchstabe: K
(D) Anfangsbuchstabe: C
(E) Keine der Antwortmöglichkeiten ist korrekt.

43. N R N Z G B E O I L

(A) Anfangsbuchstabe: R
(B) Anfangsbuchstabe: G
(C) Anfangsbuchstabe: Z
(D) Anfangsbuchstabe: I
(E) Keine der Antwortmöglichkeiten ist korrekt.

44. H T L U E I F A

(A) Anfangsbuchstabe: F
(B) Anfangsbuchstabe: L
(C) Anfangsbuchstabe: T
(D) Anfangsbuchstabe: A
(E) Keine der Antwortmöglichkeiten ist korrekt.

45. S R W V E E B R E

(A) Anfangsbuchstabe: W
(B) Anfangsbuchstabe: B
(C) Anfangsbuchstabe: E
(D) Anfangsbuchstabe: R
(E) Keine der Antwortmöglichkeiten ist korrekt.

46. T S U B N I N R

(A) Anfangsbuchstabe: T
(B) Anfangsbuchstabe: R
(C) Anfangsbuchstabe: B
(D) Anfangsbuchstabe: I
(E) Keine der Antwortmöglichkeiten ist korrekt.

47. M U R T N O

(A) Anfangsbuchstabe: T
(B) Anfangsbuchstabe: O
(C) Anfangsbuchstabe: M
(D) Anfangsbuchstabe: U
(E) Keine der Antwortmöglichkeiten ist korrekt.

48. C T P S U S E L H I

(A) Anfangsbuchstabe: U
(B) Anfangsbuchstabe: I
(C) Anfangsbuchstabe: T
(D) Anfangsbuchstabe: S
(E) Keine der Antwortmöglichkeiten ist korrekt.

49. T P I B O O

(A) Anfangsbuchstabe: P
(B) Anfangsbuchstabe: I
(C) Anfangsbuchstabe: T
(D) Anfangsbuchstabe: B
(E) Keine der Antwortmöglichkeiten ist korrekt.

50. G T R R A A O K F

(A) Anfangsbuchstabe: G
(B) Anfangsbuchstabe: K
(C) Anfangsbuchstabe: O
(D) Anfangsbuchstabe: F
(E) Keine der Antwortmöglichkeiten ist korrekt.

51. O A G B L H T T

(A) Anfangsbuchstabe: G
(B) Anfangsbuchstabe: L
(C) Anfangsbuchstabe: H
(D) Anfangsbuchstabe: A
(E) Keine der Antwortmöglichkeiten ist korrekt.

52. T T A R O S Y Z

(A) Anfangsbuchstabe: O
(B) Anfangsbuchstabe: Y
(C) Anfangsbuchstabe: A
(D) Anfangsbuchstabe: S
(E) Keine der Antwortmöglichkeiten ist korrekt.

Notizen

15.6 Gedächtnis und Merkfähigkeit: Reproduktionsphase

Zeit: 15 Minuten für 25 Aufgaben

53. Wie heißt die Person mit der Ausweisnummer 14255?

(A) JULKIOP
(B) VIUDAO
(C) NURIHA
(D) HADFUIS
(E) Keine der Antwortmöglichkeiten ist korrekt.

54. Welche Allergie/n hat die folgende Person?

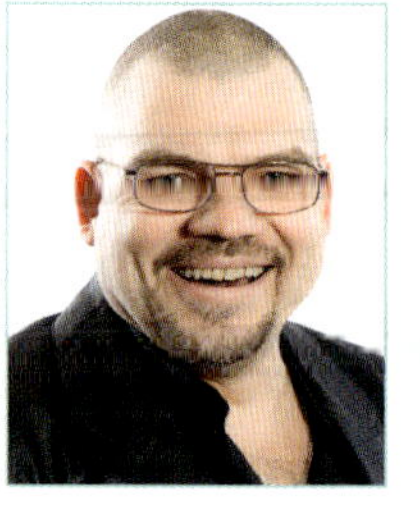

(A) Cashew, Chrom
(B) Urea
(C) Milben, Mehl
(D) Ibuprofen
(E) Keine der Antwortmöglichkeiten ist korrekt.

55. Wann hat die Person mit der Cashew-Allergie Geburtstag?

(A) 25. Dezember
(B) 15. April
(C) 20. September
(D) 01. Mai
(E) Keine der Antwortmöglichkeiten ist korrekt.

56. Woher kommt RAFUHI?

(A) Ghana
(B) Südafrika
(C) Eritrea
(D) Vatikan
(E) Keine der Antwortmöglichkeiten ist korrekt.

57. Welche Ausweisnummer hat die Person aus Italien?

(A) 47561
(B) 66647
(C) 32326
(D) 66354
(E) Keine der Antwortmöglichkeiten ist korrekt.

[Foto: Colourbox.com]

58. Welche Blutgruppe hat folgende Person?

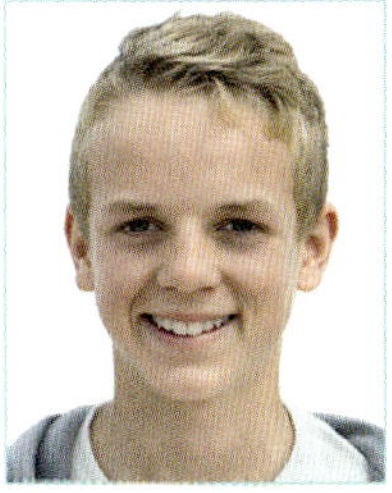

(A) B
(B) A
(C) AB
(D) 0
(E) Keine der Antwortmöglichkeiten ist korrekt.

59. Wann hat die Person mit der Hamster-Allergie Geburtstag?

(A) 25. Dezember
(B) 15. April
(C) 20. September
(D) 01. Mai
(E) Keine der Antwortmöglichkeiten ist korrekt.

60. Woher kommt NURIHA?

(A) Ghana
(B) Südafrika
(C) Eritrea
(D) Vatikan
(E) Keine der Antwortmöglichkeiten ist korrekt.

61. Welche Ausweisnummer hat die Person aus Südafrika?

(A) 47561
(B) 66647
(C) 32326
(D) 66354
(E) Keine der Antwortmöglichkeiten ist korrekt.

62. Welche Person nimmt keine Medikamente ein?

(A) JULKIOP
(B) VIUDAO
(C) NURIHA
(D) RAFUHI
(E) Keine der Antwortmöglichkeiten ist korrekt.

[Foto: Colourbox.com]

63. Welche Person mit der unten aufgeführten Ausweisnummer hat eine Nadelbaum-Allergie?

(A) 47561
(B) 66647
(C) 32326
(D) 66354
(E) Keine der Antwortmöglichkeiten ist korrekt.

64. Wann hat die Person aus Eritrea Geburtstag?

(A) 25. Dezember
(B) 15. April
(C) 20. September
(D) 06. Juni
(E) Keine der Antwortmöglichkeiten ist korrekt.

65. Woher kommt HADFUIS?

(A) China
(B) Südafrika
(C) Eritrea
(D) Vatikan
(E) Keine der Antwortmöglichkeiten ist korrekt.

66. Welche Ausweisnummer hat die Person aus Belgien?

(A) 47561
(B) 66647
(C) 32326
(D) 66354
(E) Keine der Antwortmöglichkeiten ist korrekt.

67. Welche Person nimmt keine Medikamente ein?

(A) LKIOLJU
(B) RAFUHI
(C) LIKOLJ
(D) HADFUIS
(E) Keine der Antwortmöglichkeiten ist korrekt.

Notizen

68. Welche Person mit der unten aufgeführten Ausweisnummer hat eine Methylphenidat-Allergie?

(A) 47561
(B) 66647
(C) 32326
(D) 66354
(E) Keine der Antwortmöglichkeiten ist korrekt.

69. Wie heißt die Person, die am 11. Jänner Geburtstag feiert?

(A) JULKIOP
(B) VIUDAO
(C) NURIHA
(D) HADFUIS
(E) Keine der Antwortmöglichkeiten ist korrekt.

70. Welche Ausweisnummer hat die in Griechenland geborene Person?

(A) 47561
(B) 66647
(C) 32326
(D) 66354
(E) Keine der Antwortmöglichkeiten ist korrekt.

71. Wie heißt die Person mit der Ausweisnummer 66647?

(A) JULKIOP
(B) VIUDAO
(C) NURIHA
(D) HADFUIS
(E) Keine der Antwortmöglichkeiten ist korrekt.

72. Wann hat die folgende Person Geburtstag?

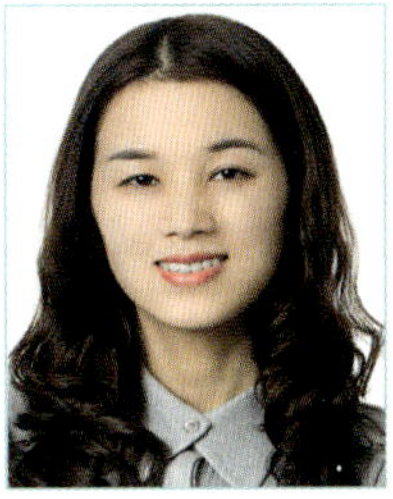

(A) 25. Dezember
(B) 15. April
(C) 20. September
(D) 01. Mai
(E) Keine der Antwortmöglichkeiten ist korrekt.

[Foto: Colourbox.com]

73. Wann hat die Person mit der Ibuprofen-Allergie Geburtstag?

(A) 25. Dezember
(B) 15. April
(C) 20. September
(D) 01. Mai
(E) Keine der Antwortmöglichkeiten ist korrekt.

74. Woher kommt NURIHA?

(A) Ghana
(B) Südafrika
(C) Eritrea
(D) Vatikan
(E) Keine der Antwortmöglichkeiten ist korrekt.

75. Welche Ausweisnummer hat die Person aus Eritrea?

(A) 66647
(B) 14255
(C) 47896
(D) 47561
(E) Keine der Antwortmöglichkeiten ist korrekt.

76. Welche Blutgruppe hat folgende Person?

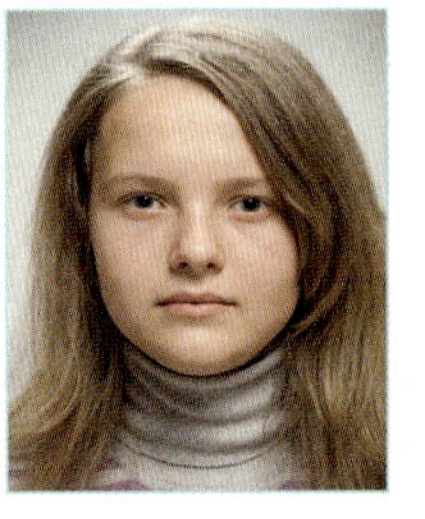

(A) B
(B) A
(C) AB
(D) 0
(E) Keine der Antwortmöglichkeiten ist korrekt.

77. Wann hat die Person mit der Mehl-Allergie Geburtstag?

(A) 25. Dezember
(B) 15. April
(C) 20. September
(D) 01. Mai
(E) Keine der Antwortmöglichkeiten ist korrekt.

[Foto: Colourbox.com]

15.7 Implikationen erkennen

Zeit: 10 Minuten für 10 Aufgaben

78. Alle Gurken sind Kreisel.
Einige Kreisel sind Anstandswauwaus.

(A) Einige Gurken sind keine Anstandswauwaus.
(B) Einige Anstandswauwaus sind Gurken.
(C) Alle Gurken sind Anstandswauwaus.
(D) Alle Anstandswauwaus sind Gurken.
(E) Keine der Antwortmöglichkeiten ist korrekt.

79. Keine Südländer sind Deutsche.
Einige Deutsche sind Bagel.

(A) Einige Südländer sind Bagel.
(B) Einige Bagel sind Südländer.
(C) Alle Südländer sind Bagel.
(D) Einige Bagel sind keine Südländer.
(E) Keine der Antwortmöglichkeiten ist korrekt

80. Keine Juden sind Sandsäcke.
Einige Sandsäcke sind Wandschränke.

(A) Alle Juden sind Wandschränke.
(B) Einige Wandschränke sind Juden.
(C) Einige Wandschränke sind keine Juden.
(D) Einige Juden sind Wandschränke.
(E) Keine der Antwortmöglichkeiten ist korrekt

81. Einige Tasten sind Wäscheständer.
Keine Wäscheständer sind Bettkanten.

(A) Einige Bettkanten sind Tasten.
(B) Einige Tasten sind keine Bettkanten.
(C) Einige Tasten sind Bettkanten.
(D) Alle Bettkanten sind Tasten.
(E) Keine der Antwortmöglichkeiten ist korrekt

82. Einige Manschettenknöpfe sind Finger.
Keine Finger sind Greise.

(A) Einige Manschettenknöpfe sind Greise.
(B) Einige Greise sind Manschettenknöpfe.
(C) Einige Manschettenknöpfe sind keine Greise.
(D) Alle Greise sind Manschettenknöpfe.
(E) Keine der Antwortmöglichkeiten ist korrekt

83. Keine Bauarbeiter sind Vaginae.
    Alle Vaginae sind Lebern.

(A) Einige Lebern sind keine Bauarbeiter.
(B) Einige Bauarbeiter sind Lebern.
(C) Alle Vaginae sind Bauarbeiter.
(D) Alle Bauarbeiter sind Lebern.
(E) Keine der Antwortmöglichkeiten ist korrekt

84. Einige Nieren sind keine Hinterwäldler.
    Alle Hinterwäldler sind Teller.

(A) Einige Teller sind Nieren.
(B) Alle Teller sind Nieren.
(C) Alle Nieren sind Teller.
(D) Einige Teller sind keine Nieren.
(E) Keine der Antwortmöglichkeiten ist korrekt.

85. Einige Stiere sind keine Rammböcke.
    Alle Rammböcke sind Türken.

(A) Einige Türken sind Stiere.
(B) Alle Türken sind Stiere.
(C) Alle Stiere sind Türken.
(D) Einige Türken sind keine Stiere.
(E) Keine der Antwortmöglichkeiten ist korrekt.

86. Einige Penisse sind Handschellen.
    Alle Handschellen sind Sofas.

(A) Einige Sofas sind Penisse.
(B) Einige Penisse sind keine Sofas.
(C) Einige Sofas sind keine Penisse.
(D) Keine Sofas sind Penisse.
(E) Keine der Antwortmöglichkeiten ist korrekt

87. Alle Biere sind Schurken.
    Alle Schurken sind Sandalen.

(A) Keine Sandalen sind Biere.
(B) Einige Sandalen sind keine Biere.
(C) Einige Biere sind keine Sandalen.
(D) Einige Sandalen sind Biere.
(E) Keine der Antwortmöglichkeiten ist korrekt.

15.8 Emotionen erkennen

Zeit: 15 Minuten für 10 Aufgaben

Aufgabe 88
Armin hat seit Monaten vor, einen schwerkranken Bekannten und Freund der Familie, mit dem er als Kind sehr viel Zeit verbracht hat, im Altersheim zu besuchen. Dieser Besuch ist allerdings bisher noch nie zustande gekommen. Als er nun endlich Zeit findet und zum Altersheim fährt, um seinen Bekannten zu besuchen, wird ihm mitgeteilt, dass dieser schon vor Monaten verstorben sei. Wie fühlt sich Armin in dieser Situation?

	eher wahrscheinlich	eher unwahrscheinlich
Er bereut etwas.	☐	☐
Er ist besorgt.	☐	☐
Er ist traurig.	☐	☐
Er schämt sich.	☐	☐
Er fühlt sich schuldig.	☐	☐

Aufgabe 89
Daniel wurde kürzlich von seiner Freundin, die er sehr liebte, verlassen. Sie sagte ihm völlig überraschend, dass sie sich auseinandergelebt hätten und nicht mehr zusammenpassen würden. Ein paar Tage später sieht Daniel seine Exfreundin, wie sie einem anderen Jungen küsst. Wie fühlt sich Daniel in dieser Situation?

	eher wahrscheinlich	eher unwahrscheinlich
Er bereut etwas.	☐	☐
Er ist eifersüchtig.	☐	☐
Er ist enttäuscht.	☐	☐
Er ist traurig.	☐	☐
Er fühlt sich herausgefordert und motiviert.	☐	☐

Aufgabe 90
Alex muss für eine Geschäftsreise in eine Stadt reisen, in der einige seiner Freunde wohnen. Er hat am nächsten Morgen einen wichtiger Termin und sucht daher nach einer Schlafgelegenheit. Einer seiner Freunde hatte ihm fest zugesagt, dass er bei ihm schlafen könne, sagt jedoch in letzter Minute ab. Alex hatte sich sehr gefreut, seinen Freund wieder zu sehen, muss nun aber in einem teuren Hotel übernachten. Wie fühlt sich Alex in dieser Situation?

	eher wahrscheinlich	eher unwahrscheinlich
Er ist besorgt.	☐	☐
Er ist verärgert.	☐	☐
Er ist traurig.	☐	☐
Er ist enttäuscht.	☐	☐
Er ist überrascht.	☐	☐

Aufgabe 91
Laura wird am Jahrestag ihrer Beziehung von ihrem Freund versetzt, der ihr sagt, dass er eine wichtige Besprechung im Büro hätte. Daraufhin fährt Laura zu ihrer besten Freundin, um sich etwas abzulenken. Schon beim Parken sieht sie das Auto ihres Freundes vor dem Haus ihrer besten Freundin und findet den Verdacht einer Affäre bestätigt, als sie an der Haustür klingelt und ihr Freund die Tür öffnet. Wie fühlt sich Laura in dieser Situation?

	eher wahrscheinlich	eher unwahrscheinlich
Sie ist besorgt.	☐	☐
Sie ist wütend.	☐	☐
Sie ist enttäuscht.	☐	☐
Sie ist traurig.	☐	☐
Sie ist neidisch.	☐	☐

Notizen

Aufgabe 92

Lara wird von ihrer besten Freundin zur Geburtstagsfeier eingeladen. Ihre Freundin freut sich schon sehr auf ihr Kommen. Kurzfristig sagt Lara ihre Teilnahme ab, da sie von einem Mann, den sie neulich kennengelernt hat, am selben Abend zum Essen eingeladen wird. Dieser versetzt Lara allerdings an jenem Abend, sodass sie den Abend alleine verbringen muss. Wie fühlt sich Lara in dieser Situation?

	eher wahrscheinlich	eher unwahrscheinlich
Sie ist enttäuscht.	☐	☐
Sie ist neidisch.	☐	☐
Sie ist zuversichtlich.	☐	☐
Sie hat Mitleid.	☐	☐
Sie ist frustriert.	☐	☐

Aufgabe 93

Marius muss seit einem Unfall in seinem siebten Lebensjahr im Rollstuhl sitzen. Oft ist er traurig und wünscht sich, es wäre nie zu dem Unfall gekommen. Zu seinem Geburtstag hat er von seinem Vater Karten für ein Fußballspiel seiner Lieblingsmannschaft geschenkt bekommen. Im Stadion angekommen sehen die Verantwortlichen des Spiels, dass Marius im Rollstuhl sitzt und organisieren ihm einen Platz direkt am Spielfeldrand und ein Treffen mit den Spielern nach dem Spiel in der Kabine. Wie fühlt sich Marius in dieser Situation?

	eher wahrscheinlich	eher unwahrscheinlich
Er bereut etwas.	☐	☐
Er schämt sich.	☐	☐
Er ist glücklich.	☐	☐
Er ist stolz.	☐	☐
Er ist erleichtert.	☐	☐

Aufgabe 94

Albert ist seit 15 Jahren glücklich verheiratet und immer treu gewesen. Auf einer Betriebsfeier ist er allerdings so betrunken, dass er am nächsten Morgen ohne Erinnerung bei seiner sehr attraktiven Kollegin erwacht. Wie fühlt sich Albert in dieser Situation?

	eher wahrscheinlich	eher unwahrscheinlich
Er ist stolz.	☐	☐
Er bereut etwas.	☐	☐
Er fühlt sich schuldig.	☐	☐
Er ist dankbar.	☐	☐
Er ist erleichtert.	☐	☐

Aufgabe 95

Chris trifft im Kino zufällig auf einen Schulkameraden, der zur Schulzeit sein bester Freund gewesen war. Während der Studienzeit haben sie sich allerdings aus den Augen verloren. Chris freut sich sehr, seinen Freund wieder zu sehen, dieser ist allerdings mit einer neuen Freundesgruppe dort und beachtet ihn nicht einmal. Wie fühlt sich Chris in dieser Situation?

	eher wahrscheinlich	eher unwahrscheinlich
Er ist enttäuscht.	☐	☐
Er ist überrascht.	☐	☐
Er ist erleichtert.	☐	☐
Er freut sich.	☐	☐
Er ist besorgt.	☐	☐

Aufgabe 96

Julius hat eine sehr eifersüchtige Freundin. Dies ist einer der wenigen Charakterzüge, die er an ihr nicht besonders mag. Als er mit ihr in einem Café sitzt und sich kurz aber freundlich mit der Kellnerin unterhält, die er aus Schulzeiten kennt, verlässt seine Freundin wutentbrannt das Café. Wie fühlt sich Julius in dieser Situation?

	eher wahrscheinlich	eher unwahrscheinlich
Er ist verärgert.	☐	☐
Er bereut etwas.	☐	☐
Er ist überrascht.	☐	☐
Er ist besorgt.	☐	☐
Er empfindet Abneigung.	☐	☐

Aufgabe 97

Emil und seine Frau sind bekennende Impfgegner. Als ihr erstes Kind geboren wird, lassen sie es nicht impfen, woraufhin es am Masernvirus erkrankt. Drei Jahre nach überstandener Infektion zeigt das Kind neurologische Auffälligkeiten. Der untersuchende Neurologe stellt einer Subakute Sklerosierende Panenzephalitis fest (SSPE). Der Arzt teilt dies den Eltern mit und berichtet außerdem, dass diese Krankheit in über 95% der Fälle tödlich endet und als direkte Folge der durchgemachten Maserninfektion durch eine Masernimpfung hätte verhindert werden können. Wie fühlt sich Emil in dieser Situation?

	eher wahrscheinlich	eher unwahrscheinlich
Er ist traurig.	☐	☐
Er ist besorgt.	☐	☐
Er fühlt sich schuldig.	☐	☐
Er ist zuversichtlich.	☐	☐
Er bereut etwas.	☐	☐

15.9 Soziales Entscheiden

Zeit: 15 Minuten für 10 Aufgaben

Aufgabe 98
Annette ist Ärztin in der Notaufnahme einer Klinik. Nach einem langen Gespräch und der Untersuchung einer minderjährigen Patientin gesteht diese ihr, dass sie vergewaltigt worden ist. Die Patientin bittet Annette darum, ihren Eltern nichts davon zu erzählen, da dies zu viele komplizierte Missverständnisse und Erklärungsversuche nach sich ziehen würde. Annette ist unsicher, wie sie reagieren soll. Wie relevant sollten ihrer Meinung nach die folgenden Überlegungen, die Annette bei ihrer Entscheidung angestellt haben könnte, sein?
Überlegungen:
(A) „Würde es mir helfen, wenn ich meinen Oberarzt oder gar den Ethikrat der Klinik um Hilfe fragen würde?"
(B) „Wäre ich nicht durch die ärztliche Dienstvorschrift dazu verpflichtet, die Eltern zu benachrichtigen, da die Patientin minderjährig ist?"
(C) „Würde ich mich durch meine Handlungen strafbar machen?"
(D) „Könnte ich mich bei meinem Oberarzt durch korrektes Verhalten profilieren?"
(E) „Ist das Wohl der Patientin langfristig nicht viel wichtiger als ihr kurzsichtiger Wunsch?"

	1	2	3	4	5
A					
B					
C					
D					
E					

Aufgabe 99
Ole ist Kapitän auf einem Schiff einer Umweltorganisation, die oft als militant bezeichnet wird und sich dem Schutz der Meere und seiner Lebewesen, vor allem den Walen und Robben, verschrieben hat. Vor der Küste Japans entdeckt er zusammen mit der Besatzung seines Schiffs einen Trawler, der gerade Jagd auf Wale macht. Er hätte die Möglichkeit, das andere Schiff durch einen Stoß mit seinem eigenen Schiff vom Kurs abzubringen und die Waljagd zu verhindern, würde allerdings das Risiko eingehen, dass die Besatzung des anderen und auch seines eigenen Schiffs zu Schaden kommt. Ole ist unsicher, wie er reagieren soll. Wie relevant sollten ihrer Meinung nach die folgenden Überlegungen, die Ole bei seiner Entscheidung angestellt haben könnte, sein?
Überlegungen:
(A) „Sind Menschenleben nicht immer und unter allen Umständen mehr wert als egal welches Ziel und daher nicht als Mittel zum Zweck zu missbrauchen?"
(B) „Könnte ich als Held in den Heimathafen zurückkehren?"
(C) „Würde uns die Küstenwache abfangen und verhaften, sobald wir internationale Gewässer verließen?"
(D) „Würde ich nicht den Eid brechen, den ich geschworen habe, als ich Kapitän wurde, die Meere und Meerestiere um jeden Preis zu schützen?"
(E) „Was würde mein 1. Offizier an meiner Stelle tun?"

	1	2	3	4	5
A					
B					
C					
D					
E					

Aufgabe 100

Matthias erledigt gerade seine wöchentlichen Einkäufe in einem Supermarkt, als er einen ärmlich aussehenden, schlecht gekleideten und offensichtlich hungernden Mann sieht, der sich eine Packung Nüsse unter den Pullover steckt. Matthias ist unsicher, wie er reagieren soll. Wie relevant sollten ihrer Meinung nach die folgenden Überlegungen, die Matthias bei seiner Entscheidung angestellt haben könnte, sein?

Überlegungen:

(A) „Könnte ich durch das Anzeigen der Straftat vielleicht eine Belohnung durch die Filialleitung bekommen?“

(B) „Würde ich nicht allgemein die Pflicht haben, Diebstahl anzuzeigen?“

(C) „Würde der Mann mich anzeigen, wenn ich an seiner Stelle wäre?“

(D) „Würde das Wohl des Mannes nicht über das Anzeigen eines Kavaliersdelikts zu stellen sein?

(E) „Würde es Konsequenzen für mich haben, wenn auffliegen würde, dass ich von dem Diebstahl wusste und ihn nicht angezeigt habe?“

	1	2	3	4	5
A					
B					
C					
D					
E					

Aufgabe 101

Bella ist auf dem Weg nach Hause, als sie in ihrer Nachbarschaft am Straßenrand ein kleines Mädchen sieht, dass an einem Tisch selbstgemachte Kekse verkauft. Um dem Mädchen eine Freude zu machen, kauft sie ein paar Kekse. Dabei fällt ihr auf, dass das Mädchen ihr zu viel Wechselgeld gegeben hat. Bella ist unsicher, wie sie reagieren soll. Wie relevant sollten ihrer Meinung nach die folgenden Überlegungen, die Bella bei ihrer Entscheidung angestellt haben könnte, sein?

Überlegungen:

(A) „Wäre mein Vater stolz auf mich, dass ich das Geld zurückgegeben habe?“

(B) „Würde jemand herausfinden, dass ich zu viel Wechselgeld bekommen und es behalten habe?“

(C) „Würde ich nicht allgemein dazu verpflichtet sein, die Wahrheit zu sagen?“

(D) „Würde ich das Geld für einen Einkauf ausgeben können?“

(E) „Würde ich das Geld nicht zurückgeben müssen, um in dem Mädchen Vertrauen und nicht Misstrauen in ihre Mitmenschen zu wecken?“

	1	2	3	4	5
A					
B					
C					
D					
E					

Aufgabe 102

Philipp und Simon lernen sich auf einer gemeinsamen Fortbildung ihrer Unternehmen kennen. Am Abend und nach einigen Drinks erzählt Simon Philipp von seiner Geschäftsidee, um sich selbstständig zu machen, für deren Umsetzung ihm allerdings noch die Mittel fehlten. Philipp ist begeistert von der Idee und hätte auch die Mittel, diese sofort umzusetzen. Er ist unsicher, wie er reagieren soll. Wie relevant sollten ihrer Meinung nach die folgenden Überlegungen, die Philipp bei seiner Entscheidung angestellt haben könnte, sein?

Überlegungen:

(A) „Würde ich nicht dazu verpflichtet sein, Simons Vertrauen nicht zu missbrauchen, um nicht Misstrauen in Geschäftswelt und Gesellschaft zu säen?"

(B) „Würde es mir nicht durch die Verschwiegenheitserklärung der Tagung verboten sein, die Idee zu stehlen?"

(C) „Würden meine Geschäftspartner meine eigene Geschäftsidee ohne meine Wissen verfolgen, wenn ich ihnen die Möglichkeit dazu böte?"

(D) „Würde ich durch Simons Idee sofort ein Unternehmen gründen und so der Konkurrenz einen Schritt voraus sein können?"

(E) „Würde der Diebstahl der Idee eine Sanktion der Handelskammer nach sich ziehen?"

	1	2	3	4	5
A					
B					
C					
D					
E					

Aufgabe 103

Felicitas bekommt von ihrer Mutter eine Kette, ein Erbstück, das schon ihre Uroma getragen hat, geschenkt. Sie weiß, dass diese Kette ihrer Mutter sehr viel bedeutet und freut sich über den Liebesbeweis. Nur einige Tage darauf verliert sie die Kette jedoch. Beim nächsten Treffen fragt ihre Mutter, wo denn die Kette geblieben sei. Felicitas ist unsicher, wie sie reagieren soll. Wie relevant sollten ihrer Meinung nach die folgenden Überlegungen, die Felicitas bei ihrer Entscheidung angestellt haben könnte, sein?

Überlegungen:

(A) „Würde ich die Situation dazu nutzen können, ein weiteres Erbstück zu ergattern?"

(B) „Würde meine Mutter in dieser Situation an meiner Stelle gleich handeln?"

(C) „Würde ich meiner Mutter viel Nachdenken und Sorge ersparen, indem ich ihr gleich die Wahrheit sage?"

(D) „Würde ich nicht generell immer die Wahrheit sagen müssen?"

(E) „Würde ich eine Zurechtweisung meiner Mutter riskieren, wenn ich ihr sage, dass ich das Erbstück verloren habe?"

	1	2	3	4	5
A					
B					
C					
D					
E					

Notizen

Aufgabe 104

Hannes stört sich sehr an der Katze seines Nachbarn, da diese oft die Gärten der Nachbarschaft, auch seinen, dazu benutzt, ihr Geschäft zu verrichten. Im Winter meldet der Nachbar die Katze als vermisst und bittet die Nachbarschaft um Mithilfe bei der Suche. Tatsächlich findet Hannes die Katze leblos in seinem Garten im Schnee liegen. Trotz anfänglichem Zögern entscheidet er sich dazu, hinüberzugehen und stellt fest, dass die Katze noch lebt, jedoch sehr geschwächt ist. Hannes ist unsicher, wie er sich verhalten soll. Wie relevant sollten ihrer Meinung nach die folgenden Überlegungen, die Hannes bei seiner Entscheidung angestellt haben könnte, sein?

Überlegungen:

(A) „Würde ich die ungeliebte Katze nun endlich loswerden können, indem ich sie einfach im Schnee ihrem Schicksal überlasse?"

(B) „Würde ich nicht das Wohl des Tieres über meine eigenen Motive stellen müssen?"

(C) „Würde ich zur Rechenschaft gezogen werden, wenn man das Tier in meinem Garten fände?"

(D) „Würden die anderen Nachbarn das unbeliebte Tier retten, wenn sie an meiner Stelle wären?"

(E) „Würde ich nicht jederzeit einem hilfsbedürftigen Tier helfen müssen?"

	1	2	3	4	5
A					
B					
C					
D					
E					

Aufgabe 105

Rike ist Studentin und zum Lernen in der Bibliothek ihrer Universität. Auf dem Weg zu ihrem Platz entdeckt sie in einem fachfremden Bereich ein sehr beliebtes und immer schnell vergriffenes Lehrbuch ihres Fachs, das jemand dort versteckt haben muss. Rike ist unsicher, wie sie reagieren soll. Wie relevant sollten ihrer Meinung nach die folgenden Überlegungen, die Rike bei ihrer Entscheidung angestellt haben könnte, sein?

Überlegungen:

(A) „Würde jemand es herausfinden, wenn ich das Buch nun selbst verstecken würde?"

(B) „Wie würden meine Kommilitonen in dieser Situation handeln?"

(C) „Würde ich das Buch nicht an seinen Platz zurückbringen müssen, um die Freiheit und Zugänglichkeit von Bildung zu gewährleisten?"

(D) „Würde das Liegenlassen des Buchs nicht gegen die Regeln der Bibliothek verstoßen?"

(E) „Würde ich das Buch nun nicht an einem Ort meiner Wahl verstecken können, um mir so einen Vorteil gegenüber meinen Kommilitonen zu sichern?"

	1	2	3	4	5
A					
B					
C					
D					
E					

Aufgabe 106

Peter und Emil sind Klassenkameraden und gute Freunde. Bei der Vergabe von Projektarbeiten wird Emil vom Lehrer vor die Wahl gestellt, sich für eines von zwei Themen zu entscheiden, Peter würde dann das andere bekommen. Er weiß, dass Peter gerne das erste der beiden Themen bearbeiten würde, da er ein ähnliches im vergangenen Schuljahr schon einmal vorstellen musste und sich folglich gut auskennt. Emil ist unsicher, wie er reagieren soll. Wie relevant sollten ihrer Meinung nach die folgenden Überlegungen, die Emil bei seiner Entscheidung angestellt haben könnte, sein?

Überlegungen:

(A) „Würde Peter es mir übelnehmen, wenn ich das Thema wähle, das er eigentlich gerne bearbeiten würde?"

(B) „Würde ich nicht meine Freundschaft und Peters Wohl an erster Stelle sehen müssen?"

(C) „Wie würde Peter entscheiden, wenn es umgekehrt wäre?"

(D) „Könnte ich die Situation nutzen und Peter im Tausch für seine gewünschte Arbeit einen Gefallen abringen?"

(E) „Würde ich nicht der Aufforderung des Lehrers nachkommen und frei und unabhängig entscheiden müssen?

	1	2	3	4	5
A					
B					
C					
D					
E					

Aufgabe 107

Bastian ist Autoverkäufer und steht wegen eines Wagens mit einem potenziellen Kunden in Kontakt. Er sagte dem Kunden, dass das Auto bei 45.000 gelaufenen Kilometern noch 20.000€ kosten würde. Der Kunde möchte nach einer Bedenkzeit sogar ohne vorherige Besichtigung und Probefahrt nun einen Kaufvertrag abschließen, als Bastian auffällt, dass der Wagen schon 54.000 und nicht erst 45.000 Kilometer gelaufen hat – er hatte die Zahlen verdreht. Bastian ist unsicher, wie er reagieren soll. Wie relevant sollten ihrer Meinung nach die folgenden Überlegungen, die Bastian bei seiner Entscheidung angestellt haben könnte, sein?

Überlegungen:

(A) „Würde ich belangt werden können, wenn der Kunde den Irrtum später bemerkt?"

(B) „Würde ich die Situation dazu nutzen können, den Kunden durch meine Ehrlichkeit zu beeindrucken und ihn vielleicht sogar für ein zweites Fahrzeug zu begeistern?"

(C) „Würde mich der Kunde an meiner Stelle über seinen Irrtum aufklären?"

(D) „Würde es meine Pflicht sein, vor Abschluss eines Geschäfts die Angaben zu berichtigen?"

(E) „Würde ich den Kunden über meinen Irrtum unterrichten müssen, um das Vertrauen einer Verkäufer-Kundenbeziehung nicht zu gefährden?"

	1	2	3	4	5
A					
B					
C					
D					
E					

Notizen

KAPITEL

16 Testsimulation 3

16.1 Textverständnis

Zeit: 35 Minuten für 12 Aufgaben

Text 1: Die Physik als Naturwissenschaft – Wissen schaffen heißt messen

Die Erkenntnisse der Physik beruhen hauptsächlich auf geplanten Experimenten. Zur quantitativen Beschreibung solcher Vorgänge benutzt man physikalische Messgrößen. Messergebnisse können jedoch den wahren Wert einer Größe nie beliebig genau angeben – reale Messverfahren sind stets mit einem Abweichen des Messwertes vom wahren Wert der Größe verbunden. Messfehler werden hierbei in zwei Kategorien unterteilt – in systematische und statistische (zufällige) Fehler. Systematische Fehler entstehen aufgrund von mangelhaften Messverfahren. Hierzu zählen z.B. falsche Eichung oder Verwendung eines defekten Messgerätes, Fehler in der Versuchsplanung oder fehlendes Berücksichtigen von Störgrößen. Systematische Fehler sind reproduzierbar, d.h. bei erneutem Messen unter gleichen Bedingungen wird der Messfehler stets wieder auftreten: Der gemessene Wert weicht stets in einer Richtung um den gleichen Betrag vom wahren Wert ab. Wird der Fehler gefunden, kann er berücksichtigt und evtl. korrigiert werden. Statistische Fehler entstehen dagegen völlig zufällig: Sie werden z.B. durch ungenaues Ablesen oder Schwankungen im Messgerät hervorgerufen. Bei mehreren Messungen können die Abweichungen unterhalb oder oberhalb des wahren Wertes liegen, d.h. es treten stets andere Messergebnisse auf. Diese Fehler können nie ganz unterdrückt werden – es handelt sich um unbeeinflussbare statistische Schwankungen. Trotzdem kann man die Messgenauigkeit erhöhen, indem man mehrere Messungen bei unveränderten Bedingungen durchführt.

aus: Heide/Stachel, BASICS Physik. Elsevier, München 2009, S. 4.

Aufgabe 1

Welche der folgenden Aussagen lassen sich aus dem Inhalt dieses Textes ableiten?

1. Physikalische Messgrößen beschreiben mit beliebiger Genauigkeit quantitativ den wahren Wert einer Größe.
2. Systematische Fehler entstehen beispielsweise durch ungenaues Ablesen der Messinstrumente hervorgerufen.
3. Statistische Fehler treten stets immer wieder auf, sind also reproduzierbar. Auch die Benennung macht daher Sinn, da über das Auftreten der Fehler Statistiken aufgestellt werden können.

(A) 1. ist richtig.
(B) 1. und 2. sind richtig.
(C) Keine ist richtig.
(D) 2. und 3. sind richtig.
(E) 3. ist richtig.

Aufgabe 2

Welche der folgenden Aussagen lassen sich aus dem Inhalt dieses Textes ableiten?

1. Bei einer Messung kann nur ein Bereich angegeben werden, in dem der wahre Wert einer Messung liegen muss.
2. Durch die Art ihres Auftretens können statistische Fehler oft gefunden und korrigiert werden.
3. Das Erhöhen der Anzahl an durchgeführten Messungen unter möglichst unveränderten Bedingungen ist ein Mittel, um die Messungenauigkeiten durch systematische Fehler zu verringern.

(A) 1. ist richtig.
(B) 2. ist richtig.
(C) Alle sind richtig.
(D) 1. und 3. sind richtig.
(E) 1. und 2. sind richtig.

Text 2: Die Grundlagen der deskriptiven Wissenschaften

Die Idee aller Naturwissenschaften ist es, Naturvorgänge zu beobachten und dann Theorien über deren Ablauf aufzustellen, um damit Vorhersagen über ähnliche Vorgänge treffen zu können. Insbesondere in der Medizin wird auch versucht, anhand der aufgestellten Theorien auf die Abläufe im menschlichen Körper Einfluss zu nehmen. Zur quantitativen Beschreibung der Vorgänge wurden physikalische Größen (z.B. Druck, Kraft, Strom) eingeführt. Eine physikalische Größe muss irgendwie messbar sein. Sie besteht immer aus einem Zahlenwert (z.B. 20), der die Stärke oder Ausprägung angibt, und einer Einheit (z.B. Newton für Kraft), die zeigt, wovon die Rede ist. Die erwähnten Theorien über Naturvorgänge lassen sich im Idealfall in Formeln ausdrücken (z.B. Kraft ist Masse mal Beschleunigung). Für die einzelnen Größen werden statt der Namen (Kraft, Masse, Beschleunigung) ihre Formelzeichen (F, m, a) verwendet. Da es wesentlich mehr physikalische Größen als Buchstaben gibt, wurden griechische, kyrillische und andere Zeichen eingeführt, und einige Buchstaben mehrfach belegt. Man sollte also bei Formeln mitdenken, was gefragt ist (wenn es um Dehnung geht, wird E vermutlich Elastizitätsmodul und nicht elektrische Feldstärke bedeuten). Eine Hilfe können die Einheiten der Größen sein: Man kann sie – wie Zahlen – aus Brüchen rauskürzen usw., und am Ende sollte in einer Formel die Einheit stehen, die das Ergebnis auch haben soll. Es gibt sieben Basiseinheiten, die nach dem Système International d'Unités definiert sind. Sie heißen SI-Einheiten. Aus ihnen lassen sich (mit Ausnahme einiger älterer) alle anderen Einheiten ableiten.

aus: Heide/Stachel, BASICS Physik. Elsevier, München 2009, S. 2.

Aufgabe 3

Welche der folgenden Aussagen lassen sich aus dem Inhalt dieses Textes ableiten?

1. Buchstaben können unter Umständen für mehrere physikalische Größen stehen.
2. Die Formeln, durch die naturwissenschaftliche Theorien im Idealfall ausgedrückt sind, lassen Vorhersagen zu ähnlichen Vorgängen in der Zukunft zu.
3. Der Buchstabe, der die physikalische Größe der elektrischen Feldstärke beschreibt, ist das E.

(A) 1. und 2. sind richtig.
(B) 1. und 3. sind richtig.
(C) 2. und 3. sind richtig.
(D) 1. ist richtig.
(E) Alle sind richtig.

Aufgabe 4

Welche der folgenden Aussagen lassen sich aus dem Inhalt dieses Textes ableiten?

1. Die Medizin ist eine Disziplin, die versucht, sich die Erkenntnisse der Naturwissenschaften zu Nutze zu machen.
2. Die Einheit Newton ist nur ein Teil der quantitativen Beschreibung der physikalischen Größe der Kraft.
3. Einheiten können aus Brüchen herausgekürzt werden.

(A) 1. und 2. sind richtig.
(B) 1. und 3. sind richtig.
(C) 2. und 3. sind richtig.
(D) 1. ist richtig.
(E) Alle sind richtig.

Notizen

Text 3: Die Chemie des Lebens

Die organische Chemie, kurz Organik genannt, stellt neben der Anorganik das andere große Teilgebiet der Chemie dar. Sie beschäftigt sich mit dem Aufbau, den Eigenschaften und der Herstellung von Kohlenstoffverbindungen. In diesem Namen ist auch schon das wichtigste Element der Organik vorhanden, der Kohlenstoff. Er stellt das Grundgerüst organischer Verbindungen dar. Neben ihm kommen am häufigsten Wasserstoff, Sauerstoff und Stickstoff vor. Aus diesen vier Grundelementen lassen sich 98 % der etwa 19 Millionen bekannten organischen Verbindungen aufbauen. Erst dann kommen weitere Elemente wie Schwefel, Phosphor und verschiedene Metalle. Der Begriff der organischen Chemie wurde im 18. Jahrhundert geprägt. Damals verstand man unter der Organik organische oder organisierte Körper aus der Tier- und Pflanzenwelt. Im Gegensatz dazu beschäftigte sich die Anorganik mit den mineralischen oder unorganisierten Verbindungen, die nicht von den organischen Lebewesen erzeugt werden konnten. Eine Überschneidung zwischen diesen beiden Teilgebieten der Chemie – in dem Sinne, dass organische Substanzen im Labor hergestellt werden könnten – hielt man nicht für möglich. Dies änderte sich erst im Jahre 1828, als es Friedrich Wöhrler gelang, Harnstoff zu synthetisieren. Er stellte ihn durch Erhitzen von Ammoniumzyanat her. Heutzutage können viele organische Verbindungen, darunter Aminosäuren, Proteine, Kohlenhydrate und Fette, im Labor erzeugt werden. Selbst DNA und Hormone können synthetisiert werden.

aus: Meyer, BASICS Chemie. Elsevier, München 2010, S. 50.

Aufgabe 5

Welche der folgenden Aussagen lassen sich aus dem Inhalt dieses Textes ableiten?

1. Aus Kohlenstoff, zusammen mit Wasserstoff, Stickstoff und Phosphor, können ca. 98% der etwa 19 Millionen bekannten organischen Verbindungen aufgebaut werden.
2. Als es Friedrich Wöhrler 1828 gelang, Harnsäure zu synthetisieren, änderte sich die Überzeugung, dass sich organische Substanzen nicht im Labor synthetisieren ließen.
3. Die Chemie lässt sich in zwei große Teilgebiete gliedern.

(A) Alle sind richtig.
(B) 1. und 2. sind richtig.
(C) 2. und 3. sind richtig.
(D) 1. und 3. sind richtig.
(E) 3. ist richtig.

Aufgabe 6

Welche der folgenden Aussagen lassen sich aus dem Inhalt dieses Textes ableiten?

1. Im 18. Jhd. gelang es, die Organik und die Anorganik im Sinne einer Überschneidung zusammenzuführen.
2. Zur Zeit der Entstehung des Begriffs verband man mit der Organik organisierte Verbindungen der Tier- und Pflanzenwelt.
3. Hormone sind organische Verbindungen.

(A) 1. und 3. sind richtig.
(B) Alle sind richtig.
(C) 1. und 2. sind richtig.
(D) 2. und 3. sind richtig.
(E) Keine ist richtig.

Notizen

Text 4: Lichtmikroskopie und Färbetechniken

Die etwa seit Ende des 19. Jahrhunderts bekannte Lichtmikroskopie gehört heute zu den klinisch am häufigsten eingesetzten Verfahren zur Beurteilung von gesundem und krankem Gewebe in Form von Paraffinschnitten. Spezielleren Fragestellungen (z.B. Erkrankungen des Nierenglomerulus) bleibt hingegen die elektronenmikroskopische Untersuchung menschlichen Gewebes vorbehalten. Mit Hilfe beider Verfahren werden z.B. in der Klinik pathomorphologische (Morphologie = Lehre von der Gestaltgebung) Veränderungen durch Gerichtsmediziner und Pathologen an menschlichem Gewebe beurteilt und so häufig Hinweise auf die Todesursache erschlossen oder die Weichen für eine gezielte weitere Behandlung des betreffenden Patienten gestellt. Dazu muss zunächst einmal jeder Mediziner und Zahnmediziner – nicht nur angehende Gerichtsmediziner und Pathologen – gesundes Gewebe erkennen und einordnen können. Dies soll der Kurs der Zytologie, Histologie und mikroskopischen Anatomie während des vorklinischen Studiums leisten. Hier werden zunächst Grundzüge des Aufbaus einzelner Zellen (Zytologie = Zellenlehre), dann die vier Grundgewebearten (Epithel-, Binde- einschließlich Stütz- sowie Nerven- und Muskelgewebe) im Rahmen der Histologie (Gewebelehre) und schließlich die Organisation einzelner Gewebe zu umgrenzten Organen (mikroskopische Anatomie) vorgestellt, die im Körper eine gemeinsame Funktion erfüllen. Im gewöhnlichen Durchlichtmikroskop wird Licht zunächst durch einen Kondensor, dann durch das zu untersuchende Objekt und schließlich durch Objektiv- und Okularlinse geschickt, bis es entweder auf das Auge des Untersuchers oder das Kamerasystem eines Computers trifft und betrachtet werden kann. Maximal lässt sich eine etwa 1000- bis 1500-fache Vergrößerung des zu untersuchenden Objekts erreichen. In Histologie und Histopathologie (Lehre von den krankhaften Veränderungen des Gewebes) sind diese Objekte in aller Regel aufbereitete Gewebeschnitte. Zur Aufbereitung gehören im Wesentlichen folgende Schritte: Gewebeentnahme und Fixierung: Das zu untersuchende Gewebe sollte zum einen möglichst frisch sein und zum anderen schnell fixiert (haltbar gemacht) werden, um bei der späteren Beurteilung dem Zustand im Körper des Menschen weitestgehend zu entsprechen. Durch die chemische Fixierung mit Formalin (4–10 % Formaldehyd) werden v.a. Proteine denaturiert und damit die Autolyse verhindert. Einbettung: Nach Entwässerung wird das Gewebe mit Paraffin zu schneidfähigen Blöcken gegossen. Schneiden: Von den Blöcken werden mit Hilfe eines Mikrotoms (spezielles Messer) auf einer Schneidevorrichtung 5–10 µm dicke Schnitte angefertigt und anschließend auf einen Objektträger aufgezogen. Färben: Nach Entparaffinieren mit Xylol und Rehydrierung werden die Schnitte in die jeweiligen Färbelösungen (s.u.) gegeben. Eindecken: Nach Abspülen überschüssiger Färbelösung (Differenzierung) werden die Schnitte erneut dehydriert und mit einem an der Luft aushärtenden Medium und einem Deckglas eingedeckt. Neben der chemischen Fixierung existiert ein physikalisches Fixierverfahren. Dabei wird Gewebe kryofixiert (tiefgefroren), anschließend direkt mit einem Gefriermikrotom geschnitten, auf einen Objektträger aufgebracht, gefärbt und eingedeckt. Das Gewebe ist zwar schlechter als in einem Paraffinschnitt erhalten. Dafür spart dieses Verfahren im Vergleich zur herkömmlichen Präparatbehandlung Zeit (Einsatz in der Tumorchirurgie zur Schnellschnittdiagnostik) und erhält Antigeneigenschaften und Enzymaktivitäten besser (Einsatz in der Immun- und Enzymhistochemie). Zur Sichtbarmachung der Gewebestrukturen ist i.d.R. eine Färbung der Schnittpräparate notwendig.

aus: Holtmann/Bobkowski, BASICS Histologie. Elsevier, München 2009, S. 2.

Aufgabe 7

Welche der folgenden Aussagen lassen sich aus dem Inhalt dieses Textes ableiten?

1. Kurs der Zytologie, Histologie und mikroskopischen Anatomie während des vorklinischen Abschnitts des Medizinstudiums soll dazu dienen, gesundes Gewebe zu erkennen, einordnen und später auch von krankem Gewebe unterscheiden zu können.
2. Das Elektronenmikroskop lässt eine große, bis zu 1500fache Vergrößerung des zu betrachtenden Objektes zu.
3. Im Durchlichtmikroskop fällt das Licht zunächst durch Objektiv- und Okularlinse, bevor es auf das zu untersuchende Objekt und den Kondensor trifft, bevor es im Auge des Untersuchers oder das Kamerasystem eines Computers landet.
4. Das Mikrotom fertigt 5–10 mm dicke Schnitte eines in Paraffin eingebetteten Gewebes an, die dann zur Färbung auf einen Objektträger aufgezogen werden können.

(A) 1. und 4. sind richtig.
(B) 1., 3. und 4. sind richtig.
(C) Alle sind richtig.
(D) 1., 2. und 4. sind richtig.
(E) 1. ist richtig.

Aufgabe 8

Welche der folgenden Aussagen lassen sich aus dem Inhalt dieses Textes ableiten?

1. In der Tumorchirurgie wird bei der Schnellschnittdiagnostik vom Färben des Präparats abgesehen, um Zeit zu sparen und um Antigeneigenschaften und Enzymaktivitäten besser erhalten zu können.
2. Das Gießen von Gewebe zu schneidbaren Blöcken mit Hilfe von Paraffin wird dem Fixieren zugerechnet.
3. Die Gewebelehre, also die Histologie, und die makroskopische Anatomie verwenden ähnliche Instrumente zur Betrachtung von Strukturen des menschlichen Körpers.

(A) 1. und 2. sind richtig.
(B) 2. und 3. sind richtig.
(C) Keine ist richtig.
(D) 1. und 3. ist richtig.
(E) Alle sind richtig.

Aufgabe 9

Welche der folgenden Aussagen lassen sich aus dem Inhalt dieses Textes ableiten?

1. Die Einbettung eines Gewebestücks in Formalin ist notwendig, um das Gewebe schneiden und färben zu können.
2. Nach der Entwässerung beim Fixieren und Einbetten werden histologische Präparate während des Eindeckens rehydriert, um sie färben und untersuchen zu können.
3. Für die Autolyse, die in Gewebe ohne chemische Fixierung stattfinden würde, sind Proteine verantwortlich.

(A) 1. und 3. sind richtig.
(B) 3. ist richtig.
(C) Alle sind richtig.
(D) 2. und 3. sind richtig.
(E) 1. und 2. sind richtig.

Text 5: Enzyme und ihre Klassifikation

Enzyme sind Biokatalysatoren, die die Aktivierungsenergie einer Reaktion heruntersetzen und somit dafür sorgen, dass Reaktionen im menschlichen Körper ablaufen. Dies würde von alleine zwar auch geschehen, aber viel zu lange dauern. Deswegen sind Enzyme, die Reaktionen um das bis zu 10^{12}-Fache beschleunigen, für die Funktionen des Körpers essentiell. Bei Enzymen handelt es sich in den allermeisten Fällen um Proteine. Diese haben eine Tertiärstruktur und können über Domänen mit unterschiedlichen Teilfunktionen verfügen. Selten besitzen auch Ribonukleinsäuren enzymatische Aktivität, was bei der Proteinbiosynthese eine Rolle spielt. Wichtig zu wissen ist außerdem, dass Enzyme aus jeder Reaktion unverändert hervorgehen und auch das Gleichgewicht einer Reaktion nicht beeinflusst wird. Lediglich die Einstellung des Gleichgewichts wird beschleunigt. Manche Enzyme sind nicht für ein bestimmtes Substrat, sondern für eine bestimmte Gruppe (OH-Gruppe, Peptidbindung usw.) spezifisch, d.h. sie setzen prinzipiell alle Verbindungen um, die diese Gruppe aufweisen (Gruppenspezifität). Ein weiterer Begriff, der erläutert werden sollte, ist die Stereoselektivität. Ein Enzym katalysiert somit normalerweise nur ein bestimmtes Stereoisomer einer Verbindung. Um den Überblick über die mittlerweile mehr als 3000 bekannten Enzyme zu gewährleisen, ist eine Klassifikation eingeführt worden, bei der jedes Enzym einen Nummerncode (EC-Nummer oder Enzym-Klassifizierungsnummer) erhält. Die erste Nummer steht hierbei für eine der sechs Hauptklassen. Die Hauptklassen leiten sich im Wesentlichen von den katalysierten Reaktionen ab. Zum besseren Verständnis ist es hilfreich, die Nomenklatur der Enzyme zu verstehen. Enzyme erkennt man an der Endung -ase. Sie bestehen außerdem meist aus zwei Teilen, wobei der erste für das Substrat steht und der zweite für die katalysierte Reaktion. So kann man vom Namen auf die Funktion des Enzyms schließen. Isoenzyme sind Enzyme, die die gleiche Reaktion katalysieren, sich jedoch geringfügig in ihrer Primärstruktur, also in ihrer Aminosäuresequenz, voneinander unterscheiden. Sie haben in der Regel unterschiedliche Eigenschaften (z.B. elektrophoretische Wanderungsgeschwindigkeit, KM-Wert, Substrataffinität, isoelektrischer Punkt), anhand derer man sie labortechnisch unterscheiden kann. Oft sind diese Isoenzyme organspezifisch, d.h. sie werden in den verschiedenen Geweben unterschiedlich stark exprimiert, was in der klinischen Diagnostik eine Rolle spielt.

aus: Kirchner/Mühlhäußer, BASICS Biochemie. Elsevier, München 2009, S. 10.

Aufgabe 10

Welche der folgenden Aussagen lassen sich aus dem Inhalt dieses Textes ableiten?

1. Anhand des Musters, wie Isoenyzme in Geweben unterschiedlich exprimiert werden, könnten theoretisch Organe unterschieden werden.
2. Enzyme können Reaktionen, die unter unbeeinflussten Bedingungen ansonsten nur sehr langsam ablaufen würden, um das bis zu 10^{12}-Fache beschleunigen, was zur Folge hat, dass das Gleichgewicht der Reaktionen verschoben wird.
3. Die Stereoselektivität der Enzyme beschreibt die Tatsache, dass es Enzyme gibt, die zwar die gleiche Reaktion katalysieren, sich jedoch in ihrer Primärstruktur, also der Abfolge der Aminosäuren in ihrem Aufbau, voneinander unterscheiden.

(A) 1. ist richtig.
(B) 2. und 3. sind richtig.
(C) 1. und 3. sind richtig.
(D) 1. und 2. sind richtig.
(E) 3. ist richtig.

Aufgabe 11

Welche der folgenden Aussagen lassen sich aus dem Inhalt dieses Textes ableiten?

1. Die schnellere Einstellung des Gleichgewichts von Reaktionen durch Enzyme verschiebt auch das Gleichgewicht der Reaktion, da in kürzerer Zeit mehr Produkte gebildet werden als dies ohne das Enzym der Fall wäre.
2. Unter dem Begriff Isoenzyme sind Enzyme zusammengefasst, die alle Verbindungen umsetzen, die eine bestimmte funktionelle Gruppe (z.B. OH-Gruppe) besitzen.
3. Oft besitzen Ribonukleinsäuren enzymatische Aktivität, was für die Funktionen des Körpers essentiell ist.

(A) Keine ist richtig.
(B) 1. und 2. sind richtig.
(C) 2. und 3. sind richtig.
(D) 3. ist richtig.
(E) 1. und 3. sind richtig.

Aufgabe 12

Welche der folgenden Aussagen lassen sich aus dem Inhalt dieses Textes ableiten?

1. Gruppenspezifische Enzyme setzen ein bestimmtes Substrat um, dass zu einer bestimmten Gruppe von Stoffen, z. B. Aminosäuren, gehört.
2. Anhand des KM-Wertes können Stereoisomere unterschieden werden.
3. Proteine können innerhalb einer Tertiärstruktur unterschiedliche Teilfunktionen besitzen.

(A) Alle sind richtig.
(B) 1. und 3. sind richtig.
(C) 1. und 2. sind richtig.
(D) 2. und 3. sind richtig.
(E) 3. ist richtig.

Notizen

16.2 Figuren zusammensetzen

Zeit: 20 Minuten für 15 Aufgaben

Aufgabe 13

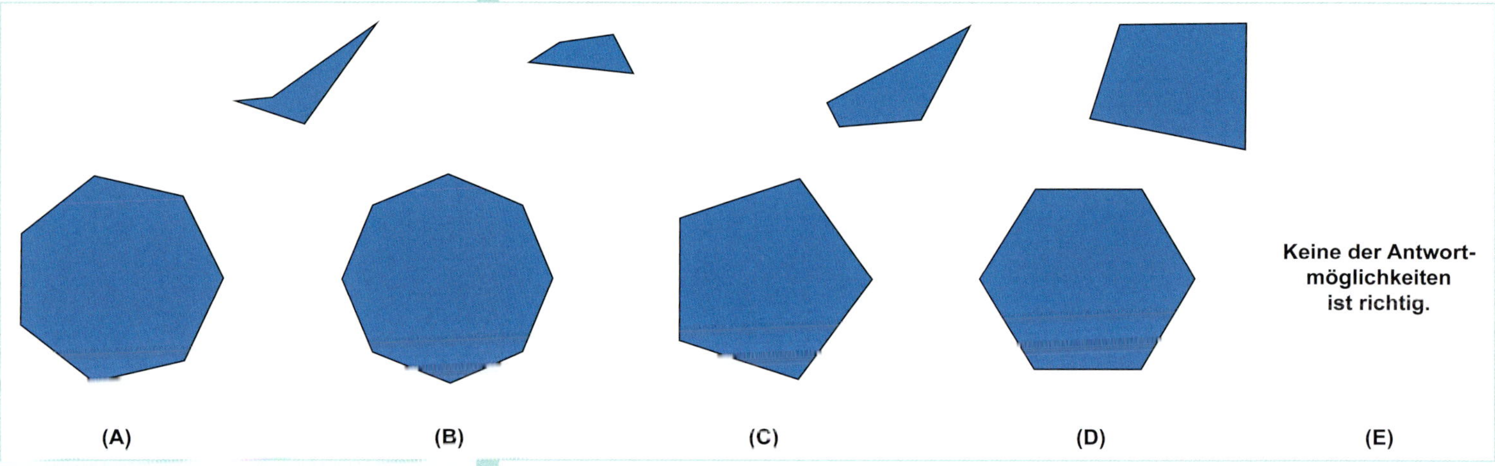

Aufgabe 14

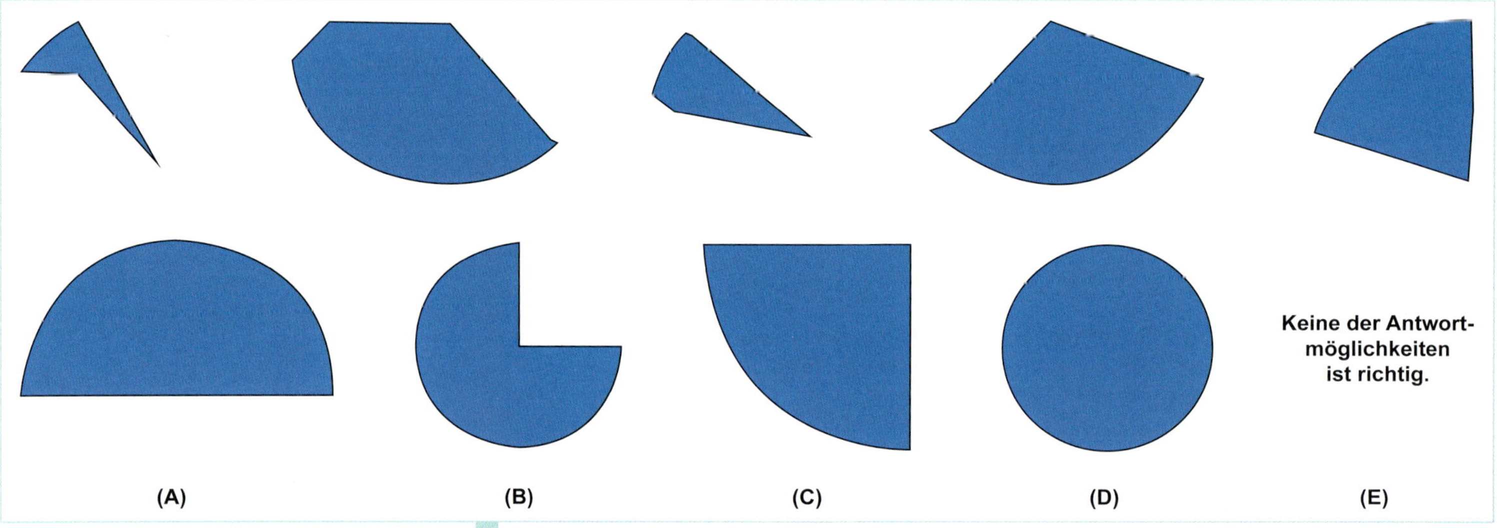

Aufgabe 15

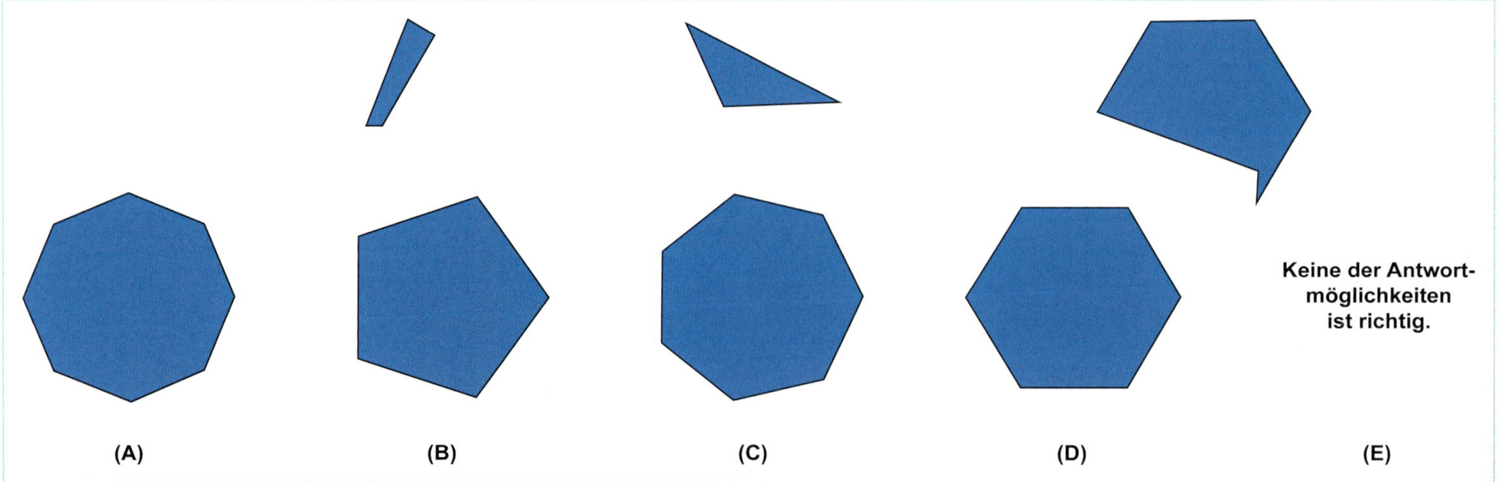

[Abb.: Deniz Tafrali, Graz]

Aufgabe 16

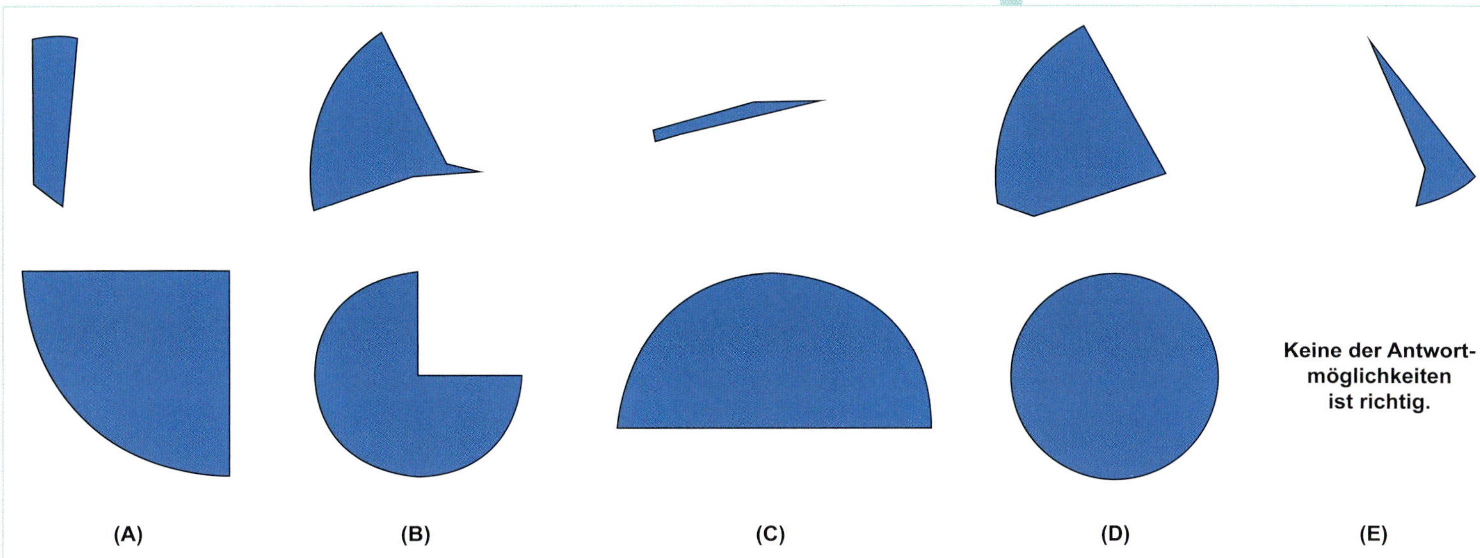

Aufgabe 17

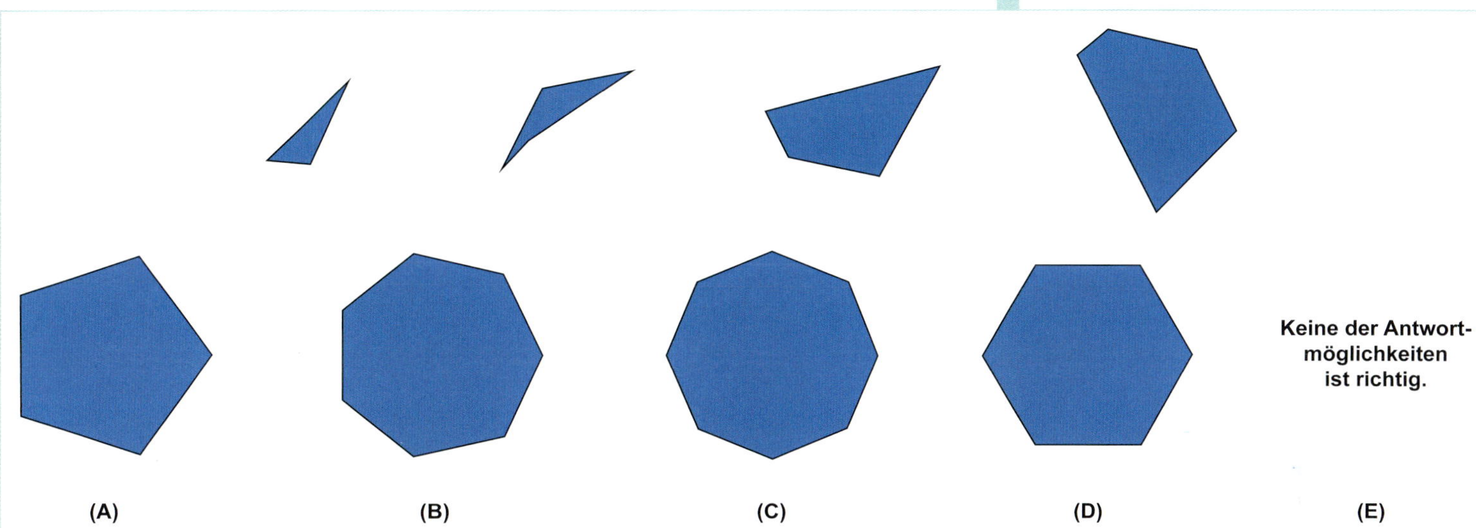

Aufgabe 18

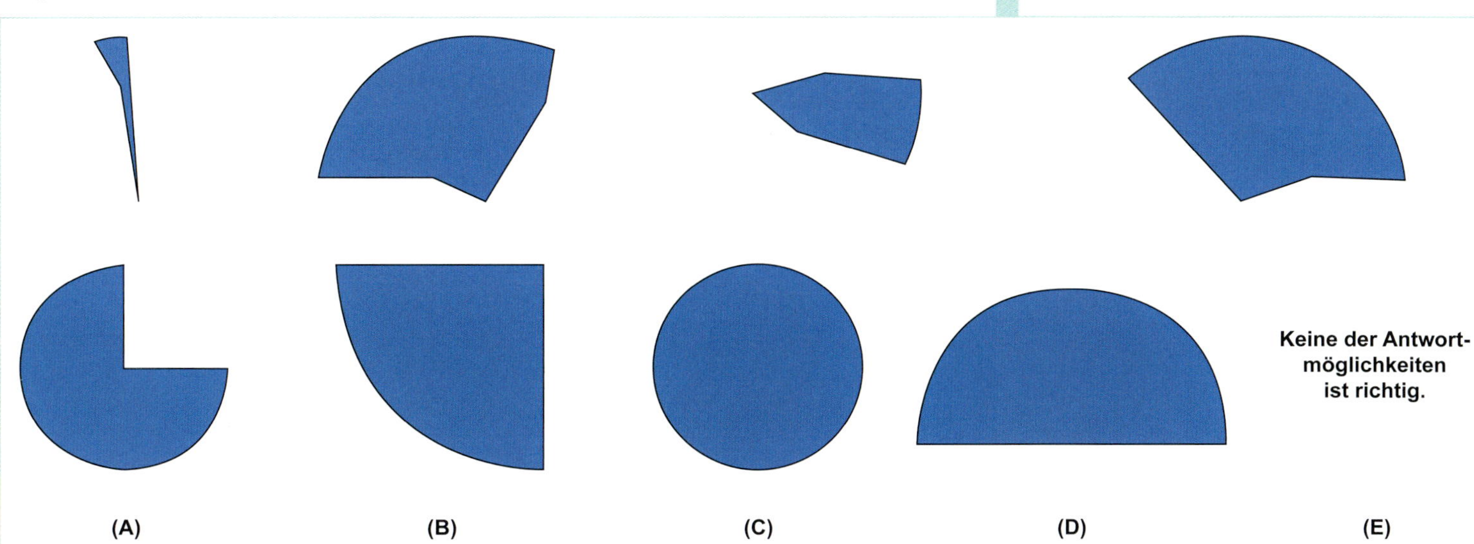

[Abb.: Deniz Tafrali, Graz]

Notizen

Aufgabe 19

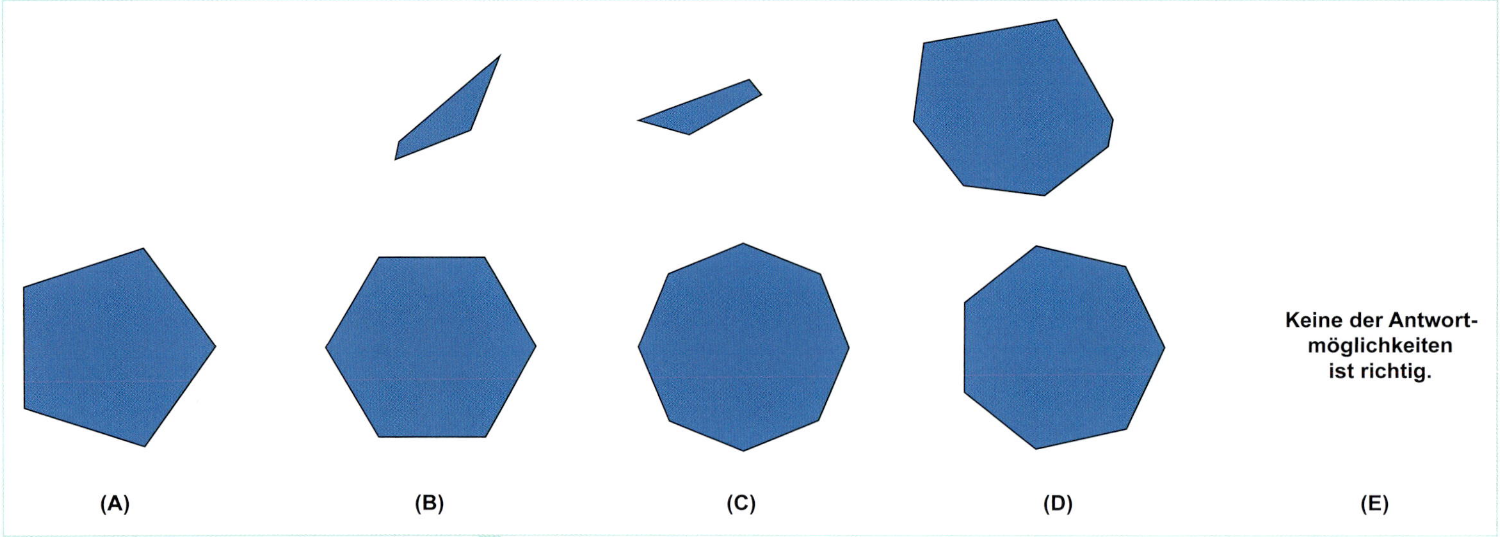

Aufgabe 20

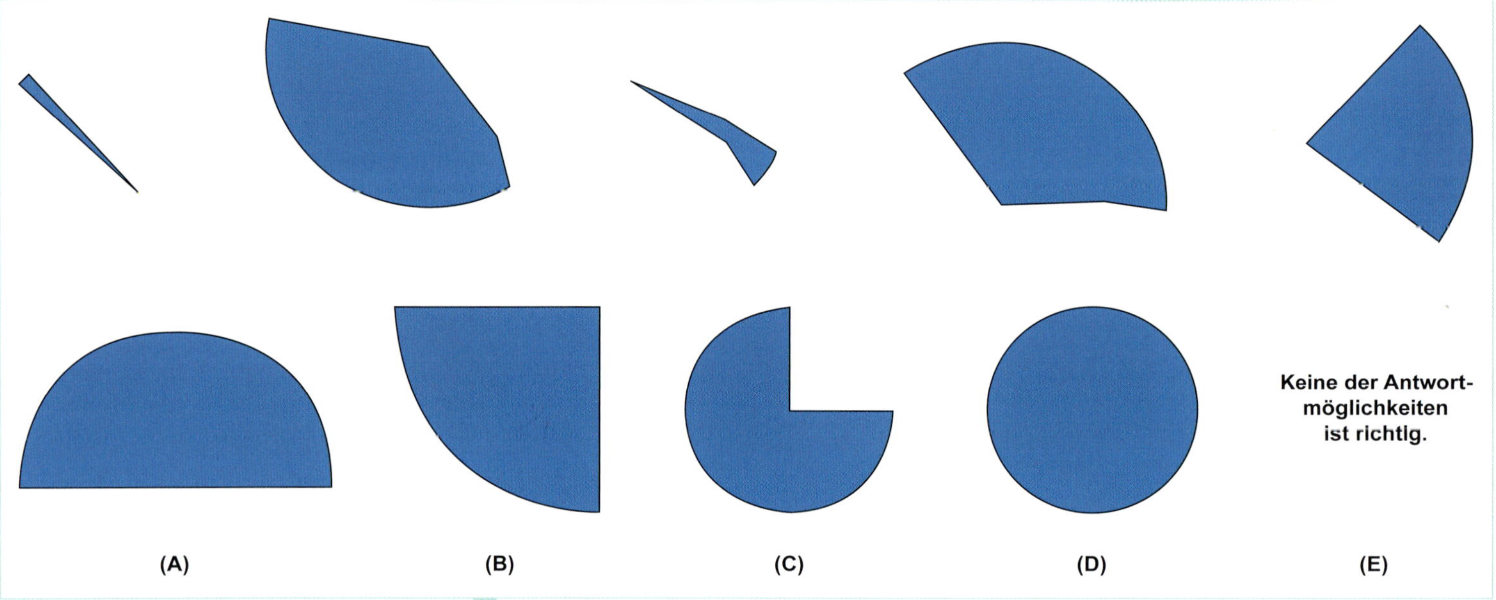

Aufgabe 21

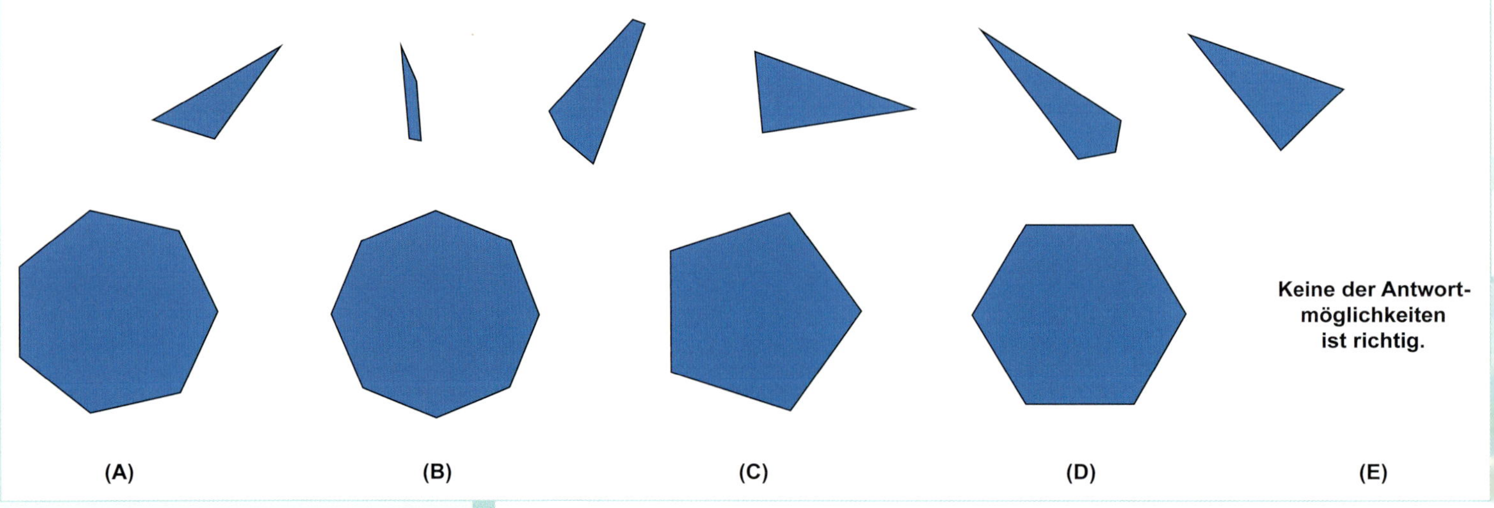

[Abb.: Deniz Tafrali, Graz]

Aufgabe 22

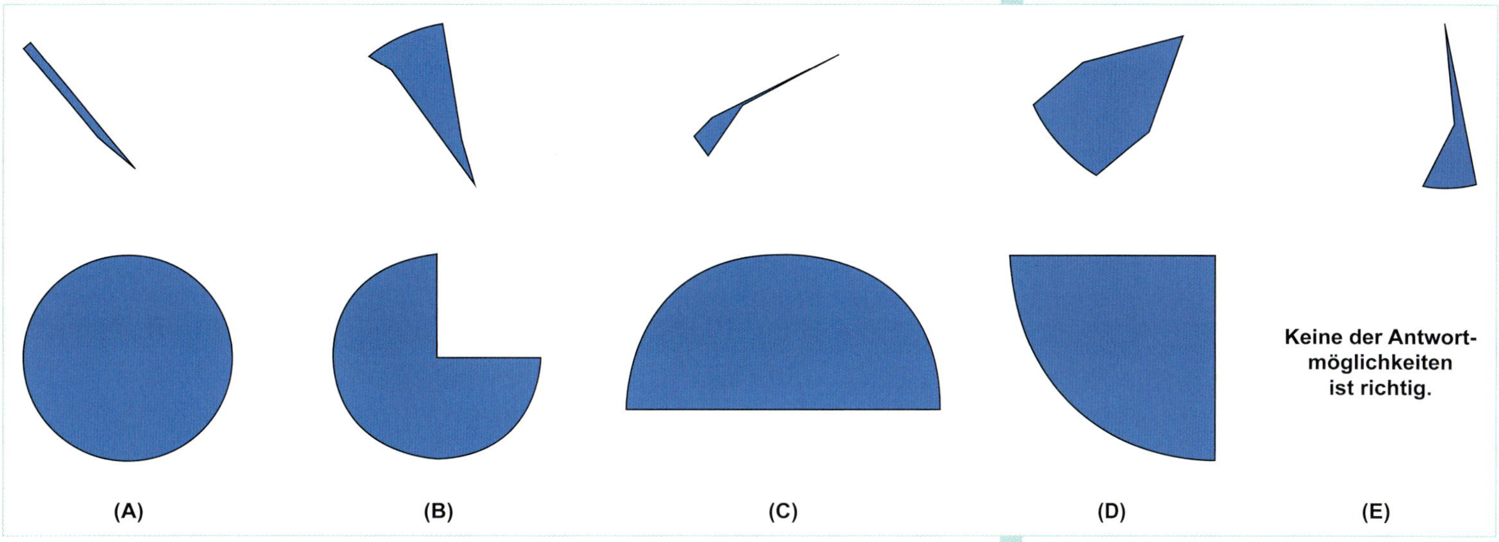

Aufgabe 23

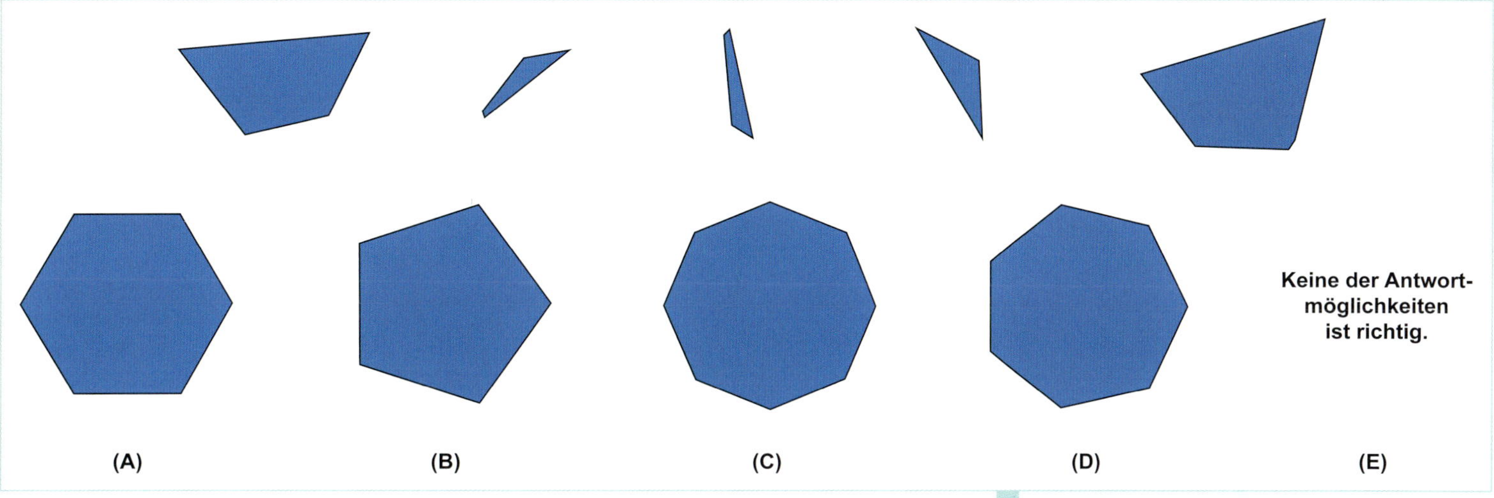

Aufgabe 24

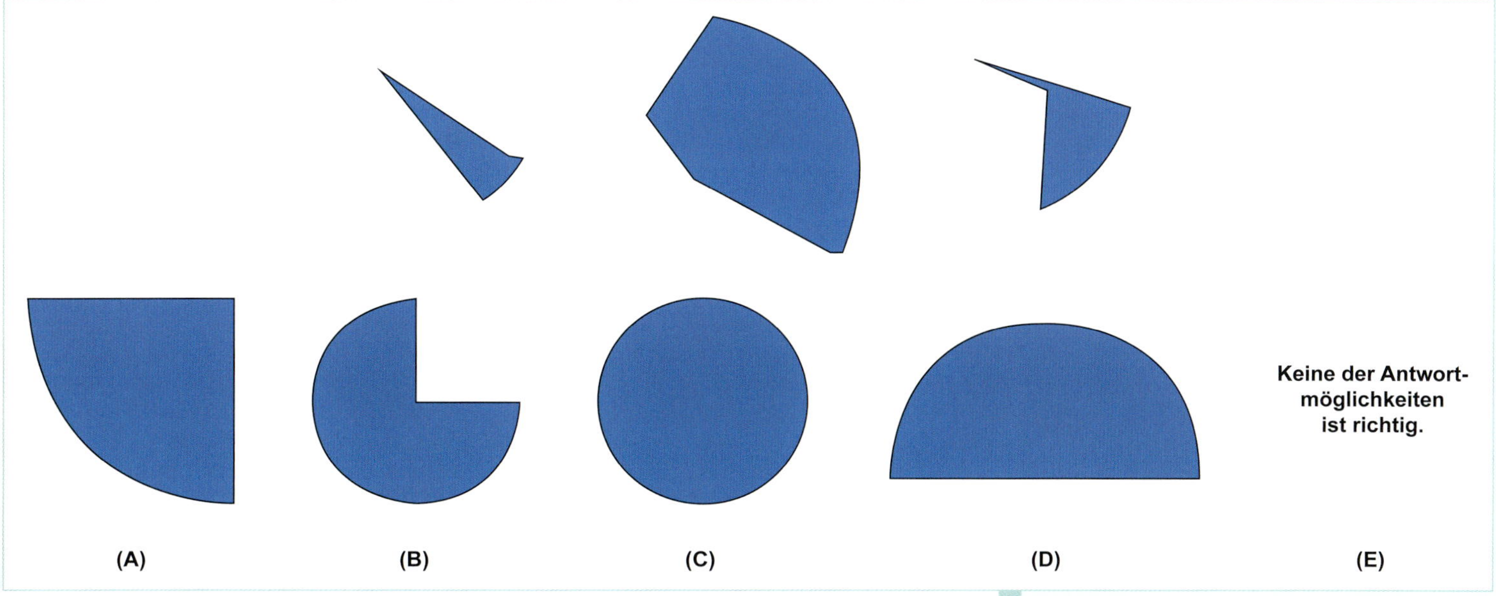

[Abb.: Deniz Tafrali, Graz]

Aufgabe 25

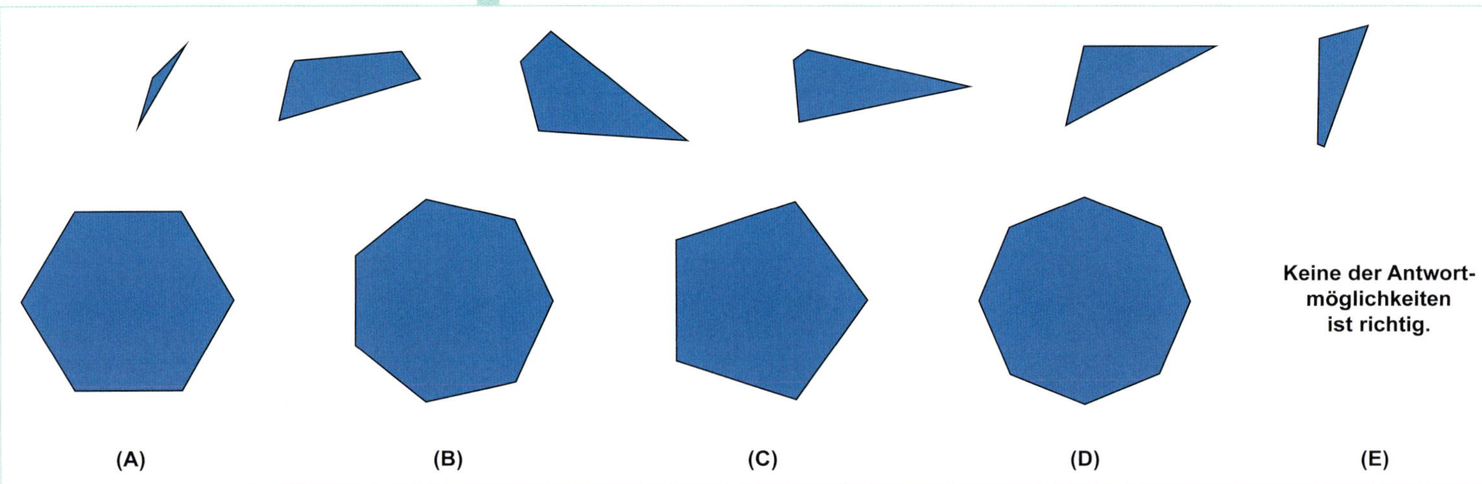

Aufgabe 26

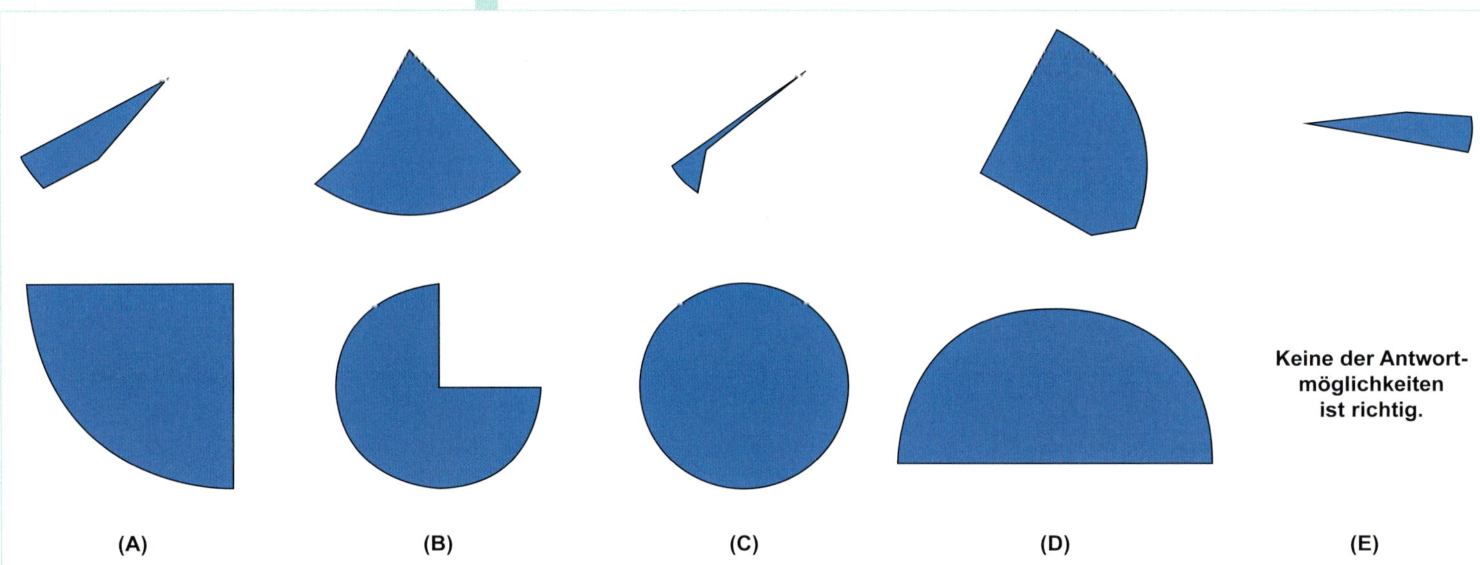

Aufgabe 27

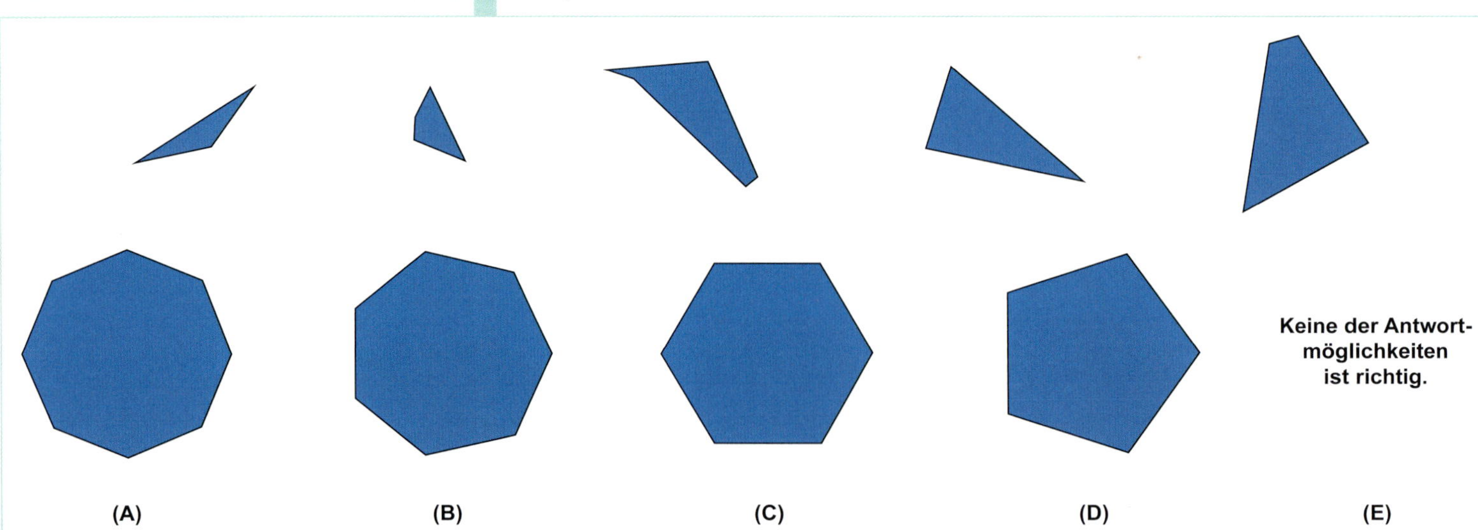

[Abb.: Deniz Tafrali, Graz]

Notizen

16.3 Gedächtnis und Merkfähigkeit: Lernphase

Zeit: 8 Minuten für 8 Allergieausweise

ALLERGIEAUSWEIS

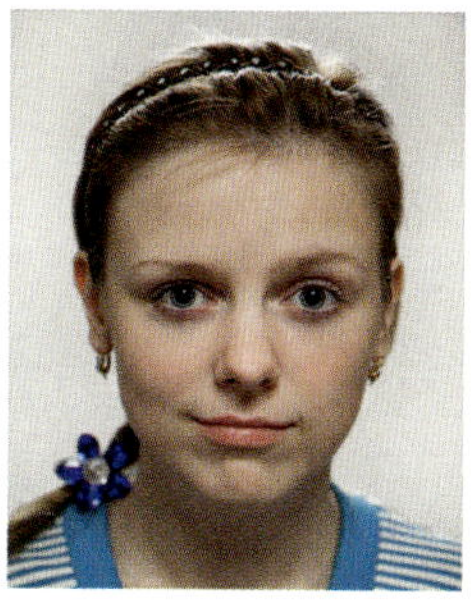

Name: XIHUAN
Geburtsdatum: 06. Juni
Medikamenten: ja
Blutgruppe: AB
Allergien: Hausstaubmilben, Katze
Ausweisnummer: 78452
Land: China

ALLERGIEAUSWEIS

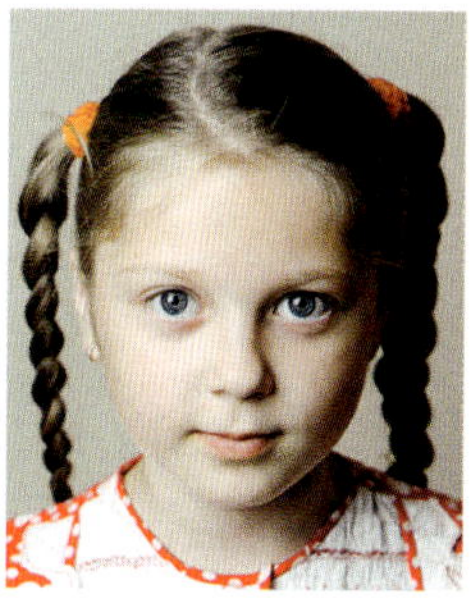

Name: JUKLIO
Geburtsdatum: 13. August
Medikamenten: nein
Blutgruppe: B
Allergien: Adalimumab
Ausweisnummer: 12456
Land: Portugal

[Abb.: Deniz Tafrali, Graz; Fotos: Colourbox.com]

ALLERGIEAUSWEIS

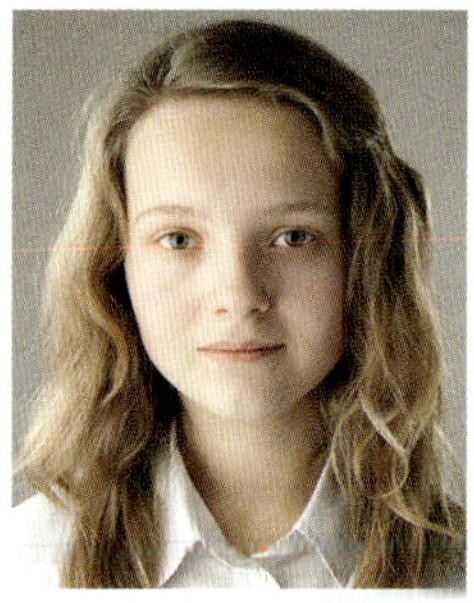

Name: ASJUKLA

Geburtsdatum: 25. November

Medikamenten: nein

Blutgruppe: A

Allergien: Katzen

Ausweisnummer: 74365

Land: Spanien

ALLERGIEAUSWEIS

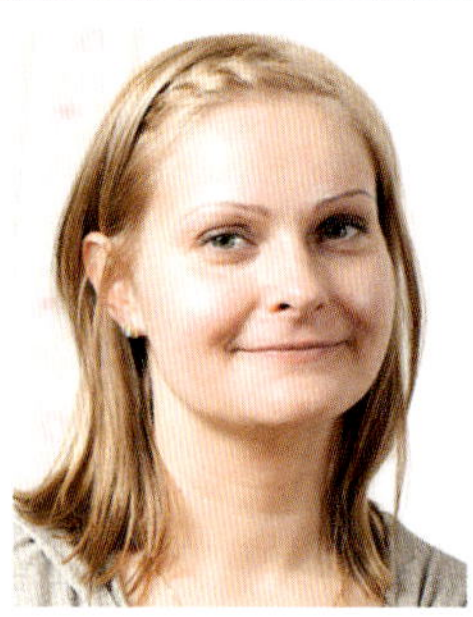

Name: LIJKOS

Geburtsdatum: 23. Juli

Medikamenten: ja

Blutgruppe: AB

Allergien: Hamster

Ausweisnummer: 99845

Land: Ägypten

[Abb.: Deniz Tafrali, Graz; Fotos: Colourbox.com]

ALLERGIEAUSWEIS

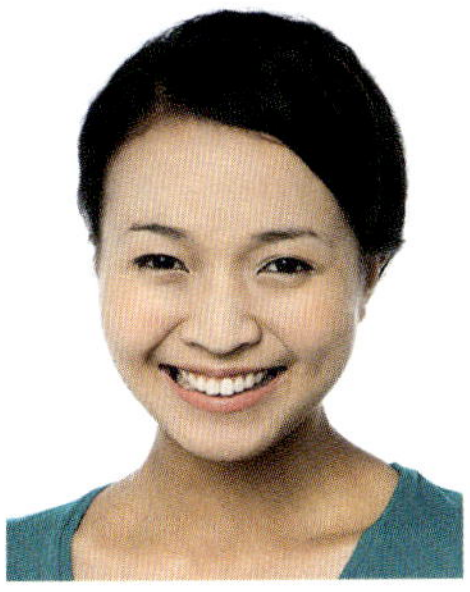

Name: YHUJKLA

Geburtsdatum: 31. März

Medikamenten: nein

Blutgruppe: 0

Allergien: Erdnüsse, Pekannüsse

Ausweisnummer: 11255

Land: Mexiko

ALLERGIEAUSWEIS

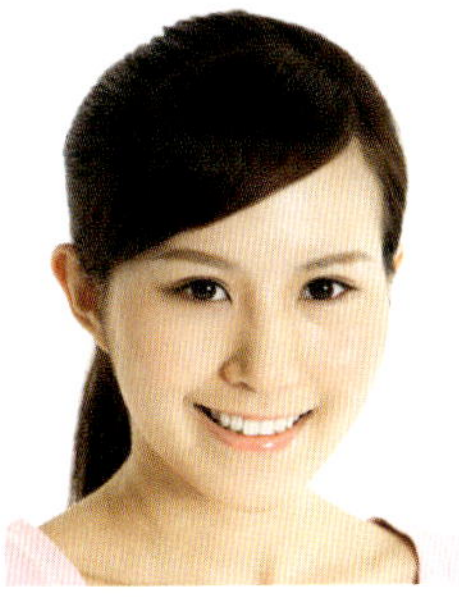

Name: BONDEZ

Geburtsdatum: 24. November

Medikamenten: ja

Blutgruppe: B

Allergien: Heuschrecken

Ausweisnummer: 11247

Land: Mali

Abb.: Deniz Tafrali, Graz; Fotos: Colourbox.com]

Notizen

ALLERGIEAUSWEIS

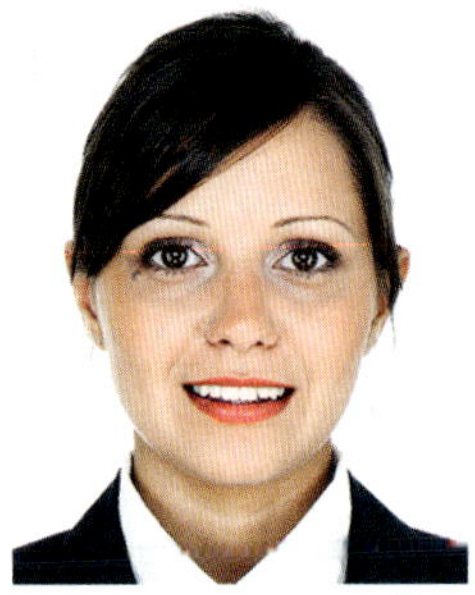

Name: GZUZTH
Geburtsdatum: 19. Jänner
Medikamenten: ja
Blutgruppe: 0
Allergien: Bienen
Ausweisnummer: 45784
Land: Irland

ALLERGIEAUSWEIS

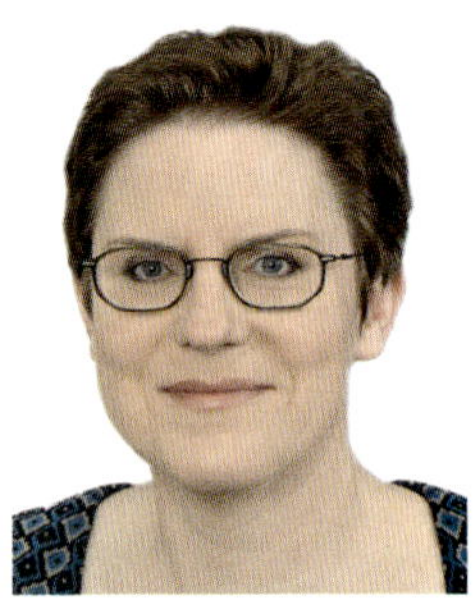

Name: MAXWJEL
Geburtsdatum: 16. April
Medikamenten: ja
Blutgruppe: 0
Allergien: Wespen
Ausweisnummer: 55629
Land: Norwegen

[Abb.: Deniz Tafrali, Graz; Fotos: Colourbox.com]

16.4 Zahlenfolgen

Zeit: 15 Minuten für 10 Aufgaben

28. −65 −80 −95 −110 −125 −140 −155

(A) −140, −155
(B) −170, −170
(C) −155, −185
(D) −170, −185
(E) Keine der Antwortmöglichkeiten ist korrekt.

29. 27 34 41 48 55 62 69

(A) 83, 83
(B) 76, 90
(C) 90, 97
(D) 76, 83
(E) Keine der Antwortmöglichkeiten ist korrekt.

30. 34 30 22 18 10 6 −2

(A) −6, −6
(B) 2, −14
(C) 10, 2
(D) −6, −14
(E) Keine der Antwortmöglichkeiten ist korrekt.

31. −39366 13122 −4374 1458 −486 162 −54

(A) 18, 6
(B) −3, 1
(C) −54, 18
(D) 18, −6
(E) Keine der Antwortmöglichkeiten ist korrekt.

32. 4 8 −24 48 −144 −288 576

(A) 1152, 3456
(B) −2304, 6912
(C) 1152, −3456
(D) 1150, −3456
(E) Keine der Antwortmöglichkeiten ist korrekt.

33. −248832 −62208 20736 5184 −1728 −432 144

(A) 36, −12
(B) 144, −48
(C) 40, −12
(D) 36, −8
(E) Keine der Antwortmöglichkeiten ist korrekt.

34. −19 −24 −29 −34 −39 −44 −49

(A) −64, −69
(B) −54, −59
(C) −54, −64
(D) −59, −59
(E) Keine der Antwortmöglichkeiten ist korrekt.

35 −2048 1024 −512 256 −128 64 −32

(A) 16, 8
(B) −32, 16
(C) 16, −8
(D) −4, 2
(E) Keine der Antwortmöglichkeiten ist korrekt.

36. 78732 26244 8748 2916 972 324 108

(A) 36, 15
(B) 108, 36
(C) 39, 12
(D) 36, 12
(E) Keine der Antwortmöglichkeiten ist korrekt.

37. −3 6 −18 −36 −108 −216 −648

(A) −1296, −3888
(B) −1293, −3888
(C) −1296, −3885
(D) −3888, −11664
(E) Keine der Antwortmöglichkeiten ist korrekt.

16.5 Wortflüssigkeit

Zeit: 20 Minuten für 15 Aufgaben

38. Z B S I P E

(A) Anfangsbuchstabe: S
(B) Anfangsbuchstabe: P
(C) Anfangsbuchstabe: B
(D) Anfangsbuchstabe: I
(E) Keine der Antwortmöglichkeiten ist korrekt.

39. R E M I N A T S N

(A) Anfangsbuchstabe: E
(B) Anfangsbuchstabe: I
(C) Anfangsbuchstabe: S
(D) Anfangsbuchstabe: T
(E) Keine der Antwortmöglichkeiten ist korrekt.

40. L P V E O E G H C

(A) Anfangsbuchstabe: G
(B) Anfangsbuchstabe: E
(C) Anfangsbuchstabe: P
(D) Anfangsbuchstabe: C
(E) Keine der Antwortmöglichkeiten ist korrekt.

41. Y M O S B N H E E L

(A) Anfangsbuchstabe: B
(B) Anfangsbuchstabe: E
(C) Anfangsbuchstabe: L
(D) Anfangsbuchstabe: Y
(E) Keine der Antwortmöglichkeiten ist korrekt.

42. K A K R I I B

(A) Anfangsbuchstabe: I
(B) Anfangsbuchstabe: B
(C) Anfangsbuchstabe: K
(D) Anfangsbuchstabe: A
(E) Keine der Antwortmöglichkeiten ist korrekt.

Notizen

43. E F I E D L E D K R

(A) Anfangsbuchstabe: F
(B) Anfangsbuchstabe: L
(C) Anfangsbuchstabe: D
(D) Anfangsbuchstabe: K
(E) Keine der Antwortmöglichkeiten ist korrekt.

44. O M E T H I O L Y G

(A) Anfangsbuchstabe: T
(B) Anfangsbuchstabe: Y
(C) Anfangsbuchstabe: M
(D) Anfangsbuchstabe: O
(E) Keine der Antwortmöglichkeiten ist korrekt.

45. N A R M E V O

(A) Anfangsbuchstabe: V
(B) Anfangsbuchstabe: E
(C) Anfangsbuchstabe: R
(D) Anfangsbuchstabe: N
(E) Keine der Antwortmöglichkeiten ist korrekt.

46. F R R F N E T G I U

(A) Anfangsbuchstabe: E
(B) Anfangsbuchstabe: G
(C) Anfangsbuchstabe: N
(D) Anfangsbuchstabe: U
(E) Keine der Antwortmöglichkeiten ist korrekt.

47. A L E H U S R K S A

(A) Anfangsbuchstabe: S
(B) Anfangsbuchstabe: L
(C) Anfangsbuchstabe: U
(D) Anfangsbuchstabe: H
(E) Keine der Antwortmöglichkeiten ist korrekt.

48. H E K N N I

(A) Anfangsbuchstabe: H
(B) Anfangsbuchstabe: N
(C) Anfangsbuchstabe: K
(D) Anfangsbuchstabe: I
(E) Keine der Antwortmöglichkeiten ist korrekt.

49. E L I G E B E Z I T

(A) Anfangsbuchstabe: E
(B) Anfangsbuchstabe: T
(C) Anfangsbuchstabe: Z
(D) Anfangsbuchstabe: B
(E) Keine der Antwortmöglichkeiten ist korrekt.

50. E F P Z L I

(A) Anfangsbuchstabe: P
(B) Anfangsbuchstabe: Z
(C) Anfangsbuchstabe: F
(D) Anfangsbuchstabe: I
(E) Keine der Antwortmöglichkeiten ist korrekt.

51. N P A N E

(A) Anfangsbuchstabe: A
(B) Anfangsbuchstabe: P
(C) Anfangsbuchstabe: E
(D) Anfangsbuchstabe: N
(E) Keine der Antwortmöglichkeiten ist korrekt.

52. P O U K T N N I

(A) Anfangsbuchstabe: P
(B) Anfangsbuchstabe: N
(C) Anfangsbuchstabe: O
(D) Anfangsbuchstabe: K
(E) Keine der Antwortmöglichkeiten ist korrekt.

Notizen

16.6 Gedächtnis und Merkfähigkeit: Reproduktionsphase

Zeit: 15 Minuten für 25 Aufgaben

53. Wie heißt die Person mit der Ausweisnummer 55629?

(A) XIHUAN
(B) ASJUKLA
(C) LIJKOS
(D) MAXWJEL
(E) Keine der Antwortmöglichkeiten ist korrekt.

54. Welche Allergie/n hat die folgende Person?

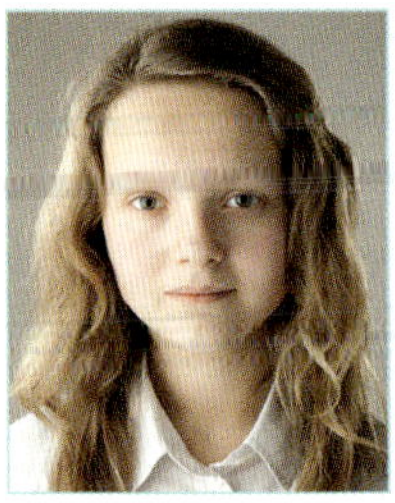

(A) Hamster
(B) Adalimumab
(C) Katzen
(D) Pekannüsse
(E) Keine der Antwortmöglichkeiten ist korrekt.

55. Wann hat die Person mit der Wespen-Allergie Geburtstag?

(A) 16. April
(B) 06. Juni
(C) 25. November
(D) 23. Juli
(E) Keine der Antwortmöglichkeiten ist korrekt.

56. Woher kommt BONDEZ?

(A) Irland
(B) China
(C) Mali
(D) Norwegen
(E) Keine der Antwortmöglichkeiten ist korrekt.

57. Welche Ausweisnummer hat die Person aus Irland?

(A) 55629
(B) 78452
(C) 11255
(D) 45784
(E) Keine der Antwortmöglichkeiten ist korrekt.

[Foto: Colourbox.com]

Notizen

58. Welche Blutgruppe hat folgende Person?

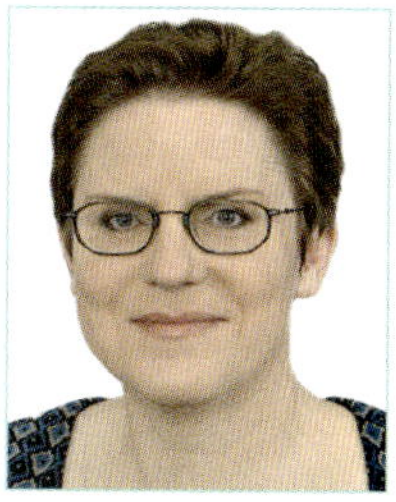

(A) B
(B) A
(C) AB
(D) 0
(E) Keine der Antwortmöglichkeiten ist korrekt.

59. Wann hat die Person mit der Heuschrecken-Allergie Geburtstag?

(A) 16. April
(B) 06. Juni
(C) 25. November
(D) 23. Juli
(E) Keine der Antwortmöglichkeiten ist korrekt.

60. Woher kommt GZUZTH?

(A) Irland
(B) China
(C) Mali
(D) Norwegen
(E) Keine der Antwortmöglichkeiten ist korrekt.

61. Welche Ausweisnummer hat die Person aus Spanien?

(A) 11247
(B) 99845
(C) 74365
(D) 78452
(E) Keine der Antwortmöglichkeiten ist korrekt.

62. Welche Person nimmt keine Medikamente ein?

(A) MAXWJEL
(B) XIHUAN
(C) LIJKOS
(D) YHUJKLA
(E) Keine der Antwortmöglichkeiten ist korrekt.

[Foto: Colourbox.com]

63. Welche Person mit der unten aufgeführten Ausweisnummer hat eine Hamster-Allergie?

(A) 55629
(B) 78452
(C) 11255
(D) 45784
(E) Keine der Antwortmöglichkeiten ist korrekt.

64. Wann hat die Person aus Ägypten Geburtstag?

(A) 16. April
(B) 06. Juni
(C) 25. November
(D) 23. Juli
(E) Keine der Antwortmöglichkeiten ist korrekt.

65. Woher kommt ASJUKLA?

(A) Irland
(B) China
(C) Mali
(D) Norwegen
(E) Keine der Antwortmöglichkeiten ist korrekt.

66. Welche Ausweisnummer hat die Person aus Mexiko?

(A) 11247
(B) 99845
(C) 74365
(D) 78452
(E) Keine der Antwortmöglichkeiten ist korrekt.

67. Welche Person nimmt Medikamente ein?

(A) YHUJKLA
(B) ASJUKLA
(C) JUKLIO
(D) XIHUAN
(E) Keine der Antwortmöglichkeiten ist korrekt.

Notizen

68. Welche Person mit der unten aufgeführten Ausweisnummer hat eine Adalimumab-Allergie?

(A) 55629
(B) 78452
(C) 11255
(D) 45784
(E) Keine der Antwortmöglichkeiten ist korrekt.

69. Wie heißt die Person, die am 25. November Geburtstag feiert?

(A) XIHUAN
(B) ASJUKLA
(C) LIJKOS
(D) MAXWJEL
(E) Keine der Antwortmöglichkeiten ist korrekt.

70. Welche Ausweisnummer hat die in Mali geborene Person?

(A) 11247
(B) 99845
(C) 74365
(D) 78452
(E) Keine der Antwortmöglichkeiten ist korrekt.

71. Wie heißt die Person mit der Ausweisnummer 55629?

(A) XIHUAN
(B) ASJUKLA
(C) LIJKOS
(D) MAXWJEL
(E) Keine der Antwortmöglichkeiten ist korrekt.

72. Wann hat die folgende Person Geburtstag?

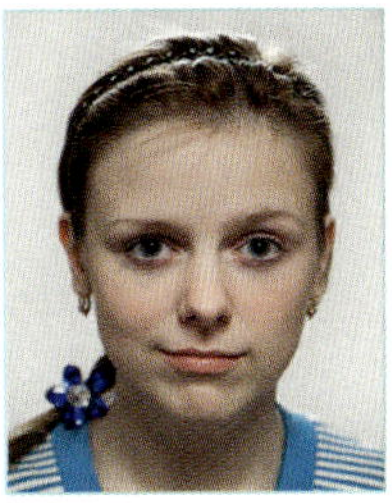

(A) 16. April
(B) 06. Juni
(C) 25. November
(D) 23. Juli
(E) Keine der Antwortmöglichkeiten ist korrekt.

[Foto: Colourbox.com]

73. Wann hat die Person mit der Hausstaubmilben-Allergie Geburtstag?

(A) 16. April
(B) 06. Juni
(C) 25. November
(D) 23. Juli
(E) Keine der Antwortmöglichkeiten ist korrekt.

74. Woher kommt XIHUAN?

(A) Irland
(B) China
(C) Mali
(D) Norwegen
(E) Keine der Antwortmöglichkeiten ist korrekt.

75. Welche Ausweisnummer hat die Person aus Portugal?

(A) 55629
(B) 78452
(C) 11255
(D) 45784
(E) Keine der Antwortmöglichkeiten ist korrekt.

76. Welche Blutgruppe hat folgende Person?

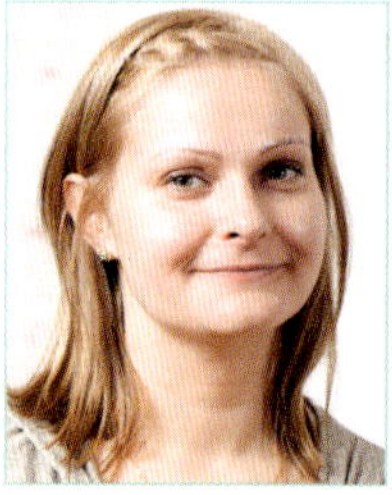

(A) B
(B) A
(C) AB
(D) 0
(E) Keine der Antwortmöglichkeiten ist korrekt.

77. Wann hat die Person mit der Pekannuss-Allergie Geburtstag?

(A) 16. April
(B) 06. Juni
(C) 25. November
(D) 23. Juli
(E) Keine der Antwortmöglichkeiten ist korrekt.

[Foto: Colourbox.com]

16.7 Implikationen erkennen

Zeit: 10 Minuten für 10 Aufgaben

78. Keine Unterkiefer sind Bettkanten.
Einige Bettkanten sind Zähne.

(A) Einige Zähne sind keine Unterkiefer.
(B) Einige Zähne sind Unterkiefer.
(C) Alle Unterkiefer sind Zähne.
(D) Einige Unterkiefer sind Zähne.
(E) Keine der Antwortmöglichkeiten ist korrekt.

79. Einige Lampen sind keine Handschellen.
Alle Handschellen sind Bauarbeiter.

(A) Einige Bauarbeiter sind Lampen.
(B) Alle Bauarbeiter sind Lampen.
(C) Alle Lampen sind Bauarbeiter.
(D) Einige Bauarbeiter sind keine Lampen.
(E) Keine der Antwortmöglichkeiten ist korrekt.

80. Alle Klaviere sind Juden.
Keine Juden sind Südländer.

(A) Einige Südländer sind Klaviere.
(B) Keine Südländer sind Klaviere.
(C) Alle Klaviere sind Südländer.
(D) Alle Südländer sind Klaviere.
(E) Keine der Antwortmöglichkeiten ist korrekt.

81. Alle Wäscheständer sind Sofas.
Einige Sofas sind keine Stiere.

(A) Alle Wäscheständer sind Stiere.
(B) Einige Stiere sind Wäscheständer.
(C) Einige Wäscheständer sind Stiere.
(D) Einige Wäscheständer sind keine Stiere.
(E) Keine der Antwortmöglichkeiten ist korrekt.

82. Alle Säcke sind Nägel.
Einige Nägel sind keine Säfte.

(A) Alle Säcke sind Säfte.
(B) Einige Säfte sind Säcke.
(C) Einige Säcke sind Säfte.
(D) Einige Säcke sind keine Säfte.
(E) Keine der Antwortmöglichkeiten ist korrekt.

Notizen

83. Alle Anstandswauwaus sind Teller.
Einige Teller sind keine Biere.

(A) Alle Anstandswauwaus sind Biere.
(B) Einige Biere sind Anstandswauwaus.
(C) Einige Anstandswauwaus sind Biere.
(D) Einige Anstandswauwaus sind keine Biere.
(E) Keine der Antwortmöglichkeiten ist korrekt.

84. Einige Gurken sind keine Hüte.
Alle Hüte sind Greise.

(A) Einige Greise sind Gurken.
(B) Alle Greise sind Gurken.
(C) Alle Gurken sind Greise.
(D) Einige Greise sind keine Gurken.
(E) Keine der Antwortmöglichkeiten ist korrekt.

85. Keine Tasten sind Tiere.
Alle Tiere sind Österreicher.

(A) Einige Österreicher sind keine Tasten.
(B) Einige Österreicher sind Tasten.
(C) Einige Tasten sind Österreicher.
(D) Alle Tasten sind Österreicher.
(E) Keine der Antwortmöglichkeiten ist korrekt

86. Einige Streber sind Vaginae.
Alle Vaginae sind Lumpen.

(A) Einige Lumpen sind keine Streber.
(B) Einige Streber sind keine Lumpen.
(C) Einige Lumpen sind Streber.
(D) Keine Lumpen sind Streber.
(E) Keine der Antwortmöglichkeiten ist korrekt

87. Einige Finger sind keine Nieren.
Alle Nieren sind Rammböcke.

(A) Einige Rammböcke sind Finger.
(B) Alle Rammböcke sind Finger.
(C) Alle Finger sind Rammböcke.
(D) Einige Rammböcke sind keine Finger.
(E) Keine der Antwortmöglichkeiten ist korrekt.

16.8 Emotionen erkennen

Zeit: 15 Minuten für 10 Aufgaben

Aufgabe 88

Tina ist Medizinstudentin und ist aufgrund einer Influenza kraftlos und liegt die meiste Zeit des Tages im Bett, obwohl sie sehr viel zu tun hätte. Um seiner Freundin während ihrer Krankheit Beistand zu leisten und ihr das Leben etwas einfacher zu machen, bietet ihr Freund ihr an, die Einkäufe zu erledigen und den Haushalt zu erledigen. Wie fühlt sich Tina in dieser Situation?

	eher wahrscheinlich	eher unwahrscheinlich
Sie freut sich.	□	□
Sie ist motiviert.	□	□
Sie ist erleichtert.	□	□
Sie ist stolz.	□	□
Sie ist dankbar.	□	□

Aufgabe 89

Isabella ist am Abend mit ihren Freundinnen zum Kino verabredet. Die Gruppe möchte sich einen Film anschauen, den sie alle seit Monaten sehnsüchtig erwartet haben. Doch gerade heute wird Isabella krank und muss ihren Freundinnen absagen. Sie wünscht ihnen viel Spaß und sagt, dass sie dann beim nächsten Treffen wieder dabei sein wird. Wie fühlt sich Isabella in dieser Situation?

	eher wahrscheinlich	eher unwahrscheinlich
Sie ist enttäuscht.	□	□
Sie ist besorgt.	□	□
Sie schämt sich.	□	□
Sie ist wütend.	□	□
Sie ist neidisch.	□	□

Aufgabe 90

Amelie hat kürzlich eine Krebsdiagnose erhalten und möchte dies zunächst vor ihrer guten Freundin Annika verbergen, da sie weiß, dass Annikas Mutter im vergangenen Jahr an Krebs verstorben ist. Annika erfährt jedoch von ihrer Tochter, die mit Amelies Sohn gut befreundet ist, von Amelies Diagnose. Wie fühlt sich Annika in dieser Situation?

	eher wahrscheinlich	eher unwahrscheinlich
Sie ist enttäuscht.	□	□
Sie empfindet Mitgefühl.	□	□
Sie ist besorgt.	□	□
Sie ist wütend.	□	□
Sie ist zuversichtlich.	□	□

Aufgabe 91

Der kleine Martin ist 8 Jahre alt und wünscht sich schon lange ein Spielzeugauto, das er schon oft im Katalog gesehen hat. Zu seinem Geburtstag bekommt er von seinem Opa das lang ersehnte Spielzeugauto geschenkt. Wie fühlt sich Martin in dieser Situation?

	eher wahrscheinlich	eher unwahrscheinlich
Er ist erleichtert.	□	□
Er freut sich.	□	□
Er ist stolz.	□	□
Er ist zuversichtlich.	□	□
Er ist hoffnungsvoll.	□	□

Aufgabe 92

Anja ist seit längerer Zeit in Lukas verliebt und erzählt ihrer besten Freundin Lisa immer wieder frustriert, dass sie nicht wisse, ob ihre Gefühle erwidert werden könnten. Die beiden denken sich aus, dass sie dies in Erfahrung bringen könnten, indem Lisa versucht, durch Annäherung an Lukas herauszufinden, ob er Anja interessant finde oder nicht. Nach Umsetzung des Plans sagt Lisa ihrer Freundin, dass Lukas kein Interesse an Anja hätte. Einige Tage später sieht Anja Lukas und ihre Freundin Lisa Hand in Hand beim Spazierengehen in der Stadt. Wie fühlt sich Anja in dieser Situation?

	eher wahrscheinlich	eher unwahrscheinlich
Sie ist verärgert.	☐	☐
Sie ist überrascht.	☐	☐
Sie ist enttäuscht.	☐	☐
Sie ist besorgt.	☐	☐
Sie ist hoffnungsvoll.	☐	☐

Aufgabe 93

Lukas hat versprochen, bei der Organisation einer Feier seiner Fakultät mitzuhelfen. Am Tag der Feier hat er jedoch keine Motivation und folglich auch keine Lust mehr, bei den Vorbereitungen zu helfen. Er erscheint nicht und gibt auch niemandem Bescheid, lässt also seine Kommilitonen und Freunde im Stich. Am nächsten Tag wird er vom restlichen Organisationsteam darauf angesprochen und zurechtgewiesen. Wie fühlt sich Lukas in dieser Situation?

	eher wahrscheinlich	eher unwahrscheinlich
Er fühlt sich motiviert und herausgefordert.	☐	☐
Er ist enttäuscht.	☐	☐
Er fühlt sich schuldig.	☐	☐
Er ist besorgt.	☐	☐
Er schämt sich.	☐	☐

Aufgabe 94

Konstantin ist ein sehr ehrgeiziger und intelligenter Schüler, der sich sehr für Naturwissenschaften interessiert. Bei allen Widrigkeiten der Schulzeit ließ er sich nie von seinen Zielen abbringen und arbeitete daran, die Herausforderungen zu meistern, denen er sich stellen musste, da er immer von sich und seinen Fähigkeiten überzeugt war. Nach der Matura wächst in ihm der Wunsch, Medizin zu studieren und er informiert sich über das Studium und die Aufnahme. Er stößt dabei auf Informationen zu den unglaublich großen Hürden, die vor der Aufnahme ins Studium stehen. Wie fühlt Konstantin sich in dieser Situation?

	eher wahrscheinlich	eher unwahrscheinlich
Er freut sich.	☐	☐
Er ist enttäuscht.	☐	☐
Er fühlt sich herausgefordert und motiviert.	☐	☐
Er ist zuversichtlich.	☐	☐
Er ist besorgt.	☐	☐

Aufgabe 95

Judith und Sebastian sind Geschwister. Sebastian muss seinem Vater jede Woche beim Rasenmähen im Garten helfen und bekommt dafür etwas Taschengeld zugesteckt. Seine Schwester Judith muss keine Garten- oder sonstige Arbeit übernehmen und bekommt denselben wöchentlichen Betrag an Taschengeld. Er empfindet dies als unfair und hat dies schon öfter bei seinen Eltern angesprochen, was allerdings keinerlei Wirkung gezeigt hat. Wie fühlt sich Sebastian in dieser Situation?

	eher wahrscheinlich	eher unwahrscheinlich
Er ist besorgt.	☐	☐
Er ist verärgert.	☐	☐
Er ist enttäuscht.	☐	☐
Er ist frustriert.	☐	☐
Er ist traurig.	☐	☐

Aufgabe 96

Vanessa möchte gerade ein Kaufhaus verlassen, als sie ein Kind entdeckt, das sich offensichtlich verlaufen hat und nach seiner Mutter ruft. Da sie sehr in Eile ist, redet sie sich ein, dass schon jemand anderes darauf aufmerksam und sich des Kindes annehmen würde. Im Laufe des Tages denkt sie noch öfter über den Vorfall nach und fragt sich, was wohl aus dem Kind geworden ist, ob es ihm gut geht und ob sie hätte helfen können. Wie fühlt sich Vanessa in dieser Situation?

	eher wahrscheinlich	eher unwahrscheinlich
Sie ist besorgt.	□	□
Sie bereut etwas.	□	□
Sie ist traurig.	□	□
Sie ist enttäuscht.	□	□
Sie fühlt sich schuldig.	□	□

Aufgabe 97

Mario ist der erste seine Familie, der es durch harte Arbeit, gute Leistungen, Ehrgeiz und Disziplin geschafft hat, einen Studienplatz an einer Universität zu bekommen. Er erfährt bald, dass das Lernen an der Universität einen harten Kontrast zum Lernen in der Schule darstellt und das Niveau höher ist. Er lässt sich hierdurch allerdings nicht verunsichern, sondern möchte sich beweisen, dass er auch für das Studium geeignet ist, auch als in der aktuellen Klausurenphase die Belastung steigt. Wie fühlt sich Mario in dieser Situation?

	eher wahrscheinlich	eher unwahrscheinlich
Er ist stolz.	□	□
Er ist besorgt.	□	□
Er ist enttäuscht.	□	□
Er fühlt sich herausgefordert und motiviert.	□	□
Er bereut etwas.	□	□

16.9 Soziales Entscheiden

Zeit: 15 Minuten für 10 Aufgaben

Aufgabe 98

Samuel ist über ein verlängertes Wochenende nach Zürich gefahren, um sich die Stadt anzuschauen. Er möchte gerade in ein Taxi steigen, das ihn in die Innenstadt bringen soll, als ein Mann und seine schwangere Frau herbeigelaufen kommen und ihm sagen, dass sie dringen ein Taxi bräuchten, um in die nächstgelegene Klinik zu fahren. Samuel ist unsicher, wie er reagieren soll. Wie relevant sollten ihrer Meinung nach die folgenden Überlegungen, die Samuel bei seiner Entscheidung angestellt haben könnte, sein?

Überlegungen:

(A) „Würde ich nicht dazu verpflichtet sein, einem Notfall den Vortritt zu lassen?"

(B) „Würde ich von dem Paar im Gegenzug für den Vortritt etwas verlangen können?"

(C) „Würde ich nicht das Wohl der Frau und ihres Kindes höher schätzen müssen als mein eigenes Bedürfnis, möglichst schnell in die Stadt zu gelangen?"

(D) „Würde mich der Taxifahrer dafür rügen, wenn ich das Taxi selbst in Anspruch nehmen würde?"

(E) „Würden andere an meiner Stelle dem Paar den Vortritt lassen?"

	1	2	3	4	5
A					
B					
C					
D					
E					

Aufgabe 98

Gabi ist Lehrerin und unterrichtet Kunst. Im Laufe einer Kunststunde kommt ein Kind zu ihr und fragt sie, ob das Bild, das sie gemalt hat, schön sei. Aus Gabis Sicht ist es dies, selbst unter dem Gesichtspunkt, dass es sich um das Gemälde eines Kindes handelt, nicht. Gabi ist unsicher, wie sie reagieren soll. Wie relevant sollten ihrer Meinung nach die folgenden Überlegungen, die Gabi bei ihrer Entscheidung angestellt haben könnte, sein?

Überlegungen:

(A) „Würde ich dem Kind nicht immer die Wahrheit sagen müssen, auch wenn sie unangenehm ist?"

(B) „Würde meine Kollegin an meiner Stelle lügen?"

(C) „Würden mich eventuell verärgerte Eltern auf mein Verhalten ansprechen?"

(D) „Würde ich dem Kind nicht die Wahrheit sagen müssen, um es im Rahmen meines Bildungsauftrages zu Ehrlichkeit und Offenheit zu erziehen?"

(E) „Würde ich mein Ansehen bei den Eltern des Kindes durch eine Lüge steigern können?"

	1	2	3	4	5
A					
B					
C					
D					
E					

Notizen

Aufgabe 98

Max hat seit ein paar Monaten eine neue Freundin, deren Eltern sehr religiös sind. Er hingegen ist überzeugter Atheist, Religionsgegner und Naturwissenschaftler und lässt sich von Vernunft und Verstand leiten. Als er die Eltern seiner Freundin kennenlernen soll, sagt ihm seine Freundin vorher, dass er das Thema Religion am besten gar nicht ansprechen und er sich, falls man sich doch darüber unterhalten sollte, zurückhalten solle. Beim Gespräch mit den Eltern fragen diese Max, ob er denn religiös sei und was er von der Religion halte. Max ist unsicher, wie er reagieren soll. Wie relevant sollten ihrer Meinung nach die folgenden Überlegungen, die Max bei seiner Entscheidung angestellt haben könnte, sein?

Überlegungen:

(A) „Würde ich von meiner Freundin etwas für meine Mäßigung verlangen können?“

(B) „Würde ich nicht generell verpflichtet sein, die Wahrheit zu sagen?“

(C) „Würde meine Freundin darauf eingehen, wenn es umgekehrt wäre?“

(D) „Würde ich nicht das Wohl meiner Freundin bei meinen Äußerungen berücksichtigen müssen?“

(E) „Würde meine Freundin mich zurechtweisen, wenn ich die Wahrheit sagen würde?“

	1	2	3	4	5
A					
B					
C					
D					
E					

Aufgabe 98

Katharina ist neu in der Stadt und hat sich aus Versehen einen Gruppenfahrschein für die öffentlichen Verkehrsmittel gekauft. Als sie im Bus sitzt, betreten zwei Kontrolleure den Bus und verlangen, die Fahrscheine zu sehen. Eine Frau neben ihr hat fälschlicherweise angenommen, dass ihr Kind umsonst mitfahren dürfe, wenn sie bezahlt habe und fragt sie nun, ob sie so nett wäre und den Kontrolleuren erklären könne, dass das Kind bei ihr mit dem Gruppenfahrschein mitfahren würde. Katharina ist unsicher, wie sie reagieren soll. Wie relevant sollten ihrer Meinung nach die folgenden Überlegungen, die Katharina bei ihrer Entscheidung angestellt haben könnte, sein?

Überlegungen:

(A) „Würde die Frau meine Hilfe nicht mehr benötigen als ich meine kleinbürgerliche Gesetzestreue?“

(B) „Würde ich nicht so handeln müssen, dass ich ein gutes Beispiel für ein friedliches und freundliches Miteinander der Menschen sein könnte?“

(C) „Würde die Frau für mich dasselbe tun?“

(D) „Würde ich die Kosten für das Kind von der Frau verlangen können, um damit einen Teil meiner Mehrkosten zu decken?“

(E) „Würde ich eine Strafe der Kontrolleure riskieren?“

	1	2	3	4	5
A					
B					
C					
D					
E					

Aufgabe 98

Emilia hat ihre Freunde zum Essen eingeladen und kocht für sie. Unter ihnen ist auch eine gläubige Muslima, die kein Schweinefleisch isst. Emilia fällt erst auf, dass sie gemischtes Hackfleisch für den Hauptgang verwendet hat, statt wie versprochen reines Rinderhackfleisch, als sie die große Schüssel auf den Tisch stellt. Emilia ist unsicher, wie sie reagieren soll. Wie relevant sollten ihrer Meinung nach die folgenden Überlegungen, die Emilia bei ihrer Entscheidung angestellt haben könnte, sein?

Überlegungen:

(A) „Würde ich mir durch mein Schweigen ein Kompliment für das gute Essen und meine Rücksicht sichern können?"

(B) „Würde ich einen Streit riskieren, wenn meine Freundin das herausfände?"

(C) „Würde ich nicht auf den Glauben und das Wohl meiner Freundin Rücksicht nehmen müssen, ganz gleich, ob es mir unangenehm ist oder nicht?"

(D) „Würden meine übrigen Freunde die Sache ansprechen?"

(E) „Würde ich nicht der guten Manieren halber darauf aufmerksam machen müssen?"

	1	2	3	4	5
A					
B					
C					
D					
E					

Aufgabe 98

Manuel ist mit seiner Frau shoppen. In einem Bekleidungsgeschäft probiert sie eine Hose an, die ihr sehr gefällt, aber nicht in ihrer Größe verfügbar ist und fragt ihn, ob sie auch eine Nummer kleine gut aussehen würde. Manuel ist unsicher, wie er reagieren soll. Wie relevant sollten ihrer Meinung nach die folgenden Überlegungen, die Manuel bei seiner Entscheidung angestellt haben könnte, sein?

Überlegungen:

(A) „Würde meine Frau ehrlich zu mir sein, wenn es umgekehrt wäre?"

(B) „Würde ich nicht ehrlich zu meiner Frau sein müssen, um unser gegenseitiges Vertrauen ineinander nicht zu schwächen?"

(C) „Würde ich mir durch meine Aussage eine Gefälligkeit sichern können?"

(D) „Würde ich nicht generell dazu verpflichtet sein, die Wahrheit zu sagen?"

(E) „Würde ich durch meine Aussage einen Streit provozieren?"

	1	2	3	4	5
A					
B					
C					
D					
E					

Notizen

Aufgabe 98

Martin besorgt in einem teuren Lebensmittelgeschäft seine Wocheneinkäufe. An der Kasse sitzt ein sehr unfreundlicher Mitarbeiter, von dem er allerdings zu viel Wechselgeld bekommt. Martin ist unsicher, wie er reagieren soll. Wie relevant sollten ihrer Meinung nach die folgenden Überlegungen, die Martin bei seiner Entscheidung angestellt haben könnte, sein?

Überlegungen:

(A) „Würde meine Frau das Wechselgeld in meiner Situation zurückgeben?"

(B) „Würde ich durch mein Verhalten den Mitarbeitern des Ladens mehr schaden als dem Unternehmen, das sie beschäftigt?"

(C) „Würde es meine Pflicht sein, immer ehrlich zu sein und auch dementsprechend zu handeln?"

(D) „Würde jemand herausfinden, dass ich das Wechselgeld nicht zurückgegeben habe?"

(E) „Würde ich das Wechselgeld vielleicht selbst gut gebrauchen können?"

	1	2	3	4	5
A					
B					
C					
D					
E					

Aufgabe 98

Alexandra ist Chirurgin an einer großen Klinik. Sie führt gerade eine komplizierte Operation bei einem Patienten durch, als ihr dabei ein Fehler unterläuft, der höchstwahrscheinlich Schmerzen und Nebenwirkungen verursachen wird. Ein paar Tage nach dem Eingriff klagt der Patient über Schmerzen und Nebenwirkungen, von denen er nicht wisse, woher die kämen. Alexandra ist unsicher, wie sie reagieren soll. Wie relevant sollten ihrer Meinung nach die folgenden Überlegungen, die Alexandra bei ihrer Entscheidung angestellt haben könnte, sein?

Überlegungen:

(A) „Würde jemand dahinterkommen, dass ich den Fehler verschwiegen habe?"

(B) „Würde mein Oberarzt dem Patienten von dem Fehler erzählen?"

(C) „Würde ich nicht aufgrund der ärztlichen Ethik dazu verpflichtet sein, dem Patienten davon zu erzählen?"

(D) „Würde ich mein Ansehen bei dem Patienten hoch halten können, wenn ich ihm nicht davon erzähle?"

(E) „Würde ich nicht zur Ehrlichkeit verpflichtet sein, da das Wohl des Patienten mehr zählt als die unangenehme Situation, der ich mich stellen müsste?"

	1	2	3	4	5
A					
B					
C					
D					
E					

Notizen

Aufgabe 98

Johannes ist Kardiologe und gerade an Bord eines Flugzeugs, um in den wohlverdienten Urlaub zu fliegen, als per Lautsprecher gefragt wird, ob ein Arzt an Bord sei, da es bei einem der Passagiere zu einem medizinischen Notfall gekommen sei. Johannes ist unsicher, wie er reagieren soll. Wie relevant sollten ihrer Meinung nach die folgenden Überlegungen, die Johannes bei seiner Entscheidung angestellt haben könnte, sein?

Überlegungen:

(A) „Würde ich nicht durch den hippokratischen Eid dazu verpflichtet sein, in dieser Situation zu helfen?"

(B) „Würde ich von den anderen Passagieren als Held gesehen werden?"

(C) „Würde ich dem Patienten durch meine Fähigkeiten vielleicht wirklich weiterhelfen können?"

(D) „Würden andere nach dem Aufruf aufstehen?"

(E) „Würde ich meine Approbation verlieren, falls ich einen Fehler mache?"

	1	2	3	4	5
A					
B					
C					
D					
E					

Aufgabe 98

Vera ist eine geschäftlich sehr erfolgreiche Frau und viel unterwegs. Sie hat sich eine Familie aufgebaut und viel Zeit und Energie investiert, um alles in ihrem Leben gut zu koordinieren. Auf einer Dienstreise lernt sie einen attraktiven, charmanten und ebenfalls sehr erfolgreichen Mann kennen. Am Abend kommen sie sich näher und könnten einen Schritt weitergehen. Vera ist unsicher, wie sie reagieren soll. Wie relevant sollten ihrer Meinung nach die folgenden Überlegungen, die Vera bei ihrer Entscheidung angestellt haben könnte, sein?

Überlegungen:

(A) „Würde ein kurzer Seitensprung wirklich das Leid und den Schmerz rechtfertigen, den ich meiner Familie damit antun würde?"

(B) „Würde er seine Partnerin mit mir betrügen?"

(C) „Würde jemand davon erfahren?"

(D) „Würde ich ihn vielleicht nun bei mehreren Dienstreisen treffen können?"

(E) „Würde ich nicht durch mein Ehegelübde zur Treue verpflichtet sein?"

	1	2	3	4	5
A					
B					
C					
D					
E					

Notizen

KAPITEL

17 Lösungen der Testsimulationen

17.1 Testsimulation 1

zu 14.1 Textverständnis

1 A; 2 D; 3 E; 4 A; 5 E; 6 C; 7 B; 8 C; 9 A; 10 E; 11 D; 12 C

zu 14.2 Figuren zusammensetzen

13 D, 14 A; 15 B; 16 A; 17 C; 18 C; 19 C; 20 D; 21 A; 22 D; 23 B; 24 D; 25 B; 26 B; 27 B

zu 14.4 Zahlenfolgen

28 A; 29 D; 30 C; 31 D; 32 C; 33 D; 34 A; 35 C; 36 A; 37 C

zu 14.5 Wortflüssigkeit

38 D; 39 D; 40 B; 41 B; 42 A; 43 D; 44 B; 45 B; 46 A; 47 C; 48 C; 49 A; 50 B; 51 D; 52 B

zu 14.6 Gedächtnis und Merkfähigkeit

53 B; 54 A; 55 C; 56 A; 57 E; 58 C; 59 A; 60 D; 61 A; 62 B; 63 A; 64 E; 65 D; 66 E; 67 B; 68 C; 69 A, 70 D; 71 B; 72 B; 73 C; 74 C; 75 C; 76 A; 77 B

zu 14.7 Implikationen erkennen

78 A; 79 E; 80 C; 81 A; 82 D; 83 E; 84 E; 85 B; 86 D; 87 E

Notizen

zu 14.8 Emotionen erkennen

Aufgabe 88

	eher wahrscheinlich	eher unwahrscheinlich
Er ist überrascht.	☒	☐
Er ist dankbar.	☐	☒
Er freut sich.	☒	☐
Er ist hoffnungsvoll.	☐	☒
Er ist erleichtert.	☐	☒

Aufgabe 89

	eher wahrscheinlich	eher unwahrscheinlich
Sie ist erleichtert.	☐	☒
Sie ist überrascht.	☒	☐
Sie ist hoffnungsvoll.	☐	☒
Sie ist glücklich.	☐	☒
Sie ist traurig.	☒	☐

Aufgabe 90

	eher wahrscheinlich	eher unwahrscheinlich
Er fühlt sich angespannt.	☐	☒
Er ist erleichtert.	☒	☐
Er ist hoffnungsvoll.	☐	☒
Er ist frustriert.	☐	☒
Er fühlt sich motiviert.	☐	☒

Aufgabe 91

	eher wahrscheinlich	eher unwahrscheinlich
Sie ist verärgert.	☒	☐
Sie fühlt Verachtung.	☒	☐
Sie ist eifersüchtig.	☐	☒
Sie ist frustriert.	☐	☒
Sie ist überrascht.	☐	☒

Aufgabe 92

	eher wahrscheinlich	eher unwahrscheinlich
Sie fühlt sich schuldig.	☐	☒
Sie bereut etwas.	☐	☒
Sie ist zuversichtlich.	☐	☒
Sie ist besorgt.	☒	☐
Sie ist frustriert.	☒	☐

Aufgabe 93

	eher wahrscheinlich	eher unwahrscheinlich
Er fühlt sich motiviert und herausgefordert.	☐	☒
Er ist frustriert.	☒	☐
Er ist überrascht.	☒	☐
Er ist hoffnungsvoll.	☐	☒
Er ist neidisch.	☐	☒

Aufgabe 94

	eher wahrscheinlich	eher unwahrscheinlich
Sie ist frustriert.	☒	☐
Sie ist wütend.	☐	☒
Sie ist traurig.	☒	☐
Sie fühlt sich schuldig.	☐	☒
Sie ist besorgt.	☐	☒

Aufgabe 95

	eher wahrscheinlich	eher unwahrscheinlich
Sie ist traurig.	☒	☐
Sie ist eifersüchtig.	☐	☒
Sie ist neidisch.	☐	☒
Sie ist enttäuscht.	☒	☐
Sie empfindet Mitleid.	☐	☒

Aufgabe 96

	eher wahrscheinlich	eher unwahrscheinlich
Sie fühlt sich hoffnungsvoll.	☐	☒
Sie ist enttäuscht.	☒	☐
Sie bereut etwas.	☐	☒
Sie ist verärgert.	☒	☐
Sie ist traurig.	☒	☐

Aufgabe 97

	eher wahrscheinlich	eher unwahrscheinlich
Sie ist eifersüchtig.	☐	☒
Sie ist besorgt.	☐	☒
Sie schämt sich.	☐	☒
Sie fühlt sich abgeneigt.	☒	☐
Sie bereut etwas.	☐	☒

Notizen

zu 14.9 Soziales Entscheiden

Aufgabe 98

	1	2	3	4	5
A					X
B		X			
C			X		
D				X	
E	X				

Aufgabe 99

	1	2	3	4	5
A	X				
B					X
C				X	
D		X			
E			X		

Aufgabe 100

	1	2	3	4	5
A				X	
B		X			
C			X		
D	X				
E					X

Aufgabe 101

	1	2	3	4	5
A			X		
B		X			
C	X				
D				X	
E					X

Aufgabe 102

	1	2	3	4	5
A				X	
B					X
C		X			
D			X		
E	X				

Aufgabe 103

	1	2	3	4	5
A			X		
B	X				
C				X	
D		X			
E					X

Aufgabe 104

	1	2	3	4	5
A	X				
B					X
C		X			
D			X		
E				X	

Aufgabe 105

	1	2	3	4	5
A				X	
B			X		
C		X			
D	X				
E					X

Aufgabe 106

	1	2	3	4	5
A		X			
B	X				
C				X	
D			X		
E					X

Aufgabe 107

	1	2	3	4	5
A			X		
B				X	
C		X			
D	X				
E					X

17.2 Testsimulation 2

zu 15.1 Textverständnis
1 B; 2 E; 3 B; 4 B; 5 A; 6 D; 7 D; 8 C; 9 B; 10 A; 11 C; 12 E

zu 15.2 Figuren zusammensetzen
13 D; 14 A; 15 C; 16 C; 17 B; 18 A; 19 C; 20 A; 21 A; 22 C; 23 A; 24 D; 25 D; 26 C; 27 B

zu 15.4 Zahlenfolgen
28 D; 29 A; 30 D; 31 A; 32 A; 33 D; 34 D; 35 D; 36 D; 37 B

zu 15.5 Wortflüssigkeit
38 A; 39 B; 40 A; 41 A; 42 B; 43 A; 44 A; 45 A; 46 D; 47 C; 48 D; 49 D; 50 B; 51 C; 52 C

zu 15.6 Gedächtnis und Merkfähigkeit
53 A; 54 B; 55 A; 56 A; 57 A; 58 B; 59 C; 60 D; 61 E; 62 C; 63 E; 64 E; 65 B; 66 E; 67 D; 68 C; 69 E; 70 D; 71 C; 72 E; 73 D; 74 D; 75 C; 76 C; 77 E

zu 15.7 Implikationen erkennen
78 E; 79 D; 80 C; 81 B; 82 C; 83 A; 84 E; 85 E; 86 A; 87 D

Notizen

zu 15.8 Emotionen erkennen

Aufgabe 88

	eher wahrscheinlich	eher unwahrscheinlich
Er bereut etwas.	☒	☐
Er ist besorgt.	☐	☒
Er ist traurig.	☒	☐
Er schämt sich.	☒	☐
Er fühlt sich schuldig.	☐	☒

Aufgabe 289

	eher wahrscheinlich	eher unwahrscheinlich
Er bereut etwas.	☐	☒
Er ist eifersüchtig.	☒	☐
Er ist enttäuscht.	☒	☐
Er ist traurig.	☒	☐
Er fühlt sich herausgefordert und motiviert.	☐	☒

Aufgabe 90

	eher wahrscheinlich	eher unwahrscheinlich
Er ist besorgt.	☐	☒
Er ist verärgert.	☒	☐
Er ist traurig.	☒	☐
Er ist enttäuscht.	☒	☐
Er ist überrascht.	☒	☐

Aufgabe 91

	eher wahrscheinlich	eher unwahrscheinlich
Sie ist besorgt.	☐	☒
Sie ist wütend.	☒	☐
Sie ist enttäuscht.	☒	☐
Sie ist traurig.	☒	☐
Sie ist neidisch.	☐	☒

Aufgabe 92

	eher wahrscheinlich	eher unwahrscheinlich
Sie ist enttäuscht.	☒	☐
Sie ist neidisch.	☐	☒
Sie ist zuversichtlich.	☐	☒
Sie hat Mitleid.	☐	☒
Sie ist frustriert.	☒	☐

Aufgabe 93

	eher wahrscheinlich	eher unwahrscheinlich
Er bereut etwas.	☐	☒
Er schämt sich.	☐	☒
Er ist glücklich.	☒	☐
Er ist stolz.	☐	☒
Er ist erleichtert.	☐	☒

Aufgabe 94

	eher wahrscheinlich	eher unwahrscheinlich
Er ist stolz.	☐	☒
Er bereut etwas.	☒	☐
Er fühlt sich schuldig.	☒	☐
Er ist dankbar.	☐	☒
Er ist erleichtert.	☐	☒

Aufgabe 95

	eher wahrscheinlich	eher unwahrscheinlich
Er ist enttäuscht.	☒	☐
Er ist überrascht.	☒	☐
Er ist erleichtert.	☐	☒
Er freut sich.	☐	☒
Er ist besorgt.	☐	☒

Aufgabe 96

	eher wahrscheinlich	eher unwahrscheinlich
Er ist verärgert.	☒	☐
Er bereut etwas.	☐	☒
Er ist überrascht.	☐	☒
Er ist besorgt.	☐	☒
Er empfindet Abneigung.	☒	☐

Aufgabe 97

	eher wahrscheinlich	eher unwahrscheinlich
Er ist traurig.	☒	☐
Er ist besorgt.	☒	☐
Er fühlt sich schuldig.	☒	☐
Er ist zuversichtlich.	☐	☒
Er bereut etwas.	☒	☐

Notizen

zu 15.9 Soziales Entscheiden

Aufgabe 98

	1	2	3	4	5
A			X		
B		X			
C					X
D				X	
E	X				

Aufgabe 99

	1	2	3	4	5
A	X				
B				X	
C					X
D		X			
E			X		

Aufgabe 100

	1	2	3	4	5
A				X	
B		X			
C			X		
D	X				
E					X

Aufgabe 101

	1	2	3	4	5
A			X		
B					X
C		X			
D				X	
E	X				

Aufgabe 102

	1	2	3	4	5
A	X				
B		X			
C			X		
D				X	
E					X

Aufgabe 103

	1	2	3	4	5
A				X	
B			X		
C	X				
D		X			
E					X

Aufgabe 104

	1	2	3	4	5
A				X	
B	X				
C					X
D			X		
E		X			

Aufgabe 105

	1	2	3	4	5
A					X
B			X		
C	X				
D		X			
E				X	

Aufgabe 106

	1	2	3	4	5
A					X
B	X				
C			X		
D				X	
E		X			

Aufgabe 107

	1	2	3	4	5
A					X
B				X	
C			X		
D		X			
E	X				

Notizen

17.3 Testsimulation 3

zu 16.1 Textverständnis

1 C; 2 A; 3 E; 4 E; 5 E; 6 D; 7 E; 8 C; 9 B; 10 A; 11 A; 12 E

zu 16.2 Figuren zusammensetzen

13 C; 14 D; 15 D; 16 C; 17 B; 18 D; 19 C; 20 D; 21 C; 22 D; 23 D; 24 D; 25 A; 26 B; 27 D

zu 16.4 Zahlenfolgen

28 D; 29 D; 30 D; 31 D; 32 C; 33 A; 34 B; 35 C; 36 D; 37 A

zu 16.5 Wortflüssigkeit

38 C; 39 D; 40 C; 41 C; 42 C; 43 A; 44 C; 45 A; 46 D; 47 D; 48 A; 49 C; 50 B; 51 B; 52 A

zu 16.6 Gedächtnis und Merkfähigkeit

53 D; 54 B; 55 A; 56 C; 57 D; 58 A; 59 E; 60 A; 61 C; 62 D; 63 E; 64 D; 65 E; 66 E; 67 D; 68 E; 69 B; 70 A; 71 D; 72 E; 73 B; 74 B; 75 E; 76 D; 77 E

zu 16.7 Implikationen erkennen

78 A; 79 E; 80 B; 81 E; 82 E; 83 E; 84 E; 85 A; 86 C; 87 E

zu 15.8 Emotionen erkennen

Aufgabe 88

	eher wahrscheinlich	eher unwahrscheinlich
Sie freut sich.	☒	☐
Sie ist motiviert.	☐	☒
Sie ist erleichtert.	☒	☐
Sie ist stolz.	☐	☒
Sie ist dankbar.	☒	☐

Aufgabe 89

	eher wahrscheinlich	eher unwahrscheinlich
Sie ist enttäuscht.	☒	☐
Sie ist besorgt.	☐	☒
Sie schämt sich.	☐	☒
Sie ist wütend.	☐	☒
Sie ist neidisch.	☐	☒

Aufgabe 90

	eher wahrscheinlich	eher unwahrscheinlich
Sie ist enttäuscht.	☐	☒
Sie empfindet Mitgefühl.	☒	☐
Sie ist besorgt.	☒	☐
Sie ist wütend.	☐	☒
Sie ist zuversichtlich.	☐	☒

Aufgabe 91

	eher wahrscheinlich	eher unwahrscheinlich
Er ist erleichtert.	☐	☒
Er freut sich.	☒	☐
Er ist stolz.	☐	☒
Er ist zuversichtlich.	☐	☒
Er ist hoffnungsvoll.	☐	☒

Aufgabe 92

	eher wahrscheinlich	eher unwahrscheinlich
Sie ist verärgert.	☒	☐
Sie ist überrascht.	☒	☐
Sie ist enttäuscht.	☒	☐
Sie ist besorgt.	☐	☒
Sie ist hoffnungsvoll.	☐	☒

Aufgabe 93

	eher wahrscheinlich	eher unwahrscheinlich
Er fühlt sich motiviert und herausgefordert.	☐	☒
Er ist enttäuscht.	☐	☒
Er fühlt sich schuldig.	☒	☐
Er ist besorgt.	☐	☒
Er schämt sich.	☒	☐

Aufgabe 94

	eher wahrscheinlich	eher unwahrscheinlich
Er freut sich.	☐	☒
Er ist enttäuscht.	☐	☒
Er fühlt sich herausgefordert und motiviert.	☒	☐
Er ist zuversichtlich.	☒	☐
Er ist besorgt.	☐	☒

Aufgabe 95

	eher wahrscheinlich	eher unwahrscheinlich
Er ist besorgt.	☐	☒
Er ist verärgert.	☒	☐
Er ist enttäuscht.	☒	☐
Er ist frustriert.	☒	☐
Er ist traurig.	☐	☒

Aufgabe 96

	eher wahrscheinlich	eher unwahrscheinlich
Sie ist besorgt.	☒	☐
Sie bereut etwas.	☒	☐
Sie ist traurig.	☐	☒
Sie ist enttäuscht.	☐	☒
Sie fühlt sich schuldig.	☒	☐

Aufgabe 97

	eher wahrscheinlich	eher unwahrscheinlich
Er ist stolz.	☒	☐
Er ist besorgt.	☐	☒
Er ist enttäuscht.	☐	☒
Er fühlt sich herausgefordert und motiviert.	☒	☐
Er bereut etwas.	☐	☒

Notizen

zu 16.9 Soziales Entscheiden

Aufgabe 98

	1	2	3	4	5
A		X			
B				X	
C	X				
D					X
E			X		

Aufgabe 99

	1	2	3	4	5
A		X			
B			X		
C					X
D	X				
E				X	

Aufgabe 100

	1	2	3	4	5
A				X	
B		X			
C			X		
D	X				
E					X

Aufgabe 101

	1	2	3	4	5
A	X				
B		X			
C			X		
D				X	
E					X

Aufgabe 102

	1	2	3	4	5
A				X	
B					X
C	X				
D			X		
E		X			

Aufgabe 103

	1	2	3	4	5
A			X		
B	X				
C				X	
D		X			
E					X

Aufgabe 104

	1	2	3	4	5
A			X		
B	X				
C		X			
D					X
E				X	

Aufgabe 105

	1	2	3	4	5
A					X
B			X		
C		X			
D				X	
E	X				

Aufgabe 106

	1	2	3	4	5
A		X			
B				X	
C	X				
D			X		
E					X

Aufgabe 107

	1	2	3	4	5
A	X				
B			X		
C					X
D				X	
E		X			

Sobotta Dein Atlas fürs Leben

Mehr als ein Atlas: Lernen, Testen und Nachschlagen

Den Überblick behalten, Details am Präparat erkennen und schnell die anatomischen Zusammenhänge verstehen und erklären können – das gelingt perfekt mit dem Sobotta-Atlas. Stets relevant von der ersten Prüfung bis zur ärztlichen Tätigkeit.
Vom Präparat klassisch abgezeichnet und mit modernster Technik aufbereitet vermitteln die realitätsnah gestalteten, plastischen Sobotta-Illustrationen die Anatomie des Körpers nach neuestem Wissensstand. Von den Körperregionen bis in die kleinste Struktur führt der Sobotta-Atlas durch die menschliche Anatomie.

Der **Einstiegstext** fasst zusammen, um was es in dem Kapitel geht

Klare Lernziele zeigen, was wichtig ist. Sie sind angelehnt an den Nationalen Kompetenzbasierten Lernzielkatalog Medizin (www.NKLM.de)/Zahnmedizin (www.NKLZ.de)

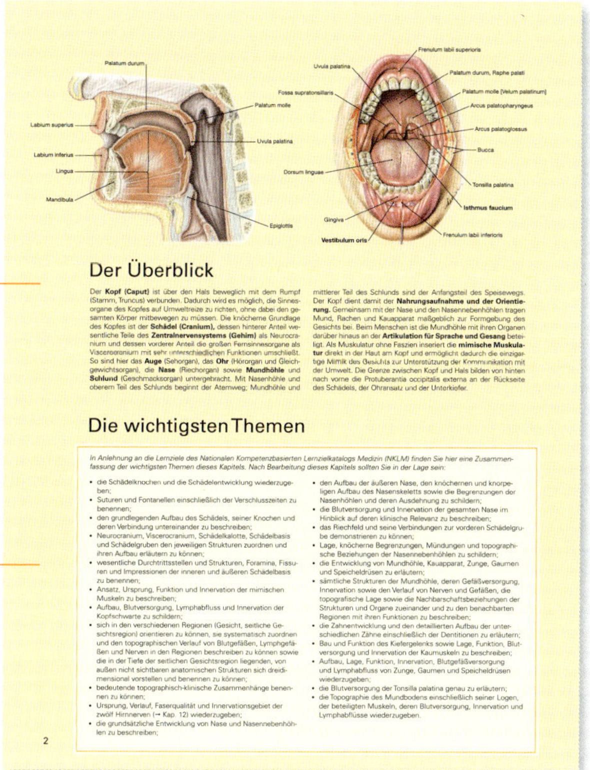

»Die Bücher überzeugen durch ihren übersichtlichen Aufbau und hervorragenden Abbildungen. Im Vergleich zu vielen anderen ähnlichen Büchern sind die Abbildungen übersichtlich, haben eine gut lesbare Größe und zeigen die notwendigen Strukturen ohne dabei überladen zu sein. Für mich von heute an mein bevorzugter Anatomieatlas. Großes Lob an Ihren Verlag, die Autoren und Illustratoren.«
– F. C., Wissenschaftlicher Mitarbeiter an der Ruhr-Universität Bochum, Bochum

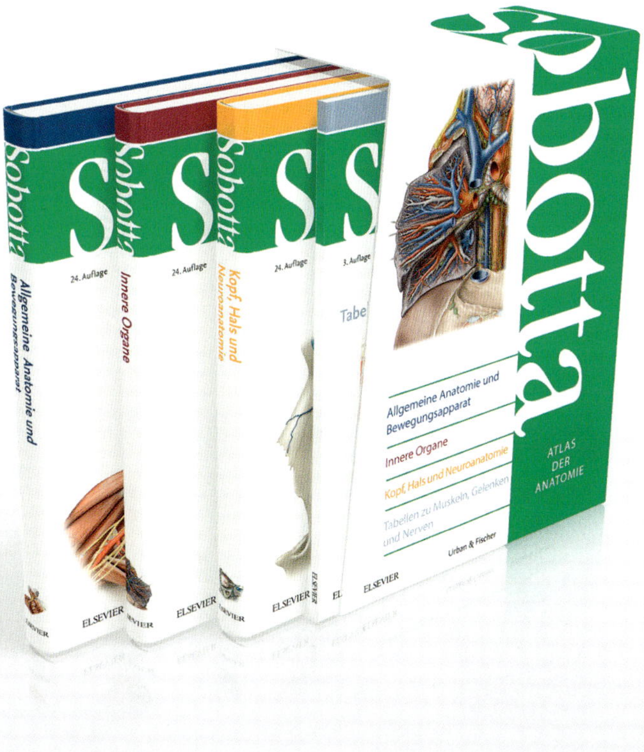

Paulsen, Friedrich / Waschke, Jens (Hrsg.)
Sobotta, Atlas der Anatomie
3 Bände und Tabellenheft im Schuber
Allgemeine Anatomie, Bewegungsapparat, Innere Organe, Kopf, Hals, Neuroanatomie, Tabellenheft
24. Aufl. 2017. 1.940 S., 1.821 farb. Abb., geb.
ISBN 978-3-437-44010-6 € [D] 179,– / € [A] 184,10
Jeder Band auch einzeln erhältlich!

Sobotta Lehrbuch Anatomie

Anatomie verstehen und bestehen!

Fundierte Lerntexte, ausgewählte Abbildungen aus dem Sobotta Atlas und eigens für das Lehrbuch erstellte Schemazeichnungen bilden die Grundlage dieses umfassenden Anatomie-Lehrbuchs. Gut erklärt wird die Anatomie leicht verständlich. Der Lernumfang bleibt dabei trotzdem übersichtlich, denn der Fokus liegt klar auf der Prüfungsrelevanz des Wissens und auf den klinischen Bezügen.

Jedes Kapitel beginnt mit einem relevanten klinischen Fall. So wird dir schnell klar, wofür das Anatomiewissen in der Klinik gut ist und die anatomischen Strukturen bleiben dir besser im Gedächtnis. Weitere hilfreiche Kästen geben den Kapiteln eine übersichtliche Struktur.

Abgerundet wird jedes Kapitel durch einen Infokasten, der einen Überblick über die Lernziele gibt.

Neu!

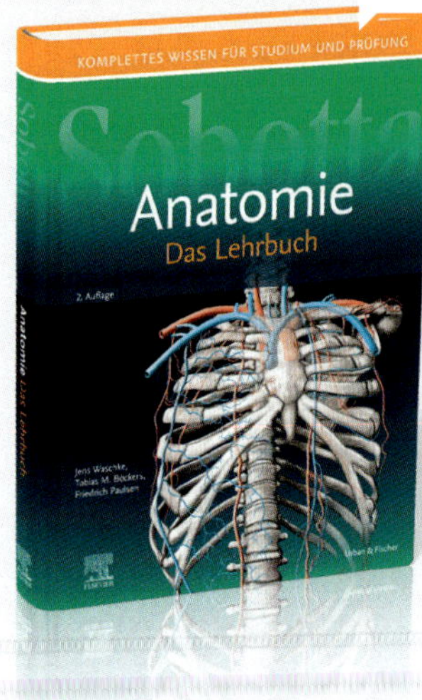

Sobotta Lehrbuch Anatomie
Waschke, J. / Böckers, T. M. / Paulsen, F. (Hrsg.)
2. Aufl. 2019. 848 S., 821 Abb., 207 farb. Tab., geb.
ISBN 978-3-437-44081-6
€ [D] 70,– / € [A] 72,–

Wenn die Zeit knapp wird – das Kurzlehrbuch Anatomie

Das Kurzlehrbuch vermittelt schnell und effizient ein solides Grundverständnis

Das übersichtlich strukturierte Layout stellt sicher, dass du nie die Orientierung verlierst und für dich relevantes Wissen jederzeit schnell findest.

Ganz egal ob du gerade semesterbegleitend lernst oder dich gezielt auf die 1. Ärztliche Prüfung (Physikum) vorbereitest: Das Kurzlehrbuch setzt sinnvolle, prüfungsrelevante Schwerpunkte, welche durch farbige Kennzeichnung klar hervortreten, und beinhaltet vorausschauend wichtige IMPP-Hits.

Klinikkästen erklären zusätzlich den klinischen Bezug, damit du bereits jetzt sehen kannst, wofür du das erarbeitete Wissen in der Klinik brauchen wirst.

Unsere Lerntipps, basierend auf dem, was andere Studierende sich merken, runden das Kurzlehrbuch Anatomie ab.

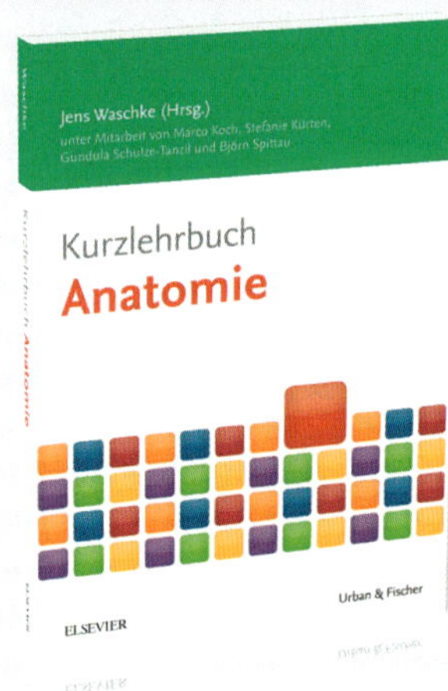

Kurzlehrbuch Anatomie
Waschke, J. (Hrsg.)
2017. 384 S., 231 farb. Abb., kt.
ISBN 978-3-437-43295-8
€ [D] 37,– / € [A] 38,10

Anatomie durch Malen verstehen und einprägen!

Die Zeichnungen dieses Malbuches sind dem Sobotta Altas der Anatomie entlehnt.

Dort kannst du beim Bearbeiten des Malbuchs leicht weiterführende Bilder nachschlagen. Über 100 Lerntexte mit Bildbeschreibung und den wichtigsten prüfungs- und examensrelevanten Fakten begleiten die Bilder.

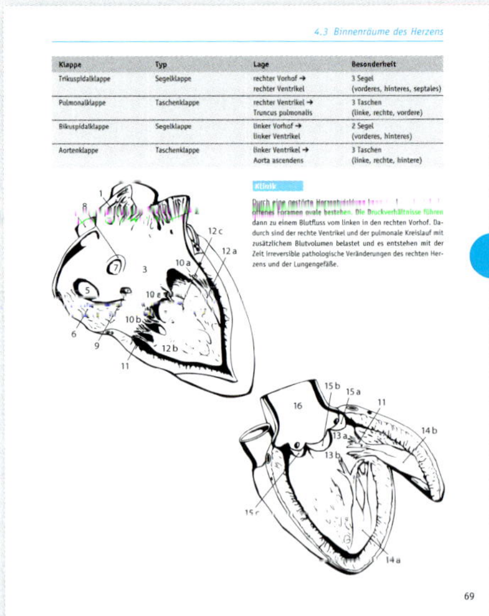
4.3 Binnenräume des Herzens

Klappe	Typ	Lage	Besonderheit
Trikuspidalklappe	Segelklappe	rechter Vorhof → rechter Ventrikel	3 Segel (vorderes, hinteres, septales)
Pulmonalklappe	Taschenklappe	rechter Ventrikel → Truncus pulmonalis	3 Taschen (linke, rechte, vordere)
Bikuspidalklappe	Segelklappe	linker Vorhof → linker Ventrikel	2 Segel (vorderes, hinteres)
Aortenklappe	Taschenklappe	linker Ventrikel → Aorta ascendens	3 Taschen (linke, rechte, hintere)

Klinik

[illegible] offenes Foramen ovale bestehen. Die Druckverhältnisse führen dann zu einem Blutfluss vom linken in den rechten Vorhof. Dadurch sind der rechte Ventrikel und der pulmonale Kreislauf mit zusätzlichem Blutvolumen belastet und es entstehen mit der Zeit irreversible pathologische Veränderungen des rechten Herzens und der Lungengefäße.

69

Neu!

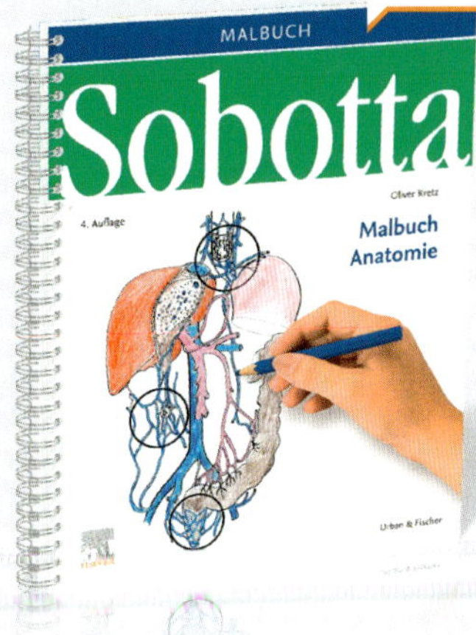

Sobotta Malbuch Anatomie
Kretz, O.
4. Aufl. 2019. 224 S., 160 Abb., kt.
ISBN 978-3-437-41429-9
€ [D] 20,– / € [A] 20,60

Das Sobotta Lernkartenset

Die optimale Vorbereitung auf Testate und Prüfungen

Alles drin, immer dabei: Neben den Themen „Muskeln", „Knochen, Bänder und Gelenke" sowie „Organe und Leitungsbahnen", wird auch die „Neuroanatomie" ausführlich behandelt. Der Fokus liegt dabei immer auf Prüfungsrelevanz! Eine exemplarische Prüfungsfrage auf jeder Karte hilft dir, dich mit der Prüfungssituation vertraut zu machen. Die Antwort zur Frage ist auf der jeweiligen Kartenrückseite zu finden.

Mit praktischer Box to go zum Mitnehmen für ca. 30 Lernkarten!

Sobotta Lernkartenpaket
Bräuer, L. / Scholz, M.
2. Aufl. 2016. 535 Karten
mit 821 farb. Abb., im Schuber
ISBN 978-3-437-41905-8
€ [D] 50,– / € [A] 51,40

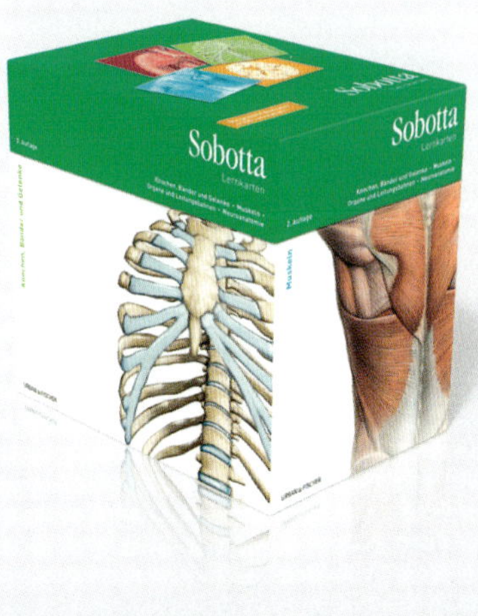

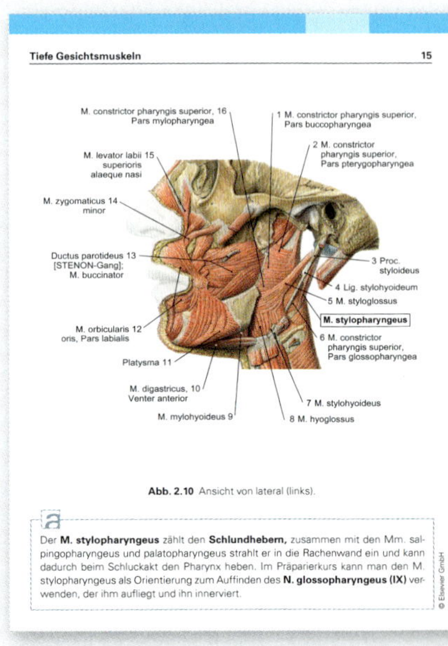
Tiefe Gesichtsmuskeln 15

Abb. 2.10 Ansicht von lateral (links).

Der **M. stylopharyngeus** zählt den **Schlundhebern,** zusammen mit den Mm. salpingopharyngeus und palatopharyngeus strahlt er in die Rachenwand ein und kann dadurch beim Schluckakt den Pharynx heben. Im Präparierkurs kann man den M. stylopharyngeus als Orientierung zum Auffinden des **N. glossopharyngeus (IX)** verwenden, der ihm aufliegt und ihn innerviert.

20-Tage-Lernplan

Tag	Thema	Übung
Stichwort bzw. Testteil	Dieses Thema solltest du lernen/bearbeiten	Im Lernskript oder auf get-to-med
Tag 1 Textverständnis	• Einlesen in die Thematik & Bearbeitungsstrategien • Übungen zum Textverständnis	Im Lernskript
Tag 2 Figuren zusammensetzen	• Einlesen in die Thematik & Bearbeitungsstrategien • Übungen zu Figuren	Im Lernskript
Tag 3 Gedächtnis & Merkfähigkeit	• Einlesen in die Thematik & Bearbeitungsstrategien • Übungen zu Gedächtnis und Merkfähigkeit	Im Lernskript
Tag 4 Zahlenfolgen	• Einlesen in die Thematik & Bearbeitungsstrategien • Übungen zu Zahlenfolgen	Im Lernskript
Tag 5 Wortflüssigkeit	• Einlesen in die Thematik & Bearbeitungsstrategien • Übungen zu Wortflüssigkeit	Im Lernskript
Tag 6 Implikationen erkennen	• Einlesen in die Thematik & Bearbeitungsstrategien • Übungen zu Implikationen erkennen	Im Lernskript
Tag 7 Simulation (KFF) & Textverständnis	• Figuren zusammensetzen *9:00 – 9:20 Uhr* • Gedächtnis & Merkfähigkeit A *9:20 – 9:28 Uhr* • Zahlenfolgen *9:28 – 9:43 Uhr* • Wortflüssigkeit *9:43 – 10:03 Uhr* • Gedächtnis & Merkfähigkeit B *10:03 – 10:18 Uhr* • Implikationen erkennen *10:18 – 10:28 Uhr* • Textverständnis üben *ab 12.00 Uhr*	Im Lernskript (Abschnitt V *Testsimulationen)*
Tag 8 Emotionen erkennen	• Einlesen in die Theorien & Bearbeitungsstrategien • Übungen zu Emotionen erkennen	Im Lernskript
Tag 9 Soziales Entscheiden	• Einlesen in die Theorien & Bearbeitungsstrategien • Übungen zu Soziales Entscheiden	Im Lernskript
Tag 10 Sozial-emotionale Kompetenzen (SEK)	• Übungen zu Emotionen erkennen • Übungen zu Soziales Entscheiden	Im Lernskript
Tag 11 Simulation (SEK)	• Emotionen erkennen *10:50 – 11:05 Uhr* • Soziales Entscheiden *11:05 – 11:20 Uhr*	Im Lernskript (Abschnitt V *Testsimulationen)*
Tag 12 Simulation (Gesamt)	• Textverständnis *9:00 – 9:30 Uhr* • Figuren zusammensetzen *9:30 – 9:45 Uhr* • Gedächtnis & Merkfähigkeit A *9:45 – 9:53 Uhr* • Zahlenfolgen *09:53 – 10:08 Uhr* • Wortflüssigkeit *10:08 – 10:23 Uhr* • Gedächtnis & Merkfähigkeit B *10:23 – 10:38 Uhr* • Implikationen erkennen *10:38 – 10:48 Uhr* • *Mittagspause 10:48 – 11:30 Uhr* • Soziales Entscheiden *11:30 – 11:45 Uhr* • Emotionen erkennen *11:45 – 12:00 Uhr*	Im Lernskript (Abschnitt V *Testsimulationen)*
Tag 13 Simulation (Gesamt)	• Textverständnis *9:00 – 9:30 Uhr* • Figuren zusammensetzen *9:30 – 9:45 Uhr* • Gedächtnis & Merkfähigkeit A *9:45 – 9:53 Uhr* • Zahlenfolgen *09:53 – 10:08 Uhr* • Wortflüssigkeit *10:08 – 10:23 Uhr* • Gedächtnis & Merkfähigkeit B *10:23 – 10:38 Uhr* • Implikationen erkennen *10:38 – 10:48 Uhr* • *Mittagspause 10:48 – 11:30 Uhr* • Soziales Entscheiden *11:30 – 11:45 Uhr* • Emotionen erkennen *11:45 – 12:00 Uhr*	Im Lernskript (Abschnitt V *Testsimulationen)*
Tag 14 Simulation (Gesamt)	• Textverständnis *9:00 – 9:30 Uhr* • Figuren zusammensetzen *9:30 – 9:45 Uhr* • Gedächtnis & Merkfähigkeit A *9:45 – 9:53 Uhr* • Zahlenfolgen *09:53 – 10:08 Uhr* • Wortflüssigkeit *10:08 – 10:23 Uhr* • Gedächtnis & Merkfähigkeit B *10:23 – 10:38 Uhr* • Implikationen erkennen *10:38 – 10:48 Uhr* • *Mittagspause 10:48 – 11:30 Uhr* • Soziales Entscheiden *11:30 – 11:45 Uhr* • Emotionen erkennen *11:45 – 12:00 Uhr*	Auf der Lernplattform